从备孕到分娩，
我们将陪护您左右，
为您奉上最实用的孕期身心保养攻略，
陪您轻松、
顺利度过生命中最幸福、
最美丽的40周。

一段美丽的孕程，
一个个孕期检查的提醒与解读，
有孕前准备清单，
也有孕期衣食住行方方面面的叮咛，
给予您10个月的全程关怀，
我们把安心、快乐带入您的生活。

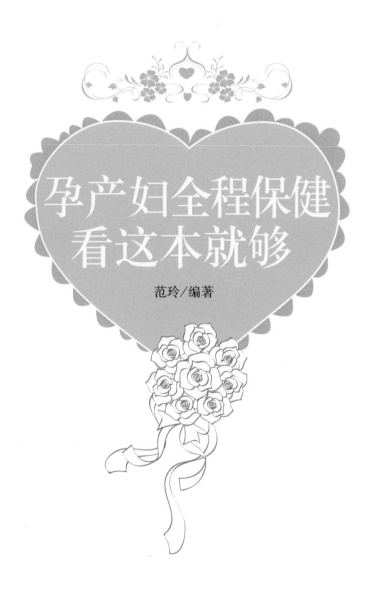

孕产妇全程保健
看这本就够

范玲/编著

全国百佳图书出版单位

 化学工业出版社

·北京·

全案策划：
逗号张文化创意

编写人员：范 玲 陈丛珍 陈 芳 谌化林 程飞燕 池国娥 崔江林 代 元 戴林星 戴元香 单 兵
　　　　　单建华 单元珍 道志香 邓春桃 邓 丹 邓玉华 丁爱荣 丁小玲 董丛香 杜登喜 杜方梅
　　　　　段淑枚 樊辉霞 范晓凤 方显利 丰泽云 冯文梅 凤水英 符元凤 付菊红 付平娥 傅玲红
　　　　　高春凤 高双全 葛平平 龚彩霞 关前云 管群英 郭常娥 郭红霞 郭志水 何彩虹 贺彩云
　　　　　贺 玲 候爱忠 候化英 胡伯霞 黄春化 黄家玉 孔玉华 贾海兰 简东方 江代红 江世双 姜新年
　　　　　蒋玲元 蒋元珍 焦春香 金道红 康金珍 孔玉华 匡良辉
图文统筹：况春花 兰梦思 雷明霞 冷起辉 黎丹凤 黎立翠 李彩霞 李桂英 李兰珍 梁朝霞 梁全香
书籍设计：张腾方 廖彩香 林昌兰 刘宗菊 刘楚霞
模　　特：柳红梅 龙长英 卢春红 鲁 云

图书在版编目 (CIP) 数据

孕产妇全程保健看这本就够／范玲编著 .—北京：化学工业出版社，2014.9（2020.8重印）
ISBN 978-7-122-19113-7

Ⅰ.①孕… Ⅱ.①范… Ⅲ.①孕妇–妇幼保健–基本知识 ②产妇–妇幼保健–基本知识 Ⅳ.① R715.3
中国版本图书馆 CIP 数据核字（2013）第 279218 号

责任编辑：杨骏翼　高霞　　　　　　　　　　装帧设计：逗号张文化创意
责任校对：战河红

出版发行：化学工业出版社（北京市东城区青年湖南街 13 号　邮政编码 100011）
印　　装：北京宝隆世纪印刷有限公司
710mm×1000mm　1/16　印张 23　字数 600 千字　2020 年 8 月北京第 1 版第 8 次印刷

购书咨询：010-64518888　　　　　　　售后服务：010-64518899
网　　址：http://www.cip.com.cn
凡购买本书，如有缺损质量问题，本社销售中心负责调换。

定　　价：39.80 元

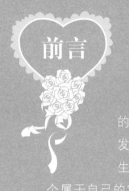

前言

孕育生命，是一件很奇妙的事情。人的生命始于一颗小小的受精卵，它就像一粒等待勃发的种子，在妈妈的子宫里生根发芽。在未来的 10 个月里，它不断地生长发育，慢慢长大。

生命就是如此神奇！这时你是不是有些心动？是不是也想要一个属于自己的宝宝了？同时是不是又有点不知所措，不知从何做起呢？那就跟随我们一起来吧。

充分的孕前准备是孕育健康宝宝的第一步。遗传、环境、营养、生活方式以及生理、心理等多个方面，都与将来宝宝的健康和智力息息相关，科学备孕，才能安心怀孕。所以，在怀孕前，你要和准爸爸一起学习有关孕育的知识，诸如：怎样才能怀上健康的宝宝、需要注意补充哪些营养素、如何安排日常生活和工作，如何保持良好的心态等。

接下来就是幸福、漫长的十月怀胎生活了。这 10 个月，你生活的方方面面都会发生变化，难免会有各种疑惑，例如：自己的身体变化是否正常，宝宝发育是否良好；孕早、中、晚期如何饮食才能保证营养充足，何时需要去医院产检等。这些疑问你都可以在书中找到答案。对你来说，需要做的就是尽可能照顾好自己，保持良好的生活方式，放松心情、少些忧虑。还可以适当做些胎教，这会让宝宝出生后更加聪明、可爱。

十月怀胎，一朝分娩。在期待宝宝出生的同时，你可能又会有许多困惑。如：产前该做哪些准备？临产有哪些征兆？分娩时怎样与医生配合？这时你还会发现，养育孩子可不是简单的事情，除了照顾他的吃喝拉撒外，还要关注他的喜怒哀乐。饿了渴了怎么喂养？冷了热了怎么穿衣？哭了闹了怎么安抚？感冒发热怎么护理……这些都需要你一点一滴地学习、一点一滴地实践。

本书从准备怀孕开始，用通俗易懂的文字介绍了孕前、孕期、分娩及产后的营养、生活、心理、运动等保健方面的知识，帮助妈妈们更好地照顾自己、照顾宝宝。

其实，在备孕、怀孕、分娩、坐月子的过程中，每个妈妈都会有焦虑、紧张、情绪低落的时候，希望本书能陪你走过这段难忘的孕育时光，为你答疑解惑。读完本书，你会发现，原来怀孕是件这么美好的事。

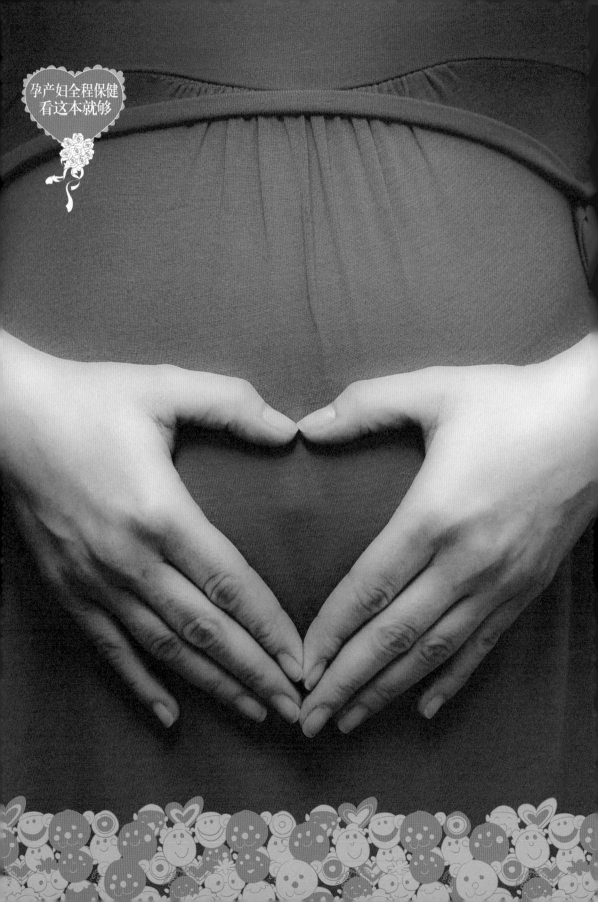
孕产妇全程保健
看这本就够

目录

孕前保健

孕妈妈保健

孕1月 (0~4周)

先把自己当孕妇   50

孕2月 (5~8周)

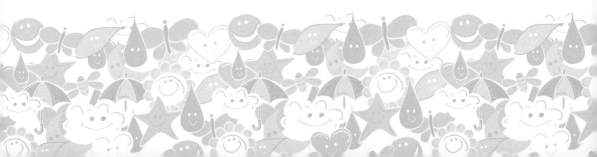

孕3月 (9~12周)

小心谨慎不会错

孕4月 (13~16周)

早孕反应消失，开始"好孕"了

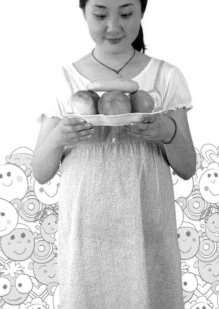

孕5月 （17~20 周）

少吃高糖食品，预防妊娠糖尿病

孕6月 (21~24周)

控制饮食，小心妊娠糖尿病

孕7月 (25~28 周)

累了要及时休息

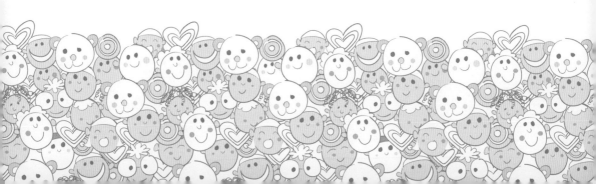

孕8月 (29~32周)

生活起居要小心

孕9月 (33~36周)

保持淡定，准备待产 226

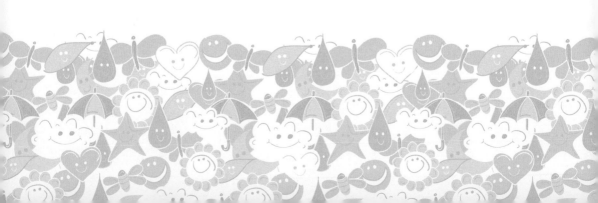

孕10月 （37~40周）

分娩时刻马上到来

新妈妈保健

会坐月子，母婴健康

新生宝宝保健

新生宝宝科学护理

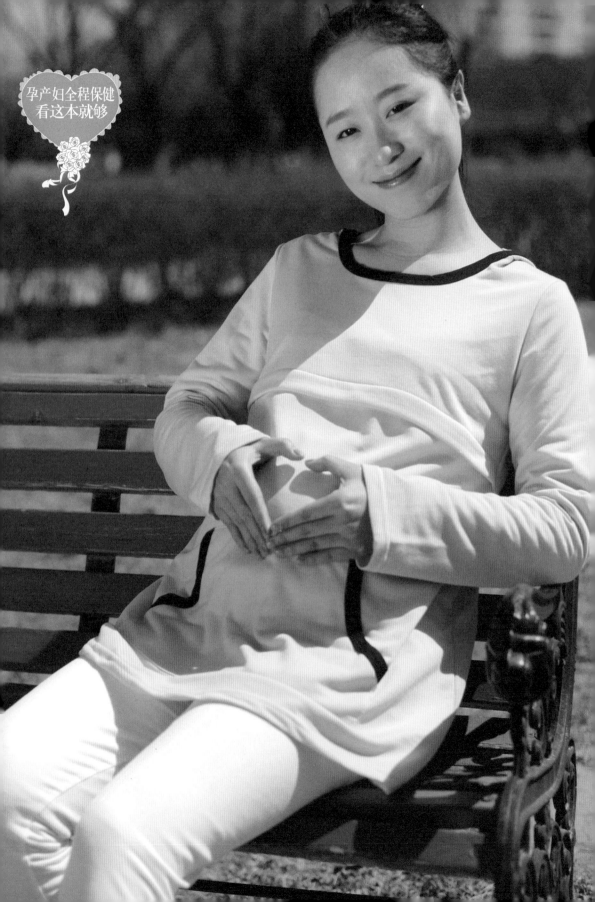

孕产妇全程保健
看这本就够

孕前保健

有备而来
从准备要孩子那一刻开始就保持身心的最佳状态
相信一定会有一个小天使
如期而至
与你缘定今生

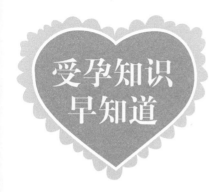
受孕知识
早知道

💜 揭开受精卵的神秘面纱

我们常说，婴儿的第一声啼哭，标志着人生的开始。其实，从精子和卵子结合形成受精卵起，一个新的生命就开始了。

女性进入性成熟期后，在每个月经周期的第 14 天左右，会有一个成熟的卵子排出。被排出的卵子很快进到输卵管上端，在此等待精子的到来。它的最长等待时间为 24 小时。

健康的男性一次射精能排出数亿个精子，但是，只有那些活泼、健壮的精子能快速游动，通过宫颈口进入宫腔，然后进入输卵管。精子等待的时间为 3~5 天，据说最厉害的精子的等待时间可达到 7 天。最后，游得最快的精子将头部拱入卵细胞内。精子和卵子融为一体，结合成为受精卵。

💜 怎样找准排卵期

对准备要宝宝的女性来说，如果能够准确算出自己的排卵期，并根据排卵期的规律选择最佳的受孕时机，对于成功孕育聪明、可爱的宝宝是非常重要的。下面的几种方法简单有效，相信可以帮到你。

推算法

首先，要把自己的月经周期列出来看一看，从来月经的那一天，数到下一次月经的前一天（要记住是"前一天"而不是"下一次月经的那一天"），这个天数就是你的月经周期。比如说 1 月 1 日、2 月 1 日、3 月 3 日、4 月 2 日，周期就是 31 天、30 天、30 天。

其次，要算出卵子从发育到成熟的天数。每次排卵后的 14 天基本上是固定的，所以你的卵子发育的天数就是你的周期减去 14 天。周期是 30~31 天的人，排卵就应该在月经开始后的第 16 或第 17 天中的某一时间。

基础体温测定法

基础体温是人经过 6~8 个小时睡眠后醒来没有进行任何活动前所测得的体温。

一般情况下，人体的正常体温是 37℃左右，但在不同的身体状况下也会略有差别。通常女性在来月经之前，体温较高，处于高温期；来月经之后，体温则相对较低，处于低温期。如果在 24 小时之内，体温增高了 0.3~0.6℃，甚至更高，那么则表示处于排卵的状态。

阴道黏液变化判断法

女性月经周期分为干燥期－湿润期－干燥期。在湿润期，白带较多而且异常稀薄，通常会持续 3~5 天。如果分泌物呈鸡蛋清样，清澈、透明、高弹性、拉丝度长，这一天就是排卵日。

♥ 如何养育肥肥壮壮的卵子

热量供给要充足

孕妈妈要在平时饭量的基础上多吃一些，增加一些热量，以供性生活的消耗，同时为受孕积蓄热量，这样也有利于卵子的成熟和排出，为受孕创造条件。

补充优质蛋白质

优质蛋白质含有人体必需的氨基酸，而氨基酸是细胞生长发育必需的营养物质，所以，补充蛋白质对孕妈妈来说非常重要，富含优质蛋白质的食物有鱼类、蛋类、乳类、肉类和豆制品等。

保证脂肪的供给

脂肪是热量的来源，能增强人体的免疫力。尤其是身体较瘦弱的孕妈妈要适当多吃一些含脂肪较多的食物，不要害怕发胖，脂肪是补益卵子的，对怀孕有益无害。花生油、亚麻油等是供给脂肪的最好来源。

适量的维生素

维生素有利于卵子的发育和成熟，孕妈妈应适量食用含维生素较多的食物，如新鲜的水果和蔬菜，但要注意，过量的维生素对人体有害。维生素制剂要在医生的指导下服用。

记住这些补益卵子的食物

黑豆：黑豆可补充雌激素，有调节内分泌的作用。把黑豆制成黑豆浆，每天饮用，有益于卵子的发育和成熟。

枸杞子和红枣：枸杞子和红枣可促进卵泡的发育。每天吃 3 枚红枣、10 粒枸杞子即可，吃法非常简单，泡茶或煮汤均可。

♥ 如何培育生命力超强的精子

多吃蔬菜、水果

蔬菜和水果含有大量丰富的营养物质，这些营养物质是人体所必需的，对宝宝的生长发育有促进作用，准爸爸多吃蔬菜和水果，如西红柿、苹果、葡萄、西瓜等，可以提高生育能力。

多吃富含锌的食物

锌是生殖系统内重要的元素，它直接参与精子的生成、成熟、激活和获能。体内缺锌会降低精子的活动能力，影响精子的密度，削弱机体的免疫功能，使男性容易患前列腺炎、附睾炎等感染性疾病。因此，准爸爸平时应该多吃含锌的食物。富含锌的植物类食物主要有豆类、花生、小米、萝卜、大白菜；动物类食物以牡蛎最佳，其次是牛肉、鸡肝、蛋类、羊排、猪肉。

摄入补肾益精食物

山药、鳝鱼、银杏、海参、冻豆腐、豆腐皮、花生、核桃、芝麻等，有助于增强身体免疫力，可以提高生精能力。

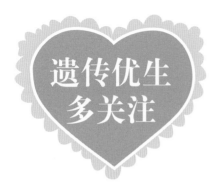

遗传优生
多关注

💜 这些时候请别急着怀孕

新婚蜜月期

在结婚前后，夫妻双方都为婚事尽力操劳，休息不好，吃不好，精力消耗也很大，加之蜜月期一般性生活会比较频繁，身体处于过度疲劳状态。

另外，在新婚宴席上，新郎、新娘都要喝酒，甚至多喝几杯，如果酒后怀孕，会对胎儿十分有害。所以，建议新婚夫妇过一段时间再实施怀孕计划。

情绪低谷期

情绪和健康息息相关，还会影响卵子和精子的质量。不良的情绪刺激会影响母体激素分泌，使胎宝宝躁动不安而影响生长发育，甚至流产。因此，正处于情绪低谷期的夫妇，暂时不宜怀孕。

处于不良环境时

如果小两口的工作强度较大，工作时处于高度紧张状态，休息时间少，或在工作过程中经常接触刺激性物质、有毒化学物质，应在完全脱离上述环境1个月以后受孕较为妥当。

胸透检查后

胸透属于X射线类检查，而X射线可能使卵细胞遭受损害而发生畸变，从而导致流产、胎儿畸形，还可能增加小儿成年后患癌症的风险。做过胸透、CT、钼靶（乳腺检查的一种）等X射线类检查的女性，最好半年后再怀孕。

流产后

如果是自然流产，一般正常的月经来潮1~2次后就可以怀孕，但谨慎起见，建议月经正常后先到医院就诊，找出上次发生流产的原因，何时再怀孕要听取医生的建议。而人工流产或药物流产后至少要等待半年后再怀孕。因为在人工流产或药物流产的过程中，子宫内膜会受到不同程度的损伤，需要一段时间的休养才能恢复，如过早地再次怀孕，既对身体健康不利，也容易引发自然流产。

慢性疾病未得到控制之前

当夫妇一方，尤其是女方患有心、肝、肺、肾、甲状腺等重要器官的疾病，以及贫血、癫痫等慢性病尚未得到控制之前，不宜受孕。

急性病未愈，病毒感染未排除前

一方患有各种急性病，特别是患有或接触过风疹、腮腺炎、巨细胞病毒、乙型肝炎等病毒感染时，因病毒可能会损害生殖细胞以及通过胎盘感染胎儿，致畸作用很强，在治愈或未排除感染之前均不宜受孕。

停用避孕药6个月内

如果停了避孕药不久就怀孕，可能会造成下一代的某些缺陷。所以，一般建议，在计划怀孕时间前6个月停止服用避孕药，待体内存留的避孕药完全排出体外后再怀孕。

经济状况不佳时

一个可爱的小宝宝的到来，不仅仅带来欢乐和温馨，还会使每月账单添加一大笔支出。准备要宝宝的小两口，先考虑一下自己的经济状况还是很有必要的。如果两人的收入维持自己的生活都勉勉强强，还是先改变经济状况吧。有了一定储蓄后再要孩子，这样压力会小一些，家庭矛盾也会少一些。

❤ 你最担心的遗传病

在没有怀孕前，准爸妈们是不是有这样的担心：自己或父辈有人患有一些疾病，会不会遗传给下一代？该如何在孕前降低宝宝以后患这些疾病的可能性呢？那么我们先了解一下哪些疾病可能遗传给宝宝吧。

糖尿病

父母一方患 1 型糖尿病，孩子患病的概率是 1%~5%，父母都患有 1 型糖尿病，孩子患病的概率是 25%；父母一方患 2 型糖尿病，孩子患病的概率是 7%~15%，父母都患有 2 型糖尿病，孩子患病的概率高达 50%。如果孩子超重，并且有糖尿病家族史，最好在孩子 10 岁以后通过血液检查来判断他是否患有 2 型糖尿病。

心脏病

如果父母患心脏病，子女得心脏病的可能性较大，他们得心脏病的概率要比父母没有心脏病的子女高出 5~7 倍。

高血压、高血脂

如果父母一方患高血压或高血脂，孩子患病的概率是 50%；如果父母双方都患有高血压或高血脂，概率将提高到 75%。这种疾病的遗传性很大。

过敏

如果父母中有一人患哮喘或得过湿疹，或有过敏性鼻炎，孩子遗传的概率是 30%~50%，如果父母双方都有，概率就会提高到 80%。

肥胖症

父母一方是肥胖症，孩子肥胖的可能性是 40%；如果父母双方都是肥胖症，可能性就会提高到 50%。即便如此，只要孩子一直坚持健康饮食，锻炼身体，也能长成一个体重正常的孩子。

色盲

色盲有先天性和后天性之分，如母亲是先天性色盲，儿子都会是色盲，女儿则全带有色盲基因。如父亲一方是色盲，则子女都不是色盲。但女儿会有色盲遗传因子。

先天性近视

如果父母一方患有先天性近视，孩子患病的概率是 50%；如果父母都是先天性近视基因的携带者，孩子患病的概率会降至 25%；如果父母双方患有先天性近视，孩子也会是先天性近视患者。这种遗传方式与性别无关。

遗传病固然可怕，但如果能在孕前做好遗传病的咨询检查，可以相对减轻遗传病可能给宝宝带来的危害。

1 **孕前遗传咨询**。在准备要宝宝之前，准爸妈可以先去医院做遗传咨询，医生会对双方家族患遗传病的情况进行分析，并提出合理的建议。

2 **孕前遗传病筛查**。常用的检测方法有：（1）细胞遗传学检查。主要包括常染色体检查和性染色体检查。常染色体检查又称核型分析，是确诊染色体病的主要方法。性染色体检查可以帮助分析对性别有选择性疾病的遗传可能性。（2）生化检查。对酶、蛋白质和其代谢产物的分析，是诊断单基因遗传病的首选方法。（3）DNA 基因检查。这种诊断方法准确度高，但相对复杂，而且花费也要高些。

💜 导致流产的常见原因

流产是妊娠期间尤其是妊娠早期的常见疾病，其发生率占全部妊娠的 10%~15%，其中孕早期（即孕 12 周内）的流产占总流产的 80% 以上。常见的流产原因有以下几种。

染色体异常

主要是染色体数目和结构异常，占孕早期自然流产的 50%~60%。这个原因比较复杂，多与孕早期母体缺乏维生素、叶酸、透明质酸酶等物质，妨碍了受精卵的正常发育有关，这和生活的环境、自身所患疾病和家族遗传都有关系。

内分泌失调

雌激素过多与孕酮不足，是早期流产的原因。因为在孕 12~14 周正处于胎盘形成代替妊娠黄体功能时期，此时孕妇容易内分泌失调。

胎盘异常

早期妊娠时，蜕膜炎可使底膜出血或增生，绒毛膜上皮细胞或蜕膜细胞被溶解，绒毛内血管阻塞，影响营养物质的吸收与运送，使孕卵从附着处分离、出血而流产。胎盘的大面积异常，可降低胎盘功能，影响胎儿生存，以致流产。此外，前置胎盘、胎盘绒毛水肿变性，也可造成流产。

血型不合

由于以往妊娠或输血 RH 因子、不合的 ABO 血型因子在母体内产生抗体，当此次妊娠由胎盘进入胎儿体内与红细胞凝集而产生溶血，可致流产。

生殖器官疾病

子宫畸形，如双角子宫、子宫腔纵隔等，是流产的常见原因。患了子宫肌瘤，尤其是黏膜下肌瘤，或得了嵌顿在骨盆腔中的卵巢囊肿，也可影响胎儿发育而导致流产。子宫颈口松弛，也容易造成习惯性流产。

全身性疾病

孕妇罹患全身性疾病如急性严重传染病，慢性疾病（如严重贫血、严重高血压、心脏病、慢性肾炎等），维生素缺乏（尤其是维生素 E 缺乏），均可造成流产。

精神因素

过度紧张、恐惧，严重的精神刺激，均可引起流产。

其他原因

高热、某些病毒或原虫的感染、甲状腺功能异常、黄体功能不足、免疫因素、创伤、过量吸烟、酗酒等，另外还有一些流产不明原因。

如果出现先兆流产的迹象，应寻求医生的帮助。医生通常会询问病史，比如有没有糖尿病、甲状腺疾病、免疫病、子宫畸形等，以及以前有没有过自然流产的历史，孕期有没有接触过有害的物质或环境等，这些都可以帮助医生寻找诱发流产的可能线索。医生还会建议孕妇检查孕酮的水平，这是因为孕酮的水平和胚胎的好坏有关，而且还可以发现黄体功能不足。

另外，有先兆流产的孕妈妈要用正确的态度对待流产，能保住胎儿固然很好，但保不住也不要互相埋怨或自责，要相信多数人最终都能拥有一个健康的宝宝。

💜 生男生女谁来定

众所周知，准爸爸带有 Y 染色体的精子与准妈妈的卵子结合，宝宝的性别就是男性；而准爸爸带有 X 染色体的精子与准妈妈的卵子结合，宝宝的性别就是女性。但是，到底是带有 Y 染色体还是带有 X 染色体的精子与卵子结合，影响的因素有很多，而且非常复杂。

有研究显示，Y 染色体在碱性环境中更易存活，活力也更好，X 染色体则喜欢酸性环境，因此，当准妈妈阴道及子宫内环境偏碱性时，怀男孩的概率高；偏酸性时，怀女孩的概率高。

另外，Y 染色体前期活力比 X 染色体强，但是耐力较差，如果精子能比较早到达输卵管，那么含有 Y 染色体的精子就更容易与卵子结合，生男孩的概率就会提高。如果精子到达输卵管的时间较晚，生女孩的概率就高。

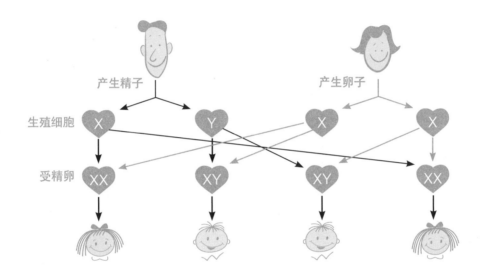

💜 把握"好孕"最佳时机

最佳怀孕年龄

女性一般为 24~30 岁，男性为 27~35 岁。因为在这一年龄段，男女双方身体各方面的健康状况都比较好，生殖器官发育也比较完善，精子和卵子的质量也高，有利于优生优育。如果夫妻双方年龄相差较大，那就以女性怀孕的最佳年龄为标准。

最佳怀孕季节

从季节上来说，夏末秋初的 7~9 月份怀孕最好。这个时候气温适宜，避开了病毒流行、疾病暴发的时期。水果、蔬菜新鲜充足，可为孕妇提供最充足的营养并储存在体内，以预防妊娠早期孕吐反应所造成的营养损耗，利于胎儿早期大脑发育。经过十月怀胎，孩子在来年的 4~6 月份出生，正是春末夏初，风和日暖，气候适宜，便于对新生儿的护理。

最佳怀孕时间

一般来说，从每月排卵前 3 天至排卵后 1 天，是准妈妈最容易怀孕的时期，所以，准爸妈要利用好这个时间，争取早日怀孕。

孕育一个新生命，是一个充满希望和幸福的过程。准爸妈一起努力，争取在最佳的生养时机创造聪明宝宝吧。

孕前营养保健

🖤 孕前饮食合理安排

当你决定孕育一个小宝宝的时候，需要先把自己的身体调理得好好的，如果你平时就很注意饮食均衡，那就再好不过了。如果你平时不太注意，就有必要调整一下自己的饮食了。营养的补充是个长期的过程，所以最好从准备怀孕的半年前就开始合理安排饮食。

在怀孕前先对自己的营养状况做全面了解，在必要的时候可以找营养师咨询一下，以便有目的地去调整饮食。

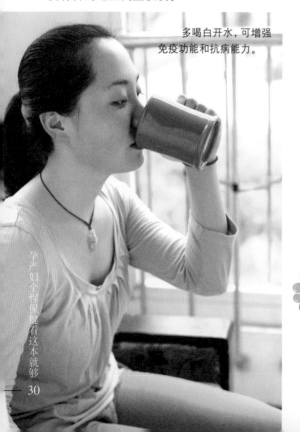

多喝白开水，可增强免疫功能和抗病能力。

多吃绿色蔬菜

人的健康离不开绿色蔬菜。因此，准备怀孕时及怀孕后，都应注意食用新鲜、无污染的蔬菜、瓜果及野菜，可在餐桌上多上一些野菜和野生食用菌。避免食用含食品添加剂、色素、防腐剂的食物，让体内产生高质量的精子和卵子，以形成优良的胚胎。

饮食上要多样化

不同的食物所含的营养素不同，营养含量也不等。有的含这几种，有的含那几种；某些营养素含量高，某些营养素含量低。因此，食物要吃得杂一些，尽量不要偏食，最好什么都吃，特别是五谷杂粮。

在体内储存足够的铁

良好的铁营养是成功妊娠的必要条件，孕前缺铁易导致早产、孕期母体体重增长不足以及新生儿低出生体重，故孕前女性应储备足够的铁为孕期利用。因此，在孕前应多摄入含铁丰富的食物，如动物血、肝脏、瘦肉、木耳、红枣、葡萄干等，同时，多摄入富含维生素C的蔬菜、水果，以促进铁的吸收和利用。

要记得补充水分

身体有了充足的水分，可以帮助清除体内的各种代谢废物，增强免疫功能和抗病力，在怀孕后，就可以为胎宝宝提供一个良好的生长发育环境。但要注意多喝烧开后自然冷却的白开水，少喝含咖啡因、色素、香精饮料或果汁。

小贴士　建议夫妻双方孕前每天摄入主食400~600克、肉类150~200克、蔬菜500克、水果100~150克、鸡蛋1~2个、牛奶500毫升、豆制品50~150克、植物油40~50克、坚果类食物20~50克。

♥ 先排毒，再怀孕

怀孕之前，准妈妈最重要的事就是保证自己身体的健康。然而，人体每天都会通过呼吸、饮食及皮肤接触等方式从外界吸收"毒素"，这些毒素长期在机体内蓄积，就会对健康造成危害。对于孕妇来说，这种危害更为明显。例如吸烟，无论是主动还是被动吸烟，都会影响女性的正常孕育。所以，年轻的夫妇至少应在计划怀孕前半年戒烟戒酒，远离各种烟尘及有害物质。实践证明，日常生活中的某些食物有帮助人体排出体内毒素的作用。

苹果	苹果含苹果酸，可以加速新陈代谢；其所含的半乳糖醛酸有助于排毒；果胶则能避免食物在肠道内腐败产生毒素；其可溶性纤维素能促进粪便的排泄
猪血	猪血中的血浆蛋白被消化酶分解后，可产生一种解毒和润肠的物质，能与侵入人体的粉尘和金属微粒结合，形成人体不易吸收的物质，直接排出体外，有除尘、清肠的作用
西瓜	西瓜是水果中的利尿专家，多吃可以减少留在体内的多余水分
魔芋	魔芋能有效清除肠壁上的废物，预防便秘
芝麻	芝麻所含的亚麻酸可以去除附在血管内的胆固醇，促进新陈代谢
番茄	番茄可以利尿，生吃效果更好
草莓	草莓所含的多种有机酸、纤维素、果胶和矿物质等能清洁肠胃、消除便秘
木耳	木耳所含的植物胶质可吸附残留在人体消化系统内的杂质，清洁血液
红小豆	红小豆所含的膳食纤维可以增加大肠蠕动，减轻便秘
糙米	糙米经过肠道时会吸附肠内毒素，最后将其从肠道内排除
紫菜	紫菜含有丰富的维生素 A、B 族维生素、纤维素及矿物质，可帮助排泄身体内的废物及毒素
海带	海带中的褐藻酸能减慢肠道吸收放射性元素锶的速度，使锶排出体外，可预防白血病

草莓麦片粥

原料：燕麦片 50 克，草莓 10 克，蜂蜜适量。

做法：将草莓洗净、去蒂，切成小粒，用勺子背把草莓研碎。锅里加入适量清水，先放入燕麦片、草莓，煮沸后，再转入小火煮成粥，调入适量蜂蜜即可。

海带炖排骨

原料：猪排骨 500 克，海带 300 克，盐、料酒、葱、姜各适量。

做法：排骨洗净，用开水焯一遍；海带洗净，切丝。将排骨、海带、葱、姜放入砂锅，加适量水，大火烧开，撇去浮沫，再用小火继续炖至烂熟，放入盐、料酒调味即可。

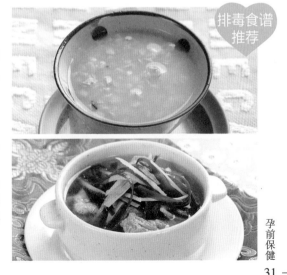

排毒食谱推荐

💜 需要特别关注的营养素

　　妈妈健康是宝宝健康的基础，备孕妈妈身体健康，才有可能为胎儿提供一个良好的发育成长的温床。准备怀孕的女性在孕前就应注重多种营养素的摄入，这样可以充分满足孕期胎儿大脑发育对多种营养素的需求。

钙

钙如果摄入不足，会直接影响怀孕后妈妈的身体健康和宝宝的生长发育。因此，日常生活中，准妈妈除了多喝牛奶或酸奶，吃些虾皮、腐竹、黄豆以及绿叶蔬菜等含钙丰富的食物外，还要多参加一些户外运动，享受充足日光浴，促进身体对钙的吸收。

锌

锌是人体一百多种酶或者激活剂的组成成分，对胎儿尤其胎儿大脑的发育具有不可忽视的作用。孕妇每天至少需要摄入 100 毫克锌。孕前及孕期妇女宜多摄入富含锌的食物，如牡蛎、海带、黄豆、扁豆、麦芽、黑芝麻、南瓜子、瘦肉等。

铁

铁是人体生成红细胞的主要原料之一，宝宝的正常生长发育与其有很大关系。
含铁丰富的食物有动物血、肝脏、瘦肉、蛋黄、栗子、豌豆、绿豆、赤小豆、香椿、黑木耳、蘑菇、油菜等。

碘

碘堪称智力营养素，是人体合成甲状腺素不可缺少的原料。而甲状腺素参与脑发育期大脑细胞的增殖与分化，是不可缺少的营养成分。准备怀孕的女性最好能检测一下尿碘水平，以判明身体是否缺碘。如果缺碘，需要在医师指导下服用含碘酸钾的药剂，食用碘盐及经常吃一些富含碘的食物，如紫菜、海带、裙带菜、海参、蚶、蛤、蛏子、干贝、海蜇等。

💜 小小叶酸不容忽视

　　叶酸是一种 B 族维生素，对细胞的分裂、生长及核酸、蛋白质的合成起着重要的作用，是胎儿生长发育中不可缺少的营养素。

　　孕期缺乏叶酸，容易导致胎宝宝神经管畸形，并增加其他器官畸形的可能性。为了确保安全，建议备孕妈妈从孕前开始补充叶酸。因为叶酸补充一般要经过 4 周的时间，体内叶酸缺乏的状态才能得到切实的改善，并起到预防胎宝宝发育畸形的作用。但因为我们获知自己怀孕时，往往已经是孕期第 4 周了，这时就会错过补充叶酸的良好时机。所以，建议从孕前3 个月（最迟孕前 1 个月）开始补充叶酸，直至孕早期结束，每天补充 0.4~1 毫克。

怎样选择叶酸补充剂

　　世界卫生组织推荐孕妇每日摄入叶酸 400 微克，即 0.4 毫克。

　　市场上叶酸补充剂有孕妇专用的多维片和专门补叶酸的叶酸片。孕妇专用多维片中叶酸含量一般都在 0.4~0.8 毫克，如果你已经在服用多维片了，一般不用再额外补充叶酸。如果只需补充普通剂量的叶酸，可以购买单纯叶酸片，也可以购买包含叶酸的孕妇专用多维片。

　　建议准妈妈在医生的指导下选择和服用叶酸补充剂。

💛 不宜多吃的食物

要孕育一个宝宝不是很困难，但是要孕育一个健康的宝宝就要下一番工夫了。在怀孕之前就要做好各种准备，首先要考虑的就是饮食。为了能生出一个健康的宝宝，准爸妈们要先了解一下哪些食物不宜多吃。

胡萝卜

胡萝卜营养丰富，少量食用对身体有好处，但过多食用，如一天超过2根，摄入的胡萝卜素就会过多，对卵巢黄体素的合成会有影响，进而影响卵巢的排卵功能，不利于受孕。

人参、桂圆

中医认为孕妇多数阴血偏虚，食用人参会引起气盛阴耗，加重早孕反应、水肿和高血压等；桂圆辛温助阳，孕妇食用后易引发胎动不安。因此，建议准妈妈食用前谨慎考虑。

辛辣食物

辣椒、胡椒、花椒等调味品刺激性较大，多食可引起便秘、痔疮。准备怀孕的妇女食用大量这类食品后，同样会出现消化功能的障碍。所以，建议准妈妈还是少吃为好。

腌制食品

这类食品虽然美味，但亚硝酸盐含量较高，可通过胎盘影响胎儿，建议准妈妈还是少吃为好。

含咖啡因的食品

咖啡因是一种能够影响女性生理变化的物质，可以在一定程度上改变女性体内雌激素、孕激素的比例，进而间接抑制受精卵在子宫内的着床和发育。所以，准备怀孕的女性不要过多饮用咖啡、茶以及其他含咖啡因的饮料和食品。

烧烤

很多准妈妈都知道怀孕后接触小动物可能会感染弓形虫，进而对胎儿造成伤害，甚至会导致畸形。根据临床发现，一些没有和猫、狗等小动物亲密接触过的准妈妈，也会感染弓形虫。原来这些准妈妈都喜欢吃烧烤，而且多选择在马路大排档吃。一旦人们吃了这些感染了弓形虫的畜禽未熟的肉时，常会被感染。所以，为了你和胎儿的健康，烧烤还是少吃为好。

甜食

很多女性对甜食无法抗拒，因为吃甜食会刺激神经末梢，让人感到兴奋和愉快。但是甜食具有高脂肪、高能量的特质，常吃甜食的女性容易引起体重增加，患糖尿病和心血管疾病的风险也会增大，同时容易引起蛀牙，对怀孕不利。

小贴士

列了这么多不宜多吃的食品，你可能有些晕了，那还能吃什么呢？很简单，天然的、洁净的、未深加工的食品都是受胎宝宝喜欢的，还要把握住多样性的原则。新鲜的粮食、水果、蔬菜、肉类、蛋类、奶制品等，都是让母子健康的好食物。

木耳炒猪瘦肉

原料： 猪瘦肉 100 克，干木耳 20 克，彩椒 50 克，姜丝 5 克，花生油、盐各适量。

做法： 1. 肉洗净，切片；木耳泡发，焯水，晾干。

2. 锅热好后放油，把姜丝与肉一起下锅炒几分钟，倒入木耳一起翻炒 3~5 分钟，也可以焖 2 分钟后出锅，撒上彩椒和盐，翻炒几下装盘即可。

功效： 木耳是富含铁元素的食物，对准妈妈补铁、预防贫血都有好处。

绿豆芽猪肝汤

原料： 绿豆芽 100 克，猪肝 25 克，姜丝 10 克，料酒、香油、盐各适量。

做法： 1. 将猪肝用料酒和姜丝腌 10 分钟以去掉腥味。

2. 锅内倒入适量水烧开，放入猪肝，2 分钟后放入绿豆芽，一起煮 2~3 分钟，放入香油和盐，即可装碗。

功效： 猪肝补铁效果好，绿豆芽富含维生素 C，二者组合，可以促进铁的吸收。

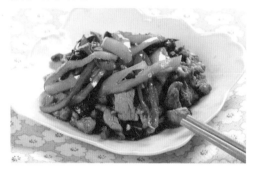

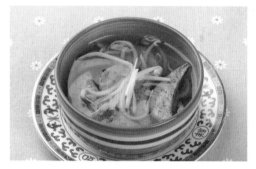

赤小豆乌鸡汤

原料： 赤小豆 200 克，乌鸡 500 克，陈皮 10 克，盐适量。

做法： 1. 赤小豆、陈皮分别用清水洗净；乌鸡洗净，去除内脏及肥油，切成小块备用。

2. 将以上材料一起放入砂锅内，加清水适量，煮沸后，改用小火煲 2 小时，加盐调味即可。

小提示： 乌鸡熬汤滋补效果最佳。炖煮时不要用高压锅，使用砂锅小火慢炖最好。

功效： 赤小豆补血益气，陈皮行气健脾、燥湿化痰，乌鸡补血益阴，三者煲汤有补血养颜、强壮身体的作用。

韭菜炒墨鱼

原料： 韭菜 100 克，墨鱼 20 克，桂皮 3 克，红糖、酱油各适量。

做法： 1. 将韭菜洗净，切段；墨鱼洗净，去杂，肉切成米粒状；将桂皮碾成粉。

2. 把墨鱼肉倒入热油锅中，加桂皮粉、红糖、酱油炒散。

3. 在墨鱼肉快熟时，投入韭菜段炒熟即可。

功效： 韭菜温肝补肾、促进食欲、降血脂，此菜有温肾通经之功效，非常适合备孕爸爸食用。

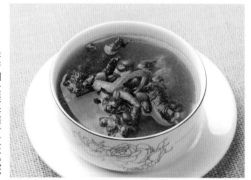

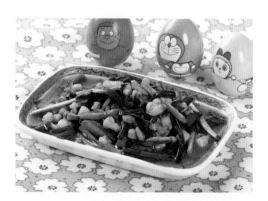

韭菜炒鸡蛋

原料：韭菜 200 克，鸡蛋 2 个，盐、香油各适量。

做法：1. 韭菜择好洗净，挤干水分，切成长段，用盐拌匀，将盐水挤出放入盘内。

2. 将鸡蛋磕入碗中，搅拌均匀，入油锅炒至蛋液成形，取出备用。

3. 锅内倒油烧热，倒入韭菜煸炒，待韭菜断生倒入炒好的鸡蛋，快速翻炒均匀即可。

功效：准妈妈常吃此菜，可以起到一定的补肾、行气、止痛作用。

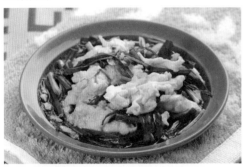

扁豆焖面

原料：扁豆 200 克，面条 250 克，猪肉 50 克，葱花、姜丝、蒜末、酱油、盐各适量。

做法：1. 扁豆择洗干净，掰成段，猪肉洗净，切丝。

2. 火上放锅，倒油适量，烧至八成热，放入葱花、姜丝爆香，再放入肉丝，炒至发白，倒酱油少许，接着放入扁豆，翻炒至扁豆变色，加水适量。

3. 将扁豆炖煮一会儿，把面条抖散，均匀地码在扁豆上，小火焖 10 分钟，待扁豆、面条熟后，用筷子将扁豆和面条搅拌均匀，加入蒜末、盐调味即可。

功效：扁豆营养丰富，包含蛋白质、脂肪、糖类和多种维生素，适合准妈妈常食。

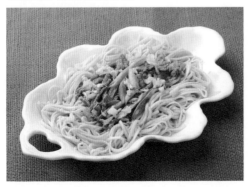

红枣鳝鱼汤

原料：鳝鱼 300 克，红枣 5 个，姜片、盐各适量。

做法：1. 鳝鱼、红枣洗净。

2. 锅热倒油，放入鳝鱼块、姜片，炒至鳝鱼块半熟。

3. 将红枣放入锅内，加清水适量，大火煮沸后，改小火煲 1 小时至熟，加盐调味即可。

功效：红枣补脾和胃、益气生津，和黄鳝煲汤，鲜美可口，有补气、养血、健脾的功效。

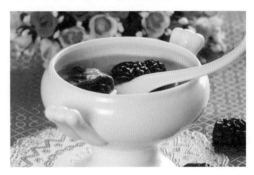

芹菜炒猪肝

原料：芹菜 300 克，猪肝 300 克，生抽、淀粉、白糖、姜汁、盐各适量。

做法：1. 芹菜择好洗净，切成段，用开水烫一下捞出，沥干水分。

2. 猪肝洗净，切成小块，用开水焯一下，加适量生抽、淀粉、白糖、姜汁等，腌渍浸泡。

3. 锅置火上，倒油，以猛火烧热，倒入猪肝煸炒，再加芹菜段，继续炒，加入盐和姜汁炒匀即可。

功效：猪肝补血补铁，芹菜富含铁等多种矿物质和胡萝卜素，多吃可养肝补血排毒。

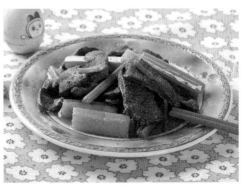

❤ 改变不良的生活方式

不良的生活方式不仅会影响准爸妈的身体健康，对未来胎宝宝的健康发育也会产生不良的影响。所以，在准备怀孕前，准爸妈要尽自己的最大努力，改变不良的生活方式。

营养摄取过度

营养是人体健康的保证，但也不能盲目地过量摄取。过度摄取营养可能导致体重增加过快。体重超重是妊娠、分娩的不利因素，也是妊娠期间发生高血压、糖尿病的危险因素。孕前补充各种营养素是必要的，但要注意不能过度。

长期饮用矿泉水

很多人认为矿泉水中含有丰富的矿物质，对人体更有益。实际上，矿泉水也会受到土壤中有害物质（如汞和镉）的污染，对那些免疫力较弱的人可能会造成一定的危害。因此，怀孕前最好还是喝白开水，但煮水的容器要注意消毒，不要反复煮沸，当天的开水当天饮用。

睡眠不足或不按时睡觉

如果孕前长期睡眠不好，大脑会因休息不足而疲劳过度，使脑血管长时间处于紧张状态，容易出现头痛、失眠、烦躁等症状。

因此，健康的生活方式应从良好的睡眠开始。睡眠时间一般应保证 8 小时。另外，睡觉时窗户最好留一定的缝隙，这样可以让室外新鲜空气不断流入，室内二氧化碳及时排出。

长时间泡温泉或洗热水澡

泡温泉或洗澡时，热水产生大量的水蒸气，附在水中的有毒物质随水蒸气被身体部分吸收，进入血液循环系统，危害人体。因此，准妈妈不宜长时间泡温泉，洗澡时间一般也不宜超过 20 分钟，水温不宜超过 42℃。

嗜酒、吸烟

少量喝酒虽然对身体有益，但如果准爸妈嗜酒，不仅对自身的健康不利，对胎儿也有很大的影响。嗜酒的准爸爸睾丸激素含量和精子数量会减少；准妈妈嗜酒则可能导致胎儿唇腭裂、智力低下等。所以，准爸妈最好在怀孕前 10 个月把酒戒掉，如果只是少量喝酒，那么也要在怀孕前 3 个月戒酒。

大家都知道烟里面含有多种有害物质，这些有害物质可以通过血液循环进入生殖系统，容易造成精子、卵子变异，使流产、早产以及死胎的发生概率大大增加。为了将来能生出一个健康的宝宝，准爸妈最好尽早戒烟。

化妆、美甲、染发、烫发

女性所热衷的化妆、美甲、染发、烫发等与美丽相关的这些活动，在准备怀孕时都应有所控制或者完全杜绝。因为各种化妆和美发用品都是化学制剂，尤其是美白护肤品，其不安全因素最高。烫发或染发药水还可能经皮肤吸收后进入血液循环，对卵子产生不良影响，影响正常受孕。

❤ 营造健康的家居环境

要想生育一个健康、聪明的宝宝，营造一个健康的家居环境非常重要。这是因为，室内环境污染不仅会影响精子或卵子的活力，导致不孕、流产或胎儿畸形，还会影响胎宝宝的健康生长发育。所以，准备怀孕的准爸妈们，先营造一个健康的家居环境吧。

1 刚入住新装修的房屋时，不能着急要孩子，起码要半年以后再开始计划。

2 如果家里的东西杂乱无章，容易使孕妇心烦意乱。因此，要保持家居环境的井然有序。孕妇身体会越来越笨重，因此，要尽量选择一些圆滑的家具，这样可以避免孕妇碰伤腹部。为避免孕妇滑倒而发生意外，最好在卫生间和厨房门口铺上防滑地垫。

3 清新、整洁的环境使人心情舒畅。在装饰方面，可以增加一些风景画、照片来点缀，烘托温馨气氛。同时注意做好厨房、卫生间的清洁，不留死角，并定期消毒。

❤ 部分女性需调换工作岗位

现在大多数准妈妈都是职业女性，怀孕常是就业或返岗时面临的难题之一，同时从胎儿健康角度考虑，一些职业也不适合怀孕，所以在准备怀孕时就要做好打算。

一般来说，如果从事的工作以脑力劳动为主，是可以坚持工作的。而且，在工作环境的影响下，孕妈妈可以得到身心两方面的调剂，对健康有利。当然，工作时，孕妈妈要根据自己的情况随时调整，一旦感觉累了，要及时休息。

但是，如果从事的工作环境不佳，容易导致胎儿畸形，准妈妈就要考虑调换工作岗位了。

1 工作中需要经常接触铅、汞、镉等重金属，在备孕时就需要调换岗位。因为这些物质有导致流产、死胎、畸形的可能，其中甲基汞可致畸，铅可致婴儿智力低下。

2 如果工作中会频繁接触二硫化碳、二甲苯、苯、汽油等有毒物质，可使流产率增高，怀孕后需及时调换工作岗位。氯乙烯有可能导致婴儿先天痴呆，农药也会危害胎宝宝及母体健康，如果工作中经常接触，也需调换岗位。

3 如果工作环境高温、震动剧烈、噪声大，最好调换工作岗位，以免导致流产或影响胎儿发育。

4 如果工作环境存在严重的电磁辐射，需要及时调换岗位。此类工作有医院和工厂的放射室、电磁研究场所、电子产品生产场所等。日常的电子办公设备和家电辐射强度较弱，不需太担心，做好常规防护即可。

5 传染科室的医生、护士需要及早调换工作岗位，如果遇到风疹病毒、流感病毒、巨细胞病毒流行，很容易威胁到胎宝宝。

❤ 做好家庭支出预算

怀孕后，孕妈妈需要增加营养，以保证胎儿的发育和自己的身体健康；孕妈妈身体会发生较大的变化，需要添置一些合适的衣物。为迎接小宝宝的降生，还要花费一笔数目可观的资金。对普通家庭来说，这将是一笔不小的开支。所以，提前做好家庭支出预算还是很有必要的。

我们以中等水平粗略地算了一笔账，准爸妈们可以作为参照，估计一下，在将来的日子里，你准备多少钱花在这个小宝贝身上。

项目	参考值	你的预算
孕期主要费用		
孕期营养品	依个人情况而定	
孕妇装	1000~3000 元，包括孕妇裙、背带裤、防辐射孕妇围裙、托腹带、不停加大尺码的文胸等	
孕期体检	2000 元左右	
分娩费用	自然分娩 2000~3000 元，剖宫产 6000~8000 元	
住院费用	每天 200~250 元，住一周 2000 元左右	
宝宝出生第一年的主要费用		
婴儿床、摇篮	500~1000 元	
婴儿推车	500~1500 元	
婴儿衣物	依个人情况而定	
婴儿玩具	依个人情况而定	
纸尿裤	每片纸尿裤 2 元以上，3 个月前每天消耗五六片	
奶粉	6 个月大的婴儿每个月喝掉 2000 元钱的奶粉是很平常的事，建议妈妈们母乳喂养，既健康，又经济	
就医	宝宝在 1 岁前大多会有发热、腹泻等疾病，治疗、药物、交通等费用也不少	
月嫂或保姆	月嫂的费用为每月 3000~6000 元，特别优秀的上万元，普通保姆的费用为每月 2500 元左右	
合计		

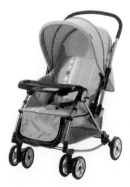 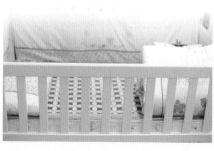

婴儿床、婴儿推车都是宝宝出生后必备的物品，购买时要把安全、舒适放在第一位。

❤ 怀孕前体重超标怎么减

体重是衡量人体营养的一个指标。女性标准体重的计算方法是用身高（以厘米为单位）减去80，再乘以0.6。超出标准体重20%，就属于肥胖了。对于准备怀孕的女性，过于肥胖不仅不利于受孕，将来对孕妇和胎儿的身体健康都不利。为了生出健康宝宝，准妈妈要尽量让体重接近标准体重。

合理膳食，平衡营养

在膳食营养素平衡的基础上，减少每日摄入的总热量，原则是低能量、低脂肪、补充优质蛋白（如鱼、鸡蛋、豆制品、鸡肉、牛奶等）。碳水化合物、蛋白质和脂肪所提供热量的比例要分别控制在60%~65%、15%~20%、25%；以减少脂肪为主。

养成健康的饮食习惯

每餐不要吃得过饱，七八成即可；不暴饮暴食，要细嚼慢咽，延长进食时间；要挑选低脂食品，用小餐具进食，增加满足感；按进食计划把每餐食品计划好，可少食多餐完成每日计划。妊娠后不主张减肥。

加强锻炼

锻炼时选择中等或低等强度运动为宜，因为机体氧耗增加，运动后数小时氧耗量仍比安静时大，而且比剧烈运动容易坚持，如快步走、慢跑、打羽毛球、打乒乓球、跳舞、游泳等。

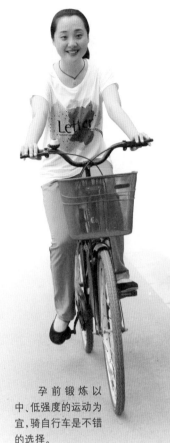

孕前锻炼以中、低强度的运动为宜，骑自行车是不错的选择。

❤ 太瘦对怀孕有无影响

研究发现，与体重超标的女性相比，太瘦的女性更不容易怀孕。这是为什么呢？

健康的成年女性，其体内脂肪的含量占全身体重的25%~30%。女性要维持正常的月经、怀孕和哺乳等生理功能，其体内的脂肪含量必须达到体重的22%以上。这是因为脂肪组织的多少与女性体内雌激素的代谢密切相关。

受现在流行的审美观念影响，瘦身似乎成了大多数女人的生活主旋律，她们将脂肪视为天敌，想方设法减肥。最后，导致体内的脂肪组织过少，体内的雌激素水平降低，从而影响了月经的来潮和生育功能。此外，过于骨感的女性容易营养不良，其子宫内膜就像一片贫瘠的土壤，受精卵很难着床。

所以，太瘦的人不容易受孕。

小贴士 身体过瘦的备孕妈妈要适当增重。高蛋白质、高热量饮食，是增重的饮食原则。其中，鸡蛋、牛奶、肉类、家禽类等，应占每日蛋白质总量的一半以上。植物性蛋白质则以分离萃取的大豆蛋白粉末为好。还要注意少食多餐、餐后适时补充帮助消化的酶类，以增加食物的消化吸收利用率。

孕前保健

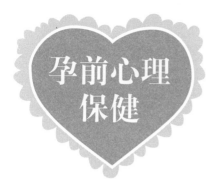

孕前心理保健

💗 好心情才有"好孕"

人在心情放松的时候，体力、智力都会处在较好的状态，性功能也不例外。所以要想轻松怀孕，还要尽量放松心情。在精神愉快时受精，受精卵更易于着床受孕。同房的时候，不妨用心布置一下房间，温馨的灯光、诱人的花香、悠扬的音乐都是不错的陪衬。

💗 消除对怀孕的各种疑虑

对于女性来说，孕产是人生中一个非常重要的阶段，会引起很多方面的改变，所以备孕妈妈对孕产怀有各种顾虑是正常的、可以理解的。对于各种顾虑，可以尝试通过以下方法来解除。

首先，对自己孕育一个健康的宝宝充满信心，同时相信所有的问题都会有解决办法，顺其自然即可。

其次，可以找有经验的亲朋好友聊聊，多跟她们取经，分享幸福与快乐，这无疑可以坚定你成为一个好妈妈的信心。

最后，准爸爸要做准妈妈的坚强后盾。在孕产期间，准爸爸的谅解、帮助和疼爱可以减少准妈妈的后顾之忧，使准妈妈更有价值感，从而更有勇气去面对孕产。

💗 怀孕能带来的诸多好处

大大降低很多妇科疾病发病率

怀孕是对女性生殖系统最大的考验，能顺利怀孕、产子，说明你的这些零件正常，同时怀孕能大大降低很多妇科疾病的发病率，如痛经、月经不调、子宫肌瘤、子宫内膜异位症、子宫内膜癌、卵巢癌等。

生过孩子更"聪明"

生过孩子的妈妈们记忆力和学习能力有所加强，会变得更聪明。美国弗吉尼亚州金斯利教授带领的研究小组对动物进行了一组研究，研究结果显示，那些生过两窝或更多小鼠的鼠妈妈，记忆和技巧测试的成绩比那些没有生过小鼠的妈妈要好。

生育使女性股骨更强壮

美国研究人员发现，到了65~75岁，与生过孩子的女性相比，未生育女性的股骨骨折的风险陡增了44%，而女性每生育一次，就有助于降低9%的骨折风险。

养成好的生活习惯

每个人都想要个健康的宝宝，所以在备孕和怀孕期间，都会改掉一些坏的对宝宝不利的生活习惯。慢慢地，就养成了一个好的生活习惯。

怀孕还有其他很多好处，比如体验创造生命的幸福感，让自己的家庭更完整、更幸福；比如改善视力、改善由长期坐着工作导致的身体不适等。

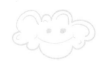

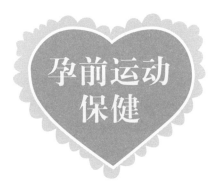

孕前运动保健

练习，还能减少生产时的痛楚，帮助产妇顺利分娩，使宝宝的健康得到更好的保障。瑜伽的呼吸法一定能在分娩时帮助到您。

产后快速恢复体形

传统的观念认为，产后运动非常重要，能让产妇快速恢复苗条，恢复身段。其实，如果孕前就进行科学的锻炼，对顺利生产和产后体形恢复会有更好的效果。而游泳、瑜伽都是最好的方式。

❤ 运动有哪些好处

增强生殖功能

运动能提高性功能，以便为受精卵提供优质的卵细胞。运动过程中，由于神经系统和垂体功能的调节，各类性激素分泌增加，使得卵巢、子宫、乳房等性器官的功能发生一系列变化，为胚胎组织的生长和生育提供良好基础。

预防糖尿病的发生

在孕前经常参加体育活动，比孕期加强运动、避免营养过剩更有助于预防妊娠糖尿病的发生。这是因为孕前适当锻炼能够稳定体内激素的分泌，减少胰岛素抵抗，进而降低患上妊娠糖尿病的危险性。

增强心脏功能

运动使心肌更厚实，肌肉纤维更丰满，心脏收缩更有力，每次搏动能输送更多的血液，能使血液中的红细胞、白细胞以及血红蛋白的含量增加，提高血管功能，改善微循环功能。总的来说，运动可以提高血液输送氧气和养分的能力。

保证胎儿顺利分娩

一个科学的孕前运动计划可帮助女性提高肌肉质量和关节的稳定能力，保护孕妇及胎儿的生命安全。在运动时多做呼吸控制的

❤ 孕前适合做的运动

常规锻炼项目

每天坚持15~30分钟的锻炼，可以提高心肺功能，促进新陈代谢，提高自主神经的稳定性，发展耐力和体力。慢跑、健美操、游泳、打球、瑜伽等都是不错的选择。如果做不到每天锻炼，一周也应该有3次以上的锻炼。

加强腹肌和盆底肌的锻炼

女性内生殖器官位于骨盆内，子宫居于盆腔中央。女性腹压的方向几乎和骨盆出口平面垂直，所以盆底肌承受着较大腹压。如果盆底肌不够紧张有力，会造成子宫位置不正，进而影响正常分娩。长期坐办公室的白领更要注意。每天坚持收缩提肛肌，会非常有效。

帮助放松的运动

太极拳、瑜伽等可帮助女性放松、调节神经功能，提高自我控制能力，调整心态。

备孕妈妈可以按照下面的方法练习静坐：

将两腿自然交叉盘坐在一起，脊梁直竖，两手心向上，把右手背平放在左手心上面，两个大拇指轻轻相触；左右两肩稍微张开，使其平整适度为止，下颌内收；双目微睁，目光随意确定在座前两三米处，或者微闭；舌头轻微舔抵上颚。

孕前检查不可省

孕前检查的意义在于预防，通过检查及时发现一些不适合怀孕的问题，并做好调整，为顺利受孕、生产提供保障。因此，备孕妈妈对此要有足够的重视。

你可以去医院的计划生育科或妇科，向医生说明来意，请他们指导你做相应的检查。

检查项目	检查内容	检查目的	检查方法	检查时间
尿常规	肾脏疾病的早期诊断	怀孕会使女性的身体代谢增加，从而使肾脏的负担加重。如发现肾脏疾病应治愈后再怀孕	尿液检查	孕前 3 个月
口腔检查	检查是否有龋齿、未发育完全的智齿及其他口腔疾病	怀孕期间原有的口腔隐患会恶化，严重时会影响宝宝的健康	口腔检查	孕前 6 个月
生殖系统	检测筛查滴虫、霉菌、支原体或衣原体感染、阴道炎症，以及淋病、梅毒等性传播疾病	是否有妇科疾病,如患有性传播疾病，应先彻底治疗，然后再怀孕，否则会引起流产、早产等危险	阴道分泌物检查	孕前 3 个月
妇科内分泌	包括卵泡促激素、黄体生成激素等 6 项	用于月经不调等卵巢疾病的诊断	静脉采血	孕前 3 个月
染色体检查	检查遗传性疾病	预测生育染色体病后代的风险，以采取积极有效的干预措施	静脉采血	孕前 3 个月
ABO 溶血	包括血型和 ABO 溶血滴度	避免婴儿发生溶血症	静脉采血	孕前 3 个月
脱畸全套	包括风疹、弓形虫、巨细胞病毒、单纯疱疹病毒检查 4 项	防止导致流产和胎儿畸形	静脉采血	孕前 3 个月
肝功能检查	包括甲肝、乙肝、丙肝、丁肝及血糖、血脂、胆酸等项目	如果母亲是肝炎患者，怀孕后会造成胎儿早产等后果,肝炎病毒还可直接传播给孩子	静脉采血	孕前 3 个月

💛 受孕前应彻底治疗的疾病

大部分备孕妈妈都知道，在怀孕前要调整生活规律，合理安排饮食。还有一些比较积极的备孕妈妈会做孕前检查。这里要提醒的是：如果自己患有如下疾病，应该在彻底治疗后再考虑怀孕。

贫血	如果平时有头晕或站起来时眩晕、头痛、呼吸困难等症状，可能患有贫血，这时应去医院检查并接受治疗。如果属于缺铁性贫血，要在食物中增加富含铁和蛋白质的食品，如仍未好转，应服用铁剂，待贫血基本被纠正后再怀孕
高血压	患有高血压病的在受孕前应按医嘱进行合理治疗。在把血压控制在允许的水平后，可以怀孕。需要提醒的是，患有高血压的孕妇应比一般孕妇更注意孕期检查，经常测量血压，并预防妊娠高血压病
牙周炎	女性怀孕后，由于孕激素水平升高导致牙龈充血，易出现牙周发炎，若孕前患有牙周炎，则更容易加重病情，不仅影响自身的身体健康，更会殃及胎儿的发育
肾脏病	严重的肾脏病患者不宜怀孕。症状轻且肾功能正常者，经医生允许可以怀孕，但要经过合理治疗，必须把水肿、蛋白尿和高血压控制好，孕后应预防妊娠高血压疾病
肝病	慢性肝炎患者如果病情较轻，体质尚好，经过治疗也可怀孕。孕后坚持高蛋白饮食和充分休息，加强孕期监护
糖尿病	身患糖尿病的孕妈妈患上高血压的概率比健康人高 4 倍，而且胎儿有可能生长过大，给分娩带来困难，所以，糖尿病患者应在控制好尿糖和血糖的情况下受孕。孕后要加强检查
心脏病	心脏病患者须经医生同意后方可怀孕。某些心脏病患者孕期仍需用药，甚至需在医院接受治疗和监督，不可大意
妇科疾病	阴道炎多由念珠菌、衣原体、B 族链球菌等感染引起，如果带病怀孕可能会导致胎膜早破、早产
泌尿系统疾病	主要包括膀胱炎和肾盂肾炎，如果您计划怀孕，一定要彻底治愈泌尿系感染，尽量避免怀孕期间疾病复发。如果夫妇一方在怀孕前曾有生殖器官的性病，夫妻双方在怀孕前一定要治愈这类疾病。如果疾病发生在孕期，应请教医生选择合适的治疗方案及恰当的分娩方式
甲状腺疾病	甲状腺疾病会使女性月经紊乱，排卵功能异常，难以怀孕。甲状腺一些抗体存在，还可能造成流产，增加不孕机会。育龄期女性在备孕前 8 周，可到正规医院的内分泌科或相关科室检测甲状腺功能。对于轻度甲状腺功能亢进患者，一旦怀孕也不必终止妊娠，到医院接受产科咨询或遗传咨询，并定时做产前检查，在医生指导下服用抗甲状腺药物。

❤ 别让盆腔炎影响了你的孕气

女性患盆腔炎时，炎症可累及内生殖器各个部分，以输卵管、卵巢受累最多。由此可见，盆腔炎会影响怀孕，严重时可引起不孕。所以，备孕的女性要做好盆腔炎的预防。

经期保健记心中

平日要勤换内裤和卫生巾，不穿紧身、化纤质地内裤。避免受风寒，不吃生冷刺激性食物，不宜过度劳累。充分休息，如果此时长时间工作，久而久之，容易形成盆腔充血，抵抗力下降，诱发盆腔炎。月经期间禁止性生活、游泳、盆浴、桑拿浴，因为此时机体抵抗力下降，致病菌易乘虚而入，造成感染。

个人卫生别忽视

保持会阴部清洁、干燥，每晚用清水清洗外阴，做到专人专盆，一般不必洗阴道内，也不必用热水、肥皂等清洗外阴，床上用品应单独清洗晾晒。

忙里偷闲常运动

参加各种方式的体育活动，尤其是跑步、登山等耐力运动，增强身体抵抗力。利用一切可能的时间和机会加强锻炼，比如骑自行车上下班，坐公交车的提前两站下车步行到单位或家，工作间隙站起来活动一下筋骨，在家边看电视边做扭腰压腿等。

❤ 孕前轻微痔疮不可忽视

痔疮是最常见的影响人类健康的疾病之一，由于直肠的静脉无防止血液回流的瓣膜——静脉瓣，血液易于淤积而使静脉扩张，并且直肠静脉的壁薄、位浅，末端的直肠黏膜下组织又松弛，均易导致静脉扩张。此外由于习惯性便秘、前列腺肥大及盆腔内有巨大肿瘤等，都使直肠静脉血液回流发生障碍，从而形成痔疮。女性怀孕后，机体分泌的激素易使血管壁的平滑肌松弛，增大的子宫压迫腹腔的血管，使痔疮加重，所以孕前要应积极治疗痔疮，并做好预防工作。

1 防止便秘，保持大便通畅。饮食方面应多吃粗粮、豆类、蔬菜、水果等富含膳食纤维的食品。膳食纤维能增加肠蠕动、通便、使有害物质和致癌物质从肠道排出，对习惯性便秘者更为适宜。早起床和吃好早饭能促进排便，所以最好养成每天早上定时排便的习惯。有便意时不要忍着不去大便，因为这样最容易引起习惯性便秘。

2 及时治疗肠道炎症和肛门周围炎症，如腹泻、痢疾等。不要大量饮酒和吃辣椒、芥末等刺激性食品。

3 每天早晚做两次提肛运动，每次做30下，对预防痔疮颇为有益。

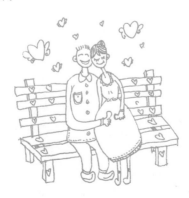

💜 准爸妈服药前多多掂量

我们都知道孕妇用药要慎重，其实，不只是孕妇，备孕的准爸妈们用药也要慎重。有研究表明，许多药物会影响精子与卵子的质量，或者使胎儿致畸。那么，孕前用药有哪些注意事项呢？

准妈妈慎用的药物

激素类药物、某些抗生素、止吐药、抗癌药、安眠药等，都会对生殖细胞产生一定程度的影响。一般在停药 1 个月后受孕比较安全，但很多药物影响时间很长，长期服药的女性，在准备怀孕前一定要先咨询医生，以确定安全的受孕时间。

在计划怀孕期内仍需要服药的女性，一定不要服用药物说明中有"孕妇禁服"字样的药物。如果因身体状况确实需要服用的，可以在咨询医生后再做决定。

备孕期间还要慎用减肥药。虽然减肥药对女性怀孕到底有没有影响还没有定论，但脂肪与女性生育能力有很大关系，因为女性体内的脂肪细胞会促使雄激素转化为雌激素，同时为分娩储备所需的能量。仅从这一点看，准备怀孕的女性也应慎服减肥药物。

准爸爸慎用的药物

影响男性精子质量的药物有抗组胺药、抗癌药、咖啡因、吗啡、类固醇、利尿药、壮阳药等，这些药物不仅可导致新生儿出生缺陷，还可导致婴儿发育迟缓、行为异常等。精子的成熟周期大约为 2 个月，这段时间里尽量不要服用此类药物。

中药不能随便吃

中药是复方药物，其对生殖细胞的影响不容易被察觉，而且许多人认为中药性温，对身体无害，甚至随便去药房抓药使用。这其实是一种错误的认识。要知道"是药三分毒"，中药也不例外。中药大部分是天然药物，有效成分比较复杂，如皂苷、生物碱、鞣酸、挥发油等。既然是药，或多或少都会有副作用。所以，中药也要在医生指导下服用。

💜 孕前 TORCH 检查很重要

TORCH 是一个由不同英文单词的第一个字母构成的词，它的每一个字母都代表了一种可能导致孕妇患病并引起胎儿宫内感染甚至引发新生儿出生缺陷或早产、流产等严重后果的病原微生物。其中 T 指的是弓形虫，O 代表其他病原微生物，R 代表风疹病毒，C 指的是巨细胞病毒，H 指的是单纯疱疹病毒。TORCH 检查就是针对上述病原微生物的检查。

这几种病原微生物的危害都比较大：弓形虫能够引起孕妇流产、早产和出生缺陷，胎儿的感染率会从孕早期的 17% 增长到孕晚期

的 65%；风疹病毒可导致胎儿先天性风疹综合征，孕早期感染发生率高；巨细胞病毒感染可引起胎儿发育迟缓和出生缺陷；单纯疱疹病毒常导致出生缺陷，在孕晚期感染，新生儿患病的概率有 50%。

在日常生活中，我们不可避免地会接触到一些传染源，比如亲密接触过猫、狗等宠物或其他动物，吃过生的鱼、肉或蔬菜，曾经到过人群密集的地方，这些都可能成为感染的原因。因此，准备怀孕的女性一定要进行 TORCH 检查，确认自身的免疫状况。

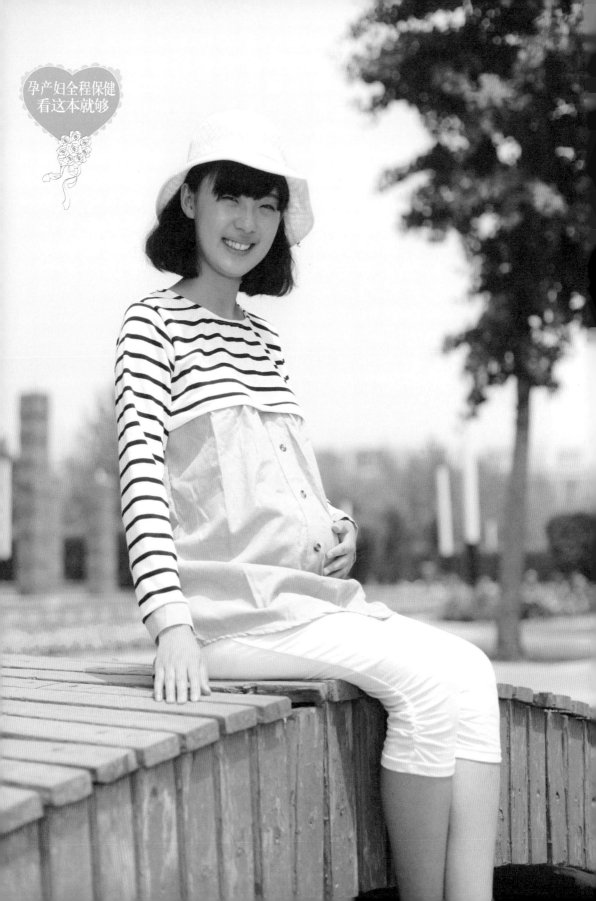

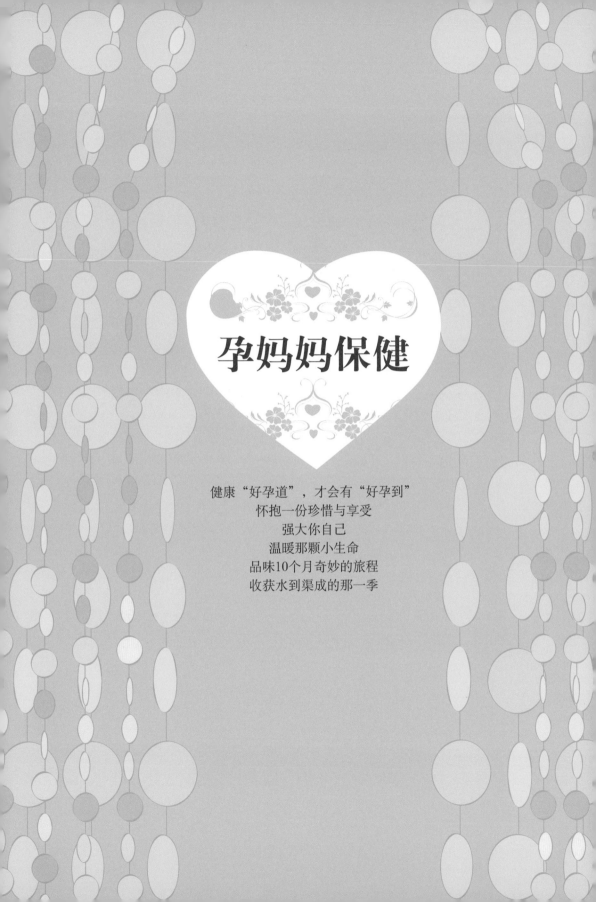

孕妈妈保健

健康"好孕道"，才会有"好孕到"
怀抱一份珍惜与享受
强大你自己
温暖那颗小生命
品味10个月奇妙的旅程
收获水到渠成的那一季

孕妈妈要知道的数字

如果你就要做妈妈了，请记住下面这些数字：

- 胎儿在母体内生长时间　从成为受精卵那一刻开始，其实是 38 周，即 266 天
- 预产期的计算方法　末次月经月份加 9（或减 3），末次月经首日日期加 7，即是预产期的日期
- 自然流产最易发生的时间　怀孕 5 个月内，大多数发生在怀孕 3 个月内
- 妊娠反应出现时间　妊娠 4 周左右
- 妊娠反应消失时间　妊娠 12 周左右
- 初次产前检查时间　停经后 3 个月内
- 产前检查间隔时间　怀孕 5 个月内，1~2 个月检查 1 次；6~7 个月时每月检查 1 次；8 个月后每两周检查 1 次；最后 1 个月每周检查 1 次；有特殊情况则随时检查
- 孕妇体重增加范围　整个孕期，孕妇的体重增加应为 10~12 千克。孕中期及孕晚期每周增加不宜超过 0.5 千克。否则，应控制饮食及增加活动量
- 妊娠期日食量　主食 500 克左右，肉类及豆制品 50~100 克，鸡蛋 1 个，新鲜蔬菜 500 克，水果 200~300 克
- 孕妇洗澡水温　以 39~40℃ 为宜，不可超过 42℃
- 孕妇活动量　每日应散步 1~4 千米
- 自觉胎动出现的时间　妊娠 16~20 周
- 胎动最频繁的时间　妊娠 28~38 周
- 胎动正常次数　一般每小时 3~5 次，12 小时内胎动为 30~40 次。有的胎儿 12 小时可动 100 次左右，只要胎动规律即属正常
- 胎心音正常次数　妊娠 18~20 周时，一般每分钟 120~160 次
- 早产发生时间　妊娠 28~37 周
- 过期妊娠　超过预产期天数 14 天
- 分娩产程　初产妇 12~16 小时，经产妇 6~8 小时
- 新生儿期　婴儿从脱离母体开始到出生后 28 天为止

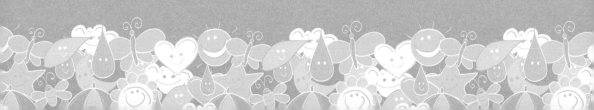

胎儿器官系统发育与所需营养素

怀孕周数	器官系统发育	所需营养素	食物来源
第5周	神经系统和循环系统开始分化	脂肪、蛋白质、钙、维生素D	牛奶、鱼、蛋、红绿色蔬菜
第7周	面部器官开始发育，手臂和腿萌芽	蛋白质、钙、铁、铜、维生素C、维生素A	鱼、蛋、红绿色蔬菜、肝、内脏、鱼肝油
第9周	上肢和下肢末端出现了手和脚	镁、钙、磷、铜、维生素A、维生素D	黄绿色蔬菜、鱼肝油、蛋、牛奶、乳酪、鱼
第12周	脑细胞增殖，肌肉中开始有神经分布	脂肪、蛋白质、钙、维生素D	豆类、奶、鱼、蛋、干果
第15周	骨髓发育迅速，有表情、动作	钙、磷、维生素D、维生素A、B族维生素	粗粮、奶、蛋黄、胡萝卜
第18周	循环系统、泌尿系统、肺发育，听力形成	蛋白质、钙、铁、维生素A	黄绿色蔬菜、奶、蛋、肉、鱼、豆类
第20周	视网膜开始形成，大脑功能分区	蛋白质、钙、磷、亚油酸、维生素A	各色蔬菜、干果、肝、蛋、奶、鱼
第23周	视网膜形成，乳牙的牙胚开始发育	维生素A、钙、磷、维生素D	肝、蛋、奶、黄绿色蔬菜
第26周	听力发展，呼吸系统正在发育	蛋白质、钙、维生素D	各色蔬菜、骨头汤、蛋、奶、海产品、豆类
第28周	外生殖器发育，听觉神经系统发育完全，脑组织快速增殖	蛋白质、维生素A、B族维生素	肝、蛋、奶、黄绿色蔬菜、鱼
第32周	肺和消化系统发育完成，身长趋缓，体重迅速增加	蛋白质、脂肪、碳水化合物、B族维生素	蛋、肉、鱼、奶、绿叶蔬菜、糙米
第36周	各组织器官发育接近成熟，胎发长出	蛋白质、脂肪、碳水化合物	蛋、肉、鱼、奶、土豆、玉米
第40周	双顶径大于9厘米，足底皮肤纹理清晰	铁	肝、蛋黄、牛奶、内脏、绿叶蔬菜、豆类

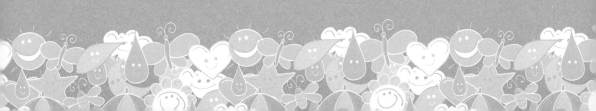

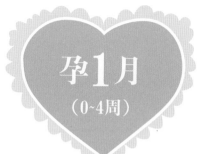

孕1月
（0~4周）

先把自己当孕妇

♥ 胎宝宝天天长

胎宝宝在成长——子宫内的"新居民"

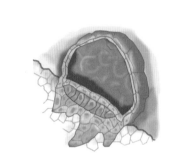

第1周

按280天计算，这时候妈妈正值经期，胎宝宝还是以精子和卵子的状态分别存在于爸爸和妈妈的体内。

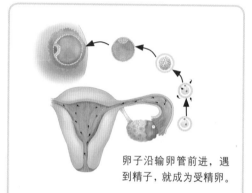

卵子沿输卵管前进，遇到精子，就成为受精卵。

第2周

在这周，有1枚肥壮的卵子在妈妈体内经历了一场"选拔赛"，从近20名选手中脱颖而出，率先成熟了。

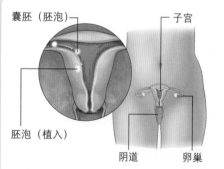

囊胚（胚泡）　　　子宫
胚泡（植入）　　阴道　　卵巢

第3周

在那场具有重大意义的做爱中，一个最棒、最幸运的精子冲破重重阻隔，与卵子会合，成为受精卵。

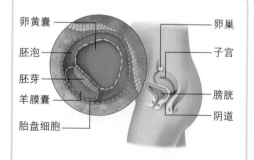

卵黄囊　　　　卵巢
胚泡　　　　　子宫
胚芽
羊膜囊　　　　膀胱
胎盘细胞　　　阴道

第4周

受精卵不断分裂，变成一个球形胚泡，沿着输卵管向子宫腔游动，与子宫内膜接触并埋于子宫内膜内，这叫"着床"。这时受精卵大约有2.5毫米大小，几乎看不见。

孕妈妈的身体变化——无明显不适

孕妈妈的身体从外观上看没有任何变化，自身也没有任何有别于以往的感觉，但较敏感的人可能会有畏寒、发热、慵懒、困倦及嗜睡的感觉，粗心的孕妈妈往往还误以为是感冒呢！其实身体内部正在悄悄发生着变化，身体开始分泌一种黄体激素，子宫颈黏液会变得更加黏稠，结合血液形成黏液栓，使子宫封闭起来，给胎宝宝提供一个更安全的环境。这时子宫的大小与未怀孕时基本相同，只是稍软一些。

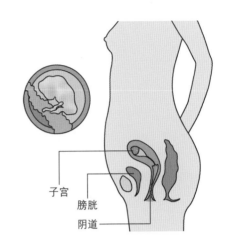

子宫
膀胱
阴道

孕 1 月保健重点

别把怀孕征兆误当感冒

怀孕初期的征兆和感冒症状类似，如体温升高、头痛、精神疲乏、脸色发黄等，有时还会特别怕冷，这很容易让没有怀孕经验的孕妈妈误认为是感冒。如果当作感冒治疗，不管是吃药还是打针，对腹中的胎宝宝来说，伤害会很大。所以，在开始备孕之后，应时刻提醒自己有可能怀孕，需要用药的时候都要想到这个问题，以免后悔莫及。

验孕前暂把自己当孕妇

这个阶段怀孕与否可能还验不出来，但为了保险起见，还是要把自己当孕妇看待，自觉调整行为习惯、饮食习惯和作息习惯，保证饮食均衡、睡眠充足、心绪平静，还要进行适当的运动。

衣着上要尽量宽松、舒适，紧身衣就不要再穿了。最好穿平底鞋或鞋跟低于 3 厘米的低跟鞋。

作息要规律，如果以前昼夜颠倒，要及时纠正。

饮食上，一日三餐要定时定量，不吃太甜、太咸、太辣的食物。

别忘了按医嘱补充叶酸

按照医嘱在怀孕前 3 个月补充叶酸，这个月当然要继续补充。叶酸能最大限度地降低发生新生儿体重过轻、早产、神经管缺陷等的风险。香蕉、菠菜和草莓中都含有丰富叶酸，不妨多吃一点。

🧡 孕妈妈营养保健

胎儿在母亲腹中要吸收很多的营养素，孕妈妈就是孩子的"营养仓库"。孕妇的饮食均衡，才能保证孩子的营养供给，只有均衡、合理的营养才能培育出健康、聪明的宝宝。

因为孕妇特殊的生理状况，其饮食也要迁就腹中的胎儿，做相应调整，以更加符合胎儿生长的需要。所以从孕早期甚至备孕开始，孕妈妈就要做一些改变，以给腹中胎儿提供更多的营养。

● 普通人的饮食金字塔

营养学家建议，要保证营养均衡，除了水之外，每天最好摄取 30~35 种食物，这其中包括烹调中使用的配料、调料，如葱、姜、蒜、花椒、大料等。具体的食物分配，可以参考下面的饮食金字塔。

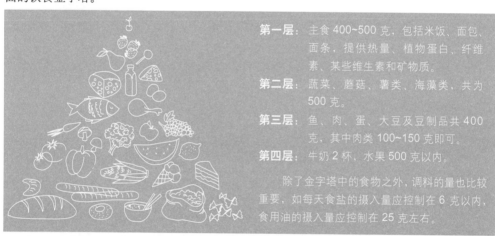

第一层： 主食 400~500 克，包括米饭、面包、面条，提供热量、植物蛋白、纤维素、某些维生素和矿物质。

第二层： 蔬菜、蘑菇、薯类、海藻类，共为 500 克。

第三层： 鱼、肉、蛋、大豆及豆制品共 400 克，其中肉类 100~150 克即可。

第四层： 牛奶 2 杯，水果 500 克以内。

除了金字塔中的食物之外，调料的量也比较重要，如每天食盐的摄入量应控制在 6 克以内，食用油的摄入量应控制在 25 克左右。

● 少吃"加料"食品

在选择食品时，孕妈妈要尽量避免食用含添加剂、防腐剂、色素等的食品，如饮料、罐装食品及方便食品等。少吃腌制、熏制、烧烤类食物，这类食品虽然美味，但内含亚硝酸盐、苯并芘等，对身体很不利。平时多饮用白开水，少喝咖啡、可乐、茶等含咖啡因的饮品，不喝含酒精成分的饮料。

● 算算你每天需要多少热量

一般女性日常所需热量的计算公式为：

[65.5+9.6×体重(kg)+1.9×身高(cm) − 4.7×年龄]× 活动量

一般人的活动量为 1.1~1.3，运动量大的人活动量约为 1.3，若你平日只坐在办公室工作的话，活动量约为 1.1。

● 关于营养补充品

是否需要服用营养补充品，应在医生检查后，听取医生建议，有针对性地服用。尤其要注意的是，不少综合营养补充品（如金施尔康、玛特纳、善存等）的营养都比较全面，因此，不要同时服用多种综合性的营养补充品，以免造成营养过剩，影响健康。

孕 1 月需补充的营养素

● 蛋白质

孕早期蛋白质摄入不足，可能造成胚胎发育迟缓，对内脏和大脑发育也不利，所以，孕妈妈要摄入充足的优质蛋白质，以保证胚胎的正常发育，可多吃鱼类、蛋类、乳类、肉类和豆制品等。

● 维生素

维生素对保证早期胚胎器官的形成发育有重要作用，不同的维生素对人体起着不同的作用，比如，维生素 A 可维持正常视力和皮肤健康，补充不足的话可能导致流产；维生素 D 可促进钙的吸收；维生素 E 有保胎防止流产的作用。所以，孕妈妈在补充维生素时，要多元化，并要合理补充。多摄入维生素 C、B 族维生素等，富含 B 族维生素的食物有谷类、鱼类、肉类乳类和坚果等。孕妈妈多吃新鲜水果和蔬菜，可摄入充足的维生素 C，有助于增强机体免疫力。

● 碳水化合物

碳水化合物是人体热量的主要来源，受孕前后碳水化合物摄入不足，可能导致胎儿大脑发育异常。所以孕妈妈每天应摄入 150 克以上碳水化合物。碳水化合物主要来源于面粉、大米、玉米、红薯、土豆等粮食作物。

● 矿物质

钙、锌、磷、铁等矿物质对早期胚胎器官的发育有重要作用。比如，钙是胎儿发育中不可或缺且用量较多的一种矿物质，如果母体储备不足，就难以保证胎儿的大量需要；如果铁摄入不足，可导致孕后期的"妊娠生理性贫血"，不仅影响母体健康，也会影响胎儿的正常发育。补充矿物质，可多吃乳类、肉类、蛋类、花生、核桃、海带、木耳、芝麻等食物。

孕妈妈要养成良好的饮食习惯

孕妈妈在孕期的饮食习惯很可能会影响到胎宝宝以后的饮食习惯，所以孕妈妈养成良好的饮食习惯是很有必要的。

● 三餐两点心

早、中、晚三餐是必需的，不仅要吃，而且吃饭的时间最好能固定下来。适合孕妈妈的最佳吃饭时间为：早餐 7~8 点，中餐 12 点，晚餐 6~7 点。三餐之间最好安排两次加餐，进食一些点心（饼干、坚果）、饮料（牛奶、鲜奶、鲜榨果汁）、蔬菜和水果。但要注意每次不要吃太多，坚持少食多餐会让肠胃更健康，也会让营养更充分。

● 营养要均衡

注意粗细搭配、干稀搭配、荤素搭配，会促进你的食欲，同时也能满足各种营养的需求。多吃天然食物，避免垃圾食品。新鲜的蔬菜和水果、天然的五谷杂粮会让你既健康又营养，而垃圾食品除了填饱你的肚子之外，只会给你增加更多的负担。所以，为了宝宝，也为了自己，最好管住自己的嘴，告别垃圾食品。

● 不偏食和挑食

良好的饮食习惯是保证充分营养的基础，偏食和挑食会让你丧失很多必需的营养，而且也会影响日后宝宝的饮食习惯。

● 少吃盐，不吃味精

盐中的钠可加重水肿，使血压升高，最好每天控制在 5~6 克。味精的主要成分是谷氨酸钠，容易与血液中的锌结合，过量食入会消耗体内大量锌，不利于胎宝宝神经系统的发育。

补锌，确保胎儿正常发育

怀孕期间，孕妇对各种矿物质的需求量增多，其中，对锌的需求也在增加。如果锌摄入不足，可能会导致胎儿脑细胞分化异常，脑细胞总数减少；新生儿出生体重低下，甚至出现发育畸形。同时，不能摄入足够锌的话，会引起子宫收缩无力，导致自然分娩困难。所以，孕妈妈要注意锌的补充，以保证胎儿的正常发育和顺利生产。

● 食材推荐——牛肉

牛肉不仅富含锌，而且比植物中的锌更容易被孕妈妈吸收，吸收率高达26%。多吃牛肉对胎宝宝的神经发育非常有利。

另外，牛肉还富含蛋白质，其氨基酸组成比猪肉更接近人体的需要，能提高机体抗病能力，增强免疫力。孕早期吃牛肉具有安胎益气、滋养脾胃、强健筋骨的功效。

● 菜谱推荐——水煮牛肉

原料： 牛肉200克，豆瓣酱、葱、高汤、盐、料酒各适量。

做法： 1. 生牛肉切成薄片，葱切成段。

2. 将豆瓣酱放入锅中，炒香，高汤倒入锅中，放入牛肉片、葱段、料酒，煮3分钟，加入盐，收汁即可。

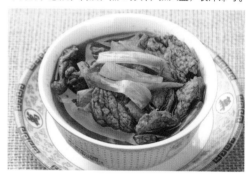

补碘，提高胎儿的智商

碘是人体必需的微量元素，有"智力元素"之称，是我们人体甲状腺用来合成甲状腺素的主要原料。甲状腺素是对机体代谢活动和生长发育极为重要的激素，对孕妇和胎儿来说尤为重要，它可促进胎儿体内的细胞，尤其是脑细胞的生长。

人对碘的生理需求量为每日100~200微克，如果低于50微克，会导致碘缺乏性疾病。孕妈妈由于母子对碘的双重需求，对碘的需求量还要大一些。所以，孕妈妈应适当多吃一些含碘丰富的食物，例如海带、紫菜、海鱼以及其他海产品，每周食用1次就能满足需要。

● 食材推荐——紫菜

紫菜营养丰富，含碘量很高，还富含钙、铁和胆碱，能增强记忆，促进骨骼、牙齿的生长和保健；紫菜所含的多糖能增强免疫力，显著降低血清胆固醇含量。

● 菜谱推荐——紫菜豆腐汤

原料： 豆腐300克，紫菜10克，鸡汤100克，盐适量，葱花少许。

做法： 1. 豆腐切小块，锅中放水，加少许盐，倒入豆腐块焯水；紫菜撕成小片。

2. 锅置火上，倒入鸡汤、清水煮沸，放入豆腐块煮5分钟，放入紫菜，加盐、葱花调味即可。

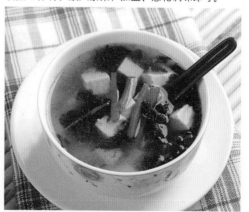

有助于补充矿物质的食物

　　矿物质是构成人体组织和维持正常生理功能必不可少的元素，如果孕妇缺乏矿物质，会导致以下情况出现：妊娠合并贫血、小腿抽搐、容易出汗、惊醒等；胎儿先天性疾病发病率增加。因此，孕妇应注意合理补充矿物质。有研究表明，我国孕妇在怀孕期间矿物质的摄入量普遍不足。因此，孕妈妈要多食用有助于补充矿物质的食物。为补充矿物质可选择以下食物。

补钙 宜多吃菠菜、大豆、花生、核桃、鱼、海带、虾、海藻、牛奶等。

补锌 宜多吃粗面粉、大豆制品、牛肉、羊肉、鱼肉、牡蛎、花生、芝麻、奶制品等。

补铁 宜多吃芝麻、黑木耳、黄花菜、动物肝脏、蛋黄、油菜、蘑菇等。

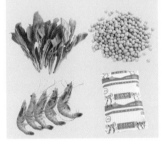
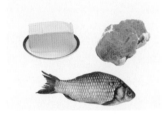
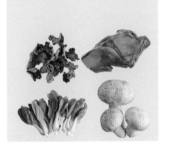

补铜 宜多吃糙米、芝麻、柿子、菠菜、大豆、动物肝脏、猪肉、蛤蜊等。

补磷 宜多吃谷类、花生、蛋黄、南瓜子、葡萄、栗子、杏、虾等。

补镁 宜多吃香蕉、香菜、小麦、菠萝、花生、扁豆、蜂蜜等。

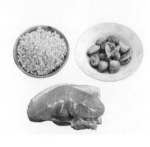
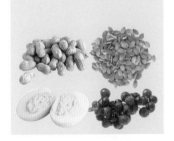
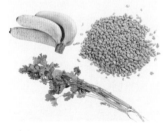

补碘 宜多吃海带、紫菜、海鱼、海虾等。

补锰 宜多吃粗面粉、大豆、核桃、扁豆、腰子、香菜等。

补DHA 应多吃海鱼、海虾，或直接服用 DHA 制品。

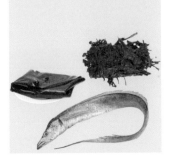
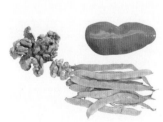
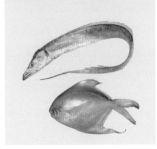

孕早期要坚持补充叶酸

● 没补叶酸就怀孕了是否要紧

叶酸可以起到预防胎宝宝神经管畸形的作用，但并不是说没有补充叶酸胎宝宝就一定会出现神经管畸形。所以，如果你还没有补充叶酸就怀孕了也不用过分担心，从知道怀孕后开始补充叶酸仍然可以起到降低胎儿发育异常的作用。另外，如果备孕妈妈本身体内叶酸水平就不低，那就根本不需要补充，所以，没有补充叶酸就已经怀孕的备孕妈妈不要为此担心，定时去医院做孕检就可以了。

● 叶酸漏服一两天有影响吗

叶酸在人体内存留的时间比较短，所以需要每天服用，最好不要漏服。如果漏服一两天，影响也不大，没有必要补服。另外，长期服用叶酸会影响锌的代谢，导致体内锌不足，所以补充叶酸的时候，需要同时补充锌。

● 孕妇奶粉可与叶酸片一起服用吗

如果在长期补充复合维生素片或者叶酸片的同时，还在服用含多种维生素的孕妇配方奶粉，那就要学会计算两者所包含的维生素的总量。如果不知道该怎么计算，最好先咨询医生，在医生指导下服用，因为服用过量，会影响孕妈妈和胎宝宝的健康。

● 叶酸食补有讲究

很多食物中都含有叶酸，但由于叶酸遇光、遇热后会不稳定，在食品加工烹调的过程中容易大量丢失。生吃损失 5%~10%，炒食损失 20%~30%，煮食损失 30%~45%，烹调温度高、加水多、时间长，则损失得更多。所以人体真正能从食物中获得的叶酸并不多。因此，炒菜时应急火快炒，3~5 分钟即可，尽可能减少叶酸流失。

含叶酸较丰富的食物

蔬菜	莴笋、菠菜、龙须菜、菜花、油菜、小白菜、青菜、扁豆、西红柿、胡萝卜、南瓜、蘑菇等
水果	橘子、草莓、樱桃、香蕉、柠檬、桃子、杏、杨梅、海棠、酸枣、山楂、石榴、葡萄、猕猴桃、梨、核桃等
动物食品	肝脏、肾脏、鸡肉、牛肉、羊肉等
其他	豆类、坚果、粗粮等

小贴士

猕猴桃中含有高达 8% 的叶酸，有"天然叶酸大户"之美誉。孕妇在孕前或怀孕初期，如常吃猕猴桃，有助于防止胎儿各类生育缺陷和先天性心脏病、神经管畸形等。

孕早期饮食宜忌

　　大多数孕妈妈在确认自己怀孕后，就开始关心起自己的饮食来。尤其是在没有经验的孕早期，孕妈妈吃什么成了家人关注的焦点。那么，孕妈妈的营养进食有哪些需要特别注意的事项呢？孕妈妈应该多吃哪些东西，又不能吃哪些东西呢？

● 孕早期适合孕妈妈吃的食物

生姜	缓解早孕反应，预防感冒。
芝麻	润肠通便，预防和治疗孕期便秘。
香椿	健脾开胃，增进食欲。
豆腐	补钙，健脑，预防心血管疾病。
菠菜	帮助消化，止渴润肠。
鸭肉	清肺解热，滋阴补血，消水肿。
栗子	健脾养胃，消除疲劳。
莲藕	补铁，收缩血管，止血。
草莓	润肺生津，健脾和胃，补血益气，缓解孕期便秘。
牛奶	生津止渴，滋润肠道，补充钙质。
丝瓜	清热解毒，补充营养。
猪肝	改善贫血，有益肝脏，增强人体的免疫力。
木耳	清肺益气，补血活血，镇静止痛。
口蘑	预防孕期便秘，降低胆固醇含量，提高免疫力。
萝卜	消积滞，化痰清热，下气宽中，缓解便秘症状。
花生	滋养调气，利水消肿，止血生乳，预防妊娠高血压疾病和产后缺乳。

● 孕早期孕妈妈忌吃的食物

桂圆	大热食物。孕期女性大多阴血偏虚，滋生内热，吃桂圆容易导致漏红、腹痛等先兆流产症状。
山楂	山楂会刺激子宫收缩，多吃有引发流产的危险。
甲鱼	咸寒食物，孕期食用可能导致流产，尤其是甲鱼壳的堕胎力强。
益母草	对子宫有明显的兴奋作用，会使子宫强力收缩，对胎儿的危害很大。

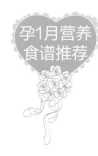
清蒸鲫鱼

原料： 鲫鱼 120 克，葱、姜、盐、胡椒粉各适量。

做法： 1. 将鲫鱼收拾干净，倒胡椒粉、盐适量，腌制 20 分钟。

2. 将葱洗净，切段、少许切丝；姜洗净，切成片。

3. 在鱼身上开花刀，将姜片塞入刀口，葱段塞入鱼腹中，装盘。

4. 锅内倒入水烧开，将盛鲫鱼的盘子放于笼屉上大火蒸 10 分钟，关火，不开盖再焖 5 分钟，撒上葱丝，再蒸 5 分钟即可。

功效： 鲫鱼含优质蛋白质，人体可以吸收其中的 95%。

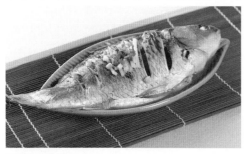

豆腐煲海带

原料： 炸豆腐 200 克，水发海带 100 克，胡萝卜 200 克，豌豆 50 克，鲜汤、酱油、白糖、盐、水淀粉各适量。

做法： 1. 将胡萝卜去皮，切滚刀块；水发海带焯水。

2. 锅上火放油烧热，倒入炸豆腐、海带、豌豆、胡萝卜块炒匀，加鲜汤、酱油、白糖、盐，小火煮 30 分钟，用水淀粉勾芡即成。

功效： 本菜品富含大豆蛋白质、脂肪、维生素 A、维生素 C，以及钙、铁、碘等元素，是防治孕妇贫血和钙、碘缺乏的食疗佳品，孕妇宜常食。

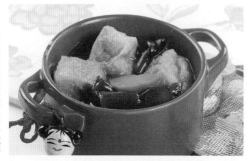

虾仁粉丝

原料： 泡发粉丝 200 克，虾 200 克，蒜末、豆豉、食用油、酱油各适量。

做法： 1. 虾去壳，洗净；粉丝用开水烫过，放入盘中。

2. 放入蒜末、豆豉、食用油、酱油等，搅拌均匀。

3. 放入锅中隔水蒸 15 分钟。

功效： 虾仁的营养价值很高，富含维生素，蛋白质丰富，且低脂肪，非常适合孕妈妈食用。

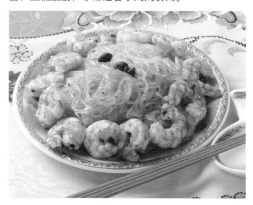

胡萝卜炒鸡蛋

原料： 胡萝卜 100 克，鸡蛋 80 克，大葱 10 克，姜 5 克，白糖、盐、胡椒粉各适量。

做法： 1. 将鸡蛋磕入碗中，加入盐、白糖、胡椒粉，搅拌成蛋液。

2. 将姜、葱洗净，姜切成末，葱切成段备用。

3. 将胡萝卜去皮，洗净，切成细丝，用滚水略焯，捞出沥干水分。

4. 锅中放油烧热，爆香姜末、葱段，放入胡萝卜丝炒透，加入蛋液，快速炒熟即可。

功效： 胡萝卜和鸡蛋同炒，使胡萝卜中的胡萝卜素容易吸收，也增加了菜肴中优质蛋白、多种脂肪酸、胆固醇的含量，增强了对人的滋补性。

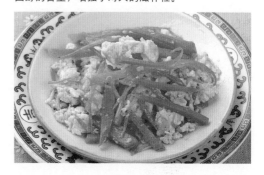

菠萝鸡片

原料：削好的菠萝 1/5 个，鸡脯肉 350 克，鸡蛋 2 个，淀粉、料酒、盐、白糖各适量。

做法：1. 菠萝放盐水中浸泡后切成薄片。

2. 料酒、白糖和盐一起放入碗中，调和均匀，成为味汁。

3. 鸡脯肉洗净，剔去皮和筋膜，切成薄片，放入碗中，加入鸡蛋清和淀粉抓拌均匀备用。

4. 锅置火上，放油烧热，下入已浆好的鸡片，滑散后，加入菠萝片翻炒几下，再烹入味汁，翻炒均匀即可。

功效：菠萝甜而微酸，清脆多汁，与鸡肉搭配，有生津液、止烦渴、助消化的作用。

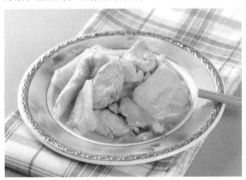

银耳莲子粥

原料：莲子 100 克，银耳 20 克，糯米 100 克，红枣 10 个，冰糖 20 克。

做法：1. 将糯米淘洗干净；银耳用温水泡发，撕成小片；莲子去心；红枣洗净，去核。

2. 锅置火上，放入适量水、糯米煮开，改小火，放入莲子、红枣煮 10 分钟，放入银耳煮 20 分钟左右，加入冰糖再煮 10 分钟即可。

功效：此粥有健脾补肾、益气养血的功效。

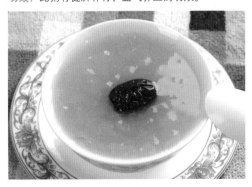

香菇酿豆腐

原料：豆腐 400 克，香菇 5 朵，榨菜 30 克，酱油 15 克，白糖 5 克，盐、香油、淀粉各少许。

做法：1. 将豆腐切成四方块，用勺子在其上面挖出一个坑备用；将洗净泡软的香菇切小块，榨菜剁碎，将香菇丁、榨菜末放入小碗中，加入酱油、白糖、盐、淀粉拌匀制成馅料。

2. 将拌好的馅料填入豆腐的小坑中，然后将豆腐装盘上锅蒸熟。

3. 最后在出锅后的豆腐上再淋少许香油、酱油即可。

功效：香菇可降低胆固醇，豆腐富含优质蛋白和钙，是孕期的理想食品。

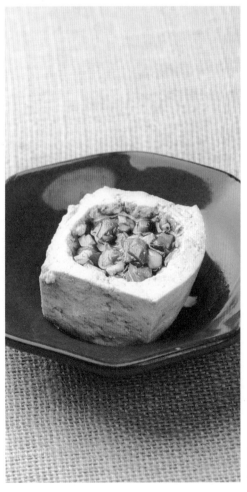

❤ 生活保健从点滴做起

了解怀孕征兆

在怀孕的第 1 个月，大部分的孕妈妈没什么感觉，但是随着时间的推移，孕妈妈就会慢慢感觉到自己真的和以往不同，出现以下怀孕征兆：

- 月经过期了还不来。
- 乳房增大，变软了，或者还会有小小的刺痛。
- 不管白天还是晚上总是感觉疲劳，想睡觉。
- 口腔里总会有一种不舒服的金属味道。
- 有的孕妈妈会出现恶心、呕吐现象。
- 阴道分泌物增加了，但要和阴道炎、宫颈炎区别开来。
- 对某些东西变得极为敏感，有特别厌恶或特别喜欢的情感。
- 情绪不稳定，喜怒哀乐来得特别快，没有征兆。

确定怀孕的方法

● 简单便捷的验孕纸

验孕纸是通过检测尿液中的 HCG（人绒毛膜促性腺激素）的含量来判断是否怀孕的。在同房后的 14 天左右，可以从你的尿液中检验出是否怀孕。验孕纸验孕，简便快捷，如果使用方法正确，准确率可以达到 95%～98%。下面，就来学学怎么用验孕纸吧。

用洁净、干燥的容器收集尿液（最好是早晨第一次尿液），将验孕纸标有箭头的一端浸入装有尿液的容器中，3～5 秒后取出平放，在 30 秒到 5 分钟内观察结果。只显示一条红线，即代表阴性，说明没有怀孕；显示一深一浅两条红线，表示可能怀孕或刚怀孕不久，需要隔天用晨尿再测 1 次；显示两条很明显的红线即是阳性，说明已经怀孕。

● 不会说谎的 B 超诊断法

如果受孕成功，你可以在月经过期 1 周，也就是怀孕第 5 周，到医院做 B 超检查。在超声波屏上可以看到子宫内有圆形的光环，这是妊娠环，环内的暗区为羊水，其中有时可看见有节律的胎心搏动。

● 作用多多的基础体温测量法

基础体温除了可以测出排卵期外，还能够检验早期妊娠。观察你绘制的基础体温测量表，如果发现高温曲线现象持续 18 天以上，则提示可能怀孕。但是由于受到饮食、睡眠、精神状态等个人身体因素的影响，检测结果可能会出现一些误差，只能作为参考，不能最终确定怀孕。

给你的居家健康把把关

● 居室温度要适宜

居室内温度最好控制在 20~25℃，超过 25℃容易让人感到精神不振、头昏脑涨，甚至食欲下降；低于 10℃则会使你懒于活动，容易引发感冒、咳嗽等症状，对你和胎宝宝都不利。温度高时，要多开窗通风，也可使用空调和电风扇，但要避免直吹；温度低时，可用空调调节室温，冬天可用暖气。

● 调节室内湿度

居室最适宜的湿度为 50%左右。如果湿度太高，衣服、被褥容易发潮，可能会引起皮肤过敏、肢体关节酸痛、水肿，甚至还会出现消化功能失调；如果湿度太低，会出现口干舌燥、咽喉疼痛、流鼻血或便秘等。湿度太高时，可以打开门窗通风换气以散发潮湿气体，并移去室内潮湿的东西。在空气干燥的秋冬季节，可在室内放一盆水或不时在地上洒点水，也可以使用空气加湿器。

● 给居室除螨灭蟑

蟑螂能携带的病原体有 40 多种，螨虫的分泌物足以引起过敏性哮喘、过敏性鼻炎和虫咬性皮炎等疾病，严重危害你和胎宝宝的健康。地毯、枕巾、浴室中的湿毛巾和屋子角落的灰尘中是螨虫栖息的良好场所，因此一定要注意这些日用品和卫生死角的打扫和清洗，衣物被褥要常洗常晒。

● 使用环保家具

劣质的家具中一般含有甲醛、苯、铅、汞等对人体有害的化学物质，会散发出一种刺鼻的味道，严重时会使人出现头晕、恶心、流泪、流涕等症状。如果家中有这类家具，最好不要使用。如果要购买新家具，则尽量购买真正的原木制品。另外，也可在家具外面喷一层密封胶，以防甲醛的散发。

● 暂缓装修房屋

装修材料中的甲醛、苯、氨等有害物质无法在短时间内完全散挥掉，会损害你和胎宝宝的健康。因此，孕期最好不要装修房子。如果要装修，则一定要选择环保、无污染的装修材料。装修之后至少要闲置 3 个月再入住。入住前最好能够请环保机构对新居内的空气质量进行检测，以确保达到安全标准。

衣食住行都需注意

● 衣着

怀孕后身体会变得"娇气"，穿衣服就不能像以前那样随意了。选购衣服的原则就是宽松、柔软、舒适。绝对不能穿紧身衣，内衣最好选纯棉的。妆最好也不要化了，做一个美丽的素颜孕妈吧。

● 饮食

一日三餐要按时定量吃，尤其是不能不吃早餐。太甜的、太辣的、太凉的等一切对身体有刺激的食物，都要列入你的饮食"黑名单"。

● 睡眠

改掉一切不规律的作息习惯，调整体内的生物钟，不要熬夜，养成定时上床睡觉的习惯。如果你是一个"网虫"，那就更应该注意了，黑白颠倒的生活对胎宝宝有百害而无一利。

● 出行

再也不能像以前一样，想跑就跑，想跳就跳了。你还要把高跟鞋收起来，换上舒适的平底鞋。坐公交车时也不要冲在最前面跟别人抢座了。

个人护理细心安排

● 认真刷牙

怀孕后，孕妈妈容易出现牙龈肿胀、牙出血、蛀牙等情况。建议孕妈妈在三餐后用柔软的牙刷彻底刷牙。如果因为牙病去看牙医，一定要先告诉医生你已经怀孕。

● 坚持淋浴

怀孕期间，孕妈妈容易出汗，所以最好每天洗澡，以淋浴为好。

● 保护乳房

在怀孕头 3 个月，孕妈妈的乳房开始胀痛，到怀孕 28 周时乳房开始胀大，有静脉显露，乳头也会增大，颜色变深。这时要穿宽松的内衣，不要紧压乳头。

● 擦洗乳头

孕期要经常擦洗乳头，这样可以使乳头部位的皮肤变得有韧性，为日后哺乳做好准备。

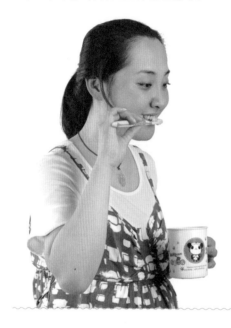

饭后用柔软的牙刷仔细刷牙，对保护牙齿、预防牙病很有好处。

电脑使用要控制

怀孕后，孕妈妈会变得十分小心，生怕生活中的辐射源对腹中的胎宝宝造成不良影响，其实，不用太过担忧，少量的辐射并不会对人体造成危害。有些人用电脑时间久了，出现头晕、恶心等症状，认为是电脑辐射造成的，其实，这很可能是由工作时精神高度集中、压力太大导致的。另外，长时间使用电脑，眼睛、颈椎和脊背容易疲劳，这会影响孕妈妈和胎儿的健康。

在怀孕前 3 个月，胎儿的耐受能力较低，且比较敏感，所以，这段时间应作为辐射防护的重要阶段。孕妈妈不妨减少电脑作业的时间，将用电脑的时间控制在每周 20 小时以内；使用电脑时，最好距离 30 厘米以上；每隔 1 小时左右洗洗脸，做做眼保健操，都可以减少电脑辐射的累积效应，并调节体内热平衡，从而将辐射的危害降到最低。

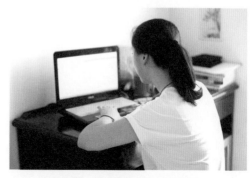

孕早期，要减少使用电脑的时间。

孕早期应暂停性生活

孕早期（1~3 个月），胚胎和胎盘正处在形成时期，胎盘还没有发育完全，如果此时进行性生活，容易引起子宫收缩，加上精液中含有的前列腺素对产道的刺激，可能会使子宫发生强烈收缩，很容易导致流产。因此，在孕早期，需要克制一下，尽量暂停甜蜜性爱。

当然，这并不是要求准爸爸完全禁欲，有些时候，也可以通过温柔的亲吻、拥抱来爱抚孕妈。但一定要注意卫生，尤其是手部，一定要对双手进行彻底的清洗，并勤剪指甲。动作一定要轻柔，还要避免过度刺激孕妈的乳头、阴部等性敏感部位，以免引起子宫收缩。

了解法律赋予的权利

怀孕是一件幸福的事情，但不可否认很多姐妹因为怀孕生孩子遇到了一些麻烦，比如降薪、解雇、加班等。不论是否已经遇到不公正待遇，了解法律赋予怀孕女性的权利还是很有必要的。

● 生育权利和保障

《中华人民共和国妇女权益保障法》规定：各单位在录用女职工时，应当依法与其签订劳动（聘用）合同或者服务协议，劳动（聘用）合同或者服务协议中不得规定限制女职工结婚、生育的内容。

《中华人民共和国妇女权益保障法》规定：各单位应当按规定参加生育保险，按时足额缴纳生育保险费，保证女职工享有生育保险待遇。

● 怀孕期间不得被解雇的权利

《中华人民共和国妇女权益保障法》规定：任何单位不得因结婚、怀孕、产假、哺乳等情形，降低女职工的工资，辞退女职工，单方解除劳动（聘用）合同或者服务协议。但是，女职工要求终止劳动（聘用）合同或者服务协议的除外。

《中华人民共和国劳动法》规定：女职工在孕期、产期、哺乳期内的，用人单位不得解除劳动合同。

● 休假权

女职工按计划生育怀孕，经过医师开具证明，需要保胎休息的，其保胎休息的时间，按照本单位实行的疾病待遇的规定办理。

法定基本产假天数为 98 天，难产的，增加产假 15 天。多胞胎生育的，每多生育一个婴儿，增加产假 15 天。此外，女职工怀孕流产的，应当根据医务部门的证明，给予一定时间的产假。女职工怀孕不满 4 个月流产时，给予 15~30 天的产假；怀孕满 4 个月以上流产者，给予 42 天产假。产假期间工资照发。

其他权利主要体现在《中华人民共和国妇女权益保障法》中。如女方在怀孕期间、分娩后 1 年内或者终止妊娠后 6 个月内，男方不得提出离婚。女方提出离婚的，或者人民法院认为确有必要受理男方离婚请求的，不在此限。

怀孕后工作如何安排

很多女性在得知自己怀孕了，仍然坚守在工作岗位上，不管是出于什么原因，怀孕后仍然坚持工作的孕妈妈，在很多方面都应该特别注意。

知道怀孕后，孕妈妈要先抓紧时间把自己的工作安排好，特别是不要逞强再接手一些需较长时间才能完成的工作，尽可能从事任务较轻的工作。如果随着孕周增加，工作时感到疲劳或不舒服，应请假暂时停止工作。

工作时，孕妇要根据自己的情况随时调整，一旦感觉累了，便要及时休息。在工作的间歇，可以吃一点水果或点心，并到室外呼吸一下新鲜空气。中午吃完饭以后，要尽可能睡上一会儿，即使没有条件，也要在桌上趴一会儿。

上下班时，要注意保暖和预防感冒。如果有可能，尽量不要挤公共汽车，以免人多时撞到腹部。离家比较近的孕妇，最好步行上下班。

小贴士

因为孕早期胎盘尚未形成而容易流产，所以孕妈妈应避免繁重的工作，安全地度过重要的孕早期。

学会写妊娠日记

怀孕后，孕妈妈将要度过漫长的孕期生活。在此期间，孕妈妈的身体和腹中的胎儿将会出现许多变化。近年来，许多孕妈妈喜欢将整个孕期的情况以日记的形式记录下来，这就是我们所说的妊娠日记。建议孕妈妈在妊娠日记中记录以下内容。

末次月经日期	医生通过末次月经日期可以推算出你的预产期，并据此判断胎宝宝的生长发育情况。
早孕反应	记下你孕反应开始、结束的日期和反应程度，进食情况以及医生治疗的情况等。接受放射等有毒有害物质情况：各种放射线都对胎宝宝不利，你在孕期如果做过X射线检查或接触过其他放射物质，应记下照射部位、剂量和时间。另外，如果在化学制剂污染严重的环境中工作，也要做好记录。
阴道流血	孕早期出现阴道流血，很可能是先兆流产，也可能是异位妊娠等。如果你有类似的情况，应记录血色、血量及有无其他物质排出。孕晚期有可能是临产征兆。
胎动情况	胎动是判断胎宝宝生长发育良好与否的重要依据。一般首次胎动发生在孕16周以后。你要记录首次出现胎动的日期和以后每天胎动的详细情况，包括发生时间、持续时间、两次胎动的间隔时间和胎动强度等。
体重变化	记录自己的体重变化，既可供医生参考，也可以依此调节饮食和活动量。
性生活情况	在怀孕早期和晚期都是要禁止性生活的，在孕中期性生活次数也不要过频。每次性生活应有记录。
产前检查情况	你要将每次产前检查的日期、项目和结果记录下来，如血压、尿蛋白、血红蛋白、宫底高度及有无水肿等。
孕期患病情况	如果在怀孕期间患病，应记录患病的起止日期、重要症状，以及所服药物的名称、剂量、持续时间、不良反应等内容。

💗 孕妈妈心理保健

当前你的心态良好吗

孕1月末，胎宝宝已经在妈妈的肚子里"安家"，但孕妈妈还没有任何感觉，这时候，孕妈妈可能会有些担心，不自觉地就产生了各种杂念：到底有没有怀上呢，如果怀上了，胎宝宝是不是健康呢？这些不必要的担忧会时常困扰着孕妈妈，让孕妈妈心情起起伏伏，阴晴不定。

在没有去医院验孕之前，要以一颗平常心来对待怀孕这件事情，过于担心会使情绪更加不安。心情越放松，越容易受孕，胎宝宝也会更健康。

准爸爸要抚慰妻子的紧张和不安

有些原本开朗、自信的女性，在怀孕后突然变得十分敏感，不是怕胎宝宝长不好，就是担心自己得病，经常因为一点小事就对丈夫发脾气，弄得丈夫不知所措。孕妈妈的这些情绪反应都是因为怀孕带来的心理不适引起的，准爸爸要了解孕妈妈的心理，抚慰妻子的紧张和不安，协助其顺利地度过孕期。

● 转移孕妈妈的不良情绪

发现孕妈妈出现担心、紧张或烦闷的情绪时，准爸爸要引导孕妈妈做一些高兴或喜欢的事，如浇花、听音乐、欣赏画册、阅读、去郊游，等等。

● 鼓励孕妈妈释放烦恼

准爸爸也可鼓励孕妈妈向要好的朋友倾诉，或写信、写日记。必要时，可找心理医生进行咨询及疏导。

● 让孕妈妈多参加朋友聚会

不要让孕妈妈长时间独自待在家里，准爸爸应多带孕妈妈与积极乐观的朋友聚一聚，这样孕妈妈的心情会好很多。

● 建议孕妈妈改变形象

给她买一件新衣服，重新装点一下房间，都会给孕妈妈带来新鲜感，重新拾回心情。

值得收藏的音乐曲目

孕妈妈可以选择一些轻松愉快的音乐，帮助消除早孕的烦恼与不适，使孕期保持愉悦的心情。这里推荐几套值得收藏的胎教音乐给孕妈妈。

1《α脑波音乐全集》。研究表明，胎宝宝喜欢听与子宫内胎音合拍的音乐，这套音乐就是依据这种理论制作出来的，节拍在60~70，频率在8~14赫兹，其波动与胎宝宝大脑中的α波和心率波动的图形很相似，能够促进右脑发育，开发右脑潜能。

2《莫扎特效应1和2》。这套音乐将音乐天才莫扎特创作的音乐和风、雷、雨、虫鸣、鸟叫等自然之声完美结合，节奏轻快，旋律优美，适合孕妈妈和胎宝宝一起听。

3《宝宝的异想世界》。这套音乐是作曲家雷蒙为他的孩子们所作，其中有海浪、鸟鸣、童稚牙牙学语、玩具的声响、宝宝与父母的亲密对话等熟悉的自然音效，是一套使宝宝情绪舒缓的儿童音乐佳作。

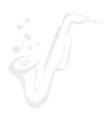

让心情更好的呼吸法

孕妈妈应该让保持好心情成为习惯，但集中注意力往往有难度，还常会被各种杂念所影响，这里介绍一种简单的呼吸方法，对平复心情和稳定情绪有帮助，孕妈妈可以多练习：

● 呼吸准备

1 选择一个安静的场所，沙发、床上都可以，光线不要太亮，衣服尽可能宽松。

2 将身上的挂饰取下，尽量使腰背舒展，坐下或仰卧，全身放松，双目微闭，手放身体两侧或腹部，保持半分钟左右。

3 尽量不去想其他事情，集中注意力在呼吸上。

● 呼吸步骤

1 用鼻子慢慢吸气，以5秒钟为标准，心里默数1、2、3、4、5，然后吸气，感觉气体被储存在腹中。

2 缓慢将气呼出，以嘴或鼻子都可以。呼气的时间是吸气时间的2倍。

3 如此反复呼吸1~3分钟，孕妈妈会感到心情平静，头脑清醒。

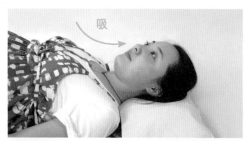

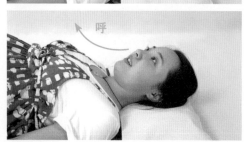

关于母亲的诗歌

好了，放下你所有顾虑，分享一篇优美的散文吧。这是曾获得过诺贝尔文学奖的智利女诗人加布里埃拉·密斯特拉尔在孕育过程中写下的文字，她以柔软的笔触记录了从怀孕之初到宝宝出生，也表达了一个新母亲美丽的内心世界。

被吻

我被吻之后变成了另外一个人：同我脉搏合拍的脉搏，从我气息里察觉的气息，我成了另外一个人。如今我的腹部就像我的心灵一样崇高。

我甚至发觉我的呼吸里都流淌出花香来——这都是因为有一个——像草叶上的露珠一样温柔地躺在我身体里的小东西！

甜蜜

我怀着的孩子在熟睡，我的脚步静悄悄。我怀了这神秘的小东西以来，整个心情是虔诚的。

我的声音轻柔，仿佛加上了爱的弱音器，因为我怕惊醒他。

我小心翼翼地拨动鹌鹑安巢的草丛。我轻手轻脚地走在田野上。我相信树木也有熟睡的孩子，所以低着头去守护他们。

为了他

为了他，为了像草丛下的细水流一样熟睡的他，别损害我，别叫我干重活。我讨厌食物，嫌恶声响，这一切都请原谅。

暂且别对我说家里的悲哀、贫困和烦恼，这一切都等我把他裹在襁褓之后再告诉我。

我前额，我胸口，你能摸的地方，他都存在。他会发出呻吟，如果受到伤害。

小贴士
别发怒哦，小心胎宝宝把你的情绪"复制"并承袭下来。

♥ 孕期不适保健细节

许多孕妈妈在孕早期都会出现阴道出血的状况，这时往往心里慌张不安，生怕是胎宝宝出现了什么问题，为此而紧张苦恼。一般来说，阴道出血与以下的因素有关：

● 流产

流产开始时一般阴道出血比较少，通常为暗红色的或者咖啡色的分泌物，有时候会伴有下腹隐痛，这属于先兆流产。在经过医生处理后，多数情况下症状会消失，可以继续怀孕。但是如果症状加重，出血增多，下腹痛明显，甚至阴道排出肉样的组织物，这时候流产不可避免。如果流产的妊娠物完全排出，出血会逐渐减少，腹痛减轻，这属于完全流产，一般不需要特别处理。如果妊娠物没有完全排出，出血仍多，腹痛明显，多为不完全流产，多数情况下需要紧急清宫。流产大多是自然界中的自然淘汰现象，以平常心对待为好。

● 宫外孕

顾名思义，就是指受精卵没有着床在子宫内膜，而是在子宫内膜以外的组织，95%的宫外孕发生于输卵管。这是孕早期阴道出血最危险的原因，宫外孕随着胚胎的发育，输卵管支持不了日益长大的胚胎，绒毛穿透输卵管壁，引起管壁破裂，出现肚子里面大量的出血，可引起休克，甚至死亡，而这个时候阴道出血的量仍不会很多。如果有过盆腔感染病史、做过宫腔手术、做过输卵管手术的孕妇，应该提高警惕。如果验出有怀孕，却一直有阴道出血，一定要到医院妇产科检查，以确定是否为宫外孕。

● 葡萄胎

葡萄胎患者大多为断续性少量出血，这也是阴道出血的一种较为危险的原因。因为其间可能会有反复多次大流血，有时在血中还会发现水泡状物，严重的会引起妊娠剧吐、妊娠高血压疾病（蛋白尿、高血压、水肿）等。一旦诊断为葡萄胎，应尽快到医院住院治疗，及时清宫是主要的诊断治疗措施之一。但值得注意的是葡萄胎有可能会发生恶变，演变成侵袭性葡萄胎，所以孕妈妈必须坚持定期复查。

此外，孕妇因为工作压力大，太劳累也会出现少量的阴道出血，这种情况只要多卧床休息，即可改善症状。一些妇科疾病也会引起早孕期阴道流血，比如宫颈糜烂、宫颈息肉。这时往往伴有腹痛，甚至发热症状。总之，在孕早期发现阴道出血，要及时去医院就诊，及时治疗。

小贴士

阴道出血不用紧张

孕早期，阴道可能会出现不规则出血，这时不要紧张，可咨询医生或做相应的检查，不要有心理压力和精神负担。阴道出血有下列几种情况：

1. 可能是先兆流产。

2. 有发生宫外孕的可能。这种情况比较严重，要及时就医。

以上两种情况，除出现不规则出血外，还伴有下腹部隐痛或小腹不适。一旦出现此种征兆要及时就医，以便采取相应的措施。

3. 受精卵植入出血。这种情况下出血量极少，持续时间不长，且没有腹痛的现象。

4. 尽管已经怀孕，但在怀孕后的第一个月经周期还会有少量出血，但比正常月经量少，时间也短。

后两种情况不常见，遇到时不要紧张，最好及时向医生咨询。

有流产征兆需要保胎吗

孕 12 周前发生的流产叫早期流产，在 12 周以后发生的流产叫晚期流产，早期流产比较多见。流产原因有人为，也有自然因素。早期流产先有阴道出血，后腹痛。这是因为胚胎先剥落出血，全部剥落后，子宫开始强力收缩，从而产生腹痛；晚期流产是先有子宫收缩引起腹痛，然后胚胎剥落引起阴道流血现象。先兆流产引起的出血比胚胎植入引起的出血量要多，时间持续久，这是与胚胎植入的区别之处，孕妈妈要注意判别。另外，胚胎植入也不会引起腹痛。

如果先兆流产是因为人为因素引起的，如不当的生活或工作打扰了胎宝宝，则应努力保胎。如果准父母已经避免了一切人为因素，仍然出现了流产先兆，则不建议非保不可。因为孕 12 周前的流产遗传因素占的比例相当高，有 60%~70%，所以可以说有大部分的流产都是因为胎宝宝自身缺陷引起的，出于优生考虑，以不保为好。

服药期间怀孕要不要终止妊娠

如果准爸妈已经有了怀孕的打算，就要想到宝宝随时都有可能来临，当身体不舒服时就不能随便用药了。需要用药时，一定要找医生咨询，告诉医生你在计划怀孕，医生会根据情况选择对胎儿无害的药物。

● 心态要平和

孕妈妈不要想得太多，心态要平和，保持一颗平常心。要知道，良好的情绪会感染宝宝，让宝宝健康地成长，徒劳的担忧并不能解决任何问题，应及时咨询你信得过的医生，医生会帮助你做出正确的决定。

● 咨询医生

发现怀孕后，应及时去医院找医生咨询，去医院之前要记下你吃过的药物名称、做 X 射线检查的日期，以便医生做出准确的判断。孕妈妈不妨把每次做过的检查或药物的明细都记清楚，避免怀孕后说不清楚。医生一般会根据药物对孕妇的影响来判断是否终止妊娠。

● 中药也要慎用

很多人认为中药无毒副作用，其实，这是一种错误的认识。要知道，是药三分毒，中药也不例外。中药大部分是天然药物，有效成分比较复杂，如皂苷、生物碱、鞣酸质、挥发油等。既然是药，多数会有不同程度的副作用。

❤ 产检——给胎宝宝做保健

第一次产前检查

当你确定怀孕后，应在停经 40 天后到确定好的妇产医院进行第一次产检，主要确定是否有宫外孕，是否为活胎，简单排除一些常见的孕妇基础疾病等。由于有些医院实行建档制度，及时去医院进行第一次产检，也就确定了自己以后生产的床位问题。

内容	产检内容	产检意义	备注
病史及分娩史采集	既往病史、过敏史、家族史、月经史、妊娠史	了解有无影响妊娠的疾病或异常情况	另外，还有肾功能、梅毒筛查，以及心电图检查，确认怀孕对母体有无危险，是否能继续怀孕。如果你孕前做过系统检查，要把检查单据一并带好
全身检查	血压、体重、身高、心、肺、肝、脾、甲状腺、乳房	了解孕妈妈发育及营养状态	
妇科检查	子宫位置、大小	确认与妊娠月份是否相当，有无妇科炎症、畸形或肿瘤	
血常规	正常情况下，孕前及孕早期血红蛋白 ≥ 7.4 毫摩尔/升	了解孕妈妈是否贫血，是否存在特殊血型	
尿常规	尿酮体、尿糖、尿蛋白指标	可以判断孕妈妈妊娠呕吐的严重程度，提示孕妈妈是否患有糖尿病	
肝功能和乙肝五项检查	肝脏检查及是否被乙肝病毒感染	若乙肝表面抗原（HBsAg）呈阳性，则表明是乙肝病毒携带者；如果有急性病毒性肝炎，孕妈妈就不宜妊娠	
优生检查	弓形虫、巨细胞病毒、单纯疱疹病毒、风疹病毒检测	如果在孕早期有病毒感染，均可造成胎儿不同程度、不同器官的畸形，一旦检查出阳性，应考虑终止妊娠	

小贴士

孕妈妈在选择产检医院时最好是就近，路太远的话，会很不方便。当然，孕妈妈也要根据自身的怀孕状况来选择医院，如果孕前患有心脏病、肺结核等严重疾病，可以选择条件好的综合性医院来做检查和分娩，以保证安全度过孕期。

孕妈妈去做产检时的穿着细节需要注意，要穿一些便于穿脱的衣服，如裙子、平底鞋等，不要化妆，以便医生观察脸色。另外，孕期要做十几次常规检查，与医生和护士接触较多，因此维护好关系很重要。良好的沟通对医生和孕妈妈都有利。

孕妈妈保健

孕2月

（5~8周）

远离一切危险源

💜 胎宝宝天天长

胎宝宝在成长——蚕豆大的胎宝宝

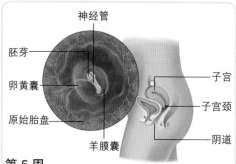

第5周

胎宝宝仍处于胚胎状态，只有苹果籽那么大，头和身子各占体长的一半，外观看上去像小海马，约有4毫米长，重量不足1克。从这周起，神经系统和循环系统的基础组织开始分化。

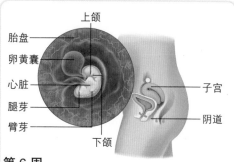

第6周

胚胎长度有6毫米，像一颗小松子仁那么大。初级的肝、肾、心脏等重要器官已经形成，心脏甚至已经有规律的跳动了，只是结构和功能还很不完善。神经管开始连接大脑和骨髓。四肢也开始不规则地出现，医学上称它们为"胚芽"。

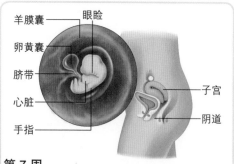

第7周

胚胎的大小就像一粒蚕豆，有一个特别大的头，在眼睛的位置会有两个小黑点，鼻孔开始形成，耳朵部位明显突起，腭部开始发育。手臂和腿已初具形状，胃和食管正在建设中，还有小舌头也逐渐形成了。

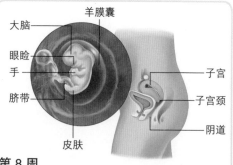

第8周

胚胎长到了葡萄大小，心脏和大脑已经发育得相当复杂，眼睑开始出现褶痕，胳膊在肘部变得弯曲，手脚还会轻柔地动，在羊水中进行类似游泳般的活动。

孕妈妈的身体变化——早孕反应很难受

孕妈妈从外观看还是没有什么明显的变化。但乳房敏感、白带增多的现象仍然存在。仔细观察，会发现乳晕和乳头的颜色变深了，乳房也更加柔软，这都是激素的改变导致的。

大多数孕妈妈在孕 6 周的时候开始出现早孕反应，出现食欲不佳，伴有恶心、呕吐，唾液分泌多，并且精神不济，常常昏昏欲睡，情绪低落，不愿多说话，不愿做家务，不愿运动，只想静静地待在家里。这是因为胚胎的发育消耗了孕妈妈太多热量的缘故。在这个时期，孕妈妈要保证休息，感觉劳累就休息；不想运动，就不要强迫自己。

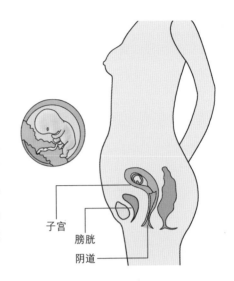

子宫
膀胱
阴道

孕 2 月保健重点

去医院确认一下怀孕的喜讯

即使自己已经在家里用验孕试纸验过了，无论结果是阴性还是阳性，还是要再去医院验一次，进行确认。

到医院做 B 超检查，不仅可以估算出胎宝宝的胎龄，还可以看出是否发生宫外孕、葡萄胎等，比较安全可靠，所以不能不做。

去医院时，尽量赶早，因为妇产科一般都比较忙，排队时间较长。当天要穿宽松容易穿脱的衣服和鞋子。如果打算做腹部 B 超，最好带瓶矿泉水，可以在到了医院后排队时喝下去憋尿。

保护好自己，避免流产

流产是孕妈妈最害怕的事情，而孕早期是最容易出现流产的时期。导致流产的原因很多，孕妇本身患有疾病、不良的生活习惯、有害的环境等，都可能导致流产。

流产有一个过程，如果出血不多，也没有胚胎组织从阴道内掉出来，小腹疼和腰酸都比较轻微，就叫先兆流产。

如果出现了先兆流产，一定要卧床休息。如果出血很快就停止了，肚子也不疼了，这时候还需要再休息一个星期左右的时间，然后一定要到医院去复查。如果经医生检查后，确定胎宝宝在宫内继续生长发育，就可以继续保胎治疗。如发生先兆流产，医生建议需绝对卧床休息的，一定要遵照医嘱绝对卧床休息。但并不是说 24 小时都躺在床上不动，甚至连大小便都不敢下床，这样过分的精神紧张，反而会引起流产。

对于有先兆流产的孕妇，除了卧床休息，医生一般不会进行保胎治疗，都本着顺其自然的态度。即使使用孕酮补充治疗也是针对那些 B 超为宫内活胎，血液检查孕酮值偏低的有习惯性流产的孕妇。毕竟怀孕生子是自然之事，只有最优良的受精卵才能真正瓜熟蒂落。

❤ 孕妈妈营养保健

孕早期的关键营养素

名称	作用	每日需求量	补充方法
叶酸	预防胎宝宝神经管畸形	0.4 毫克	口服叶酸制剂或摄入富含叶酸的食物
维生素 A	有利于胎宝宝皮肤、胃肠道和肺部的健康	0.8 毫克	食用动物肝脏、鱼肝油、鱼子、牛奶、奶油、禽蛋、芒果、柿子、杏、黄绿色蔬菜等
B 族维生素	促进胎宝宝中枢神经系统发育；缓解妊娠呕吐	1.9 毫克	食用大米、糙米、燕麦、酵母粉、麦芽糖、蛋黄、鸡肉、鱼类、动物肝脏等
维生素 C	增强机体抗病能力，减轻牙龈出血症状	100 毫克	食用番茄、青椒、黄瓜、菜花、油菜、萝卜、大枣、草莓、柑橘、苹果、猕猴桃等
镁	怀孕前 3 个月镁的摄入量关系到新生儿的身高、体重和头围大小	300~350 毫克	食用紫菜、海米、小米、玉米、豆类、豆腐、蘑菇、核桃、花生、芝麻、杏仁、香蕉等

孕妈妈饮食细节安排

● 孕妈妈早、中、晚餐合理安排

早餐	早餐要吃好，应多吃富含纤维的全麦类食物，并搭配质量好的蛋白质类食物，例如牛奶、蛋类，淀粉和蛋白质的摄取比例最好是 1:1，以及几片黄瓜或番茄，配上 1 杯牛奶或果汁。这些食物富含 B 族维生素，可以使孕妈妈保持充沛的活力。
午餐	午餐应多吃些水果、蔬菜以补充维生素，而且有助于分解早餐所剩余的糖类及氨基酸，从而提供能量。注意淀粉类食物不要吃太多，可以吃点大蒜或者洋葱，帮你迅速提神。
晚餐	晚餐要注意不要吃太多，因为过于丰盛、油腻的晚餐会延长消化时间，导致夜里依然兴奋，从而影响睡眠质量。

小贴士

　　不要因为自己的体重没有增加而担心宝宝长得不好。孕早期孕妈妈体重几乎都不会增加，有些甚至会因为早孕反应或突然胃口的改变而体重略有下降。而此时胎宝宝也根本不是长重量的时候。等到孕晚期你的体重一定会"突飞猛进"。一般整个孕期增重 10~13 千克比较合理。

● 宝宝还小，进补重质不重量

这时候的胎宝宝还小，生长也比较缓慢，所需的热能及营养素基本上与孕前相同。

孕早期，大多数孕妈妈会有孕吐，可以坚持少食多餐的原则，菜以清淡为主，切忌吃过油过咸的食物。在有胃口的情况下，要保证牛奶、鸡蛋等高营养、易消化吸收食物的摄入。千万不要因为孕吐而拒绝进食。

● 当心营养超标带来的不便

很多孕妈妈在确定自己怀孕后，高营养、高蛋白的食物和营养素来者不拒，又是蛋白粉又是孕妇营养素，使体重增长过快。在孕早期，过多地补充营养会给孕妈妈带来诸多不便。

1 无所顾忌地想吃啥就吃啥，尤其甜食吃得过多，会造成血糖高，有引发妊娠糖尿病的危险。

2 体重增长过快会给孕妈妈的行动带来不便，表现为懒得活动，运动后气喘吁吁，从而形成恶性循环。而孕期缺乏运动不利于顺利分娩。

3 肚子太大的话，会压迫下肢血管，影响血液循环，使下肢水肿加重，形成静脉曲张。

4 孕期体重超重会影响产后身材恢复。研究发现，如果孕期体重增长不超过16千克，产后能较顺利地恢复身材，即使产后增重，一般也会控制在2千克左右；而孕期体重增长超过16千克的孕妈妈，产后继续肥胖的可能性要翻一番。

● 是否需要吃燕窝、海参等营养补品

虽然有说法认为吃燕窝可以让孕妈妈皮肤白皙，不长妊娠斑，并且生出来的孩子皮肤也好，但是目前并没有证据表明燕窝有这样的功效。有研究表明，燕窝的营养价值并不像传说中的那么高，其蛋白质中人体必需的氨基酸只有一种，维生素的含量也并不比其他水果更高。所以，没有充分的证据说孕妈妈一定要吃燕窝。如果要吃的话，就把它作为一般食物偶尔吃一下即可。

海参作为海产品，蛋白质质量较优，脂肪含量低，但最好不要把它的功效想得太神奇。

孕妈妈对宣传中的营养品最好抱有一颗平常心，一种食物营养价值再高，都比不上多种食物搭配的营养价值。所以，还是适当搭配五谷杂粮、蔬菜、水果、牛奶、坚果为好，只要丰富了食物种类，营养不是问题。

● 呕吐难受就吃点清淡的

出现早孕反应时，孕妈妈往往会出现厌食、食欲缺乏、厌油腻、恶心、呕吐等症状，为避免导致营养不良，应合理调整饮食结构，少食多餐，多吃一些清淡的食物、汤类以及易消化的食物，如牛奶、鸡蛋羹、稀饭、烤面包片、馒头片、凉拌菜等，同时要注意保证充分的休息和充足的睡眠，多呼吸新鲜空气，保持心情愉快，避免紧张，由此可减轻早孕反应的症状。

孕吐时水分丢失很严重，如果孕吐严重容易脱水，因此最需要及时补充水分，否则将影响胎宝宝的发育。如果喝水都吐，且小便次数明显减少，就需要及时到医院输液补充水分了。孕妈妈在孕吐期注意多喝水，并适当吃些流质或半流质食物补充水分。

● 食材推荐——土豆

土豆富含维生素 B_6，有较好的止吐作用。另外，土豆中的蛋白质与维生素 B_1 也相当丰富，微量元素的含量比香蕉、橘子等水果都高。

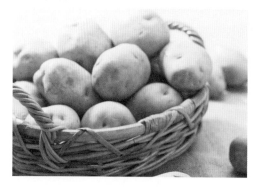

● 菜谱推荐——醋熘土豆丝

原料：土豆 250 克，葱、盐、醋、花椒、植物油各适量。

做法：1. 将土豆去皮，洗净，切成细丝；葱洗净，切丝。

2. 炒锅烧热倒油，油烧至五成热时放入花椒爆香，然后放入葱丝炒出香味。

3. 倒入土豆丝翻炒，等土豆丝稍变软时，放入盐、醋调味。

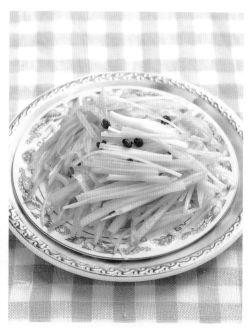

● 多吃点润燥的食物防止便秘

怀孕以后，孕妈妈体内的激素水平发生变化，黄体酮分泌增加，使肠道的蠕动减慢；同时，随着子宫的日益增大，会慢慢压迫排便肌肉，容易出现便秘的现象。这时，孕妈妈应该多吃些润燥通便的食物。

高纤维食物

水果、蔬菜、粗粮、豆类，在肠道中吸收水分，使粪便的体积和重量增加，刺激肠道蠕动，协助粪便的推进与排出。

高脂肪食物

花生、芝麻、核桃、杏仁，这些食物中的油脂能够润滑肠道，减少粪便与肠道的摩擦，使粪便容易排出。

高蛋白食物

牛肉、猪瘦肉、蛋白粉、酸奶，所含的蛋白质能给肠胃蠕动提供充足的力量，有助于排便。

产气食物

洋葱、萝卜、蒜苗、大蒜，都能够使肠蠕动加快，促进排便。但如果你的胃不好，就不要吃太多了。

● 水果每天怎么吃

水果富含维生素，有助于胎儿的发育，但是水果普遍含糖量较高，其中的果糖、葡萄糖经胃肠道消化吸收后可转化为脂肪，吃得太多的话，会让你的体重增长过快，胎宝宝过大，增加顺产的难度。另外，吃太多水果会使体内的糖代谢发生紊乱，容易患上妊娠糖尿病，从而危害孕妈妈和胎宝宝的健康。因此，孕妇应合理安排饮食，最好是在两餐之间吃水果，每天吃水果最好不超过 300 克，而且要尽量选择含糖量低的水果，或以蔬菜代替。

● 正确吃鱼促进胎宝宝大脑发育

鱼肉含有较多的DHA，吃鱼对胎宝宝大脑发育有益，但并不是只要吃就有益处，不正确的吃法可能不仅对孕妈妈没有好处，还会有害。

不要吃生鱼片。因为生鱼片没有经过高温处理，会有寄生虫和细菌残留，孕妈妈食用以后，不但起不到补脑的作用，还有可能危害胎宝宝的健康和安全。

不要吃被汞污染的鱼类。鲈鱼、剑鱼、鲨鱼、方头鱼、金枪鱼、鳟鱼、梭子鱼等，每周食用不要超过1次。食用过多会使体内汞含量超标，影响胎宝宝神经发育。而且食用鱼的种类最好经常更换，不要经常吃一种鱼。

烹调鱼时，搭配豆腐可以让营养价值得到更大发挥，提高蛋白质和钙的吸收率。另外，加些蒜和醋，可以杀灭鱼身上的嗜盐菌，同时可以析出鱼体内更多的钙和磷，有利营养吸收。

鱼身上含DHA最多的部分是鱼眼周围和鱼油，所以吃鱼补脑的时候，这两个地方不要错过。

● 学会看标签确保食品安全

近年来，我国食品安全问题不断涌现，如何才能选购正确的食品？建议孕妈妈在购买包装食品时，首先要养成一个习惯，即仔细看产品的食品标签。

食品包装上的标签，按国家规定都有标准的格式和标识内容，格式和内容都符合规定的当然更安全一些，孕妈妈可以了解一下作为选购食品的参考。一般食品的标签都应该标有名称、配料表、净含量、生产日期等，且不能有错字，也不能有错的拼音或外文或民族文字；如果连标签都错误连连、不合标

准，其产品质量就可想而知了。另外，还要检查标签是否完整、清晰，是否与产品分离等，标签不完整、不清晰的、已经分离的最好不购买。

除食品标签清晰、准确之外，最主要的还是看生产日期、保质期等。接近保质期的最好不要买，如果想买，要先估计一下是否能在保质期内吃完。

另外，国家最新规定，所有食品都要准确、真实地标明添加剂，给了公众选择权和知情权，孕妈妈要利用好，购买食物不要糊里糊涂，最好选择那些添加剂种类少、含量小的产品。

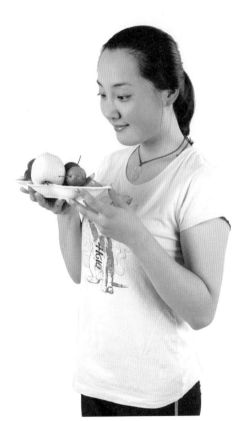

水果是孕期必不可少的营养食品，既解渴又充饥。

● 正餐之外，该吃点啥零食

很多人认为，零食都是些没有营养的食物，能不吃尽量不吃。其实，只要选择得当，配合分量适中的正餐，零食也可以是均衡饮食的一部分。

新鲜水果

水果是孕期必不可少的营养食品，可以补充多种维生素及膳食纤维。而且大部分水果都含有较多的水分和糖分，既解渴又充饥。像苹果、香蕉、橙子等都是不错的选择。

谷类食物

谷物食品中含有大量的膳食纤维，既可以增加饱腹感，又可以促进肠蠕动，清理肠道环境，缓解便秘。你可以在两餐间吃一些全麦面包、燕麦片等，作为加餐。

坚果

核桃仁、松子仁、杏仁、榛子、腰果等坚果含有多种微量元素，能够迅速补充能量、消除疲劳，还有滋润头发和皮肤的作用。

牛奶或酸奶

牛奶和酸奶含有丰富的蛋白质和钙质，作为正餐或者零食，都是不错的选择。

孕妈妈工作餐怎样搭配有营养

工作餐是为普通人设计的，不可能对你进行特殊照顾。这时候你就要想办法，让工作餐尽量做到合理搭配、富有营养。下面为你支几招：

● 要菜式丰富的盒饭

很多单位的午餐都会选择外送的盒饭，在菜式的选择上，孕妈妈应该选择配菜种类较多的套餐，如一份套餐里米饭、鱼、肉、蔬菜都有，这样的套餐营养配比较均衡。

● 和同事"拼菜"

如果你受够了盒饭，那么干脆"鼓动"几个同事一起到外面的餐馆"拼菜"吃，这样可以多点几个菜式，荤素搭配，营养均衡，也经济实惠。

● 营养美味自己做

你可以在前一天晚上或当天早晨在家里提前做好一些菜品，如煎几块带鱼、切几片熟牛肉、拌一碗水果蔬菜沙拉，用保鲜盒密封，带到单位加入午餐中，这样工作餐的营养就丰富多了。

● 自带健康零食

你可以自备一些零食，如水果、面包、牛奶、坚果等，饿了就吃，不必非要等到午餐时再吃。为了弥补工作餐中新鲜蔬菜的不足，你可以在饭前 30 分钟吃点水果，以补充维生素。

小贴士

无论在单位吃盒饭还是到外面饭店吃饭，都要注意卫生状况，最好自带餐具，以免感染。

清炒荷兰豆

原料： 荷兰豆 100 克，植物油、盐、蒜、姜、盐各适量。

做法： 1. 掐去荷兰豆的两头，撕下荷兰豆的筋，再洗净，控干水分；葱、姜切末。

2. 锅内放油烧热，加葱、姜爆出香味，下荷兰豆翻炒，炒至荷兰豆有些塌秧时，撒上盐翻炒均匀，待荷兰豆熟透即可出锅。

陈皮牛肉

原料： 牛肉 500 克，陈皮 30 克，白萝卜 200 克，盐适量。

做法： 1. 将牛肉洗净，切块，用清水浸泡半小时，捞出，控干水分；萝卜切块备用。

2. 锅内清水烧开，放入牛肉煮沸，去浮沫，再煮至牛肉熟透时加入陈皮、白萝卜，改用小火炖，待白萝卜煮烂后放盐调味即可。

羊肉萝卜汤

原料： 羊肉 500 克，白萝卜 200 克，植物油、盐、料酒、葱花、姜片、胡椒粉、香菜各适量。

做法： 1. 羊肉、白萝卜洗净、切丝。

2. 油烧至七成热时，放入姜片煸炒出香味，再加入开水，放盐、料酒、胡椒粉。

3. 水烧开后，先放入羊肉煮熟，再放入白萝卜，转小火煲汤，萝卜熟透后，撒上葱花和香菜即可。

鳝鱼豆腐汤

原料： 鳝鱼 250 克，豆腐 200 克，盐适量。

做法： 1. 将鳝鱼去肠杂洗净，切丝；豆腐切块。

2. 将鳝鱼肉和豆腐一起放入锅中，加水炖煮。

3. 炖熟后加盐调味即可。

砂仁藿香粥

材料： 砂仁 5 克，藿香 10 克，大米 100 克，白糖适量。

做法： 1. 先把砂仁研成细末备用；把藿香择净，放砂锅内加水浸泡 10 分钟后，水煎取其汁。

2. 加入大米熬成粥，粥熟时加入砂仁末和白糖，再煮一两沸即成。

鲜奶玉米笋

原料： 玉米笋 400 克，鲜牛奶 200 克，淀粉、白糖、盐、鸡精各适量。

做法： 1. 将玉米笋放在开水中烫一下备用。

2. 锅内放水、鲜牛奶、白糖、盐、鸡精烧开，放入玉米笋，用小火煮入味，汤快干时，用淀粉勾芡即可。

芝麻酱拌豆腐

原料： 豆腐 200 克，黄瓜 50 克，芝麻酱 20 克，香油、盐、鸡精各适量。

做法： 1. 黄瓜洗净后切片；豆腐放入沸水锅内焯透，捞出过凉后切成片。

2. 芝麻酱放入碗内，用香油调好，加入盐、鸡精调匀。

3. 将豆腐和黄瓜放入盘中，浇上拌好的芝麻酱即可。

豆苗烧银耳

原料： 水发银耳 50 克，豆苗 200 克，鸡油、盐、水淀粉各适量。

做法： 1. 将银耳用温水充分泡发，去根洗净，用沸水烫一下，捞出。

2. 豆苗取其叶，洗净，焯水。锅内放入适量清水、盐和银耳，煮 2~3 分钟。

3. 用水淀粉勾芡，淋上鸡油，翻炒后撒上豆苗即可。

松子豆腐

原料： 北豆腐 400 克，松子仁 50 克，香葱 15 克，红椒 15 克，高汤 200 毫升，植物油、酱油、盐、白糖各适量。

做法： 1. 北豆腐洗净，切成 3 厘米长的方块，放入滚水中烫 1 分钟后捞出，沥干水分；红椒洗净，切丁。

2. 中火加热平底锅，放入松子仁干焙至金黄色，出香气，离火晾凉备用。

3. 平底锅中入油，中火加热至六成热，放入豆腐块，煎至双面金黄。

4. 平底锅中留少许底油，放入香葱花爆出香味，将煎好的豆腐倒回锅中，加高汤、酱油、盐和白糖，用中火慢慢将汤汁略收干。

5. 将豆腐码在盘中，撒上松子仁、红椒丁，将锅中的汤汁淋上即可。

♥ 生活保健从点滴做起

● 该去医院建档了

现在大医院对于孕妇建档一般都有比较明确的规定，很多大医院从孕 8 周以上就不再建档，所以在确定怀孕后，最好选择好医院尽早建档。医院建档也叫建大卡，而办准生证被称作建小卡。

去医院建档一般都需要孕妈妈带着自己的身份证，如果有医保卡，也要带上医保卡，有的医院还会要求带准生证。虽然有的医院没有要求，为了保险起见，还是一起带上。另外，带 1000 元左右就足够了。

建档的时候，医生会进行简单的产检，所以孕妈妈当天要穿着方便穿脱的衣服。如果产检一切正常，医生就会建档。建档以后，孕妈妈以后的每一次产检情况都会记录在档案上。

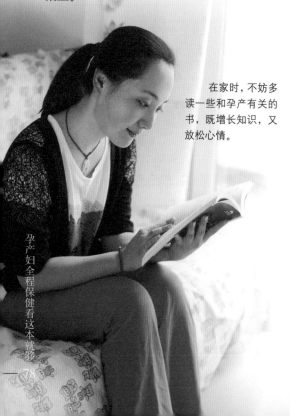

在家时，不妨多读一些和孕产有关的书，既增长知识，又放松心情。

● 如何选择一家合适的医院

产检医院将会陪孕妈妈度过孕产期一段最重要的日子，关系着母子的平安和健康，所以在选择时要慎重，需要从 4 个方面考虑：

1 医院的技术能力。选择那些技术好，检查设备全，能够做产检全部项目的医院。相对来说，专科医院在这些方面会做得更好，如妇产医院、妇幼保健院。如果孕妈妈身体较弱，或者还患有其他疾病，或者年龄在 30 岁以上，选择大型综合医院比较合适。

2 医院环境舒适度。主要是看有没有足够宽敞和舒适的候诊空间，检查和就诊区域离得近还是远，这些去实地考察一下就知道了。

3 从家到医院交通是否便利。最好不要太远，并且交通便捷，这样平常产检不需要耗费太多时间在路上，如果有紧急情况，也能及时到达医院获得帮助。如果平时身体较好，也比较年轻，这一条可以最后考虑。

4 感受一下与医生和护士的沟通是否合拍。如果不合拍，关系紧张，危害是不言而喻的。这点可以直接沟通感受，也可以向候诊的其他孕妇打听。

● 为孕妈妈布置卧室

怀胎十月，是个喜悦而又漫长的过程，孕妈妈在家里待的时间比其他家人要长，因此，卧室的布置要温馨而舒适。

居室环境对孕妇能否安度妊娠期是有一定影响的，其室内的布局要与孕妇的身体变化相适宜。装饰原则：色调朴素，典雅优美。

卧室内的家具要尽可能地靠墙放，棱角不要突出太多，尽量增大空间。因为怀孕期间孕妇腹部隆起，加上体重增加，重心向前移，不容易平衡，所以需要一个宽敞的空间进行活动。

清理床下与衣柜上的东西，把经常会用到的物品放在方便取放的地方。

应尽量使孕妇的生活起居环境保持良好的通风状态。如果孕妇的居室通风条件不好，要设法安装换气扇或做其他的改善。室温要保证在夏季 27~28℃，冬季 18~22℃，室内外温差尽量不要过大；空气湿度最好控制在 50% 左右。

孕妈妈居家保健细节

● 使用家电要小心

家用电器的普及给人们带来了高质量的生活，但身边的电磁辐射也越来越多，这对普通人的影响可忽略不计，但对孕妈妈的伤害还是应该考虑的。

电磁炉

孕期最好不要使用电磁炉。如果要用，则要同时使用电磁炉专用的铁或钢制锅具，因为这类材料的能量转换率高，电磁外泄相对较少，或使用能够盖住整个炉面的大锅，以阻隔电磁波发出的能量。用完之后要及时切断电源，然后再把锅拿开。

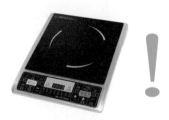

电吹风

电吹风在运作时产生的辐射量非常大，尤其是在开启的瞬间，且功率越高辐射也越大，为保险起见，还是不要用了。洗完头后，可以使用其他的干发方法，如尽量将头发擦干，然后再用干毛巾将头发包起来，这样既可以加速头发变干，又可防止受凉。

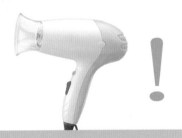

电视机

电视机的背面辐射较强，尽量不要朝向有人的地方。不要关灯看电视，与电视机距离不要低于 2 米，且连续看电视不要超过 2 小时。

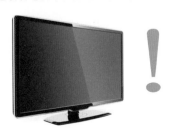

微波炉

质量好的微波炉只是在门缝周围有少量的电磁辐射，30 厘米以外就基本检测不到了。

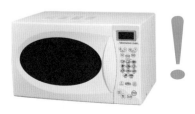

● 孕妈妈少进厨房为好

进出厨房是女性朋友一天当中少不了要做的事情，可是对于已经怀孕了的孕妈妈们来说，最好还是少进厨房，因为里面潜伏着隐形的雷区，会威胁到胎宝宝的健康。

煤气或液化气的成分复杂，燃烧后在空气中会产生多种对人体有害的气体，加之煎炒食物时产生的油烟，使得厨房被污染得更加严重。如果厨房通风不良，这些有害气体的浓度会更高，当孕妇把这些大量有害气体吸入体内时，通过呼吸道进入血液中，然后通过胎盘屏障进入胎宝宝的组织和器官内，由此，使胎宝宝的正常生长发育受到干扰和影响。

所以，孕妇最好少进厨房，如果需要去，一定要尽量减少停留时间。

小贴士

准爸爸应该主动承担做菜做饭的任务，让孕妈妈暂时远离厨房.尤其是孕早期妊娠反应中的时候，厨房油烟会让孕妈妈更加没有胃口。

● 孕妈妈洗澡快乐指南

怀孕期间，孕妈妈新陈代谢旺盛，身体容易出汗，因盆腔充血，阴道分泌物也增加，要特别注意皮肤、外阴清洁，预防感染。另外，洗澡可促进血液循环、消除疲劳，所以洗完澡往往会觉得心情舒畅，人很轻松。

洗澡方式：淋浴较好

比起盆浴来，淋浴更适合你。因为怀孕后，机体的内分泌功能发生了多方面的改变，阴道内具有灭菌作用的酸性分泌物减少，体内的自然防御机能降低。此时如果坐浴，水中的细菌、病毒极易随之进入阴道、子宫，导致阴道炎、输卵管炎等，或引起尿路感染，使孕妇出现畏寒、高热、腹痛等症状。这样势必增加孕期用药的机会，也容易留下畸形或早产的隐患。另外，由于身体比较笨重，洗澡时可以坐下来或者在浴室里铺上防滑垫，以免滑倒摔伤。

洗澡温度：38℃左右

在怀孕前 3 个月，身体温度持续超过 39℃以上，很容易造成发育中胎儿脊髓缺损，在怀孕第 1 个月，这种伤害的发生机会明显增高，水温越高、持续时间越长、损害会越重，而水温过低则会有流产的危险。所以水温应该尽量控制在 38℃左右。

洗澡时间：不宜过长

每次洗澡的时间不要太长，控制在 20 分钟以内为宜。如果时间过长，孕妇容易出现头昏、眼花、乏力、胸闷等症状。这是由于浴室内的空气逐渐减少，温度又较高，氧气供应相对不足所致。加之热水的刺激，会引起全身体表的毛细血管扩张，使孕妇脑部的供血不足。同时胎儿也会出现缺氧、胎心率加快，严重者还可使胎儿神经系统的发育受到不良影响。

小贴士

饭前饭后 1 小时内不要洗澡。空腹洗澡易诱发低血糖而虚脱昏倒；饱餐后洗澡，皮肤血管扩张，血液过多流向体表，影响消化，也容易引起晕厥。

● 严重噪声影响胎宝宝听觉发育

声音可以透过孕妈妈的腹壁传达给胎宝宝，而胎宝宝的内耳刚刚开始发育，非常脆弱而敏感，如果长期受到噪声的困扰，将来的听力会受影响。

胎宝宝能承受的声音为70分贝以下。一般我们说话的声音在40~60分贝，重型卡车声音为90分贝，孕妈妈以此作为参考，什么地方不适合自己停留，就尽快离开。像商场、超市、小饭店、菜市场、马路边、装修工地、工厂的生产车间、KTV、演唱会等地方尽量少去。如果家里所处地段比较嘈杂，则需要采取措施使室内安静些。提高门窗的隔音能力，挂上厚重的窗帘都能消减外部的声音。

另外，看电视、听音乐时也要调低声音，并且最好离声源1米以上。

● 生活中的正确姿势和动作

对孕妈妈来说，日常生活中，姿势不正确很容易引起身体的疲劳与不适。因此，孕妈妈必须保持正确的姿势，充分注意日常的动作。

起床

从仰卧的姿势起来时，要先变成侧卧位，再半坐位，然后起来。禁止用腹肌以仰卧的姿势起来。

站立

两腿平行，双脚稍分开，把重心放在足心附近，这样不易疲劳。长时间站立时，最好隔几分钟把腿的前后位置调换一下，把重心放在伸出的腿上。

行走

抬头，后背挺直，要脚跟先着地，绷紧臀部，每一步都要踩实，以防摔倒。

坐

后背要笔直得靠在椅背上，骨关节和膝关节成直角，大腿呈水平状态，双腿平行交叉，使自己保持舒适的姿势。

拿东西

将放在地上的东西拿起或放下时，注意不要压迫腹部。要屈膝落腰、完全下蹲、单腿跪下，拿住东西，伸直双膝站起。

打扫

可以从事一般的擦、抹家具和扫地、拖地等劳作，但不可登高，不可上窗台擦玻璃，更不要搬抬笨重家具；擦抹家具时，尽量不要弯腰，孕晚期更不可弯腰干活，拖地板不可用力过猛，打扫卫生时也要避免使用冷水。

洗衣

不宜使用洗衣粉，最好使用性质温和的洗衣液，使用温水；晾晒衣服时不要向上用力伸腰，晾衣绳尽量低一些。

购物

购物会使你的心胸开阔，心情放松，而且走路等于散步，也是一种很好的锻炼，但应注意不要行走过多，行走速度不宜快，更不要穿高跟鞋；一次购物不宜多，最好不要超过5千克；不要在人流高峰时间出去搭乘公交车，不宜到人群过于拥挤的市场去。

● 注意出行安全，让宝宝安心"住"下去

作为孕妈妈，在孕期有的可能还要工作，有的会出去游玩，这个时候出行就是带着宝宝了，那就更需要注意安全了。

如果是坐公交车，要避开上下班的高峰期；尽量提前出门，给自己留出足够的时间等公交车；上下车时要避免争抢和拥挤，更要注意脚下台阶。

如果自己家里有车，省时省力，会比公交车方便得多。乘坐时要系好安全带，乘坐的时间不要太长，避免胎儿处于长期震动状态，也避免孕妈妈下肢发生水肿。可以在车内备一双软拖鞋，缓解疲劳，也可以过一段时间下车活动一下，以保持较好的血液循环。

在孕早期，是不建议坐飞机的。如果实在要坐，要穿专门的护腿长裤，以保证血液循环畅通。另外，不要久坐，可以做些简单的伸展运动。

● 生活小细节缓解早孕反应

1 吃饭后尽量避免平躺，应保持直立的姿势一段时间（约20分钟），以避免胃酸逆流造成恶心感。睡觉时也要垫高枕头，因为抬高头部可以减少食物逆流。

2 早晨起床时动作宜缓慢，避免突然起身。

3 若早晨起床后容易恶心，可以在前一天睡觉前吃少量的面包、苏打饼干、牛奶或酸奶。吃完后不要马上入睡，做做轻松的运动。若起床后有恶心感，也可以先吃一些这类食物，然后再去刷牙。

4 尽量远离厨房的油烟味，因为孕妇的嗅觉比较敏感。在厨房煮菜时要打开窗户，或使用抽油烟机、排风扇将油烟排出；也可以用烤箱来代替，以减少油烟的产生。

5 避免服用铁剂，因为铁剂容易导致恶心、呕吐及上腹痛等情形。到孕中期必须补充铁剂时还有孕吐反应时，应告诉医生，医生会给你开胃肠道反应更小的进口铁补充剂，但该药为自费药品，医保不报销。

6 服用维生素 B_6，以每月50毫克的剂量为限，可有效改善恶心感。但维生素不可随便服用，应先咨询医师以选择适当的维生素。

7 服用止吐药，但必须由妇产科医师开，切勿自行服用止吐成药，以免危害胎儿健康。而且止吐药最好在怀孕10周之后再服用，以避开胎儿器官发育的关键期（怀孕4~10周），减少药物导致畸胎的机会。

8 喝姜汤，对于不怕姜味的孕妇，这是一种很好的选择，因为姜是一种传统用于治疗恶心呕吐的食物。

9 维持室内的空气流通，多到空气良好的户外散步，因为新鲜的空气可以减轻恶心的感觉。

10 避免熬夜。保持轻松的心情，避免过度紧张。

小贴士

孕期最好不要出远门，实在需要的话，最好有家人或朋友陪同。

孕妈妈个人护理

● 隐形眼镜该换换了

如果你的眼睛近视，那么在怀孕期间就不要配戴隐形眼镜了，因为隐形眼镜会使角膜的缺氧程度增加，加重干涩症状。另外，由于泪液分泌减少，眼球表面的润滑度降低，长时间配戴隐形眼镜，眼睛黑白交接处可能会产生新生血管，容易引发眼球血管增生症。

如果在生活和工作中确实离不开眼镜，那就配戴框架眼镜吧。当然，配戴框架眼镜的时间也不要过长，用眼不要过度，长时间看电视、看书或上网等，都对眼睛有很大的伤害。最好常做眼保健操，平时有意识地多眨几下眼，以增加眼球的湿润度。

● 有些首饰不宜佩戴

怀孕期间，孕妈妈平时佩戴的首饰就先不要戴了，以免造成不便或引起不适。

戒指

一般情况下，孕妈妈在孕期都会长胖，并会出现水肿现象，而戒指大小一般都是固定的，如果不提前取下，在手指变粗后，戒指勒紧，不但容易出现取不下来的情况，还会影响手指血液循环。

手镯

如果是固定大小的手镯，如玉镯子，虽然不会影响血液循环，但可能无法拿下来，会在产检或治疗时带来一些麻烦（如需要静脉穿刺或输液时），所以还是趁早拿下来为好。

其他首饰

孕妈妈在孕期容易出汗，非金非银的金属材质的首饰容易被汗液侵蚀，引起皮肤过敏。

● 需要坚持做的头发护理

保养头发是一件需要长时间下工夫的事情，而孕期是保养头发、改善发质的好时机，因为雌激素是头发的天然滋养剂，再掌握一些护理头发的技巧的话，头发想不好都难。

护理发丝

洗发后用橄榄油或护发素进行护发，以供给头皮营养，油性发质可以适当减少使用量。洗发后最好让头发自然晾干。夏季外出时使用遮阳帽或遮阳伞，避免头发直接曝露在阳光下，受到紫外线的伤害。

按摩头发

每天用指腹按摩头部 10~15 分钟，改善头部血液循环，促进皮脂腺、汗腺的分泌。准备一把质量好的木梳或牛角梳，每天早晚按照从前向后的顺序各梳头 100 次，能够刺激头皮，改善发质，防止脱发和头皮屑的产生。

以食护发

常吃核桃、黑芝麻、瓜子等坚果，海带、紫菜等含碘丰富的食物，以及绿色蔬菜等，能够保持头发浓密、乌黑、柔顺。

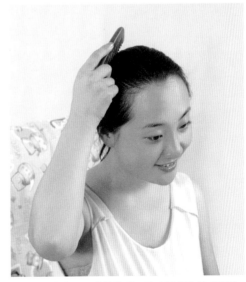

勤梳头，可改善发质，防止脱发和头皮屑的产生。

● 如何安全使用化妆品

怀孕期间，孕妈妈的皮肤与平时相比会显得干燥些，还是需要保养的。但是多数化妆品里面都含有化学制剂，特别是有美白和祛斑功效的化妆品，一定要停止使用，否则会对宝宝造成不良影响，严重的还会导致畸形。

可以选择专门为孕妇设计的化妆品，一般成分都比较安全。不过有一点需要注意的是，毕竟这类产品属于新兴品种，市场上能买到的不多，质量又良莠不齐，所以还是建议你选择无刺激性的正规婴幼儿护肤品就好，滋润保湿为主，既保护了皮肤，同时也顾及了宝宝的健康！

● 天然护肤安全又经济

孕早期，孕妈妈们由于新陈代谢加速，再加上孕期的特殊反应，很容易出现皮肤粗糙、出油多或干燥、色素沉淀以及出现妊娠纹等状况；然而不少孕妈妈担心成人护肤品里的化学成分会危害到宝宝，不知如何是好。下面给孕妈妈介绍两种安全又经济的护肤方法。

蔬果护肤，营养又美容

蔬果	作用	用法
葡萄	消除暗沉、美白、抗老化	将葡萄连皮及果肉一起捣碎，加入少许鲜奶敷在脸部，能防止肌肤老化
芹菜	抗老、防皱、活化肌肤	芹菜榨汁后可敷脸，稀释后可作为化妆水使用，能防止肌肤老化
芦荟	保湿、抗过敏	芦荟果肉可直接敷脸，榨汁后也可作为保湿喷雾，于晒后使用有良好效果
柠檬	美白、除皱、抗痘	柠檬榨汁后可与其他食材调和敷用，避免直接敷在脸上，美白功效很好
西瓜	美白、保湿	将西瓜的白色果肉榨汁可作为化妆水，和面粉调和后可当面膜使用，能使皮肤水嫩光滑
黄瓜	美白、保湿、消炎	黄瓜榨汁后可敷脸，也可作为化妆水使用，能镇静肌肤、消炎美白

自我按摩，保持肌肤弹性

1 额部——将左右手的中指及无名指放在额头上，分别自额心向左右两边做环形按摩；连续按摩6圈后，在左右两边太阳穴上轻轻压一下。

2 眼角——用两手的手指自两边眼角沿着下眼眶按摩6小圈，然后绕过眼眶，回到眼角处轻轻按一下。

3 眼周围——用手指沿眼周围做绕圈按摩，按摩6圈后在太阳穴上轻轻压一下。

4 鼻部——用手指自太阳穴沿额头鼻梁滑下，在鼻头两侧做小圈按摩，共按摩8小圈，自上而下按摩。

5 嘴部——双手手指放在唇上、嘴角和下巴做8小圈按摩，然后用双手的两指头自下巴沿着嘴角，向上按摩至唇上，再从唇上按摩至下巴。

6 脸颊部——用双手分别沿脸颊四周做大圈按摩，共按摩8圈，然后至太阳穴处轻轻压一下；将四指并拢，左右交替在脸上轻轻拍击，一边拍击60个来回，做3次。

7 颈部——用双手的4个指头放在颈部由上向外按摩，自颈部逐步按摩至耳后，一共按摩6圈。

● **关注白带变化，呵护私密部位**

女性怀孕后，由于孕激素和组织血流量的增加，白带有明显的增多，属正常现象，但为防感染，私处需细心呵护。

1 每天用干净的温开水清洁外阴。用专用的盆和毛巾，用完后，盆擦干，毛巾阳光下晒干，放在干燥的地方。

2 勤换内裤。换下来的内裤当天清洗，用中性肥皂、专用的盆，洗前可用开水浸泡30分钟杀菌，然后阳光下晾晒，收纳到干燥清洁的地方。

3 内裤的面料最好是棉质，温和又透气。内裤不要太紧，边缘不要太硬，以免导致血流不畅。

4 护垫透气性差，最好少用，以免滋生细菌。

小贴士

如果白带发生较大改变，比如变成黄色或绿色，黏稠如奶酪或呈脓状或豆腐渣状，而且伴有难闻气味，同时阴部也有不适感，如烧灼、疼痛、瘙痒，都要及时看医生，以免感染胎宝宝，造成流产。为了方便观察白带变化，最好穿浅色内裤。当外阴和阴道有刺痛、瘙痒的感觉时，切不可因难以启齿，羞于见医生而盲目搜寻验方、药物，自行服用，一定要及时就医。

● **小便次数增加，可少喝水吗**

有些孕妈妈为了减少上厕所的次数而有意少喝水，甚至忍到口渴了才喝水，这是不对的。口渴是大脑中枢发出要求补水的救援信号，是缺水的结果，而不是开始。感到口渴，说明体内水分已经失衡。这对孕妇及胎儿来说都是不利的。

孕妈妈在孕期代谢速度快，小便次数增加，这使得孕期比平时的需水量要大一些。所以水要比平时多喝一些才行。一般每天1600~2000毫升新鲜的白开水即可满足身体需要。当然，这其中也包含了摄入的汤水、果汁等所含的水分，如果孕妈妈喜欢喝汤，水就可以少喝一点。

另外，水要慢慢喝，不要一次喝很多。喝水也要有规律，不要长时间不喝，口渴了一下子喝很多。最好是将水杯放在眼前，想起了就喝一点，每次喝2~3口即可。

● **多接触阳光，避免佝偻宝宝**

佝偻病是一种小儿营养缺乏性疾病，一些宝宝出生时就患有此病，医学上称之为先天性佝偻病。孕妈妈长期生活在密闭的空调环境中、户外活动少、缺乏日照，是造成宝宝先天佝偻病的主要原因。

孕期要经常与阳光接触，特别是在冬季，更要多做户外运动，不要隔着玻璃晒太阳，应让皮肤直接接受阳光照射（因为紫外线不容易透过玻璃窗）。上班族孕妈妈要保证你所在的位置有充足的光照，特别是怀孕5个月以后，腹中胎宝宝进入快速生长期，从母体汲取的钙质和其他营养素越来越多，如果母体的供给跟不上，孕妈妈很容易出现牙齿松动、指甲变薄变软、梦中盗汗和小腿抽筋等现象。

● 工作中缓解早孕反应的方法

孕妈妈上班前一定要吃早餐。即使你不想吃，也要少吃一点，哪怕是一片面包。这不仅对你的胃有好处，还可以减少呕吐次数。

孕妈妈要多放些手绢、纸巾和塑料袋在手袋里，以备不时之需。

工作时如果感到恶心，应和同事打好招呼，以便在你去洗手间时，他们能暂时接替你的工作。

如果孕妈妈血糖较低，或总是感到饿，可以随身携带一些小零食，适当进食。

如果妊娠反应特别严重，那么最好请几天假在家好好休息一下。

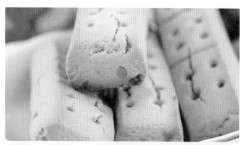

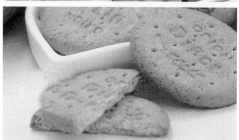

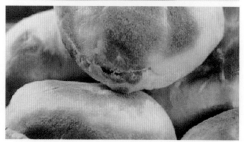

还在上班的孕妈妈，最好随身带一些零食，饿时就吃一些。

● 职场孕妈妈不宜穿高跟鞋

高跟鞋对孕妇来说，"杀伤力"很大。在整个孕期，孕妈妈的体重与体形变化很大，身体重心会前移，站立、行走时腰背部肌肉和双脚的负担就会随之加重，如果孕妈妈还坚持穿高跟鞋，会使身体经常处于站立不稳的状态，走路或站立时脚部就会很吃力。另外，高跟鞋由于鞋底、鞋帮较硬也不利于准妈妈下肢静脉血液回流，很容易造成腿部浮肿或使浮肿加重。所以，最好穿柔软的布鞋或旅游鞋，这些鞋有良好的柔韧性和易弯曲性，还具有很好的弹性，可随脚的形状进行变化，并且还可以防止摔倒等不安全的因素发生。

职场孕妈妈可能因为工作需要，不得不穿高跟鞋。那不妨这样做：在到达公司后，换上一双自带的棉拖鞋，让脚完全放松下来，等到公司有活动或要开会时，再换回高跟鞋，这样就可以减少穿高跟鞋带来的危害了。

小贴士

有的孕妈妈可能在孕早期妊娠反应比较严重，很容易呕吐。在上班的路上、在办公室，不期而至的呕吐感可能会让孕妈妈十分为难。其实，只要孕妈妈事先做好准备，还是可以顺利度过这一难关的。平时随身携带毛巾和漱口用品，上下班时注意沿途的公用设施，选择一个去卫生间的最快路程。孕妈妈最好做一个有弹性的时间表，估计一下自己的承受力和可能遇到的困难，提前把工作安排好。

● 跟领导汇报孕事的小窍门

1 寻找合适的时机

将你怀孕的消息告诉领导，首先要选个合适的时间。不要拿着自己的检查报告径直走进他的办公室，这样会显得很突然；也不要在吃饭或聊天时漫不经心地透露出来，这样显得太随意。因为如果你自己都不把怀孕的事当回事，那么领导是绝对不会重视的。

最好的时机是在一项或一个阶段的工作圆满完成之后告诉他，表明你的工作并没有因为怀孕而受到影响，这样在和领导谈话时，才更有说服力，不至于使自己的立场很被动。

2 选择合适的方式

你首先要做的是提前跟领导约个日子，在那一天和他进行一次长谈。因为你要做妈妈的消息虽然是一件值得庆贺的事情，但对领导来说，这就意味着不得不改变工作安排和许多长期计划，你要给他一个接受和充分考虑实际情况的时间，这对双方都有好处。

谈话时，要尽量表现得诚恳和谦虚，向他表明接下来的一段时间你由于身体原因在工作中可能出现的一些困难，或者需要受到一定的照顾（如不加班、能够按时进行产检等），但不要过分强势，不要急于谈论孕产期的工资待遇，这样会让领导觉得你是在拿自己怀孕的事来对他进行要挟。不要站在对立的立场上和领导进行理论，因为法律毕竟是关系无法调解时才采用的"下策"，如果你的领导很通情达理，你们也能进行和平的沟通，那就没必要一开始就把关系弄僵。

3 换位思考

在进行谈话前要站在领导的立场上多想一想。你的怀孕是否会影响到某些重要的工作计划？你最近的工作中是否有不专心或失误的情况出现？然后在谈话中流露出你为公司和领导考虑的意思。如果你的领导感觉得到，那么相信他不会为难你。当然你一定要向他说明，你依然会在工作中尽职尽责。

● 职场孕妈妈孕早期特别注意

孕早期是宝宝大脑发育的关键时期，还在工作的孕妈妈在平时工作中不可大意，要特别注意以下事项。

1 不久站，不从事重体力劳动

怀孕的前3个月，胎盘发育还不完善，胎儿处于不稳定的状态，孕妈妈不能像平时那样随意活动，不能长久站立，也不要从事繁重的体力劳动。

2 不要出差

孕妈妈如果此时需要出差，需要向领导说明已有身孕，请领导重新安排其他同事。因为旅途的疲劳和颠簸容易引起流产。

3 保持平和的心态

由于妊娠的反应和体质的变化，孕妈妈有时会感到情绪焦躁，尤其是工作中遇到棘手问题的时候，更容易焦躁。此时孕妈妈要注意控制自己的情绪，烦躁时可听听轻音乐，做做深呼吸，平静放松下来，专心工作。

小贴士

如果工作压力太大，可以尝试一些方法去缓解，如舒展一下肢体，做一个简短的散步。如果同事主动帮忙，应愉快地接受。在你的人生旅途中，这是一个非常特殊的时期，不必害羞，坦然接受别人的帮助吧。

💜 孕妈妈心理保健

怀孕后为何爱发脾气

女人怀孕后会变得越来越爱发脾气，这是怎么一回事呢？

内分泌变化

怀孕后体内的激素水平发生急剧变化，从而影响神经递质的活动，可能导致你的情绪发生变化，出现思维迟钝、躯体倦怠、情绪低落等表现，还有可能产生抑郁症状。

不适应角色的转变

你对"母亲"这一角色感到既新鲜又恐惧，担心自己不能胜任母亲的角色，缺乏安全感。周围的亲人朋友对待你的态度也会发生微妙的变化，如果你无法在短时间内适应，并很好地处理这些变化，那么诸多情绪问题就会随之而来。

致畸幻想

经常担心胎宝宝的健康，如发育是否正常，器官是否健全，是否有比较严重的疾病，或者自己的某些日常行为是否会对胎宝宝造成影响，等等。

孕妈妈快乐，宝宝未来性格开朗

做一个快乐的孕妈妈，对身处快乐之源的你来说，并不是一件难事。如果现在告诉你，你的快乐将让宝宝性格更开朗，你肯定更有兴趣将快乐进行到底了。

医学研究已经证实，当你的情绪变化时，你血液中的化学成分会改变，从而通过血液循环对正处于体形和神经发育关键时期的胎宝宝进行刺激，间接地建立起你与胎宝宝之间神经信息的传递，因此，你与胎宝宝其实是"同心同体"的，你们拥有共同的情绪及情感。

所以，你的快乐情绪就是胎宝宝的快乐情绪，这种快乐情绪将对胎宝宝的性格产生积极的意义，一个活泼开朗的孩子必然是在一个欢快和谐的环境中诞生的。

学学感受幸福的小妙招

在每个人看来，孕妈妈都是幸福的人。相信自己，你的确就是那个幸福的孕妈妈，你的幸福不仅是别人看来的那样，更应该让腹中的胎宝宝感受到，他也是幸福的。那么，让自己感受更多的幸福吧。

1 别让心思纠缠在消极或者困难的事情上，你会发现不关注这些事情，生活也并不会缺少什么，而你的快乐却会倍增。

2 听一些轻松、愉快的音乐对你的心情大有好处。

3 常看令你感觉开心的喜剧、小品或者相声，这些来自生活中的幽默会让你倍感轻松。

4 每天腾出一点时间读几页鼓舞人心的文字或者文章，当你与艺术中的情感共鸣时，你会感到由衷的幸福。

5 每天做一点自己喜欢的事情，比如给自己买一本书、吃点自己喜欢的零食、看一部自己喜欢的电视节目或者电影等。

6 每天做一件让别人高兴的事情，说一句温暖人心的话，给别人一个贴心的微笑，送一件有诚意的小礼物，你会发现，这种快乐是可以相互传递的。

7 与你认为幸福的人接触，你要相信，幸福是可以感染的，当你看见一个牵着孩子的妈妈时，你一定也会有幸福感。

8 当事情没能按照预期计划进行时，态度要超脱一些。超脱会使你冷静，会使你控制情绪。超脱并不是麻木不仁，而是好事坏事都接受，这样心态就会平和。内心平和了，也就幸福了。

种花养草换换心情

闲来无事种种花养养草，不但可以陶冶情操，还能让你拥有一份好心情，而且花草还能够美化环境、净化空气、吸收室内有害物质，对胎宝宝来说，也是好处多多。

● 这些花草，但养无妨

吊兰、龟背竹

这些花草可以吸收室内的甲醛，清除 80% 以上的有害气体，还能净化空气，使空气中的细菌和微生物大大减少。

仙人掌、芦荟

这类植物气味清淡，白天晚上都能释放氧气，对空气调节有一定的作用。另外，芦荟还能在一定程度上吸收甲醛等有害气体。

● 这些花草孕妈不宜养

产生气味的花草

松柏类、接骨木、兰花、百合、茉莉等散发的气味会使你气喘烦闷、恶心、食欲不振，或过度兴奋而导致失眠。

耗氧性花草

丁香、夜来香等花草在进行光合作用时会消耗大量的氧气，从而影响身体健康。

易使人过敏的花草

五色梅、天竺葵、洋绣球、报春花等花草散发出的微粒容易使你发生皮肤过敏。

有毒花草

一品红、黄杜鹃、夹竹桃、水仙、郁金香、含羞草等都具有毒性，长时间接触会使你中毒。

● 孕妈养花注意事项

1 卧室内尽量不要摆放花草。花的香味会使你的神经兴奋，长时间闻的话，会导致失眠。而且，大部分花草在夜间无法进行光合作用，这样就会释放出二氧化碳，吸收氧气，在睡眠时和你争夺氧气，影响健康。

2 夏天不要养需水多的花草，否则湿气太重，而且容易滋生蚊虫。

静心冥想保持好心境

静心冥想可以帮助准妈妈保持愉悦的心情。

最好固定一个时间，黎明和黄昏都是比较适合的。然后找一个幽静的环境，稳定地坐下来，头、颈、背舒展挺直，手臂以舒服为准，自然放置，开始冥想。

冥想的内容主要集中在胎宝宝身上，可以想象胎宝宝在子宫里是什么样子、正在做什么、拥有什么性格、什么模样等。这样的冥想可能激发胎宝宝的潜意识，并按照孕妈妈冥想的样子塑造自己。

刚开始做冥想，最大的障碍是心绪纷乱，这时采用缓慢而深沉的呼吸，把注意力集中在呼吸上，可以帮助孕妈妈安静下来，顺利进入状态。

孕妈妈坐好以后，用鼻子慢慢吸气，边吸气边在心里数数，数到 5，开始呼气，数 10 个数后开始下一个循环。在吸气的时候，让自己感觉气体被储存在腹中，呼气时感觉气体从腹中缓缓逸出。一般用这样的方式反复呼吸 1~3 分钟，心情就会平静下来，头脑清醒，可以开始冥想了。

小贴士

色彩可以影响人的精神和情绪，奇怪的色彩如同噪声，会让人感到烦躁不安，而协调悦目的颜色则让人感觉很享受、很舒服。孕妈妈可以有意识地多选用淡色装点生活：孕妇装可以买淡蓝色、淡粉色、裸色等较浅的颜色，窗帘、床品、桌布等可以换成浅绿色、浅黄色等。总体来说，那些能让你感觉平静、舒服的颜色就是适合的。

💗 孕妈妈运动保健

在孕 2 月，腹中的宝宝还不是很大，孕妈妈做一些低冲击性的运动比较合适，有利于增强体质，减轻身体不适感。

✅ **宜：**这段时间，散步、舒缓的孕妇瑜伽和简单的孕妇体操对孕妈妈来说，再合适不过了。需要注意的是，在孕 2 月，适合做的孕妇体操是坐的练习和脚部运动。

❌ **忌：**下列这些运动在孕 2 月就不要再做了。

可能撞击到腹部的运动，如跆拳道、足球、篮球等。

跳跃、扭曲或快速旋转的运动，如羽毛球、网球等。

在绿树成荫的公园和小区的人行道散步，既锻炼了身体，又愉悦了心情。

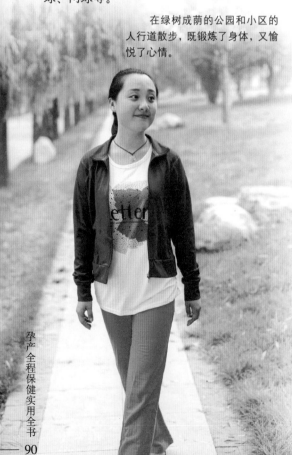

散步——孕早期最好的运动

● 选一双合适的鞋子

在散步前你要选择一双合适的鞋，最好是弹性好、弯曲度高、柔软舒适的运动鞋，比如有支撑功能的运动鞋，这类鞋专门针对运动设计，符合人体力学原理，可以让你走起来更轻松，也能更好地保护你的双脚。鞋跟不能太高，一般 2~3 厘米为宜，否则会压迫双足和脊椎，加剧腰酸背痛。鞋底太硬则无法化解地面对脚部的反作用力，会对脚部造成伤害，加重浮肿。

● 尽量找个清静、清新的环境

闹市区、集市或交通要道人多车杂，噪声大、空气污浊，在这些地方散步，不仅起不到应有的作用，反而会有损你和胎宝宝的健康。最好能够选择空气清新、环境安静的地方散步，如花草茂盛、绿树成荫的公园或小区的人行道，会让你感到身心愉悦。另外，选取的道路一定要平坦，在不平坦或有很多沙石的路面上行走，很容易失去重心或被绊倒，造成危险。

● 一次散步 20 分钟就好

散步时急匆匆会使你的心跳加快，不利于平复情绪，而且走得太快，在遇到一些突发事件时，就来不及反应，容易出现意外。比如遇到一块石头，可能会由于你走得太快，没有时间去躲避而被绊倒。

一次走太长的时间也会使你的身体感到劳累，你可以将散步运动在一天中分 2~3 次进行，每次 10~20 分钟，这样既不会劳累，又充分锻炼了身体。

做一做舒缓的孕妇瑜伽

知道自己怀了宝宝后，大多数孕妈妈开始变得非常小心，生怕肚里的宝宝有什么闪失，不敢轻举妄动。其实，在怀孕期间大可不必中断或减少正常的锻炼，科学地安排一些运动对母体和胎儿都有好处。动作舒缓的瑜伽就是不错的选择，孕妇练习瑜伽可以增强体力和肌肉张力，增强身体的平衡感，提高整个肌肉组织的柔韧度和灵活度，还可以改善睡眠，让孕妈妈保持愉快的心情。这里介绍一种简单的孕妇瑜伽，孕妈妈可以试着做一做。

● **步骤**

1 平躺于地面上，两腿弯曲，脚跟尽量靠近臀部，双脚稍分开并相互平行，手臂放在身体两侧紧贴臀部，手心朝下。下颌不要朝上，以免对颈椎造成压力。

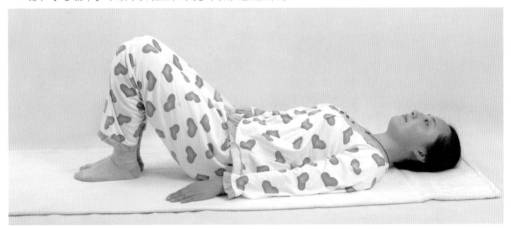

2 先做一次预备呼吸，吸气，呼气，再吸气时收紧臀部，抬起骨盆，并慢慢向上抬起臀部，脊柱缓慢离开地面。每次抬起一段脊柱，直到臀部抬到最高的位置。

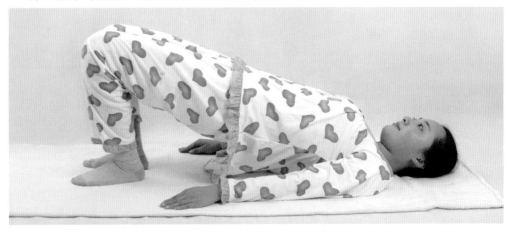

整个练习当中臀部和大腿肌肉要收紧，这样可以在脊椎弯曲时保护背部下方的肌肉不受损伤。

♥ 孕期不适保健细节

异常妊娠要及早发现

● 宫外孕

正常情况下，受精后的卵子会沿着输卵管移到子宫腔，在子宫内膜上着床，开始生长发育。但是，由于各种原因，受精卵没有在子宫腔内着床，而是在其他地方停留下来，这就会造成宫外孕，医学术语称"异位妊娠"。发生宫外孕时，受精卵不但不能正常发育成胎儿，而且一旦发生破裂，可能会造成腹腔内大出血，危及孕妈妈的生命，所以要及时去医院检查。

宫外孕的症状：停经后 6~8 周，下腹部一侧出现隐痛或剧烈的撕裂样疼痛，常伴有恶心、呕吐，同时还有不规则的阴道出血，出血呈深褐色且量少，容易被误认为是正常的月经。

宫外孕的原因：慢性输卵管炎、输卵管发育不良或畸形、子宫内膜异位症、输卵管结扎后再通、盆腔炎或盆腔内有异物、有宫外孕病史和多次人流手术等都是宫外孕的常见原因。宫外孕的发生位置多见于输卵管，约占异位妊娠的 90%。也可能发生在其他部位，如腹腔妊娠、宫颈妊娠等。

● 葡萄胎

葡萄胎是一种妊娠期的良性肿瘤，是胚胎的滋养细胞绒毛水肿增大，形成大小不等的水泡，相连成串，像葡萄一样，故称葡萄胎。

葡萄胎的症状：停经后的 6~8 周不规则阴道流血，最初出血量少，为暗红色，后逐渐增多或继续出血。伴有阵发性下腹胀痛或钝痛，常发生于阴道流血前，也可伴有妊娠呕吐。在孕早期就有妊娠高血压疾病征象，如高血压、下肢水肿和尿中有白色絮状沉淀。在妊娠 4 个月左右，临近自行排出时可发生大出血，并可见到葡萄样组织。

葡萄胎的原因：年龄是导致葡萄胎发生的主要因素。一般情况下，年龄大于 40 岁和小于 20 岁的孕妈，发生葡萄胎的概率比较大。

不小心感冒了怎么办

怀孕后，由于抵抗力变弱，多数孕妈妈会感冒。当然，如果你在孕前接种过流感疫苗，感冒的可能性会小一些。普通的感冒对胎宝宝的影响不大，但是如果体温长时间持续在 39 ℃ 左右，就有可能出现畸胎、早产或流产。因此，发现自己有感冒症状，最好的办法还是及时就医，避免因自己护理不当引起发热，加重病情。

● 缓解感冒不适的小窍门

1 刚刚感冒感觉喉咙痛痒：用浓盐水漱口和咽喉，每隔 10 分钟 1 次。

2 鼻子不通气：在茶杯里倒入 42 ℃ 左右的热水，将口、鼻部靠近茶杯口内，不断吸入热蒸气，每天 3 次。

3 感冒伴有咳嗽：可用 1 个鸡蛋打匀，加入少量白糖和生姜汁，用开水冲服，2~3 次即可止咳。

● 饮食调理小偏方

萝卜白菜汤

白菜心 250 克，白萝卜 10 克，加水煮好后放红糖 10~20 克。

姜蒜茶

生姜、大蒜各 15 克，洗净切片，加水 1 碗，煮成半碗，加红糖 10~20 克，趁热饮用，然后盖好被子，睡上一觉。

孕早期没有孕吐正常吗

孕吐是个人体质对怀孕的反应，有的人吐得很厉害，有的人完全没有，并不是说有孕吐就表示宝宝发育得比较好，没孕吐的就代表发育有问题，不能根据有没有孕吐来检验胎儿发育的好坏。

有些孕妈妈本来吐得很厉害，后来就不吐了，就会质疑胎儿的发育。其实，怀孕3个月之后，孕吐症状就会慢慢消失，本来就属正常状况，与胎儿好坏无关。

孕吐会不会影响胎宝宝发育

妇女怀孕一个半月左右，体内绒毛膜促性腺激素分泌量明显增加，而使胃酸显著减少，随之消化酶的活性也降低。不但影响孕妇正常的消化功能，而且还会使孕妇产生头晕、恶心、呕吐、食欲不振、肢体乏力等妊娠反应，进而会影响胃口。

有的孕妈妈担心孕吐或者食欲不佳会影响自己摄入营养，从而影响胎宝宝的生长发育，其实这个问题不存在，孕妈妈不必为此而过分忧虑。

胎宝宝其实是很聪明的，他不管母亲的身体营养是否充分，总是先行汲取自己需要的那一份，除非孕妈妈体内已经没有可吸收的营养，那么胎宝宝就真的会缺乏营养。当然，如果孕妈妈体内营养缺乏已到了如此程度，大都会有自觉症状了。所以只要没有不适感，胎宝宝的生长发育就不会受影响。

孕吐时水分丢失很严重，如果孕吐严重容易脱水，因此最需要及时补充水分。孕妈妈在孕吐期注意多喝水，并适当吃些流质或半流质食物补充水分。

孕吐该怎么缓解

大多数孕妈妈在怀孕初期都会发生不同程度的孕吐，有的只会感觉稍有不适，有的却可能会严重到从早到晚都要往洗手间跑。面对孕吐，你可以不断尝试各种不同的缓解方法，直到找到适合自己的那一种。下面缓解孕吐的方法有可能适合你。

- 每天起床前先吃点饼干或面包。
- 少食多餐，喝牛奶。
- 多喝水，适当喝点碳酸饮料。
- 食用刺激性小、不油腻的食物。
- 充足的睡眠，多注意休息。
- 避免接触炒菜的油烟。
- 避免食用油炸和辛辣食物。
- 含一块糖果。

小贴士

苹果菜汁

材料准备：嫩圆白菜叶2片，中等大小的脆苹果1个，白开水半杯。

做法：圆白菜用淡盐水浸泡两三分钟后洗净、切小块；苹果去皮切小块。所有材料同白开水同时放入搅拌机（榨汁机），搅打20秒左右即可。

健康提示：不要误以为生的圆白菜叶不好吃，它和苹果汁混合，味道极好了，能增进食欲、助消化、解烦止渴，并能帮助准妈妈迅速消除倦怠感。这样一杯综合营养素丰富的饮料，胎宝宝也非常喜欢。

女性超过 35 岁受孕，就步入了高龄孕妇的行列，需要格外注意的事情比较多。

● 做好每一次产检

超过 35 岁的孕妈妈要重视每一次产检。孕 11~13 周时做 B 超检查胎儿 NT 值，如≥ 3 毫米，有唐氏儿的风险，即使 NT 值正常也应在 15~16 周做羊水穿刺，分析染色体，确定胎儿是否有染色体异常，如果异常需要考虑中止妊娠。在孕 20 周时，可以通过 B 超做畸形筛查，了解胎宝宝的器官发育是否异常，如有异常，需要考虑在 27 周前中止妊娠；进入孕晚期，需要增加产检的密度，不断监护胎宝宝器官、羊水、脐带、胎盘等发育是否正常，直到分娩。

● 合理安排膳食

高龄产妇患妊娠并发症的概率增加，如妊娠高血压、妊娠糖尿病。所以高龄孕妈妈要听从医生意见，合理安排膳食，不要吃太多高脂肪、高糖分的食物，以预防妊娠合并症。另外，在孕 24 周时需要做妊娠糖尿病的筛查，高龄孕妈妈一定要重视。另外，孕妈妈一定要按照医生嘱咐坚持服用叶酸。

● 选择最合适的分娩方式

选择何种分娩方式，孕妈妈可以跟医生商量，根据自己的身体状况决定。如果可以顺产应尽量顺产，不能顺产也不要坚持，可以选择剖宫产。

● 积极锻炼身体

高龄孕妈妈骨盆韧带和盆底肌肉弹性降低，生产时容易碰到产程延长和难产的问题。因此建议高龄孕妈妈在孕前、孕中，包括孕晚期都要积极运动，锻炼身体，要更积极地锻炼盆底肌肉力量，为生产储备能量。

在孕期坚持做增强骨盆肌肉力量的锻炼，会让你的孕期和分娩更顺利。

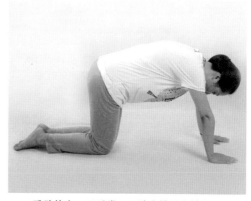

手臂伸直，双手掌、双膝支撑趴在地上。

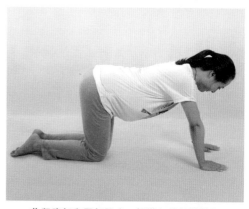

收紧腹部和臀部肌肉，轻微向前倾斜骨盆。

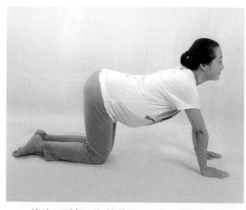

抬头，呼气，保持数秒后吸气，放松，恢复原姿势。重复几遍。

♥ 产检——给胎宝宝做保健

孕 2 月要做这些检查

● 超声波检查

通过检查，看子宫腔里是否显示出胎囊影像。最早在妊娠 5 周时就可见到妊娠环，如果其中见到有节律的胎心搏动和胎动，可以确定是早期妊娠。

做足准备，让产检得到最佳效果

● 心理准备

产检的时候，检查医生通常会问以下问题，去之前最好有个心理准备。

本次妊娠情况：月经周期、最后一次月经的时间、停经后的情况（腹痛、阴道出血、妊娠反应等）。

以前妊娠情况：妊娠次数、分娩次数、流产次数、人工流产方式等。

既往有无心、肝、肺、肾等慢性疾病史，手术外伤史，药物过敏史。

丈夫的健康情况。

有无家族性遗传疾病史。

● 身体准备

脸部

有些医生会通过脸色来判断你的健康状态，最好不要化妆。事实上化妆品中的有害物质对胎宝宝也不利。

身体

身体要保持整洁，最好提前一天或当天洗个澡，换上干净、宽松的内衣。

衣着

为了方便接受检查，最好穿宽大的裙子或裤子。尽量穿容易穿脱的鞋。

● 物质准备

产检费用

产检所需要的现金，很多医院可以刷卡，可以带上银行卡。

医疗手册

医保卡、诊疗手册、母子健康手册都要带齐备，还可以装上笔和小本子，必要时做记录。

背包

医院内人多手杂，为了安全起见，不宜使用手提式手袋，最好使用可以斜背的挎包，这样填表时就不用放下手里的提包，而又能解放出双手写字了。

其他

伞、矿泉水等，以防不时之需。

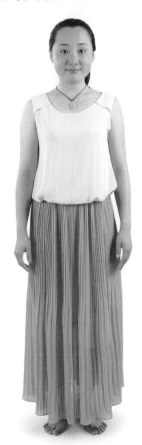

B超对胎宝宝是否有影响

目前医学界还未发现因做B超导致胎儿发育受限或畸形的个案，也没有数据表明B超对胎儿有负面影响。

读懂B超检查报告单

双顶径（BPD）	也叫胎头大横径，是胎头从左到右最长部分的数值，用来推定胎宝宝的体重和发育状态，判断是否有头盆不对称，是否能顺利分娩。按照一般规律，怀孕5个月之后，BPD值基本与怀孕月份相同，也就是说，怀孕7个月时BPD约为7厘米，怀孕8个月时约为8厘米，以此类推。怀孕8个月以后，BPD平均每周增长约0.2厘米为正常，足月时应达到9.3厘米或以上。
股骨长（FL）	胎宝宝大腿骨的长度，用于和双顶径（BPD）一起来推算胎宝宝的体重。正常值与相应怀孕月份的BPD值差2~3厘米，比如BPD为8.5厘米，股骨长应为6.5厘米左右。
肱骨长（HL）	胎宝宝上臂骨的长度。
头围（HC）	也叫胎头周长，是胎头一周的长度，用于确认胎宝宝的发育状态。
腹围（AC）	也叫腹部周长，是胎宝宝肚子一周的长度，用于和躯干前后径（APTD）、躯干横径（TTD）一起来推测胎宝宝的发育情况。
脐带血流比值（A/B）	脐带内的血液流动情况，用于检测胎盘的血液循环和功能情况。
羊水指数	以你的脐部为中心，分为上、下、左、右4个区域，将4个区域的羊水深度相加所得的数值。

小贴士

为监测胎儿的生长发育，降低畸形儿和有缺陷儿的出生率，孕期B超检查是很必要的。B超检查依靠的是声波传导，不存在电离辐射和电磁辐射，所以孕妈妈因为担心胎宝宝受影响而拒绝照B超是不必要的。在发达国家，每次产前检查都要用B超。而我国医院用B超有限，产科医生也没经过培训，因此，均由B超医生来操作。在孕期主要有几次重要的B超检查。首先在孕7周时看胎芽、胎心，同时能发现是否多胎；12周时B超看胎儿颈后透明带的厚度，一般在3毫米以下，如大于3毫米，有唐氏儿的危险；20~24周检查胎儿有无畸形；以后可根据医生检查来确定B超的次数，一般4~6周一次。如果发现羊水过少，可能需要2~3周一次。

产检项目备忘便笺

产检次数	产检时间	产检项目
第 1 次产检	孕 6~10 周	1. 确认妊娠、了解病史及妊娠史；2. 例行检查：测量体重、身高、血压，查血常规、尿常规等；3. 筛查地中海型贫血、血型、Rh 血型、乙肝、梅毒、艾滋病、肝功、肾功等检查；4. 超声波检查：确认怀孕周数及是否有宫外孕等情况（必要时）
第 2 次产检	孕 12 周	1. 例行检查；2. 听胎心，查白带；3.11~13 周进行 NT 检查
第 3 次产检	孕 16 周	1. 例行检查；2. 产科检查：测量宫高、腹围、胎方位、骨盆等情况；3. 在 14~20 周进行唐氏筛查
第 4 次产检	孕 20 周	1. 例行检查；2. 产科检查；3. 超声波检查：对胎宝宝的生长发育情况进行评估
第 5 次产检	孕 24 周	1. 例行检查；2. 产科检查；3. 在 24~28 周进行妊娠糖尿病筛查
第 6 次产检	孕 28 周	1. 例行检查；2. 产科检查；3. 观察水肿：是否有手脚水肿现象
第 7 次产检	孕 30 周	1. 例行检查；2. 产科检查；3. 观察水肿，4. 超声波检查：筛查胎宝宝表面畸形、心脏发育情况、各脏器发育情况
第 8 次产检	孕 32 周	1. 例行检查；2. 产科检查；3. 观察水肿
第 9 次产检	孕 34 周	1. 例行检查；2. 产科检查；3. 观察水肿，4. 骨盆检查
第 10 次产检	孕 36 周	1. 例行检查；2. 产科检查；3. 观察水肿；4.胎儿监测
第 11 次产检	孕 37 周	1. 例行检查；2. 产科检查；3. 复查血尿常规、肝功、肾功等项目；4. 观察水肿；5. 胎儿监测；6.估测胎宝宝大小及观察发育情况、羊水、胎盘情况
第 12 次产检	孕 38 周	1. 例行检查；2. 产科检查；3. 观察水肿；4.胎儿监测
第 13 次产检	孕 39 周	1. 例行检查；2. 产科检查；3. 观察水肿；4.胎儿监测
第 14 次产检	孕 40 周	1. 例行检查；2. 产科检查；3. 观察水肿；4.胎儿监测；5. 安排分娩相关事宜

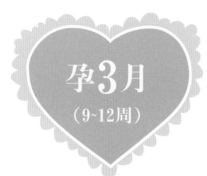

孕3月
（9~12周）

小心谨慎不会错

❤ 胎宝宝天天长

胎宝宝在成长——小人开始有模有样

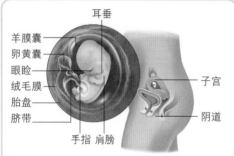

耳垂
羊膜囊
卵黄囊
眼睑
绒毛膜
胎盘
脐带
手指 肩膀
子宫
阴道

第9周

长度大约有25毫米，头部约占身长的四分之一，五官逐渐形成，眼皮慢慢长出来并盖住眼睛。胳膊也已经长出来了，在腕部两手呈弯曲状，并且在心脏区域相交。腿在变长并且长到能在身体前部交叉的程度。

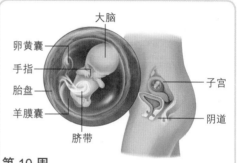

大脑
卵黄囊
手指
胎盘
羊膜囊
脐带
子宫
阴道

第10周

这周的胎宝宝约有4厘米长,他身体的所有部分,包括胳膊、腿、眼睛、生殖器以及其他器官都已初具规模。小心脏发育得很好,每分钟大约搏动140次。胃、肠、肺部在继续发育。

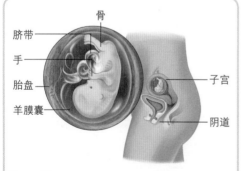

骨
脐带
手
胎盘
羊膜囊
子宫
阴道

第11周

身长达到5厘米，体重达到8克。已经开始有伸展和踢腿的动作，他的头发和手指甲开始出现。

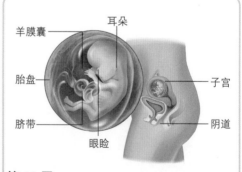

耳朵
羊膜囊
胎盘
脐带
子宫
阴道
眼睑

第12周

身长大约有6厘米，体重达到14克，身体雏形在这周发育完成。手指和脚趾已经完全分开，一部分骨骼变得坚硬，并出现了关节雏形。他的肾脏可以分泌尿液到膀胱中了。

孕妈妈的身体变化——渐渐丰满

在这个月，下腹部虽还未明显隆起，但子宫已增长到孕妈妈的拳头大小。增大的子宫开始压迫膀胱和直肠，由此出现排尿间隔缩短、排尿次数增加、总有排不净尿的感觉，还容易出现毫无原因的便秘或腹泻。受骨盆腔充血与黄体素持续旺盛分泌的影响，阴道的分泌物比平时略增多，并时而出现外阴瘙痒及灼热症状。乳房除了胀痛外，开始进一步长大，乳晕和乳头色素沉着更明显，颜色变黑。有的孕妈妈的耳朵、额头或嘴周围会长出斑点。

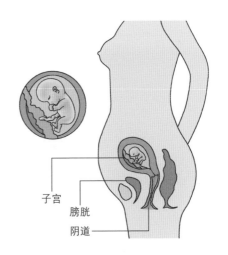

子宫
膀胱
阴道

孕 3 月保健重点

孕吐不要忘了补充营养

在这个月，有些孕妈妈的孕吐反应还很严重，很多孕妈妈胃口不好，吃不进东西，因此一定要注意全面合理的营养，要多吃蛋白质含量丰富的食物及新鲜水果、蔬菜等。叶酸的补充应该持续到第 3 个月末。饭菜制作上要清淡爽口。孕吐较重时的饮食应以富于营养、清淡可口、容易消化为原则。孕吐症状减轻、精神好转、食欲增加后，可适当吃些瘦肉、鱼、虾、蛋类、乳类、动物肝脏及豆制品等富含优质蛋白质的食物。同时要尽量供给充足的水分、糖类、维生素和矿物质，以保证孕妇和胎儿的需要。

对宝宝进行语言胎教

从怀孕三四个月起，孕妇就可以与胎儿"对话"。由于胎儿还不具备认识世界的能力，所以他们不能理解语言的具体内容，但他们可以用大脑来感觉和接受母体的信息。

在对胎儿进行语言胎教时，孕妈妈要让自己的精神和全身肌肉放松，精力集中、呼吸顺畅、排除杂念，心中只想着腹中的宝宝。每天在胎儿睡醒后开始定时刺激胎儿，每次时间不宜过长，内容要丰富点，可以问候、聊天、讲故事。洗脸、刷牙、梳头、换衣服时都可以不厌其烦地给胎儿解说。最好每次都以相同的词句开头和结尾，这样可以不断强化效果。

准爸爸也要积极参与到胎教中来。这样，不仅能增加夫妻间的感情，还能把父母的爱传递给胎儿，对胎儿的情感发育具有莫大益处。更重要的是，男性的低音是比较容易传入子宫内的，而且胎儿比较喜欢这种低沉的声调，因此，准爸爸要经常给胎儿唱歌、讲故事，同他说话。通过这种声音训练的胎儿出生后会很快适应新的生活环境。

💛 孕妈妈营养保健

测测你的营养水平

吃得丰富并不代表营养充足，有时吃了没有吸收，有时可能是你摄入的不是身体需要的。要想吃得恰到好处、富有营养，得先了解自己的身体状况。

身体是否缺乏营养，都会从某些身体特征中表现出来。如果你在一段时间内发现自己出现以下症状，那就可能是你的身体缺乏营养发出的信号。

- 夜晚视力降低，经常口腔溃疡，可能缺乏维生素 A。
- 舌炎、舌裂、舌水肿，可能缺乏 B 族维生素。
- 嘴角干裂，可能缺乏维生素 B_2 和烟酸。
- 牙龈出血，可能缺乏维生素 C。
- 小腿经常抽筋，可能缺乏钙。
- 下蹲后起来会头晕，容易疲劳，可能缺乏铁（缺铁性贫血）。
- 味觉减退，皮肤瘙痒，可能缺乏锌。
- 头发干枯、变细、易断、脱发，可能缺乏锌、蛋白质、脂肪酸。
- 消化不良、经常便秘，可能缺乏膳食纤维。

找找营养缺乏的原因

● 营养搭配不均衡

一日饮食中各类营养素没有兼顾周全，或者有偏食的习惯，比如说偏爱肉类、蛋、奶等动物性食品，新鲜水果蔬菜吃得少，就容易缺乏维生素 C。另外，忌食某些食物，如不吃鸡蛋、鱼、肉、胡萝卜、葱等均能减少一些营养素来源而引起营养缺乏。

● 过度食用精制食物

精制大米、白面中的维生素和矿物质含量比粗制的米面要少。米面经过精细加工，可使其中所含的维生素 B_1 损失达 90%，维生素 B_2、烟酸和铁的损失可达 70%~85%。如果你只吃大米、白面，不吃玉米、豆类等粗粮，就会造成某些营养素的缺乏。

● 烹调加工使营养损失

不合理的烹调方式会使食物中的营养成分流失。如高温油炸、高温烘烤等方法虽可增加色、香、味，但因烹调时温度过高，加热时间过长，食物中的维生素 A、维生素 B_1、维生素 B_2、维生素 C、维生素 E 等极易流失，如果在食物烹制中加碱，营养素损失会更大。水煮食物时，水溶性维生素和一些矿物质常会溶解于水中，造成流失。

如果以上 3 种情况你都没有的话，那就要看看是不是自己的身体出了问题，比如患有肠胃疾病，就会导致消化吸收不好，影响某些营养成分的摄入和利用。

孕产妇全程保健看这本就够

孕妈妈饮食细节安排

● 你偏食，宝宝也会偏食

在孕期和哺乳期，你对不同食物的喜好度，会影响宝宝出生后对不同食物的接受程度。也就是说，在怀孕的时候，如果你有偏食的习惯，那么这种习惯将会潜移默化地"传染"给腹中的胎宝宝，他出生后出现偏食的可能性较大。有一项研究显示，如果孕妈妈在孕期经常喝胡萝卜汁，那么宝宝在出生后往往比其他宝宝更能接受胡萝卜口味的食物。

● 偏食孕妈妈如何补充营养

有的孕妈妈在孕前就有偏食的不良习惯；还有的孕妈妈从有早孕反应后，口味发生明显改变，原本非常喜爱的食物却不愿意吃了。如果遇到这些情况，可以用替代的食物来补充营养。

不良习惯	容易缺少的营养素	营养补充方案
不爱吃蔬菜	可能会缺各种维生素、膳食纤维及微量元素	1.日常饮食中多吃富含维生素C的食物。可在两餐之间多吃一些富含维生素C的水果，如橙子、草莓、猕猴桃等，也可以将它们榨成果汁 2.早餐增加一份燕麦。燕麦富含铁、B族维生素及膳食纤维，可以将其加在早餐的牛奶里。此外，也可以吃些全谷物粮食及坚果 3.补充叶酸及少量补充一些铁质的片剂
不爱吃肉	可能会缺蛋白质、B族维生素	1．多摄取奶制品。这类孕妈妈可以每天喝3杯牛奶，或每天250毫升牛奶、1杯酸奶，也可以每天吃2~3块奶酪 2．多选用豆制品。可以常吃豆腐、豆芽、豌豆、扁豆，平常多榨点豆浆喝 3．选择全谷物粮食、鸡蛋和坚果。全麦面包和麦片都是全谷物粮食，可在早餐时适当增加
不爱喝牛奶	可能会缺钙	1．可以选择酸奶和奶酪。口味上没有了鲜牛奶的腥味，而且酸奶中含有乳酸菌，还可以防治便秘 2．每天喝杯孕妇配方奶粉。市场上为孕妈妈量身打造的配方奶粉很多，各种情况的孕妈妈都可以找到有针对性的一款 3．补点钙片。不爱喝奶的孕妈妈如果出现了缺钙的症状，可以在医生的指导下吃点钙片
不爱吃鱼	可能会缺蛋白质、脂肪、矿物质及维生素A、维生素D	1.用坚果当加餐。坚果脂类含量丰富，可以作为不吃鱼孕妈妈的一种营养补充剂 2.做菜时多选用植物油。植物油如大豆油、山茶油、橄榄油等是脂肪酸的良好来源，但要控制用量

● 镁和维生素 A，强壮宝宝骨骼

有研究表明，镁有促进胎宝宝骨骼和肌肉发育的作用，一般情况下，不需要额外补充。因为只要饮食均衡，很少会出现镁缺乏的情况。如果孕妈妈经常有小腿抽筋的现象，有可能是缺镁引起的，但也不要自己盲目补充，可以先去医院做个营养测定。如果真的缺乏，医生一般会建议食补，每天补充 450 毫克。只要在正常饮食的基础上多吃些含镁食物，比如每周吃 2~3 次花生，每次 5~8 颗，或者在馒头、面包上涂些花生酱，补镁效果就非常不错。

维生素 A 也是胎宝宝骨骼和肌肉发育需要的营养素，但也不能盲目补充。另外，如果吃含维生素 A 特别丰富的食品过多，补充过量的话，容易致畸。比如猪肝，尤其是吃了大量催肥剂长大的猪，其肝脏的维生素 A 含量非常高，如果食用过多很可能超量，一般 1 周不要超过 1 次。建议多吃含胡萝卜素丰富的食物，如胡萝卜、柑橘、杏、柿子、南瓜、红薯等。胡萝卜素进入人体后，可以转化成维生素 A，但总量会大大降低，相对而言就安全很多。

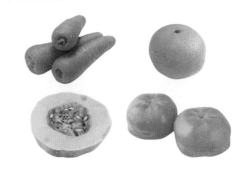

● 每日粗粮并非多多益善

《中国居民膳食指南》中建议，普通人每人每天可以吃粗粮 50 克以上，但是考虑到孕妈妈的消化能力相对较弱，最好控制在每天 50 克以内。

另外，孕妈妈晚上最好不要吃粗粮，因为晚上肠胃消化能力下降，吃粗粮会加重消化系统的负担。

吃粗粮后如果觉得不舒服，可以多喝些水，有助于消化。因为粗粮中含有大量纤维素，这些纤维素进入肠道，如果没有充足的水分配合，肠道的蠕动容易受到影响，进而影响消化，引起不适。一般来说，多摄入 1 倍的纤维素，就要多喝 1 倍的水。

● 孕妇奶粉一定要喝吗

孕妇奶粉是配方奶粉，根据孕期需要添加了各种营养素，而且容易消化吸收，所以喝孕妇奶粉对孕妈妈和胎宝宝都有好处。但孕妇奶粉并不是非喝不可，只要自己的饮食结构合理，营养摄入全面，不喝也没有什么不良影响。如果难以决断，那就去医院做个营养素测定，测一下营养状况，如果营养有欠缺就喝一些，营养没有欠缺不喝也没什么关系。

在怀孕的各个阶段，喝孕妇奶粉都是有好处的，甚至在孕前就可以喝了。孕早期喝对改善因为食欲不佳造成的营养吸收不良状况有利。孕中期和孕晚期对营养需求量增大，喝孕妇奶粉可以作为一种很好的补充。不过，如果在孕早期，孕妈妈对孕妇奶粉的味道不适应，就不要强迫自己了。

选择孕妇奶粉时，要重点关注它的配方，要选那些营养全面、搭配合理的。另外，营养测定结果表明比较欠缺哪方面的营养素，就可以选择对强化这种营养素的孕妇奶粉。

酸味食品好处多

大多数孕妇喜欢吃酸味食物，其实这是满足母体与胎儿营养的一种需要。因为孕妇在怀孕两三个月后，胎儿骨骼开始形成。构成骨骼的主要成分是钙，而要使钙沉积下来形成骨质，必须要有酸性物质参加，以帮助胎儿骨骼的生长发育。

铁是孕妇和胎儿制造血红蛋白所必需的原料，怀孕期间容易出现缺铁性贫血，因为铁元素只有从 3 价转变成 2 价后，才能在胃肠道被人体吸收，而这种转变需要在酸性环境下才能完成。所以，孕妇吃酸味食物对纠正或防止妊娠贫血有利。

酸味食物一般含维生素 C 较多，而维生素 C 对胎儿细胞基质的形成、结缔组织的产生，对心血管的生长发育和造血系统的完善都有重要的作用。因此，孕妇吃些酸味食品，还可以为自身和胎儿提供较多的维生素 C。

● 适宜孕妇吃的酸味食物

番茄、杨梅、石榴、樱桃、葡萄、橘子、苹果等新鲜的蔬果。新鲜蔬果不但香味浓郁，而且营养丰富，对减轻妊娠呕吐，保持妊娠期精神愉快、营养充足也有较好的作用。

● 不适宜孕妇吃的酸味食物

人工腌制的酸菜、泡菜等，这些食物中的营养成分基本遭到破坏，而且有些腌制食品亚硝酸盐含量较高，食后对母体、胎儿健康均不利。

山楂虽然酸甜可口，但过多食用会刺激子宫收缩，甚至引起流产，故孕妇不可多吃。

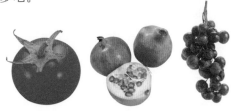

素食孕妈妈的营养提醒

素食孕妈妈在食物的选择上少了很多机会，所以有些营养就比较容易缺乏。比如肉类中蛋白质、维生素 B_2、维生素 B_{12}、维生素 D、钙、铁等含量较多，而素食食品中含量较少，需要注意补充。

当然，补充方式也比较简单，只要能保证每天摄入 250~500 克谷类和薯类食物，250克左右豆类食物，250~400 克黄绿色蔬菜，30~90 克坚果，适量的水果，特别是富含维生素 C 的水果。然后每周吃 3 次补充矿物质和维生素的强化食品，如海洋食品、豆奶、人造动物蛋白等就可以了。由此看出，只要尽量丰富食物的种类，素食孕妈妈也无需担心营养不足。

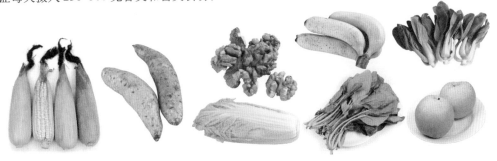

尽量减少茶和咖啡的摄入量

茶叶中含有较多的鞣酸，而鞣酸和食物中的铁元素结合生成一种不能被机体吸收的复合物。如果孕妈妈饮用过多的浓茶，容易引起妊娠贫血，这将会给胎儿留下先天性缺铁性贫血的隐患。

茶和咖啡都含有咖啡因成分，孕妈妈饮用后容易造成神经兴奋。长期大量饮用的话，有可能使出生的孩子患多动症的概率增加，严重的还会导致胚胎代谢不良，并会减慢胎盘的血液循环，对胎儿造成损害。对于已经养成了喝茶或咖啡习惯的都市白领来说，在怀孕期间最好不喝或少喝，但如果实在有困难，那么也应该在备孕前和胚胎发育的孕早期远离茶和咖啡，在孕中期以后尽量少喝。

孕妇喝水有讲究

研究表明，人体补充水分，白开水是最好的选择，它具有较强的生物活性，对促进细胞新陈代谢、能量转换、血液循环和维持电解质平衡都非常有利。它能输送身体所吸收的各种养分，还有清洁身体内部杂质的功能。在早饭前半小时喝200毫升的新鲜温开水，可以温润胃肠、促进消化液分泌，从而促进食欲，刺激肠蠕动，有利定时排便，防止便秘、痔疮的发生。早晨空腹饮水能很快被胃肠道吸收进入血液，使血液稀释，血管扩张，从而加快血液循环，补充细胞夜间丢失的水分。

正确的饮水方法是：每隔两小时喝1次水，一天保证8次，共1600毫升的饮水。

另外，孕妈妈还要注意不是所有的水都能喝，以下几种水就不能喝：

● 没有烧开的自来水和储存过长的开水

没有烧开的自来水中的氯与水中残留的有机物相互作用，会产生一种叫三羟基的致癌物质。喝这种水容易感染细菌，对孕妇来说，还会阻碍营养物质的输送，使胎宝宝发育缓慢。孕妇也不能喝在热水瓶中储存超过24小时的开水，因为随着瓶内水温的逐渐下降，水中含氯的有机物会不断地被分解成为有害的亚硝酸盐，亚硝酸盐具有很强的与体内血红蛋白结合的能力，会妨碍血液正常的运氧功能，对孕妇体内环境极为不利。

● 久沸或反复煮沸的开水

水在反复沸腾后，水中的亚硝酸根离子以及砷等有害物质的浓度相对增加。喝了久沸的开水以后，会导致血液中的低铁血红蛋白结合成不能携带氧的高铁血红蛋白，从而引起血液中毒。

● 保温杯沏的茶水

因为茶水中含有大量的茶碱、芳香油和多种维生素。如果将茶叶浸泡在保温杯中，维生素会被大量破坏，茶水苦涩，有害物质增多，饮用后易引起消化系统及神经系统的紊乱。

小贴士

有些孕妈妈特别爱喝果汁，认为喝果汁既可以增加营养，还不会发胖，生出来的宝宝皮肤会细腻白嫩。这种认识是不正确的。鲜榨果汁中的90%是水分，此外还含有果糖、葡萄糖、蔗糖和维生素。这些糖类很容易被吸收，不但会促使体重迅速增加，还不利于身体健康。所以孕妈妈每天饮用果汁不宜超过300毫升。

● 食材推荐——山药

山药含有淀粉酶、多酚氧化酶等物质，有利于脾胃消化吸收；而且山药中含有皂苷、胆碱、维生素C等营养成分以及多种矿物质，对于孕妈妈有很好的保健作用。

● 菜谱推荐——山药香菇鸡

原料：山药100克，鸡腿1个，胡萝卜1根，鲜香菇5朵，盐、白糖、酱油各适量。

做法：1. 山药洗净去皮，切成片；胡萝卜去皮，切成片；香菇泡软，去蒂，打上十字花刀。

2. 鸡腿洗净，剁成小块，沸水焯过，去除血水后沥干。

3. 将鸡腿放锅内，加入白糖、酱油和水，并放入香菇同煮，用小火慢煮。

4. 煮10分钟后，放入胡萝卜片、山药片，煮至山药片熟透后，加盐调味即可。

● 食材推荐——土豆

土豆中钾的含量在蔬菜类里排第一位，还含有大量的膳食纤维，有预防便秘和防治癌症等作用。

● 菜谱推荐——鸡蓉土豆球汤

原料：土豆150克，鸡胸脯肉100克，鸡蛋黄1个，面粉50克，鸡汤500克，盐5克。

做法：1. 将土豆削去皮，放开水锅内煮烂，捞入盆内，捣成土豆泥。

2. 锅内放鸡汤烧开，加盐调好口味，在火上保持汤开。

3. 把鸡肉剁成细泥，放入土豆泥中，加鸡蛋黄、面粉、盐拌匀，和成团，盖湿布，稍停后，将其做成鹌鹑蛋大小的土豆球。

4. 把土豆球放入沸水中煮2分钟，立即捞入步骤2中稍沸的鸡汤锅内，继续用大火煮3~5分钟，当土豆球浮在汤面上时即可。

● 菜谱推荐——土豆炖牛肉

原料：牛肉150克，土豆100克，料酒、酱油、盐、葱段、姜片各适量。

做法：1. 将牛肉洗净，切成小方块；土豆洗净去皮，切成滚刀块。

2. 锅烧热下油，爆香葱、姜，下入牛肉煸炒，烹入料酒、酱油，并加入开水浸过肉块，大火煮沸，改小火炖至肉快烂时，加入盐、土豆，继续炖至肉和土豆酥烂入味即成。

● 食材推荐——南瓜

南瓜中含有丰富的维生素A、微量元素钴和果胶，有解毒、保护胃黏膜、帮助消化、防治糖尿病、降低血糖、消除致癌物质、促进生长发育等众多功效。

● 菜谱推荐——南瓜蒸肉

原料：南瓜600克，猪肉（肥瘦）500克，糯米100克，酱油、腐乳汁、红糖、江米酒、大葱、花椒、姜各适量。

做法：1. 将南瓜带蒂从把的周围划入四方形刀缝，取把作盖，挖净瓤。

2. 猪肉刮洗干净，切成0.3厘米厚、5厘米长的片。

3. 将糯米、花椒混合，入锅炒黄，磨成米粉。

4. 葱、姜洗净，切末。

5. 猪肉片用葱、姜、腐乳汁、酱油、红糖、江米酒拌匀，加入米粉再拌匀，装入南瓜内。

6. 盖上盖，放在盘内，上笼蒸烂取出即成。

● 菜谱推荐——南瓜羹

原料：甜南瓜200克，肉汤3大匙。

做法：1. 将南瓜去皮去瓤，切成小块。

2. 连同肉汤一同倒入锅中煮，边煮边将南瓜捣碎，煮至稀软即可。

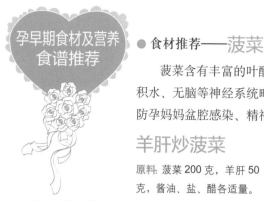

● **食材推荐——菠菜**

菠菜含有丰富的叶酸,叶酸的最大功能是保护胎宝宝免受脊柱裂、脑积水、无脑等神经系统畸形之害。同时,菠菜富含的 B 族维生素还可预防孕妈妈盆腔感染、精神抑郁、失眠等常见的孕期并发症。

羊肝炒菠菜

原料: 菠菜200克,羊肝50克,酱油、盐、醋各适量。

做法: 1. 将羊肝洗净切成片;菠菜剪去根,洗净备用。

2. 锅中倒入开水,放入羊肝和菠菜焯熟,捞出沥水,分别放入盘中。

3. 锅内倒植物油烧热,放入羊肝滑散炒至变色,调入酱油、醋、盐炒熟。

4. 放入菠菜,翻炒几下即可。

菠菜海米肉丝面

原料: 面粉100克,肉丝50克,海米50克,水发木耳20克,菠菜200克,酱油、盐、香油各适量。

做法: 1. 面粉和成面团,用擀面杖将面团擀成薄片,用刀切成长条。

2. 把肉丝炒熟,下海米、木耳,放入菠菜,加入酱油、盐煸炒,制成汤卤。

3. 锅开时,下入面条,煮熟,捞出,盛入大碗内,浇上汤卤,淋上香油即可。

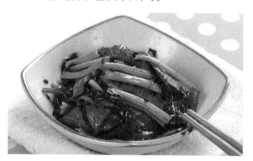

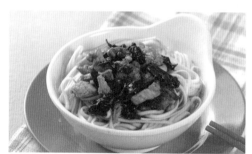

● **食材推荐——玉米**

富含维生素 C,有开胃、降血压、降低胆固醇、防治便秘的作用。

青椒炒玉米

原料: 嫩玉米粒300克,青椒50克,盐适量。

做法: 1. 将玉米粒洗净,沥干水分;青椒洗净切碎。

2. 锅中放油烧热,下玉米粒快速翻炒约2分钟,炒至玉米粒呈焦黄斑点时,下青椒碎、盐翻炒,约半分钟起锅,装盘即可。

玉米奶粥

原料: 黄玉米糁50克,牛奶或豆奶150克,红枣20克。

做法: 将玉米糁加适量水煮成稠粥,待煮至粥面泛泡时,将事先泡好的红枣加入,煮开后再加入牛奶或豆奶,煮熟即可食用。

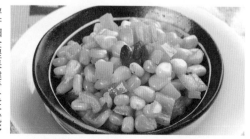

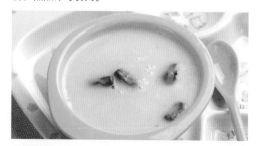

❤ 生活保健从点滴做起

孕妈妈居家保健细节

● 有讲究的睡姿助胎宝宝发育

怀孕期间，孕妈妈的睡姿对胎宝宝的生长发育有着重要的影响。

孕早期 (1~3 个月)

胎儿在子宫内发育仍居在母体盆腔内，外力直接压迫或自身压迫都不会很重，因此孕妇的睡眠姿势可随意，主要是采取舒适的体位，如仰卧位、侧卧位均可。但趴着睡觉，或搂着东西睡觉等不良睡姿则应该改掉。

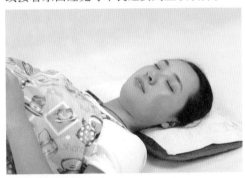

孕中期 (4~7 个月)

这个阶段应注意保护腹部，避免外力的直接作用。如果孕妇羊水过多或怀的是双胞胎，应该采取侧卧位睡姿，这可以让孕妇舒服些，其他的睡姿会产生压迫症状。如果孕妇感觉下肢沉重，可采取仰卧位，用松软的枕头稍抬高下肢。

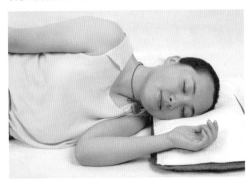

孕晚期 (8~10 个月)

这个时期孕妈妈的睡姿尤为重要。

孕妇的睡眠姿势对自身与胎儿的安危都有重要关系。宜采取左侧卧位，此种卧位可纠正增大子宫的右旋，能有效减轻子宫对腹主动脉和髂动脉的压迫，改善血液循环，增加对胎儿的供血量，有利于胎儿的生长发育。

但不宜采取仰卧位。因为仰卧位时，巨大的子宫压迫下腔静脉，使回心血量及心输出量减少，容易出现低血压，孕妇会感觉头晕、心慌、恶心、憋气，且面色苍白、四肢无力、出冷汗等。如果出现上述症状，应马上采取左侧卧位，血压可逐渐恢复正常，症状也随之消失。

所以，孕妈妈要选择正确的睡姿，这样才有利于胎宝宝的生长发育。

● 别在空调房待太久

在烈日炎炎的夏日，空调虽然会带来凉爽，但也容易让孕妈妈患上"空调病"，症状常表现为鼻塞、头昏、打喷嚏、耳鸣、乏力、记忆力减退等。在工作单位，如果有可能的话，孕妈妈可以申请到没有空调的房间工作，使用风扇来降温、通风。如果只能待在空调房中，可以与同事协商，每隔 2~3 小时通一次风，每次在半小时左右，可以选择午餐的时间。但要注意，孕妈妈千万不要坐在空调下，因为空调长时间直吹对孕妈妈和胎宝宝的伤害非常大。在家里，孕妈妈就可以自己掌握，让居室多通风，少用空调。

● 防辐射进行时

怀孕后，你会变得谨小慎微，生怕生活中的辐射源会影响到腹中的胎宝宝，而防辐射服的防辐射功能一直争议不断，因此，面对防辐射这个问题，你可能有点不知所措。

其实，最好的防辐射方式就是远离辐射源，但是不管在工作还是生活中，电脑、手机、电磁炉、微波炉……你总是置身在一个处处都有辐射的环境中。即使这样也不用太担心，研究表明，少量的辐射对人体并不会造成危害。

孕妈妈每天喝 2~3 杯淡绿茶，可以降低辐射危害；橘子也有类似的效果，可以每天上午吃一个。也可以在家里摆上一些绿色植物，不仅可以吸收辐射，同时可以净化空气。

● 远离二手烟

大多数的孕妈妈都很清楚，烟酒对自己和胎儿都有很大的伤害。所以，无论是什么节庆喜事都不会抽烟、喝酒了。

但是，坚持上班的孕妈妈们在单位和上班途中，可能会被一群抽烟的人们包围。有研究表明，在较小的房间里，吸入一支量的二手烟，相当于直接吸入了 15 支的香烟，香烟中的尼古丁和 PCDD(二噁英的一种)会进入体内。

有吸烟习惯或处于二手烟环境的孕妈妈有极高的流产及胎儿畸形的危险性，这在医学上已经得到了证实。尤其是在孕早期，为了自身及宝宝的安全，一定要做好预防：

1 自己不仅不要吸烟，还要回避受烟污染的环境，以防被动吸烟。如果在单位，可以请吸烟的同事理解你的处境，尽量不要在与你同一个空间抽烟。

2 尽量不要去公共场所，因为有些场所你是没有办法呼吁的。

3 请家人坚决不要在家抽烟，如果来家串门的客人也不要抽烟。

4 实在没有办法避免有人抽烟的场合，就要坐在空气流通的地方，尽量让自己呼吸到新鲜的空气。

从孕早期开始，为了自身及胎儿的安全，孕妈妈就要养成良好的习惯，避免自己吸二手烟。

● 做家务悠着点

怀孕了，孕妈妈要避免繁重的体力劳动，但并不是什么都不要做了，适当的活动是必不可少的，比如做些力所能及的家务，只要不感觉累就行。但毕竟怀孕后身体和平常有所不同，所以在做家务时要注意以下几点：

1 早孕反应严重的孕妈妈，最好不要再做饭炒菜了，以免厨房的油烟等气味刺激而加重不适。

2 在冬、春季节，洗衣服、洗碗时不要用冷水，以免染上寒气。

3 一定不要登高和弯腰取物，更不要搬抬重东西。

4 洗衣服、擦地板等有可能压迫腹部，最好不要做太长时间，因为腹部过度受压，会压迫子宫，有可能损害胎儿或引起早产。

5 避免站得时间太久，做家务一段时间后要休息一会儿，不可太劳累。

小贴士

重物提不得

孕妈妈需要弯腰搬或提重物时，最好找身边的人代劳，因为弯腰用力不当的话，会造成下腹部用力、子宫肌肉收缩，增加腹压而导致流产。如果不小心碰撞到腹部，还可能导致出血或胎盘剥离。

孕妈妈个人护理

● 别让妊娠纹不请自来

在孕期，有些孕妈妈的大腿、腹部和乳房上会出现一些宽窄不同、长短不一的粉红色或紫红色的波浪状纹，即妊娠纹。妊娠纹是因为这些部位的脂肪和肌肉增加过快过多，导致皮肤弹性纤维因不堪牵拉而损伤或断裂而形成的。妊娠纹大概在孕5~6月时出现，90%的孕妈妈都会长妊娠纹。妊娠纹在产后颜色会变浅，有的甚至和皮肤颜色很接近，但很难消失，所以最好提前预防，使之尽量减少和减轻。

1 最根本的是控制体重的增长速度。孕中期、孕晚期每个月体重增长不要超过2千克，不要在某一个时期暴增，从而使皮肤在短时间内承受太大压力，出现过深的妊娠纹。

2 坚持锻炼身体。孕妈妈们可以坚持每天散步，或者做一些简单的瑜伽动作，通过消耗一定的脂肪避免体重增长过快，预防妊娠纹的出现。

3 使用专业托腹带，有效支撑腹部重力，减轻腹部皮肤的过度延展拉伸，从而减少腹部的妊娠纹。

4 从怀孕初期就坚持在容易出现妊娠纹的部位进行按摩，增加皮肤弹性。按摩用油可以是橄榄油、婴儿油。

5 坚持均衡的饮食营养，多吃一些富含胶原蛋白和弹性蛋白的食物，如猪皮、猪蹄、动物蹄筋和软骨等有助于增强皮肤弹性的食物。多吃一些富含维生素的水果和蔬菜。

● 乳房增大，内衣该换换了

孕妈妈的胸部在整个孕期持续增大，一般会增大1~2个罩杯。如果不及时更换胸罩，胸部血液循环会受到影响；同时乳腺受到压迫，也可能发生乳腺炎。

孕期更换胸罩不是普通胸罩大一点就好了，最好是专用产品。孕期乳房变大，不是向前隆起，而是乳房下部向两侧扩张，普通的胸罩满足不了要求。

什么时候换，需要看自己的感觉，感觉胸罩让自己不舒服了，就该换了。一般是在怀孕3~5个月、7~9个月时分别换一次大号的。

购买时，孕妈妈最好能亲自穿戴试用一下，感觉不松不紧为宜。可以选择能调节胸围大小的款式，试用时以最小尺寸适合为宜，这样方便以后胸部再增大后调整。另外，胸罩的肩带要宽，以免增加肩膀的压力；面料最好是柔软的棉质材料，吸汗透气；不能有衬垫，以免影响透气；胸罩的支撑性要足够好，以免胸部下垂或变形，最好是软钢托。最好一次购买2~3个，方便换洗。

在孕后期，可以选择哺乳型胸罩，这样产后就不需要另外购买了。

孕妈妈保健

● 孕妈妈生活与工作可兼得

孕期坚持工作，既要保证工作效率，又需照顾好身体，压力较大，凡事不要逞强，最好量力而行。

1 胜任不了现有工作要及时申请调整。不要因为害怕别人代替自己或以后回不了原岗位而逞强，胎宝宝和自己的身体比工作要重要得多。如果等到上司认为你不能胜任再调岗位就不太好了。

2 公私分明，尽量不要把工作带回家。有些很尽责的孕妈妈习惯把工作带回家继续做，在怀孕后尽量不要这样做，这会让自己的压力增大，最后可能工作和生活质量都下降。

3 恰当安排孕检，最好不影响工作。孕妈妈的孕检时间可以尽量安排在休息日。偶尔在工作日也没有关系，但一定要提前两天跟上司说明，方便安排工作。最好不要因为怀孕而给公司和同事增加太多的麻烦，这对自己以后的职场生活是很不利的。

● 打造良好的职业形象

绝大多数上班族女性在怀孕后还是要继续工作的，但是怀孕期间，你的工作会受到一定程度的影响，不过，你还是应该尽量保持你的职业形象。

怀孕的前3个月很重要。你会呕吐、没有食欲，人变得很情绪化。注意，尽量不要把这些带到单位，毕竟，怀孕是你一个人的事情，没有人会乐意听你喋喋不休地讲述你的每一次呕吐和每一种营养品。你的同事们和领导得知你有喜的消息，一定很替你开心，必然会对你多加照应，分配你较容易的工作，但是，千万不要拿怀孕当理由，使自己想当

然成为大家照顾的对象。当然，宝宝也非常重要，不要为了面子或晋升而硬撑着做些力所不及的工作，如搬运重物、加班等。

随着宝宝的成长，你的肚子也在长大。此时的你常感到疲劳、心不在焉。以前身轻如燕，现在步履蹒跚。这时的你也许仍期待自己能够精力充沛地工作。如果你想继续做一个上班族女性，不要太多地去抱怨怀孕辛苦，或与同事谈论你的每一次胎动。在你个人的工作区，可以尽情感受怀孕的感觉，做白日梦、触摸你隆起的腹部等，但在公共场合，特别是会议期间应避免做这些事情。如果同事问及你的情况并给你提供帮助，你可以与那些已经有了孩子的女同事交流一下自己的感受，大多能给你最好的鼓励和帮助。你要继续工作，就要尽量保持自己干练的形象，一身得体的上班族孕妇装会把你的形象衬托得更利落。

如果你希望休完产假归来，同事们还是那样热情地欢迎你，那么，从现在开始，在保证腹中宝宝健康的情况下，努力保持你的职业形象吧！

小贴士

孕妇职业装的选择要与个人工作以及职业环境相匹配，质地和花色最好与普通的职业装相一致。可选用色调明快、柔和、款式简洁大方的款式。如果上下装使用同一布料，都会产生套装的效果，比如衬衫、小洋装、套装等都可以与其他类型的孕妇衣服搭配，成为上班族孕妈妈的职业装。

💗 孕妈妈心理保健

测测自己是否有抑郁征兆

孕妈妈有时候会感觉自己心情不好，如果经常怀疑自己得了抑郁症，会无端增加压力，对健康不利。可以对照下面的情形自测一下：

> 健忘，注意力无法集中；
>
> 常常感到焦虑不安、迷茫，无法排解；
>
> 脾气暴躁，容易生气；
>
> 情绪低落，常常想哭；
>
> 情绪起伏大，喜怒无常；
>
> 非常容易疲劳，且疲倦感持续时间长；
>
> 睡眠质量差，醒后仍觉疲倦；
>
> 非常想吃东西或者食欲很差；
>
> 觉得生活没意思，对什么都提不起兴趣。

孕妈妈可以观察两周，如果在这期间有上述症状的四种以上，有可能是患了孕期抑郁症，需要调理治疗。如果其中有特别严重的，一定要重视，尽早去医院就医。

教你几招击退抑郁情绪

● 转移注意力

在发现自己情绪有些糟糕时，孕妈妈不要任由自己陷溺其中，要主动找些事情做，尽量让自己忙碌起来。实在没事情可做，看看书、听听音乐也可以，要记得选择那些轻松、平和、能抚慰情绪的图书和音乐。

● 倾诉压力

自己有烦恼不要憋在心里，可以跟丈夫、信赖的朋友或已经有过生育经验的长辈聊聊，把你的忧虑说出来，虽然有时候可能得不到什么有价值的帮助，但倾诉本身也能让自己轻松不少。如果不愿意跟别人说，可以通过写日记的形式将自己的情绪记下来。这样既可以发泄情绪，同时也是对自己的思维进行了一遍整理，方便发现问题，并敦促自己去改进。

● 寻求共鸣

可以跟同样怀孕的孕妈妈交流心得，或者参加一个怀孕学习班，跟与自己有相同特点的人在一起，能产生更多共鸣，同时找到支持。另外，也可以浏览育儿网站、育儿论坛等，学习交流也能减少焦虑感。

● 自我调节

说到底，情绪需要自己控制，否则外在的力量产生不了多大的作用。孕妈妈要经常告诫自己为了腹中的胎宝宝，不要生气。另外，心情烦躁时也可以做做运动发泄一下，或静静冥想一会儿，利用深呼吸使自己的情绪平复下来。

总之，缓解抑郁情绪需要孕妈妈有积极主动的态度。

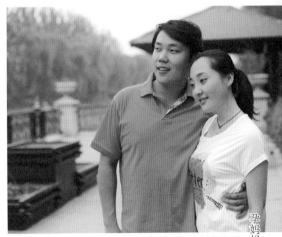

准爸爸抽时间多陪陪妻子，对妻子保持好心情很有帮助。

爱看恐怖片的孕妈妈需要暂时放弃这一爱好

怀孕后，对于爱玩的孕妈妈来说，可能会感到有点寂寞。有些孕妈妈总想去听一些比较热闹的演唱会，或喜欢去电影院看最新出的恐怖大片放松一下紧张的心情。这里要提醒孕妈妈们，这些爱好要暂时收一收了，尤其是恐怖片不要再看了。

刺激性节目或恐怖片给孕妇带来的视觉和听觉上刺激会通过高级神经反射，使孕妇的心率增快、血管收缩、血压升高、呼吸加速，增加流产和早产的发生率。同时，孕妈妈在孕期常看恐怖片，会影响胎宝宝的心理发育。所以，孕妈妈在孕期适宜看轻松而幽默的电视节目，或者可以多听一些曲调轻柔的童谣。

适合在孕期观赏的电影

怀孕后，孕妈妈可以和准爸爸一起看电影，不过最好不要到影院去，买影碟在家里看比较合适。因为影院人多，空气污浊，而且开场前、散场后声音嘈杂，电影音量也不能由自己控制，胎宝宝很容易受到不良影响。

表现美好感情的温馨电影和轻松快乐的轻喜剧比较适合孕期观赏；还有一些经典的动画片，也可以反复看。

推荐几部影片给孕妈妈：《罗马假日》《阿甘正传》《天使爱美丽》《天堂电影院》《101斑点狗》等经典的感人电影，还有《狮子王》《花木兰》《睡美人》《泰山》《风中奇缘》《冰河世纪》系列等经典动画影片，以及《憨豆先生》《宝贝计划》《拜见岳父》等轻松、幽默的喜剧电影。孕妈妈也可以自己去发掘好电影，只要是能让自己心情好、情绪积极的电影都是好电影。

选一张漂亮宝宝的图片贴在床头

看漂亮宝宝的照片时，你会觉得赏心悦目，心情愉快。这种好心情，自然会影响到胎宝宝。孕妈妈可以在卧室或床头挂上大幅漂亮宝宝的图片，也可以将你喜欢的各种大小的宝宝像或者有可爱宝宝的年画贴在床头。如果你能找到你和老公小时候的漂亮照片，不妨经常拿出来翻看，贴在床头也不错，这样，你就可以将它们当作是宝宝未来的样子，每天醒来或是睡前，都能与胎宝宝一起陶醉在这种美好的心情中。

孕期情绪变化大，准爸爸来帮忙

受孕激素的影响，孕妈妈有时会喜怒无常、无缘无故使些小性子、发些小脾气。这时准爸爸千万不要和她争吵，要尽量顺着她，多说些温柔的话语。生活中也要做到对妻子无微不至，让她心情好，也是在让宝宝心情好，建议做到以下几点：

1 和孕妈妈一起上医院、亲子中心。有了丈夫的陪同，孕妈妈会觉得自己受到了足够的重视，而且感受到了浓浓的爱意，心情自然就会好起来。

2 做家务，给妻子一个整洁的家。将家庭劳动，如洗衣服、做饭、拖地等都揽在自己身上，孕妈妈看着丈夫做家务的样子时，内心一定会有小感动，这对增进夫妻感情有很大益处。

3 每天讲一个睡前故事。孕妈妈可能会在睡觉时感到不适，这时如果给她讲一些有趣的故事或者小笑话，不仅能减轻她的不适感，还是提前温习语言孕期胎教的好方法。

❤ 孕妈妈运动保健

孕3月运动宜忌

此时孕妈妈可以进行一些安全、舒缓的运动,如果感觉身体不太好,孕妈妈也不要勉强运动。

✅ **宜:** 这段时间,动作还是要以舒缓为主,散步和孕妇瑜伽都是比较合适的。

❌ **忌:** 室外运动时,要选择合适的天气和理想的运动地点,天气太热、太冷都不适宜运动。早上人群拥挤,下午4~7点是大气污染相对严重的阶段,孕妈妈要避免在这段时间内外出锻炼。

练好孕妇瑜伽重在正确呼吸

正确的呼吸方式可以帮助孕妈妈改善内分泌,缓解精神压力,促进睡眠,对胎儿的顺利出生也非常有利。

在学习正确的呼吸之前,先躺下来让全身放松,仰卧时下巴朝上会引起颈椎的紧张,可以在头下放一个软垫。

首先,仔细观察自己的呼吸情况,看呼吸是否平稳有规律。

其次,双手轻放于腹部,鼻子吸气并有意识地让空气到达体内手下方的位置,让气流带动两手自然分开。注意不要移动手臂,而是让呼吸自然地引起双手的相互分离,进行10次有控制的深呼吸。

再次,用鼻子吸气和呼气,将双手稍往上移至乳房下方,双手中指相互接触,再进行10次深呼吸,有意识地让空气到达体内双手以下的位置。注意不要让手臂、手或肩膀产生任何紧张感。

最后,将双手移至乳房上方锁骨以下的位置。重复10次深呼吸,默记空气通过肺的各个部分时的感觉,然后以平常的方式呼吸10次以放松身体,手臂置于身体两侧,手心朝上。

孕早期不宜做运动的孕妈妈

有过先兆流产、流产史、双胎史、羊水过多、前置胎盘、阴道流血、腹部韧带松弛、子宫颈可能提前开口的孕妈妈。

患有心脏病,或是肾脏泌尿系统疾病的孕妈妈。

患有妊娠高血压疾病的孕妈妈。

怀了双胞胎的孕妈妈。

小贴士　　在运动期间,如果发现自己的阴道流出了水样物,或是发生出血,同时腹部也痛起来了,这些都属于流产的征兆,应立即停止运动,马上去医院请医生检查。

蝶式、猫式——孕期可常做的瑜伽体式

● 蝶式

锻炼作用：舒展髋部、骨盆和大腿内侧肌肉。

步骤：

1 上身直立坐，屈膝，两脚掌相对靠拢，两脚跟尽量靠近会阴部位。

3 身体慢慢向前屈伸下压，头部稍抬起，眼睛看向前方，留意呼吸顺畅，坚持30~60秒钟。

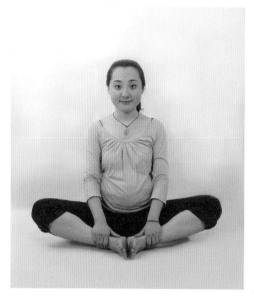

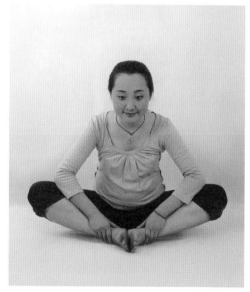

2 抬升胸骨并放松肩部，两膝如蝴蝶一样上下运动，向下运动时，两膝尽量靠近地面。

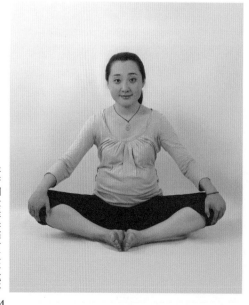

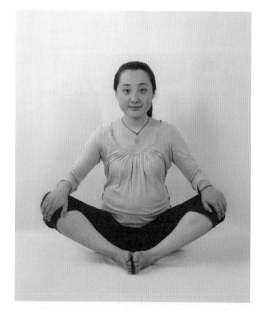

● 猫式

锻炼作用： 增加脊椎的灵活性，练习猫式还可以舒展拉伸肩部肌肉。做瑜伽时，膝盖下面要垫上软垫子，注意把握平衡，不要摔伤。

步骤：

1 四肢撑地跪在地面上，两臂垂直于两肩之下，手指打开，两手中指互相平行，双膝位于臀部正下方，两腿稍分开。

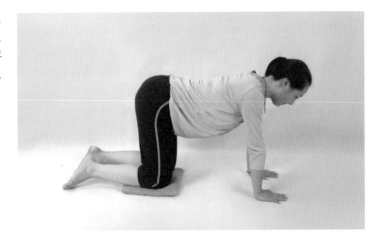

2 左腿向上抬起并向后伸直，左脚离地，脚尖朝下，左臀部放低，身体保持稳定后，举起右手臂，保持呼吸顺畅，不要屏息，尽量保持这个姿势以感觉舒适为限度。

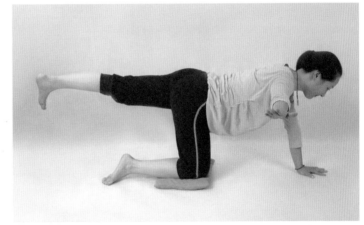

3 先收右手，再收左腿，恢复正常呼吸，换右腿和左手接着重复练习。

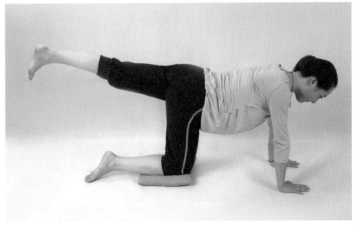

💜 孕期不适保健细节

孕妈妈缓解胃灼热有办法

孕妈妈胃灼热是激素变化间接引起的，有些孕妈妈整个孕期都存在胃灼热的情况，在孕晚期变得严重。缓解胃灼热，除了少量多餐外，还有以下的方法可以试试：

1 不吃大量流质食物，不在饭后立即躺下。流质食物容易反流，所以少吃为好。另外，饭后站立或走动至少半小时，可以加快食物通过胃部的速度，减轻胃负担。

2 躺下后，以手抱膝向右侧卧，这样可以把扩张的子宫拉离胃部，使食物顺利通过肠道，减轻胃负担。

3 避免食用高脂肪、油炸或辛辣食物。辛辣食物本身具有刺激性，而高脂肪和油炸食物不容易消化，因而在胃里的时间较长，容易引起胃灼热。

4 饭前喝些牛奶。牛奶会在胃里形成一层保护膜，保护胃部，减轻刺激，从而减轻胃灼热。

胃灼热的症状在分娩后会自然消失。

呕吐，孕妈妈这么做

孕妈妈在孕早期恶心很常见，但呕吐一般不会太严重，大部分是在早上出现。如果出现了以下这些情况，孕妈妈一定要注意补水，并及时向医生求助：

> 一天多次呕吐，每次呕吐都很严重，并且没有减轻的迹象；
>
> 小便的颜色加深，小便次数减少；
>
> 感觉皮肤干燥，尤其是眼睛和口腔；
>
> 感觉身体越来越疲倦，甚至虚弱；
>
> 超过 24 小时无法进食或喝水。

这里要提醒孕妈妈不要自行购买止吐药服用，安全性不高。

孕妈妈发热不能大意

孕早期，由于内分泌等原因，孕妈妈体温在 36~37℃ 的低热是正常的。但若是高于 37℃，就应该及时送医了。

怀孕期间，孕妈妈的抵抗力相较于常人较低，容易受到来自各方面病毒的感染，因此，预防病毒性发热很重要。建议孕妈妈不要去拥挤的场所，不接触发热患病的家属，保证充足的休息，日常饮食中保持营养均衡，切忌过于劳累。一旦发生长时间高热，孕妈妈不得擅自盲目用药，需征求医生意见决定是否继续妊娠，并尽快对症下药进行治疗。

如何面对恼人的尿频

怀孕的前 3 个月，孕妈妈特别容易尿频，主要是因为子宫慢慢变大，造成骨盆腔内器官相对位置的改变，膀胱承受的压力增加，使其容量减少，即便有很少的尿也会使孕妇产生尿意。到了第 4 个月，由于子宫出了骨盆腔进入腹腔中，膀胱所受压力减轻，症状会慢慢减缓。

● 应对尿频的小窍门

> 适当控制饮水量，孕妈妈应每隔 2 小时饮水 1 次，每日 8 次，每次 200 毫升，共 1600 毫升左右。可以白天适当多喝水，睡前减少饮水量，以免半夜频频起床。
>
> 随时排净小便。出门前、参加会议或活动前及自由活动期间应及时排净小便，学会"忙里偷闲"。
>
> 使用护垫，以防"突发事件"。
>
> 加强肌肉力量的锻炼。可做会阴肌肉收缩运动，如此不仅可收缩骨盆肌肉，以控制排尿，亦可减少生产时产道的撕裂伤。

腰痛时该怎么办

怀孕期间，孕妇身体会有各种不适，腰痛就是其中之一。腰痛一般发生在孕晚期，如果平时缺乏锻炼，孕早期和孕中期也容易腰痛。

引起孕妇腰痛的原因有很多，可能与保持某种体位过久有关（如脊柱前弯），也可能和背伸肌过度负荷、激素改变明显等有关。此外，孕妇仰卧位时，膨大的子宫压迫腰部和骶尾部，易引起下腰痛。

● 应对腰痛的小窍门

注意保护腰部：坐时，腰部尽量挺直，要整个臀部放在座位中心，后面可以垫一个柔软的靠垫。睡觉时最好取左侧卧位，双腿屈弯，也可以在两腿之间加个小靠枕以减轻腰部负担。

注意控制体重：避免增重太多而增加腰部负担，造成腰肌和韧带的损伤。

注意休息：做家务要适度，避免提重物、经常弯腰或久站久蹲。做饭时，为了不让腰部弯曲，使颈部疲劳，孕妈妈可以左手扶住操作台支撑住身体，用右手干活。

♥ 产检——给胎宝宝做保健

孕 3 月要做这些检查

● 血常规和血型检查

通过血常规检查，了解孕妇是否有贫血，白细胞是否正常。血型检查可以提前了解有无发生母婴 ABO 血型不合的可能。

● 尿液检查

在整个孕期，尿检是医生早期发现是否发生妊娠高血压疾病的方法之一，也是了解是否有尿路感染或肾盂肾炎的方法，还可以了解尿糖是否阳性。

● 量身高

医生将通过身高和体重的比例来估算孕妈妈的体重是否过重或过轻，以及盆骨大小。

● 测体重

通过孕妈妈的体重可以间接检测胎儿的成长。如果孕妈妈的体重增加过少，胎儿可能发育迟缓；如果孕妈妈的体重增加过多，容易产生巨大儿。

● 量血压

通过量血压可监测孕妈妈是否发生妊娠高血压疾病，正常血压值不应超过 130/190 毫米汞柱，或与基础血压（怀孕前的血压）相比增加不超过 30/15 毫米汞柱。

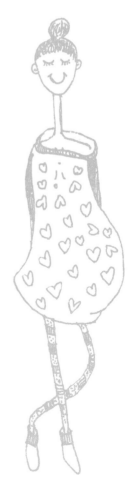

孕4月 (13~16周)
早孕反应消失，开始"好孕"了

💜 胎宝宝天天长

胎宝宝在成长——初识性别

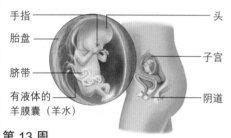

手指 / 头
胎盘 / 子宫
脐带 / 阴道
有液体的羊膜囊（羊水）

第 13 周

胎宝宝看上去更像一个漂亮的娃娃了，眼睛突出在头的额部，双眼之间距离在缩小，耳朵也已就位，嘴巴还能开开合合。他的身体在迅速成熟，腹部与母体连接的脐带开始成形，可以进行营养与代谢废物的交换。最初的骨骼已经开始出现，肋骨已经能够分辨出来。

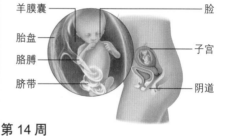

羊膜囊 / 脸
胎盘 / 子宫
胳膊 / 阴道
脐带

第 14 周

胎宝宝大约有 9 厘米长，大概相当于 1 个柠檬的大小，脖子比以前更加伸展，不再是紧紧地靠在胸前。他的手指和脚趾已完全成形，甚至手指上开始长出代表个人特征的指纹。骨骼仍在迅速发育，软骨已经成形。还有一个重要变化，就是胎宝宝的外生殖器已经基本成形，能够看出是男孩还是女孩了。

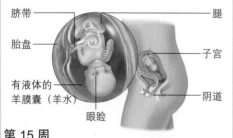

脐带 / 腿
胎盘 / 子宫
有液体的羊膜囊（羊水） / 阴道
眼睑

第 15 周

胎宝宝的身体部分开始长得比头部快，到本周末，他的胳膊会长得更长一些，使胳膊与身体的其他部分成比例。他开始长出非常细小的绒毛，他的肝脏和脾也开始工作了。胎宝宝的表情更加丰富，会斜眼、皱眉和做鬼脸了。

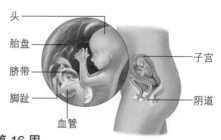

头 / 子宫
胎盘
脐带 / 阴道
脚趾
血管

第 16 周

胎宝宝的身长大约有 12 厘米，体重达到 110 克。他的神经系统开始工作，肌肉能够对大脑的刺激做出反应，因此动作显得协调起来。他还有一个了不起的进步——开始学会打嗝了。但是你听不到他打嗝的声音，这是因为他的气管里充满了羊水和不少空气。

孕妈妈的身体变化——喜悦的胎动

进入孕 4 月，大部分孕妈妈的孕吐症状自然消失，心情会变得舒畅许多，脸色会比以前看上去更红润、更漂亮。这个阶段胎宝宝的发育非常迅速，子宫已长到婴儿头大小，孕妈妈从外表看有点大肚子的情形了。原来合体的衣服会变得紧绷绷的，从外表看上去也更加成熟、丰满。在第 16 周时，就可以感到明显的胎动了。当然，由于个体差异，有些孕妈妈能感觉到胎动的时间稍晚些，甚至到第 20 周左右才能察觉，所以没有感觉也不必紧张。

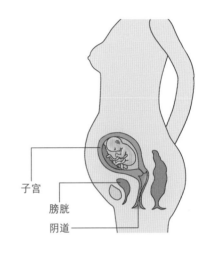

子宫

膀胱

阴道

孕 4 月保健重点

注意补碘，利于胎宝宝甲状腺发育

孕 14 周左右，胎宝宝的甲状腺开始起作用，自己制造激素。碘对甲状腺有着重要的调节作用，母体如果碘摄入不足，会导致胎宝宝的甲状腺功能低下、身体发育迟缓，还会影响他的中枢神经系统尤其是大脑的发育。所以孕妈妈要注意碘的摄入。

食用盐中一般都加入了碘，常人正常吃盐就可以补充足够量的碘，但是孕妈妈孕期不宜多吃盐，需要控制在每天 5 克以下，所以需要再吃些含碘比较丰富的食物。含碘比较丰富的食物一般都是海产品，如鱼类、贝类、海藻等，孕妈妈每周可以吃 2 次海产品。

另外提醒一点，碘遇热容易挥发，所以做菜最好在菜熟后，即将出锅时加盐。还有，碘如果过量，也会引起甲状腺功能减退，对身体同样存在危害，所以不建议服用碘制剂。而有些地区本身并不缺碘，也不需要额外补充，包括加碘盐，也不需食用。

注意口腔卫生，防治牙龈出血

怀孕以后，孕妈妈体内激素发生了变化，激素的变化会影响口腔黏膜，使之变薄变脆，所以孕妈妈很容易牙龈出血，需要勤漱口、勤刷牙，注意口腔卫生。

每次吃完东西及时漱口，可避免食物残渣发酵腐蚀牙齿和减少口腔细菌的繁殖。漱口水可以是清水，也可以是淡盐水或 2% 的小苏打水。另外，可以尝试用牙线清洁牙齿，牙线能清理到牙缝里的残渣，清洁效果比较好。

孕期使用的牙刷最好是软毛牙刷，以减少对牙龈的刺激。每次刷牙牙膏也不需要很多，一般占到刷头 1/3 或 1/4 即可。还有一点，牙膏清洁牙齿主要靠其中的摩擦颗粒，而不是泡沫，所以最好不要在刷牙前将牙刷蘸水，那样会降低摩擦颗粒的作用。

♥ 孕妈妈营养保健

孕中期的关键营养素

● 在孕中期需要特别关注补充以下营养素：

关键营养素	推荐摄入量	作用	补充方法
锌	每天 20 毫克	促进胎宝宝神经、大脑发育，增加分娩宫缩力量	食补，多吃牡蛎、肝脏、口蘑、芝麻等
碘	每天 175 微克	促进甲状腺发育，从而促进神经系统和大脑功能发育	用碘盐，多吃鱼类、贝类和海藻等海鲜，每周 2 次
钙	每天 1000 毫克	促进胎宝宝骨骼和牙齿发育、钙化	食补，服用钙剂，晒太阳
铁	每天 25 毫克	增强胎宝宝供氧，促进发育，预防贫血	食补，服用铁剂

孕中期饮食结构金字塔

● **少食多餐**

　　早孕反应严重的孕早期已经过去，这段时间多数孕妈妈胃口大开，每餐的食量可能会有所增加。但是随着孕期的进展，子宫增大移至腹腔会挤压胃部，饭后容易出现胃部胀满感。因此孕妈妈最好适当减少每餐的摄入量，以减轻消化系统的负担。可以用增加每日进餐次数来弥补每餐进食量的不足。

● **增加主食摄入**

　　也许你会认为改善孕中期饮食结构主要是多吃鱼、肉等动物性食物，其实动物性食物并不是经济有效的热能供给来源。孕中期是胎宝宝迅速增长的时期，孕妈妈需要大量的热能来满足胎宝宝的需求，这就需要通过增加主食的摄入量予以满足。充足的主食能够保证热能供给，节省蛋白质，保障胎宝宝和母体组织增长。

● **保证足量植物油**

　　孕中期胎宝宝机体和大脑发育速度加快，需要及时补充脂质和必需脂肪酸。这就需要增加烹调所用的植物油的量，如大豆油、花生油、橄榄油。另外，还可以适量吃一些花生、核桃、芝麻、葵花子等油脂含量较高的食物。

● **适量食用动物内脏**

　　处于孕中期的孕妈妈对铁、维生素 B_2、叶酸、维生素 A 等营养素的需求量明显增加，而动物内脏中不仅含有丰富的优质蛋白质，还含有某些维生素和矿物质。动物内脏包括肾、肝、心、肚等，其中以肝脏最佳。建议孕中期至少每周 1 次选食一定量的动物内脏。

孕妈妈饮食细节安排

● 进补不过量的秘密绝招

人们总是说孕期的饮食是"一人吃，两人补"，孕妈妈如果真按照这个原则进补，肯定是会营养过剩的。在孕期，要做到既补充了营养，又不会过量，需要孕妈妈做到以下几点。

定时定量进餐

一日三餐不定时，不仅容易使人发胖，还会导致身体不健康。所以，养成定时定量进餐的好习惯。

进餐顺序要正确

在吃饭时，应先喝水，再喝汤，再吃蔬菜，最后吃肉类和米饭。

减少在外就餐的次数

外面的快餐店的烹调方法常是高油、高盐、高糖，所以做出来的多是含高热量、高胆固醇的食物。所以要减少在外就餐的机会，尽量自己动手做菜，这样既卫生又能控制调味品的量，才能吃得更健康。

改变烹调方式

尽量用水煮、蒸、炖、凉拌、红烧、烫、烩的烹调方式，其中蒸的方式最健康。用以上烹调方式时，尽量不要再加油，可加适量的酱油。烹调时要少放糖、酒，少勾芡。

多吃绿色蔬菜

用餐时，要多吃蔬菜。因为蔬菜中的纤维素会让你有饱腹感，不容易发胖。带汤汁的菜肴，应将汤汁稍加沥干后再吃。

● 给胎宝宝大脑加点"油"

胎宝宝在胎儿期的大脑发育速度非常快，尤其是孕3～6月和孕7～9月，在这期间孕妈妈要注意补充营养。研究表明，胎儿期营养不良者，即使出生后营养状况得到了改善，其智力也无法与胎儿期营养状况良好的孩子相比。

除了蛋白质、脂肪、碳水化合物、维生素和矿物质等大脑与其他器官共同需要的营养素在这两个阶段需要均衡增加摄入之外，大脑发育还需要三种特别的营养素，孕妈妈可以了解一下，并适当补充。

DHA/EPA：婴儿大脑含60%脂肪，其中20%是ω-3脂肪酸（主要是DHA+EPA）。鱼类、海鲜、蛋黄、海藻等食物含有DHA。建议孕中期和孕晚期每天摄入100~150克鱼类和海鲜，1个鸡蛋和适量的海藻类（海带、紫

菜、裙带菜等）。在身体内，DHA还可以由亚麻酸转化而来。建议孕中期每天的膳食中应该有5～10毫升亚麻籽油或紫苏油。

GA：又叫神经节苷脂，能促进大脑神经细胞向外延伸更多的树突，有利于大脑细胞之间建立更多的突触，使大脑在记忆和认知过程中的电脉冲传递更快，信息储存的场地更宽裕，进而使感觉更灵敏，思维更敏捷，记忆的容量更大，记忆的时间更持久。吃一些海鱼、对虾或蛏子、牡蛎等含有GA的海产品，或喝一些含有神经节苷脂的孕妇奶粉。

小贴士

维生素 B_1 对于胎宝宝大脑发育有着举足轻重的作用，而且有助于完善眼神经系统的功能。富含维生素 B_1 的食物有小麦、鱼、肉等。

● 对胎宝宝大脑有害的营养和食物

含味精多的食物

医学研究表明，孕妇如果在妊娠后期经常吃味精会引起胎儿缺锌，周岁以内的孩子食用味精过多有引起脑细胞坏死的可能。世界卫生组织提出：成人每天摄入味精量不得超过 4 克，孕妇和周岁以内的孩子禁食味精。即使孩子大了也要尽量少给孩子吃含味精多的食物。

过咸食物

过咸食物不但会引起高血压、动脉硬化等疾病，而且还会损伤动脉血管，影响脑组织的血液供应，造成脑细胞的缺血缺氧，导致记忆力下降、智力迟钝。人体对食盐的需要量，成人每天在 6 克以下，儿童每天在 4 克以下。日常生活中孕妈妈应少吃含盐较多的食物，如咸菜、榨菜、咸肉、豆瓣酱等。

含过氧化脂质的食物

过氧化脂质会导致大脑早衰或痴呆，直接有损于大脑的发育。腊肉、熏鱼等曾经高温煎炸或长时间曝晒的食物中含有较多的过氧化脂质，孕妈妈应少吃。

含铝食物

经常给孩子吃含铝量高的食物，会造成记忆力下降、反应迟钝，甚至导致痴呆。所以，怀孕期间最好不要吃油条、油饼等含铝量高的食物。

含铅食物

医学研究表明，铅会杀死脑细胞，损伤大脑。爆米花、松花蛋、啤酒等含铅较多，孕妈妈应少吃。

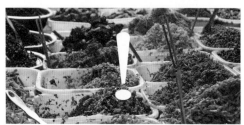

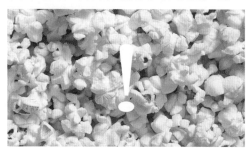

● 几种粗细搭配的经典饮食方案

　　粗细搭配可以均衡饮食结构，丰富食物营养，而且能够使粗粮更美味。以下几种经典的粗细搭配方法，孕妈妈都可以参考制作。

二米粥

将 50 克糙米洗净，加清水浸泡 3～4 小时，放入锅中，加 150 毫升水，煮开；再将 20 克糯米洗净，加入锅中一起煮至黏稠即可。

二米饭

将 50 克大米、50 克小米洗净，加入 150 毫升水，浸泡 20 分钟后，放入电饭煲中，如平时煮米饭一般煮熟即可。

绿豆粥

将 20 克绿豆洗净后用清水浸泡 1 小时，与 50 克大米一起放入锅中煮成粥即可。

黄豆玉米糊

黄豆和玉米粒一起洗净，放入食品粉碎机打成粉，加适量水煮成糊，加些糖即可食用。

牛奶麦片粥

用开水将即食麦片泡成糊，然后加入牛奶搅拌均匀即可食用。

玉米菜团子

将各种蔬菜切碎，加入适量玉米粉，加水和少量盐和成面团，分成均匀的几份，放入蒸锅蒸熟即可食用。

● **自制鲜榨果蔬汁，营养又通便**

自制果蔬汁既营养又好消化，而且比市场上卖的果汁干净、便宜。孕妈妈不妨在家里试着制作一些果蔬汁来饮用。

番茄胡萝卜汁

原料：番茄 1 个，胡萝卜半根。

做法：1. 番茄洗净，切成小块；胡萝卜洗净，切成小丁。

2. 将番茄块和胡萝卜丁一同放入榨汁机中，倒入适量的凉开水，搅拌成汁即可。

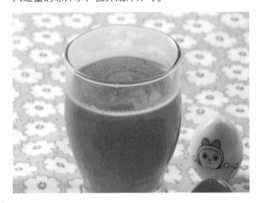

黄瓜猕猴桃汁

原料：猕猴桃 1 个，黄瓜半根，蜂蜜适量。

做法：1. 猕猴桃去皮切成块；黄瓜洗净切成丁。

2. 将猕猴桃块和黄瓜丁一同放入榨汁机中，倒入适量的凉开水，搅拌成汁。

3. 将搅拌好的汁液倒入杯中，调入蜂蜜即可。

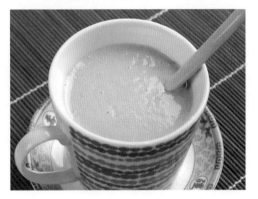

柚子香橙蜜汁

原料：柚子半个，香橙 2 个，蜂蜜适量。

做法 1. 将香橙洗净，去皮去核，切成小块备用。

2. 将柚子去核和皮，切成小块备用。

3. 将柚子和香橙放入果汁机中，加入冷开水，榨汁后倒入杯中，加入蜂蜜饮用。

火龙果雪梨汁

原料：火龙果半个，雪梨 1 个，蜂蜜适量。

做法：1. 先把开水放凉。

2. 把火龙果和梨子切成小块。

3. 把果肉和水一起放进搅拌机里。

4. 搅拌好后加点蜂蜜味道更好。

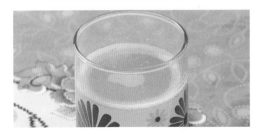

芹菜苹果汁

原料：芹菜 300 克，苹果 1 个。

做法：1. 芹菜洗净，入沸水中焯烫，捞出后切成 2 厘米左右的小段；苹果洗净，切成小块。

2. 将芹菜段和苹果块一同放入榨汁机中，加入少量凉白开，搅拌成汁即可。

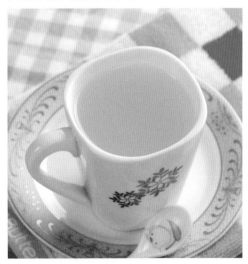

吃工作餐要"挑三拣四"

工作餐是为普通人设计的，不可能对你进行特殊照顾。因此，孕妈妈在拿到工作餐时要秉持"挑三拣四"的原则对其进行筛选，丢弃以下对孕期不利的食物。

● 油腻的食物

油炸类食物在制作过程中常使用多次炸制的回锅油，这种反复沸腾的油中含有二噁英等有害物质。而且油腻的食物不易消化，会加重早孕反应的症状，如肥肉、炸鸡翅等油炸品。

● 刺激性食物

刺激性食物容易刺激胃黏膜，加重怀孕末期的胃灼热感，如辣椒、咖喱、芥末等。

● 生冷食物

如生鱼片、生肉等，容易感染弓形虫等疾病。而且，太多的冷刺激会使口腔、咽喉、气管等部位的抵抗力下降，诱发上呼吸道感染。

● 过度加工的食物

加工食品往往添加了大量的盐和糖，对健康不利，如酸菜、咸菜等。

● 浓茶和含咖啡因的饮料

浓茶中的单宁酸会与铁结合，降低铁的正常吸收率，易造成缺铁性贫血。可乐等含咖啡因的饮料会通过胎盘影响胎宝宝心跳及呼吸。

上班族孕妈妈如何挑选办公室零食

对于需要及时补充营养的上班族孕妈妈来说，是一个不错的选择。下面这些营养丰富、低糖、低热量、高膳食纤维的食物，比较适合孕妈妈作为办公室零食，不仅能及时补充能量，还有利于更好地工作。

● 红枣

红枣富含蛋白质、脂肪、钙、磷、铁、胡萝卜素、维生素C及B族维生素等多种营养成分，具有补血安神、补中益气、养胃健脾等功效，还能防治妊娠高血压。

● 板栗

板栗富含蛋白质、脂肪、碳水化合物、钙、磷、铁、锌、B族维生素等多种营养成分，孕妈妈常吃板栗既可以健身壮骨，利于胎儿的健康发育，又可以消除自身的疲劳。

● 花生

花生味道香甜，有和胃、健脾、润肺、化痰、养气之功效。花生所含的不饱和脂肪酸远比动物油多。另外，花生中的糖、钙、磷、卵磷脂、胆碱以及维生素A、B族维生素、维生素E、维生素K等的含量也很丰富。孕妈妈每天吃一点儿花生可以预防产后缺乳，但花生脂肪含量较多，食用要适量，不可过多。

另外，孕妈妈可以在办公桌放些新鲜水果（橘子、香蕉、葡萄、樱桃等）、麦片饼干、苏打饼干、水果干和坚果或蔬菜零食。

孕中期饮食宜忌

● 孕中期宜吃的食物

乌鸡	补血益阴，退热除烦
猪肉	营养丰富，改善缺铁性贫血
羊肉	益气补虚，温脾暖肾，补肾壮阳
带鱼	暖胃，补虚，泽肤，降低胆固醇，补益五脏
胖头鱼	健脑益智，增强记忆力，促进胎儿大脑发育，润泽皮肤
鸡蛋	改善贫血症状，保护肝脏，增强机体的代谢功能和免疫功能
西红柿	扩张血管，增加血管弹性，降血压，辅助治疗贫血
白菜	清热，利尿，消水肿
芹菜	帮助消化，预防妊娠高血压疾病
黄瓜	促进食欲，调节消化系统，利尿，缓解孕期水肿症状
木瓜	健脾，消食，润肺
莴笋	促进排尿，维持水平衡，有利于胎儿的生长发育
竹笋	清热化痰，利水消肿，润肠通便，改善水肿、便秘等妊娠症状
糯米	缓解妊娠后腰腹坠胀，御寒，滋补
红薯	补虚乏、益气力、健脾胃、强肾阴，预防孕期便秘
大枣	益气养血，预防妊娠高血压
豌豆	和中益气，利尿，通乳消涨
黑豆	补肾益精，解表清热，滋养止汗，缓解各种妊娠不适

● 孕中期忌吃的食物

螃蟹	极度寒凉，体质虚弱的孕妇食用则可能导致流产，尤其是蟹爪有明显的堕胎作用
咸鱼	含有大量有害物质，并能通过胎盘对胎儿产生作用
果脯	含有大量的人造色素和防腐剂，会损害母体和胎儿的健康
油条	其中的明矾含铝会通过胎盘侵入胎儿大脑，造成大脑发育障碍
芥末	会导致便秘，引起腹压增大，造成胎动不安、胎儿发育畸形，易导致羊水早破、自然流产、早产等
冷饮	胎儿对冷的刺激十分敏感，过多饮用冷饮会使胎儿躁动不安

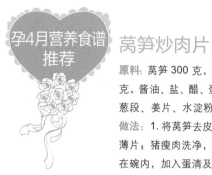

莴笋炒肉片

原料：莴笋 300 克，猪瘦肉 150 克，酱油、盐、醋、蛋清、淀粉、葱段、姜片、水淀粉各适量。

做法：1. 将莴笋去皮洗净，切成薄片；猪瘦肉洗净，切片，盛放在碗内，加入蛋清及部分盐、酱油拌匀，然后加适量水淀粉抓匀上浆。

2. 锅中放油烧热，爆香葱段和姜片，再加入猪瘦肉片翻炒。

3. 放入莴笋片，加入醋及剩余盐、酱油一起翻炒，快熟时加少许水淀粉勾芡，翻炒均匀即可。

功效：莴笋和猪肉同炒不仅可促进莴笋中铁的吸收，而且提供人体生长发育必需的优质蛋白、脂肪。

小提示：莴笋要后放，烹炒时间不宜过长，否则不爽脆。

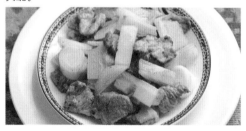

紫菜豆腐羹

原料：豆腐 300 克，紫菜 40 克，西红柿 1 个，小米面 50 克，盐适量。

做法：1. 紫菜洗净，沥干；豆腐、西红柿洗净，切丁。

2. 油烧热，放西红柿略炒，加清水烧沸，加豆腐丁和紫菜。

3. 小米面加水调成糊，入锅边煮边搅，最后加盐调味即可。

功效：豆腐含丰富的钙质，紫菜等海藻食物含丰富的碘质，可帮助骨骼生长。

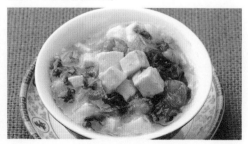

香菇鸡片

原料：香菇 150 克，鸡肉 250 克，淀粉 10 克，生抽 5 克，盐 3 克，骨头汤适量。

做法：1. 香菇洗净，去蒂，切片；鸡肉切片，用淀粉、生抽、盐拌匀腌 10 分钟。

2. 锅置火上，倒油烧热，放入鸡肉炒至变色，盛出。

3. 另起锅加入少许油烧热，放入香菇片翻炒，炒软后放少许骨头汤烧开，放少许盐调味，倒入炒好的鸡片，再次翻炒，大火收一下汁即可。

功效：鸡肉是优质蛋白，香菇是菌类，香气十足的香菇配上滑嫩的鸡肉，同时满足你的味觉和营养需求。

小提示：若用干香菇，最好先用温水泡发以释放出鲜味，忌冷水浸泡。

鸡蛋炒蒜苗

原料：鸡蛋 2 个，蒜苗 50 克，盐适量。

做法：1. 蒜苗洗净，切成 3 厘米长的段；鸡蛋打入碗内，加盐搅匀。

2. 锅中放油烧热，将鸡蛋倒入锅内，炒散盛出。

3. 再加少许油入锅中烧热，放入蒜苗段翻炒，加适量盐，放入炒好的鸡蛋，翻炒均匀盛盘即成。

功效：有补心、益气、安五脏的作用，孕妇常食可增强记忆，减少疲劳，利于胎儿大脑发育。

小提示：鸡蛋入油锅炒散即可，不可炒太长时间，以免营养流失。

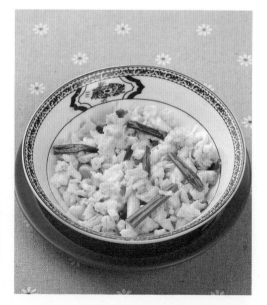

猪肚萝卜汤

原料：猪肚 400 克，白萝卜 60 克，胡萝卜 50 克，鸡腿肉 200 克，酸菜 30 克，白菜叶 20 克，盐 3 克，葱丝 5 克，姜末 10 克，清汤 400 克。

做法：1. 猪肚用盐或面粉反复搓揉，去掉腥味，放入沸水锅内焯一下后，再冲洗干净，切成小块。

2. 将白萝卜、胡萝卜和鸡肉均切成 3 厘米的丁状，用滚水烫过；酸菜洗净，沥干后切丝。

3. 将鸡肉、猪肚、白萝卜丁、胡萝卜丁、姜末、葱丝、清汤倒入锅内，用慢火煮 1 小时，然后放入酸菜和盐，用中火煮 10 分钟，放入白菜叶略煮即成。

功效：这道汤能增加食欲，帮助消化，减缓呕吐等早孕反应症状。

小提示：先用清水将猪肚冲洗干净，再用少量花生油浸润，然后用手反复揉搓十多分钟可去除污物和腥味。

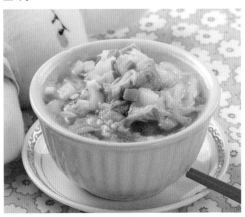

清蒸大虾

原料：大虾 500 克，姜 1 块，葱 3 段，料酒、盐、花椒、醋、酱油、香油各适量。

做法：1. 大虾洗净，剁去脚、须，择除沙线和虾脑，切成四段。

2. 葱切条，姜一半切片，一半切末。将大虾摆入盘内，加入料酒、葱条、姜片、花椒，上笼蒸 10 分钟左右，取出。

3. 拣去葱、姜、花椒装盘，用醋、酱油、姜末和香油对成汁，供蘸食。

功效：大虾含有丰富的优质蛋白质、维生素 A、维生素 B_1、维生素 B_2、烟酸及多种矿物质，营养丰富，能补肾健胃，有利胎宝宝的生长发育。

鸭块白菜

原料：鸭肉 100 克，白菜 150 克，盐 3 克，姜片 5 克。

做法：1. 将鸭肉洗净切成块，加水略没过鸭块，煮沸去浮沫，加入姜片，用文火炖酥。

2. 将白菜洗净，切成 4 厘米长的段，待鸭块煮至八成烂时，将白菜段倒入，一起煮烂，加入盐即成。

功效：鸭肉有滋阴养胃、利水消肿等功效。孕妇吃此菜能增强身体的免疫功能，从而增强抗病能力。

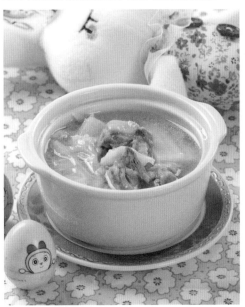

姜葱炒生蚝

原料：鲜生蚝 500 克，姜丝 50 克，葱段 5 克，干豆豉 20 克，盐适量。

做法：1. 把生蚝去壳洗净干净，放入滚水中略焯，捞起沥干水备用。

2. 锅中放油烧热，放入姜丝、葱段和干豆豉爆香，放入生蚝爆炒，加入少量水，盖上锅盖，焖约 3 分钟，打开锅盖，放入盐，炒匀起锅即可。

功效：生蚝含 18 种氨基酸、B 族维生素、牛磺酸和钙、磷、铁、锌等营养成分，常吃可以提高机体免疫力。

小提示：脾虚的孕妈妈不宜食用生蚝。

♥ 生活保健从点滴做起

孕妈妈居家保健细节

● 夏季驱蚊灭蚊有秒招

春天，孕妈妈除了要应对难耐的高温，还会面临蚊子叮咬的痛痒。在孕期，孕妈妈驱蚊灭蚊需要考虑腹中宝宝的安全，蚊香、风油精中的驱蚊成分可能会对孕妇和胎宝宝有不利的影响，所以不要使用。

对孕妈妈来说，驱蚊最安全的方法是使用蚊帐，或用透光的橘红色玻璃纸套在灯泡上，开灯后蚊子会惧怕橘红色光线而逃离。孕妈妈被蚊子叮咬后，可抹一点苯海拉明药膏或炉甘石药膏，一般次日可消肿。

安全灭蚊的方法有多种，使用灭蚊灯，将灭蚊灯摆在高于膝盖的地方，但离地面不要超过180厘米，使用灭蚊灯时要将室内其他光源都关掉，不然会影响灭蚊效果。在空酒瓶中装10毫升糖水溶液，轻摇几下使瓶子内壁沾上糖液，分别摆放在蚊虫活跃处，可诱使蚊子进入瓶内被粘死，还可以使用吸尘器，每晚睡觉前将吸尘器对准床底、屋角等蚊子爱聚集的地方吸尘，可将大部分蚊子吸入吸尘器内。

● 与电器保持安全距离

研究表明，各种电器都会产生不同程度的电磁辐射，但并非所有的电磁辐射都会对人体产生危害。不论是孕妇还是普通人，只要与家电保持一定的安全距离，就不会对人体产生负面影响。

手机，3~4厘米就好

由于现在发射站密集，手机的发射功率和辐射强度比以前降低了不少，接电话时与身体保持3~4厘米，一般就不会超标。但手机在未接通、接通瞬间及充电时，释放的电磁辐射是平时的几倍甚至数百倍，因此最好在手机响过一两秒后再接听电话；充电时则不要接听电话；最好使用分离式耳机。

电磁炉、电视机、电脑，20~50厘米

电磁炉磁场强度相对较高，最好购买磁感强度比较低的知名品牌产品。炒菜时，尽量保持20厘米以上距离。液晶电视和笔记本电脑辐射相对较小，只需与液晶电视保持半米距离，与笔记本电脑保持10~20厘米即可，但台式电脑主机的后面、侧面辐射较大，最好不要敞开机箱使用。

吸尘器、加湿器，70厘米以上

吸尘器、加湿器在使用时要远离身体。实验表明，与吸尘器最好保持70厘米以上距离，加湿器1米以上距离，辐射量最小。

● 怎么使用空调和电扇

在炎热的夏季，孕妈妈出汗很多，常需要借助电风扇纳凉，或开空调降温。这是必要的，但要注意适当使用：电风扇不能久吹不停，空调不宜温度过低、时间过长。

使用空调时，温度最好设在27℃，内外温差以不超过5℃为宜。隔上两个小时要关机开窗，通风换气。

如果是使用电风扇纳凉，要注意：使用的时间不可过长，以30~60分钟为宜；电扇转速不要太快，不宜直吹人体；也不要距离太近，吹一段时间后，应调换一个风扇的位置，或变换一下方位。尤其要注意，不要开着电扇睡觉，实在气温过高，也只能摇头微风，并定时控制。

如果孕妇用电风扇久吹不停，或空调温度设定过低、时间过长，就会出现头晕头痛、疲乏无力、饮食下降等不适反应。孕妇出汗多时，更不能马上吹电风扇或直吹空调，因为这时全身皮肤毛孔疏松，汗腺大开，邪风极易乘虚而入，轻者伤风感冒，重者高热不退，给孕妇和胎儿的健康造成危害。

● 和胎宝宝一起睡个好觉

随着胎动越来越明显，有不少孕妈妈出现了难以入睡的状况。之所以会这样，很可能是你的睡姿和胎宝宝的睡姿不一致造成的。因为孕妈妈入睡的时候，腹中的胎儿也会跟着入睡。这时孕妈妈不妨根据孩子的睡姿来调整一下自己的睡姿，标准就是以腹部感觉非常舒服为原则，可以不局限于右侧卧睡姿。不过需要注意的是，即便是选择左侧卧也尽量不要压迫到心脏，更不要趴着睡。

一般情况下，只要孕妈妈在睡姿上多注意，再加上怀孕后就会越来越嗜睡，孕妈妈的睡眠质量就会越来越高，胎宝宝也可以睡个好觉了。

● 甜蜜性生活可以继续了

这一时期胎宝宝已经在子宫中稳固地"安营扎寨"，子宫中有胎盘和羊水作为屏障，可以缓冲外界的刺激，使胎宝宝得到有效的保护，比较不容易流产。由于激素的作用，这个时期的阴道会变得湿润，对性刺激也会更加敏感，更容易达到高潮，只要身体允许，就不要拒绝准爸爸的要求。性生活带来的一定程度的子宫收缩对胎宝宝也是一种锻炼。和谐的孕期性生活，可以让你心情愉快、情绪饱满，也有利于胎宝宝的生长发育。

国内外的研究表明：孕期夫妻感情和睦恩爱，孕妇心情愉悦，能有效促进胎儿的生长和发育，生下来的孩子反应敏捷，语言发育而且身体健康。但性生活也不是多多益善，须合理安排，对性交姿势与频率要加以注意，避免对胎儿产生不良影响。

● 说一说孕期的性爱姿势

怀孕期间，是夫妇二人探索和体验不同性爱体位的一个机会，可以尝试和体验适宜孕期的体位，但要记住一点：选择不压迫腹部的体位。一般来说，下面这些姿势适合孕妈妈准爸爸采取：

女方在上

女方跨坐在男方的身上，这样可以使女方掌控深度和角度，而且这种体位也不会压挤到孕妇的腹部。

侧卧位

男方躺在女方的体侧，从后面进入。

后侧位

男方跪在女方的身后，女方跪着，双臂撑地。这种体位对孕妇的腹部不会产生压迫。

传统姿势

如果采用男上女下的姿势，要让在上面的准爸爸伸开胳膊支撑身体，不要压迫孕妇的腹部。

小贴士

孕期性生活注意事项

1. 控制次数和时间。每周 1~2 次，每次最好不要超过 10 分钟。

2. 注意个人卫生。尤其是准爸爸，一定充分清洁双手和生殖器，以免使孕妈妈发生细菌感染。

3. 准爸爸的动作一定要温柔，不要压迫孕妈妈的腹部，前戏不能太激烈，还要避免过度刺激孕妈妈的乳房和阴道。

4. 不要勉强。在性爱的过程中，如果孕妈妈感到疼痛，就要暂停，等到肿胀感消失后再继续，但如果还是感到疼痛，就应停止，不可勉强为之。

孕妈妈个人护理

● 孕妈妈的美丽秘籍

用已经习惯的化妆产品

为防止皮肤对化妆品过敏，孕期最好不用新的化妆品。夏季为避免阳光对皮肤的直射，应选用专门为孕妇设计的护肤品。

适当控制体重增长的速度

孕期要多吃富含维生素 C 的食物，如柑橘、草莓、蔬菜等，还可以多吃富含维生素 B_6 的牛奶及其制品。

保证充足的睡眠

良好的精神状态对孕妈妈的外在形象也有很大影响。

大胆自信地秀出你的线条来

不要试图用那些宽松的衣服来掩饰自己日渐隆起的腹部，这个时候，你的体形有一种特有的雍容优雅，为什么不让它自然地显现出来呢？

保持自己的风格

除了低胸衣配迷你裙和太尖太细的高跟鞋外，简洁的职业套装、轻盈的连衣裙、舒适的中跟鞋，甚至是弹性良好的低腰裤，喜欢穿什么就穿吧，只要它不会伤害你和你的宝宝。

● 孕妈妈穿鞋有讲究

多数孕妈妈在怀孕 3 个月左右，脚趾或脚掌会出现不同程度的水肿，由于孕期胎儿在不断生长，孕妈妈体重也逐渐增加，整个脚掌会承受更大的负荷，走起路来更需要掌握身体平衡。这时如果穿一双不合脚的鞋会使孕妇感到疲惫，从而影响腹中胎儿的发育。因此，孕妈妈在怀孕期间穿鞋要讲究。

选择柔软而有弹性的坡跟鞋

怀孕使准妈妈的身体重心向前移，穿高跟鞋会增加孕妇腰和脚的负担，加剧孕妇的腰痛。而穿平底鞋反而更难行走，站立或行走过久会引起脚跟痛。这时选择柔软而又弹性的坡跟鞋，鞋后跟的高度 2~3 厘米最为合适。

选择比自己双脚稍大一点的鞋

双脚水肿比较严重的孕妇，要选择比自己双脚稍大一点的鞋，但也不要过于宽松，以防走路时不跟脚。另外穿的鞋应有防滑性，宜选用防滑材料做的鞋底的，以防走路时跌跤。

选择透气材质的鞋

真皮的最好，因为真皮的材质具有弹性，会越穿越合脚，而其吸汗透气的材质也能避免足部的闷热，特别是怕热易流汗的孕妈妈。

选择容易穿脱的鞋

孕妈妈弯腰系鞋带不方便，应该穿容易穿脱的轻便鞋。

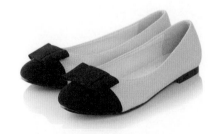

● 胃口大开，注意口腔卫生

进入孕中期，胎宝宝各系统功能加强、骨骼骨化，营养需求量加大；而孕妈妈的乳房、子宫也逐渐增大，各个系统、器官功能增强，基础代谢增加，所以孕妈妈会胃口大开。这段时间还不需担心体重超标，孕妈妈可以想吃多少就吃多少，但是要注意吃得营养、吃得健康。因为从孕中期开始，母体内需要储存一些能量、蛋白质、脂肪、钙、铁等营养素，所以食物的营养性还是必须讲究的。

这个阶段，由于内分泌的改变，对雌激素需求的增加，孕妈妈牙龈多有充血或出血，同时由于饮食结构不当，身体慵懒不愿运动，没有及时刷牙等都有可能引发牙周炎。有资料显示，在发生流产、早产的孕妇中，牙周炎的发病率很高。所以，这段时间一定要注意口腔卫生。

为了身体健康，孕妈妈要做到餐后漱口，早晚用温水刷牙；另外，还可用些清洁、有消毒作用的含漱剂，在漱口或刷牙后含漱，每次 15 毫升左右，含 1~1.5 分钟，每日 3~5 次。含漱后 15~30 分钟内勿再漱口或饮食，以充分发挥药液的清洁、消炎作用。

● 保护好宝宝的"粮袋"

从孕中期开始，乳腺真正发达起来，这时对乳房进行规律合理的保养，有利于产后的哺乳和恢复。保养好了乳房，才能保护好宝宝珍贵的"粮袋"。

佩戴合适的胸罩

孕期你的乳房会变得前所未有的丰满，过小、过紧的胸罩会妨碍乳房的充分发育，过大的胸罩又起不到承托乳房的作用，因此要选择合适的胸罩来保护增大的乳房，以防日后乳房下垂或乳腺发炎。

清洁乳房，呵护乳头

经常用温水擦洗整个乳房，并将乳晕和乳头的皮肤褶皱处擦洗干净。如果乳头上黏附有硬痂样的东西，不要强行搓洗去除，要先在上边涂抹植物油（豆油、花生油或橄榄油），待硬痂变软溶解后，再用柔软干净的毛巾轻轻擦掉。擦洗干净后，在乳房及乳头上涂抹润肤乳，防止干燥皲裂。

千万不要用香皂洗乳房，碱性清洁用品会洗去乳房上的角质层和油脂，使乳房表皮干燥、肿胀，不利于乳房的保健。

坚持按摩乳房

用合理的手法对乳房进行规律的按摩，可以促进乳房的血液循环，提高乳房和乳头的耐受性，使分娩后排乳通畅。乳房按摩可以在每天洗澡后或睡觉前进行。

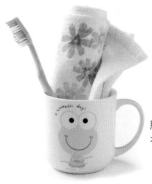

孕中期要注意口腔卫生，早晚刷牙，可有效预防牙周炎。

小贴士

还可以使用不含蔗糖的口香糖清洁牙齿，如木糖醇口香糖。木糖醇是一种从白桦树或橡树中提取的甜味剂，不含蔗糖，因此不易引起蛀牙。这种口香糖具有促进唾液分泌、减轻口腔酸化、抑制细菌和清洁牙齿的作用，如果能在餐后和睡觉前咀嚼一片，每次咀嚼至少 5 分钟，可以使蛀牙的发生率减少 70% 左右。

孕妈妈保健

夫妻一起参加孕期知识培训

孕妇学习班在孕早期一般会为你讲解孕期的保健、营养和服药知识，以及如何预防感冒等小疾病、监测胎动、识别先兆流产等知识；在孕晚期开始讲解如何照顾新生儿、母乳喂养等知识。你在那里可以学到不少实用的孕产知识，让你对整个孕期有一个系统的把握，避免走一些弯路。你还可以和其他孕妈相互交流经验，这样能在一定程度上消除自己的恐惧感和孤独感。如果有足够的时间，还可以阅读一些孕产类图书，让自己的孕期生活过得充实而从容。

别以为孕妇学习班只是孕妈妈的专利，准爸爸也可以上，而且还很有必要。准爸爸可以在孕妈妈去上学习班时陪同前往，看看其他孕妈妈的情况或者和在外等候的其他准爸爸交流一下，对更好地照护孕妈妈很有帮助。如果你所报的孕妇班有专门针对准爸爸开设的课程，那就再好不过了。

小贴士　许多孕妇培训班都会要求准爸爸也听几次课，这是一个不错的安排，可以让准爸爸一起学习孕产知识，以便更好、更专业地照顾孕妈妈。

关于生育保险你知道多少

什么是生育保险

生育保险是国家通过社会保险立法，对生育职工给予经济、物质等方面帮助的一项社会政策。国家通过向生育女职工提供生育津贴、产假以及医疗服务等方面的待遇，保障她们因生育而暂时丧失劳动能力时的基本经济收入和医疗保健，帮助她们恢复劳动能力，重返工作岗位。生育保险及其相关规定体现了国家和社会对女性在生育这一特殊时期的支持和爱护。

参加生育保险可享受的待遇

1 怀孕期间和分娩时所需的检查费、接生费、住院费、药费及出院后因生育引起的疾病的医疗费由生育保险基金支付，超出规定的医疗服务费和药费由本人承担。

2 产假期间的工资、奖金及福利等待遇，由所在单位照发；社保中心按照你的缴费基数，将生育津贴发放给你。

生育保险的申领

如果你符合计划生育政策，属于计划内怀孕，就可以携带以下证件或资料到就近的社保中心申领生育保险。

1 你的身份证原件及复印件。

2 你和准爸爸的结婚证原件及复印件。

3 你和准爸爸的户口簿（集体户口的，携带户籍所在地公安部门出具的户籍证明）或《独生子女证》或《独生子女光荣证》原件及复印件。

4 医疗机构出具的《生育医学证明》原件及复印件。

5 带有转账功能的实名制活期存折原件及复印件。

如果你所在的单位负责交纳生育保险，你就不需要自己到社保中心申请了，会有专人负责办理生育保险的申领和报销等相关事宜，有什么具体问题你直接找相关负责人就可以。

💜 孕妈妈心理保健

转移注意力，消灭"致畸"幻想

"致畸"幻想大多在怀孕中期出现，一般比较敏感、疑虑较重的孕妈妈容易出现这种心理。此外，在产检中有时候会出现一些误差，认为胎宝宝存在畸形危险，这就会让孕妈妈想得过多，给孕妈妈增加了心理压力，容易诱发"致畸"幻想。

如果发现自己有"致畸"幻想的倾向，孕妈妈要及时调整，不要让自己沉溺其中，以免心理压力太重，对胎宝宝的发育不利。另外，孕妈妈可以试着转移注意力，如看看墙上挂着的宝宝图片，想想将来怎么打扮孩子，或者提早计划一下如何休产假等。另外，想想诸如"今天晚上吃什么"之类琐碎的事或问题也可以把自己从不良情绪中解脱出来。

在这个特殊时期，准爸爸要多陪陪孕妈妈，和她一起看看电影、给她讲个笑话……总之，尽量减少让她独处的机会，转移她的注意力。另外，让她多看一些电视、书刊或现实中健康、活泼、可爱的儿童形象，对她树立积极的心态也有帮助。

巧妙利用色彩调节孕期情绪

不同的色彩对人的精神和情绪有不同的影响，奇怪的色彩就像噪声，会让人感到烦躁不安，协调的颜色赏心悦目，让人感觉很舒服。一般来说，红色令人激动、兴奋，黄色使人感到温暖，蓝色让人平静，绿色让人清爽。

适合孕妈妈的颜色是偏冷的色彩，如绿色、蓝色、白色和浅色（如淡粉色、淡青色）等颜色，冷色有利于孕妈妈情绪稳定，保持宁静的心境；浅而暖的颜色让孕妈妈感觉到温暖。孕妈妈不宜多接触红色、黑色、灰色等冲击性太强的颜色，以免产生烦躁或恐惧、悲伤等不良情绪，影响胎宝宝生长发育。

因此，孕妈妈可以有意识地多选用浅色调装点生活：孕妇装可以买淡蓝色、淡粉色等较浅的颜色，窗帘、床品、桌布等可以换成浅绿色、浅黄色等。总之，那些能让你感觉平静、舒服的颜色就是适合的。

选一首儿歌常常朗读

《小燕子》《小鸭子》《小老鼠上灯台》《蚂蚁抬米》《数字歌》等儿歌充满纯真童趣，拟人化地描述出了很多小动物的可爱形象，孕妈妈可以从中选一首经常读给胎宝宝听。当然，这个光荣的任务也可以交给准爸爸。在吃完晚饭后，由准爸爸安安静静地坐在孕妈妈的对面，脸部对着孕妈妈的腹部读。读儿歌的时候尽量做得有趣，如果能把孕妈妈逗笑了，就事半功倍了。

> ### 《小燕子》
>
> 小燕子，穿花衣，
> 年年春天来这里，
> 我问燕子你为啥来，
> 燕子说："这里的春天最美丽。"
> 小燕子，告诉你，
> 今年这里更美丽，
> 我们盖起了大工厂，
> 装上了新机器，
> 欢迎你，
> 长期住在这里。

孕妈妈保健

❤ 孕妈妈运动保健

孕 4 月运动宜忌

这时的你，心情舒畅，身体状态也最好。已经孕味十足的你，在这个"大有作为"的时期，可以进行一些运动量较大的运动了。

✅ **宜**：可适度地进行体育锻炼，孕妇操、跳慢舞都是可行的运动项目。

❌ **忌**：随着体重增加，孕妇还未完全适应身体失衡的情况。这个时候切记不要做爬山、登高、蹦跳之类的平衡运动，以免发生意外。

运动量要慢慢增加

进入孕中期，运动量要慢慢增加，可从每星期 3 天，每天做两次 15 分钟左右的运动开始。如果身体感觉良好，可以将运动时间延长至每天 30 分钟，每星期的运动天数也可以逐渐增加。但是要注意，每次的运动量不要太大，如果运动时出现了呼吸困难、头晕目眩、心慌、子宫收缩等不适，应马上停止。

运动的时间、地点没有严格的规定，坐车时或在办公室里，可以活动脚和踝关节；刷牙的时候弯曲两膝再伸直，可锻炼腹肌；坐在椅子上双手在椅子后交握，可拉伸后背。

做做孕妇操：每天 5 分钟，孕期更轻松

从 12 周开始一直到分娩前，胎宝宝的发育处于稳定期，孕妈妈应参加适量运动，可以做做孕妇操，这对增强体质、顺利分娩大有益处。不过，在做孕妇操之前，孕妈妈热身运动要做足。孕妈妈可以做些低强度的有氧运动，例如散步或者轻柔的肢体伸展运动，让全身都得到热身。在运动时要保持均匀的呼吸、良好的情绪，把快乐和健康传递给宝宝。运动时，所有动作都不得超过腹部的承受限度。

● 脚踝运动

1 笔直坐好，左右摇摆脚踝 10 次。

2 前后活动脚踝，充分伸展、收缩跟腱 10 次。

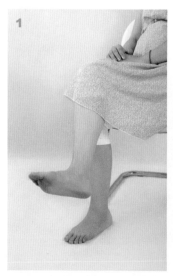
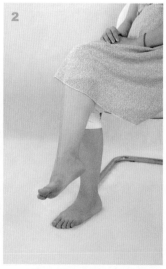

小贴士

日常生活中，坐在椅子上时、躺下时等，都要经常锻炼脚踝。

● 骨盆底肌的运动

1 平躺在床上，单膝屈起。

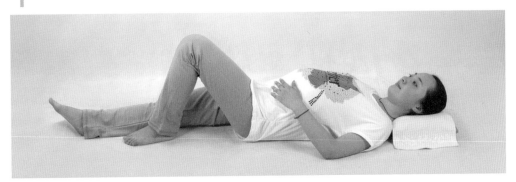

2 膝盖慢慢向外侧打开，并尽量贴近床面，然后慢慢收回放下。

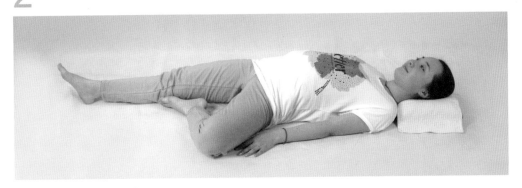

3 左右腿轮流各做 10 次。

● 臀腿肌肉的运动

1 坐在椅子上，两臂自然地放在双腿，目视前方，脚跟着地，脚趾向上用力翘起，保持放松，小腿、脚踝、脚趾用力，深呼吸，保持 10 秒。

2 保持刚才的姿势，两腿向前平伸，脚跟着地，脚趾下压向前伸进，默数 10 下，深呼吸，然后身体恢复原状。

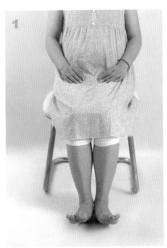

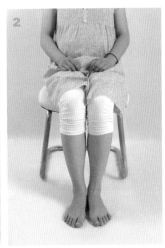

💗 孕期不适保健细节

孕中期身体疼痛是怎么回事

进入孕中期以后，有些孕妈妈常常觉得腰酸腿痛，好像全身每个零件都出了问题。如果遇到了这种情况，孕妈妈们一定不要因疼痛而过度紧张，还是先了解一下"疼"从哪里来吧。

● 全身酸痛

随着子宫逐渐扩大，腹部膨胀隆起，身体重心前移，为了维持身体的平衡，相关肌肉、韧带势必加重负荷及张力。因此，肌肉的动作则由自然性转变为有意识性，经常处于这种张力状态下，有的孕妇很容易感到疲乏，从而产生肌肉酸痛。

● 臀部及小腿痛

有的孕妈妈常会觉得臀部、小腿外侧疼痛，有时可牵涉下背部，其疼痛通常呈渐进发展，这就是坐骨神经。导致坐骨神经痛的主要原因是，怀孕期间受卵巢松弛激素的影响，腰椎附近韧带变得松弛，另外，由于脊椎过度前凸，使椎间盘受到异常挤压。一般情况下，分娩后随着脊椎及韧带张力的恢复，症状会自动消失。

● 胸痛

孕期胸痛比较常见，多发于肋骨之间，与神经痛相似。孕妈妈缺钙或膈肌太高是导致胸痛的原因之一，可适当补充些高钙食物。

> **小贴士**
>
> 对抗腰酸背痛的最好方法是多休息，避免长时间站立和步行。另外，轻轻按摩酸痛部位，伸开双臂做深呼吸，也可缓解疼痛。

阴道炎要不要治疗

怀孕后激素水平升高，阴道酸碱度改变、分泌物增多、外阴湿润，有利于霉菌生长，所以很容易患阴道炎。最为常见的是霉菌性阴道炎和滴虫性阴道炎。孕妈妈一旦患了阴道炎，要及时到医院就诊，在医生的指导下慎重用药，尽量选择对胎儿无害或影响微小的药，切不可自己随意用药，更不要滥用抗菌素或激素，以防药物导致胎儿畸形。

腹泻该怎么办

腹泻是孕期一种比较常见的症状，有腹泻症状时，孕妈妈不可大意，应及时就医治疗。如果任由腹泻发展，会刺激子宫，导致早产、流产等不幸后果。

怀孕后，由于孕妈妈体内激素水平变化，胃排空时间延长，小肠蠕动减弱，容易因外界影响而发生腹泻。孕妈妈要注意观察在什么情况下、吃什么食物容易出现腹泻，比如是否着凉，是否吃了海产品或者辛辣或者油腻食品等，如果是，在生活中就要主动避免这些容易导致腹泻的因素。此外，冷热食品不要混着吃。吃完热食，要间隔 1 小时再吃冷食。还有，不要让肚子着凉，要多喝水，多吃小米饭，不要吃容易引起过敏的食物，保证饮食结构合理。

如果孕妈妈正在补充铁制剂，要记住只在饭后服用，因为空腹服用铁制剂容易导致腹泻。

如果经过一段时间的观察，不存在任何引起腹泻的外在原因，但腹泻总不见好，要及时去医院就医，排除相关疾病。

❤ 产检——给胎宝宝做保健

从现在开始每月做一次产检

进入孕中期以后，医生一般会安排每个月做一次产检，以监测胎宝宝的发育情况和孕妈妈的健康情况。此外还会做两个筛查，在孕 14～20 周时做唐氏筛查，在 24～28 周做妊娠糖尿病筛查，应引起孕妈妈的重视。有的孕妈妈需要做羊膜腔穿刺，下面会有比较详细的介绍。

孕中期的例行产检和第一次产检的注意事项差不多，注意穿宽松、容易穿脱衣服，尽量早出门等。另外，要记得带上母婴手册、医保卡、诊疗卡等，这些都是就诊的依据，而且医生会将每一次产检情况都记录在母婴手册上。为避免遗漏或遗失，这些东西最好集中放在一起，装在一个小袋子里，然后放在背包内。

每次产检需要咨询清楚的是下次产检的时间，有什么注意事项，是否需要静脉抽血等。如果有静脉抽血的项目，产检当日需要空腹。

● 唐氏筛查需要抽血化验，需要空腹

筛查时，孕妈妈需要提供较为详细的个人资料，包括出生年月、末次月经、体重、是否有胰岛素依赖性糖尿病、是否怀双胞胎、是否吸烟、有无异常妊娠史等。

小贴士

无论处在什么年龄段，只要怀了孕，都应该在适宜时间内到医院做唐氏筛查，以防万一。35 岁以上、20 岁以下的孕妈妈是孕育唐氏儿的高危人群，更应及时检查。

什么情况要做羊膜腔穿刺

羊膜腔穿刺是目前最常用的一种侵袭性产前诊断技术。通过做羊膜腔穿刺，可以分析胎宝宝是否有染色体异常以及某些能在羊水中反映出来的遗传性代谢疾病。属于以下情况的，孕妈妈可能需要做羊膜腔穿刺。

● 超过 35 岁以上的孕妇

孕妈妈年龄超过 35 岁，唐氏症候群（一种先天性染色体异常的疾病，会引起新生儿的智力障碍与肢体缺陷）的发生率升高，经常需要借助羊膜腔穿刺术进行诊断。除此之外，羊膜腔穿刺术也常用于检查胎儿神经管缺陷、镰状细胞性贫血。

● 孕 13~16 周时

在这个时间段如果发现了任何遗传性疾病，中止怀孕还来得及。但羊膜腔穿刺检查正常并不表示胎儿绝对健康，到目前为止，还有许多胎儿缺陷无法通过羊膜腔穿刺检查出来。

● 孕晚期

怀孕晚期接受羊膜腔穿刺术可以测知胎儿的健康与发育情形。例如，羊水分析可确定胎儿肺部的成熟度，如果打算在足月之前生产，这将是个重要的参考资料。

另外，羊膜腔穿刺术对胎儿并不是完全安全，如果不少高龄产妇或家族有遗传病史，不宜任意接受检查。如果你本身对羊膜腔穿刺术存有疑问，应该和产科医护人员商谈，在分析其优、缺点之后，再考虑是否做这项检查。

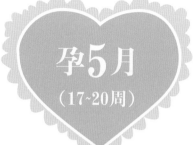

孕5月
（17~20周）

少吃高糖食品，预防妊娠糖尿病

♥ 胎宝宝天天长

胎宝宝在成长——表情丰富

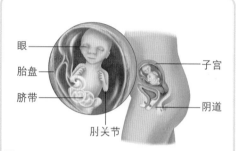

眼
胎盘
脐带
肘关节
子宫
阴道

第17周

胎宝宝的听力发育越来越完善了，在不睡觉的时候，他总是眯着眼睛，倾听妈妈说话的声音。他的循环系统、尿道开始工作了。胎宝宝现在每天喝羊水、排小便，自己动手动脚地维持着身体的平衡。

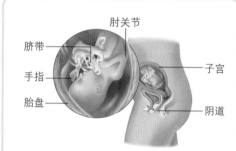

肘关节
脐带
手指
胎盘
子宫
阴道

第18周

到这周，胎宝宝的胃有米粒那么大了。他的消化道中开始积攒羊水，形成糊状的胎便，胎便量很少，要到出生以后才排出。他的肺发育得更强壮了，以利于将来适应子宫外的空气。

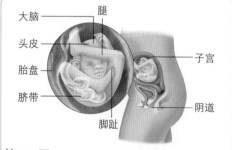

大脑
腿
头皮
胎盘
脐带
子宫
阴道
脚趾

第19周

胎宝宝面部表情越来越丰富，皱眉、斜眼、做鬼脸，都难不倒他。他还可以自由地踢腿、屈身、伸腰、滚动，还能准确地吸吮自己的大拇指。

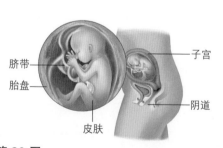

脐带
胎盘
子宫
阴道
皮肤

第20周

胎宝宝的身长已经达到25厘米，体重达到400克。他的视网膜开始形成，对光线有了微弱的感应，能隐约感觉到妈妈腹壁外的亮光。感觉器官进入发育的关键时期，大脑开始划分专门的区域进行嗅觉、味觉、听觉、视觉以及触觉的发育。

孕妈妈的身体变化——腹部隆起

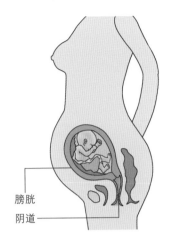

到孕 5 月，孕妈妈的体重增加了 2~5 千克，腰身变粗了、动作也略显笨拙，乳房还在持续增大，有些孕妈妈还能挤出透明、黏稠、颜色像水又微白的液体。脂肪增多，使臀部显得浑圆，从外形上开始显现出较从前丰满的样子。

有的孕妈妈会感到腹部一侧有轻微的触痛，在走路时可能会更加明显。对这种反应，孕妈妈不必惊慌，这是因为子宫在迅速地增大引起的，不会影响到胎宝宝的。还有些孕妈妈常常口干舌燥，甚至出现耳鸣，认为自己患了伤风，实际上并不是这样，这些都是妊娠引起的体内变化。

子宫现在已经长得有成人的头一般大小了。

膀胱

阴道

孕 5 月保健重点

细心呵护乳房

在第 4~5 个孕月，孕妈妈的乳房开始不断地分泌出稀薄的液体，乳晕的皮脂腺也开始分泌，这很容易形成乳痂堵住乳腺管口。为了保证今后为小宝贝输送乳汁的乳腺管口通畅，使乳头的皮肤经得起小宝贝吸吮考验，从这个月起，孕妈妈应开始对乳房进行细心呵护。

最好不要戴胸罩，如果担心乳房太大而下垂，可以选带背带较宽、有大的杯形口、尺码较大的孕妇专用胸罩。

每天用温皂水和清水清洗乳头和乳晕，除去乳痂，尤其是在产前 3 个月。每次清洗后在乳头和乳晕表面涂上一层油脂，或经常用干毛巾擦洗乳头，增加表皮的韧性。

睡眠时最好取侧卧位或仰卧位。俯卧位容易使乳房受到挤压，使血液循环不通畅，抑制促使乳腺发育的激素，影响乳腺发育。

孕期按摩要谨慎

孕妈妈难免有腰酸背痛、腿抽筋等不适症状，这时常会自己或让家人揉揉捏捏，但是要提醒孕妈妈：孕期不能随便按摩。中医按摩很复杂，按摩部位或者按摩力度不当，不小心刺激到子宫或影响了激素的分泌，对胎宝宝来讲很危险，如果要按摩一定要咨询专业的医生。

准备几套漂亮得体的孕妇装

进入孕中期，孕妈妈的身材很快就要"显山露水"了，普通的衣服开始穿不下了，是准备几套漂亮得体的孕妇装的时候了。

孕妇装的面料很重要，以纯棉、麻、丝为好，以免让敏感的皮肤不舒适。颜色最好是淡色的。款式不要太繁复夸张或太可爱的，要尽量简约、简单，大小合身。

孕妈妈保健

❤ 孕妈妈营养保健

孕5月需要摄入的营养

进入孕5月，你可能会发现，妊娠反应减轻了，食欲在慢慢增加。这个时候胎儿消化器官、神经系统、骨骼系统都在生长发育，基础代谢率也在增加。为了适应胎儿发育的需要，你在生理上发生了较大变化，如子宫增大、乳房增大、血容量增加等。要满足胎儿和母体的需要，你应增加营养素的摄入量。

● 增加热量供应

孕5月，孕妈妈基础代谢加强，糖利用增加，需要在孕前基础上增加200~300千卡热量。为满足热能需要，主食摄入量应达400克或大于400克，并与杂粮搭配食用。

● 保证足量的优质蛋白质

孕妈妈每天的蛋白质摄入量应在80~90克，一半以上应为优质蛋白质，来源于动物性食品或大豆类食品。

● 增加维生素的摄入量

孕中期由于热能的增加，物质代谢增强，相应地需要增加维生素 B_1、维生素 B_2 和烟酸的摄入量。为了防止巨幼红细胞性贫血的发生和胎儿发生神经管畸形，维生素 B_{12} 和叶酸的摄入量亦需增加；为了胎儿骨骼的发育，维生素A和维生素C需要量都需加大。为此，孕中期孕妇应在主食中加粗粮、杂粮，经常选用动物内脏，多食用新鲜蔬菜和水果。

● 多吃矿物质丰富的食物

尤其应多选用富含钙、铁、锌的食物，有些地区还要注意碘的供给。孕中期应每日饮奶，经常食用动物肝脏、水产品和海产品。植物性食品首选豆制品和绿叶蔬菜。

注意补铁，预防缺铁性贫血

怀孕5个月后，由于胎宝宝生长加速，从孕妈妈体内吸收大量铁以供给生长和储备，孕妈妈很容易出现缺铁性贫血。为了母子健康和平安，孕妈妈一定要多吃含铁食物，并适度补充维生素C，预防缺铁性贫血。

● 含铁丰富的食物

动物血

动物血中含有丰富的血红素铁，易被人体消化吸收，是最好的补铁食物。

黑木耳、红枣

黑木耳、红枣是传统的补血食物，也含有较丰富的铁，孕妈妈可以常吃、多吃。

瘦肉、肝脏

瘦肉和动物肝脏也含有比较丰富的铁。需要注意的是，动物肝脏含铁量虽高，却容易出现维生素A补充过量的问题，所以不宜多食。

孕中期要不要继续补叶酸

如果孕妈妈贫血，就一定要在补充铁剂的同时补充叶酸和其他B族维生素，这样才能有效改善贫血症状。

孕妈妈可以自检一下，如果有经常腹泻、没有胃口、体重减轻、虚弱、嗓子疼、头痛、心跳加快和易怒等，就有可能缺乏叶酸了，要考虑适当补充。

但补充叶酸不是剂量越大越好，摄入过多不但起不到预防胎儿畸形的目的，还可能掩盖维生素缺乏的症状，干扰锌的代谢。孕妇体内锌含量低，会加重妊娠反应，引起宝宝生长发育障碍。

孕妈妈饮食细节安排

● 好吃不胖的营养食品

作为孕妈妈，你是不是在担心，在怀孕期间大吃特吃之后，身材会恢复不过来呢？想没想过在怀孕期间，怎么样吃才能既补充营养又不会太胖呢？

其实，做到这一点并不难。以下几种食品，既能满足你挑剔的胃口，又能保证低脂低热量，只要不过量食用，就不会发胖。

脱脂牛奶

孕妈妈需要从食物中获取的钙大约比普通人多1倍。多数食物的含钙量都很有限，在孕期喝更多的脱脂牛奶就成了你聪明的选择。每天应该摄取大约1000毫克的钙，只要500毫升脱脂牛奶就可以满足这种需求。

瘦肉

孕期对于铁的需求成倍增加。如果体内储存的铁不足，会极易疲劳。通过饮食补充足够的铁就变得尤为重要。瘦肉中的铁是供给这一需求的主要来源之一，也是最易于被人体吸收的。

柑橘

尽管柑橘类的水果里90%都是水分，但其中仍然富含维生素C、叶酸和大量的膳食纤维。适量吃这类水果能帮助你保持体力，防止因缺水造成的疲劳。

香蕉

香蕉可以快速地提供能量，帮你击退随时出现的疲劳，且容易为你的胃所接受。可以把它切成片放进麦片粥里，也可以和牛奶、全麦面包一起做早餐。

全麦面包

把你每天吃的精制面包换成全麦面包，就可以保证每天20~35克膳食纤维的摄入量。同时，全麦面包还可以提供丰富的铁和锌。

● 不一定要吃两个人的饭

怀孕期间孕妇需要摄入更多的能量才能保证大人和孩子生长发育的需要，不过需要额外摄入的量并不像大多数人想象的那么多。

孕妇比较合理的饮食状态是，怀孕早期的3个月正常饮食就可以，怀孕中、晚期比平时每天增加200千卡热量就可以了。200千卡的热量换算成我们常见的食物，也就相当于一个大苹果及一袋250克的鲜奶或者4厘米宽的一小片瘦肉及半两多主食。也就是说，中、晚期孕妇在自己原先正常饮食的基础上，每天增加一个苹果及一杯奶的能量就够了。

在孕期，孕妇更应该注意摄取的是营养，其中包括各种维生素、矿物质。你可以选择新鲜的蔬菜和水果、全麦食品，富含蛋白质的鱼和补充铁的瘦肉等。

小贴士
有的孕妈妈本身饭量较小，怀孕后也没有增加多少，但这未必就会缺乏营养。只要每次产检胎宝宝发育正常，孕妈妈也没有什么不适症状，就是正常的。

● 请不要随意节食

怀孕后，有的孕妈妈怕身体发胖，影响自身体形，有的孕妈妈担心胎儿过大，分娩困难，就常常节食，尽量少吃。这样的做法并不可取，对自己和胎宝宝的健康也是有害的。

因为怀孕以后，孕妈妈的新陈代谢变得旺盛起来，与妊娠有关的组织和器官也会发生增重变化，为给婴儿提供营养乳汁，乳房要增加到 450 克；胎儿的养育袋——子宫，大约要增重 670 克；另外，还需储备脂肪 4500 克，胎儿重 3000~4000 克，胎盘和羊水重 900~1800 克。总之，孕妈妈在孕期要比孕前增重 11 千克左右。试想，这需要摄入多少营养物质，所以，孕妇体重增加、身体发胖都是必要的、合理的，不用担心和控制。要知道，孕妇需要营养，胎儿也需要营养，在这种情况下节食是有害无益的。

● 吃对水果，健康满分

孕中期，孕妈妈身体状况相对比较稳定，可以根据自己的体质选择多种水果补充营养。

女性在怀孕后，大都会阴血偏虚，内热较重。就像中医所说的"产前宜凉，产后宜温"。所以，孕妈妈最好不要吃性温或是大热的水果，像桂圆、荔枝或是热带的进口水果。一般来说，每天吃两三个荔枝、桂圆不要紧，如果一不小心吃多了，喝点金银花茶可以起到缓解的作用。

而对于体质偏寒的孕妈妈，可以吃一些热性水果，像樱桃、桂圆、荔枝、大枣、石榴、椰子、榴莲等。

另外，孕妈妈吃水果的时候要注意适量，不能把水果当饭吃。中国营养学会建议，孕妈妈在孕期每天摄入 200~400 克水果。200 克水果相当于一个中等大小的苹果。一般建议在两顿正餐之间食用，特别是对血糖高的孕妈妈更为适宜。

● 少吃高糖食品，预防孕期糖尿病

如果孕妈妈患有妊娠糖尿病，就属于高危妊娠，需要严格控制饮食。预防妊娠糖尿病，很重要的一点就是少吃高糖食品。

对喜爱吃甜食的孕妈妈来说，尤其要注意忌口，高糖的蛋糕、面包、糖果，含糖量高的水果都不能多吃。另外需要提醒一点，现在有些食品如面包、蛋糕、零食等都宣称是无糖食品，其实这些食物并不是无糖，而是没有添加精制糖如蔗糖、蜜糖等。其实，制作这些食物的面粉都是碳水化合物，而碳水化合物的另一称谓就是糖类，被身体吸收后可以升高血糖值。所以，不能看见"无糖"就认为这类食物可以多吃。

碳水化合物含量高的主食也属于高糖食品，也不能多吃；更不能只吃主食，不吃肉食、蔬菜等。

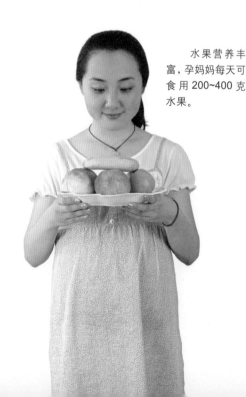

水果营养丰富，孕妈妈每天可食用 200~400 克水果。

● 多吃这些食物，缓解孕期水肿

冬瓜——消肿大王

冬瓜富含蛋白质、维生素、膳食纤维及钙、磷、铁等矿物质，而且它的钾含量高，钠含量低，是非常好的利水消肿食物。另外，冬瓜中所含的丙醇二酸能抑制糖类转化为脂肪，防止体内脂肪堆积。

鲤鱼——开胃消肿

鲤鱼所含的蛋白质作为营养补充到血液当中后，可以提高血浆的胶体渗透压，促进水肿的消退，对孕期水肿、胎动不安有很好的疗效。将鲤鱼和赤小豆一起炖煮，消肿效果会更好。

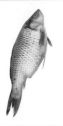

赤豆——利水补血

赤豆不但具有利尿消肿、清热解毒的功效，还能够补血，是孕妈妈的滋补佳品，可以经常煮些红豆汤来喝，不过赤豆不太容易煮烂，建议在煮之前先浸泡几小时。

玉米须——利尿降压

中医认为，玉米须味甘性平，有利尿消肿、降血压、止血、利胆等功效。孕妈妈在买玉米时可以特意挑选一下玉米须，以柔软、有光泽的为佳。买回来后冲洗干净，直接煮水或炖肉都可以。

芹菜——通便利水

芹菜能够利尿消肿、平肝降压、养血补虚，其中含有丰富的膳食纤维，具有很好的通便作用，尤其适合便秘的孕妈妈食用。但是芹菜的降压效果很强，血压偏低的孕妈妈注意不要多吃。

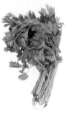

黄瓜——清热利水

中医认为，黄瓜味甘性凉，具有清热解毒、利水消肿、止渴生津的功效。与鸡蛋同炒，可以中和黄瓜的寒性，非常适合孕妈妈食用，孕妈妈注意不宜多吃和生吃。

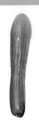

● 补充钙质，预防小腿抽筋

在孕期，绝大多数的孕妈妈都会遇到小腿抽筋的问题。除了久坐、受寒、疲劳过度等因素外，缺钙是导致小腿抽筋的主要原因。

女性怀孕以后，对钙的需求量大大增加，不仅要满足自身的钙需求，还要为胎儿的生长发育提供大量钙质。如果钙供应不足，就会引起母体血钙降低，肌肉及神经的兴奋性增加，从而引发小腿抽筋。

要摆脱小腿抽筋的困扰，最好从根本入手，补足钙质。通常认为食物补钙较为理想，

然而，孕妈妈钙需求量高达 800~1200 毫克，需额外补充钙 580~860 毫克，通过食补显然不够，选择服用钙制剂，不失为科学、方便又省事的补钙方式。

小贴士

孕妈妈没有出现小腿抽筋，并不代表不缺钙。据统计，中国孕妇传统膳食含钙量远远低于中国营养学会推荐的孕妇适宜钙摄入量。因此，每一位孕妈妈都要积极补钙，迎接宝宝的健康到来！

孕妈妈保健

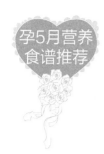

鱼头木耳汤

原料: 鱼头 1 个 (约 350 克),冬瓜 200 克,水发木耳 50 克,盐、葱段、姜片各适量。

做法: 1. 将鱼头刮净鳞、去鳃,洗净,在颈肉两边各划两刀,放入盆内,抹上盐。

2. 冬瓜切片,水发木耳择洗干净。

3. 炒锅上火,倒油烧热,把鱼头沿锅边放入,煎至两面金黄时,加清水、盐、葱段、姜片,用旺火烧沸,盖上锅盖,用小火焖 20 分钟。

4. 待鱼眼凸起,鱼皮起皱,汤汁呈乳白色而浓稠时,放入冬瓜片、木耳,烧熟即可。

功效: 鱼头与木耳煲汤,鲜嫩肥香,清淡味美,含有丰富的优质蛋白质、脂肪、钙、磷、铁和锌,是孕妇的滋补佳品。

小提示: 鱼头靠近咽部呈黄色的骨头有苦味,注意去除。

芥菜蜜枣鱼头汤

原料: 鲢鱼头 500 克,芥菜 (大叶)1000 克,蜜枣 5 克,生姜 2~3 片,盐适量。

做法: 1. 鲢鱼头 (选用咸鱼头) 洗净,切开边;蜜枣洗净,稍浸泡;大叶芥菜洗净,切段。

2. 将鱼头、蜜枣、生姜片一起放入砂煲里,加清水 1500 毫升,武火煮沸。

3. 放入芥菜,改用文火煲 1 小时,加入盐调味即可。

功效: 芥菜含有丰富的维生素 A、维生素 C、维生素 D 以及膳食纤维,具有提神醒脑、解除疲劳、解毒消肿、抗感染和预防疾病等作用。还可开胃消食、增进食欲。鱼头肉质细嫩、营养丰富,除了含蛋白质、脂肪、钙、磷、铁、维生素 B_1,它还含有卵磷脂,有增强记忆力、抗衰老的功效。

青椒牛肉

原料: 牛肉 250 克,青椒 250 克,酱油、甜面酱、姜丝各 5 克,淀粉、盐各适量。

做法: 1. 将牛肉去筋洗净,切丝,加入盐、部分淀粉抓匀;青椒洗净,切丝。

2. 将酱油、剩余的淀粉调成芡汁备用。

3. 锅中倒油烧热,鲜炒青椒至断生,盛出。

4. 锅内留底油烧热,放入牛肉丝炒散,放甜面酱炒至将熟,再放入青椒丝、姜丝炒出香味,淋入芡汁,翻匀即可。

功效: 牛肉营养价值高,富含蛋白质和钙质,有补中益气的功效。该菜美味营养,适用于食欲不振的孕妇。

小提示: 处理牛肉丝时,要先放盐,再放淀粉,否则不易入味。

西蓝花炒香菇

原料: 西蓝花 500 克,干香菇 5 朵,盐适量。

做法: 1. 将西蓝花洗净,切块;香菇用温水泡软,洗净,挤干水分。

2. 将西蓝花、香菇放入沸水中烫一下,捞出沥干备用。

3. 锅中下油烧热,一起放入香菇、西蓝花翻炒,加盐炒匀,熟后起锅即可。

功效: 此菜色鲜味美、清淡适口,含有丰富的蛋白质、脂肪等多种营养素,有益气、补虚、健胃等功效。

小提示: 将西蓝花掰开后放在盐水中浸泡 5 分钟,可有效去除灰尘和虫害。

胡萝卜焖羊肉

原料: 羊肉 500 克,胡萝卜 150 克,橘皮 15 克,生姜、盐各适量。

做法: 1. 胡萝卜、生姜去皮,洗净,切块备用;羊肉洗净,切块,加盐腌 15 分钟备用。

2. 大火将锅烧热,加入花生油,烧至八成热后将羊肉块、胡萝卜块、生姜、橘皮一起放入锅中炒匀,加水,滚后改小火焖至羊肉熟烂,加盐调味即可食用。

功效: 羊肉补虚弱、益气血,该菜长期食用可补中益气,预防手脚冰冷、帮助消化、止咳。

小提示: 建议 1 天只吃 1 次。肠胃不好的人不可生吃胡萝卜。

清炒虾仁

原料: 虾仁 400 克,胡萝卜丁 25 克,青豆 50 克,水淀粉 10 克,香油 15 克,盐、淀粉、料酒各适量。

做法: 1. 将虾仁洗净,挑去泥肠,加淀粉、料酒、适量盐拌匀。

2. 锅中下油烧热，放入虾仁略炸，捞起沥油。

3. 锅内留底油烧热，放入胡萝卜丁、青豆略炒，放入剩余的盐炒匀，倒入虾仁炒熟，用水淀粉勾芡，淋入香油，起锅即可。

功效：虾含有丰富的钙、锌等元素，孕妈妈可以适量多吃虾或虾皮，以补充钙、锌等营养成分。

小提示：炸虾仁时间不可过长。

鲜姜蒸蛋

原料：鲜姜50克，鸡蛋2个，红糖、醋各适量。

做法：1. 鲜姜洗净，用刀拍松，切块。

2. 锅置火上，倒入开水，加红糖和少许醋、姜块，煮5分钟，倒出，拣出姜块，晾凉姜糖水备用。

3. 将鸡蛋磕入碗中搅散，再加入晾凉的姜糖水搅匀，入蒸笼蒸10分钟即成。

功效：鸡蛋含有优质蛋白质，还含有较多的钙、铁、维生素A、维生素D等营养物质，具有滋阴润燥、养血熄风等功效；红糖、生姜除了提供糖分外，还有活血祛瘀、温中散寒的作用。

小提示：冻过的生姜不可食用。

火腿银耳莲子鸡汤

原料：净鸡1只（约1250克），火腿20克，莲子40克，银耳20克，淮山药20克，盐适量。

做法：1. 莲子用清水浸1小时，去心；淮山药洗净切小块；银耳用清水浸1小时，撕成小朵，洗净。

2. 净鸡去脚，洗净，放入开水中煮10分钟，取出再洗净；莲子、银耳放入开水中煮5分钟，取出再洗净。

3. 待煲内的水煮开，放入鸡、火腿、淮山药、莲子、银耳煲开，慢火煲3小时，加入盐调味即可。

功效：银耳营养丰富，非常适合孕妇补身健体，此菜具有食药两用的功效。

百合莲子羹

原料：银耳3朵，莲子20克，干百合15克，枸杞子10克，冰糖适量。

做法：1. 把银耳用温水泡发约半小时后洗净，剪去根部，用手撕成小片；莲子、百合和枸杞子也分别用温水泡发。

2. 把撕成小片的银耳放入砂煲内，倒入足量清水，开大火煮开后盖上盖子转文火煲2小时。

3. 待银耳煮至浓稠后，放入冰糖搅拌均匀，然后倒入莲子，盖上锅盖小火煮半小时。最后放入百合和枸杞子，再煮15分钟左右即可。

功效：此羹有清心安神、润肺止咳的功效，可帮助孕妈妈缓解紧张情绪。

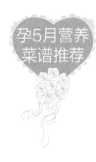
孕5月营养菜谱推荐

五彩豆腐

原料：北豆腐250克，西红柿1个，鲜香菇50克，青豆50克，鸡蛋2个，大葱5克，盐、葱花各适量。

做法：1. 将豆腐切成丁状，用开水焯一下，捞出控干水分。

2. 西红柿洗净切丁。

3. 将香菇、青豆洗净，切丁、焯水。

4. 鸡蛋打散，加盐；西红柿丁、青豆、豆腐丁、香菇丁拌匀。

5. 油烧热倒入鸡蛋、豆腐丁，用大火速炒，撒入葱花，至鸡蛋包住豆腐丁，立即出锅，冷热均可。

功效：此菜色彩鲜艳，口感爽滑，促进食欲。

菊花胡萝卜汤

原料：胡萝卜100克，菊花6克，盐、香油、清汤各适量。

做法：1. 将胡萝卜洗净，切成片。

2. 锅上火，注入清汤，放入菊花、盐、胡萝卜后煮熟。

3. 淋上香油，出锅后盛入汤盆即可。

功效：菊花清热解毒、明目，胡萝卜富含胡萝卜素，可转化为维生素A，对保护视力有很好的作用。

笋烧海参

原料：海参300克，鲜笋100克，葱3根，酱油、清汤、料酒、盐、水淀粉各适量。

做法：1. 海参从中间剖开，洗净后用沸水烫一下，捞出沥水；鲜笋洗净切片；葱洗净切段。

2. 锅中倒油烧热，将葱段炒香，再放入鲜笋、海参，加酱油、清汤、料酒、盐翻炒至入味。

3. 用水淀粉勾芡，待汁收浓后出锅即可。

功效：笋可清除内热，海参有通便润肠的功效，孕妈妈常吃可滋阴润燥、养肾补血。

孕妈妈保健

♥ 生活保健从点滴做起

孕妈妈居家保健细节

● 居室不宜摆放花草

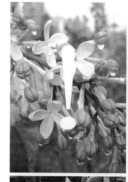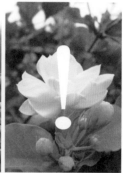
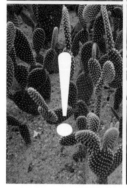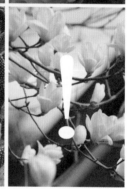

　　孕妈妈的居室是不适合摆放花草的。因为有些花草会引起孕妇和胎儿的不良反应。如有浓烈香味的茉莉花、丁香、水仙、木兰等，会降低孕妇的嗅觉和食欲，甚至引起头痛、恶心、呕吐等不适症状。而像万年青、仙人掌、五彩球、洋绣球、报春花等，如果孕妈妈不小心接触了它们，在接触的部位有可能发生急性皮肤过敏反应，表现为痛痒、皮肤黏膜水肿等症状。

　　另外，孕妈妈新陈代谢旺盛，需要有充分的氧气供应，而花卉在夜间吸入新鲜的氧气，释放二氧化碳，从而减少室内氧气，这对孕妇的健康非常不利。所以，孕妈妈室内即使只养了少量花草，夜间也要搬出室外。

● 站立和坐立时间不可长

　　怀孕期间，孕妈妈下肢和外阴部静脉曲张是比较常见的现象。静脉曲张往往会随着怀孕月份的增加而逐渐加重，越到怀孕晚期，静脉曲张会越厉害。这是因为，妊娠时子宫和卵巢的血容量增加，导致下肢静脉回流受到影响；增大的子宫压迫盆腔内静脉，阻碍下肢静脉的血液回流，使静脉曲张更为严重。

　　静脉曲张是可以减轻和预防的，关键是孕妈妈在怀孕期间要休息好。有些孕妇因工作的原因或平时习惯站和坐的时间过长，很容易出现下肢静脉曲张，所以需要孕妈妈注意平时站和坐的时间不要过长，也不要负重。

● 每天争取睡个午觉

　　怀孕期间，孕妈妈的睡眠时间应比平时多一些，如果平时习惯睡 8 个小时，怀孕期间可以睡 9 个小时左右。增加的这 1 个小时最好加在午睡上。因为睡午觉可以使孕妇神经放松，消除劳累，恢复体力。我们一般在夏天有午睡的习惯，对孕妈妈来讲，在春、秋、冬季，也可以在午饭过一会儿，躺下来舒舒服服地睡个午觉。

　　午睡的时间因人而异，也因时而异，以休息好为目的。平时感觉累的时候，也可以躺下休息一会儿。

● 计划一次轻松甜蜜的孕期旅行

这个时候，早孕反应已经过去，身体还不笨重，建议孕妈妈和准爸爸安排一次轻松的旅行，因为在产后短期内要带孩子，很可能没有这样的机会了，即使去旅行，也已经是三人行了，不容易再有这样的二人世界。

孕期旅行不要随旅行团出行。因为随团旅行行程较紧，容易劳累，不适合孕妈妈。对孕妈妈来说，最好是自助游，到自己喜欢的地方做一次深度旅行。这样在旅行的时候可以按照自己喜欢的、适合自己的节奏游玩，累了可以随时休息。

● 避免去拥挤的场所

在怀孕期间，有些孕妈妈喜欢到商场等一些地方去散散心，或买一些东西。但是这些地方一般人员比较密集，空气流通也不好，所以，建议孕妈妈们最好不要去。

怀孕期间，孕妈妈抵抗力下降，容易受外界病原菌的感染而引发疾病。公共场合中各种致病微生物的密度远远高于其他地区，尤其在传染病流行的期间和地区，孕妈妈很容易染上病毒和细菌性疾病。这些病毒和细菌对于一般健康人来说可能影响不大，但对孕妇和胎儿来说都是比较危险的。孕妇出入这些场所次数多了，当然也就会增加感染的机会。所以，为了避免被传染病症，孕妇要尽量避免到人员密集、混杂且空气流动性差的场所去，如车站、商场、超市和影剧院等地方。

此外，孕妇在人多拥挤的地方挤来挤去，会有流产的可能，如挤公交车就很危险。人多拥挤的场合容易发生意外，如在广场看节目，就有可能挤倒人，孕妇由于身体不便，最容易出现问题。人多拥挤的地方空气污浊，会给孕妇带来胸闷、憋气的感觉，胎儿的供氧也会受到影响。

● 汽油味，能躲就躲

生活中，我们外出少不了要乘坐交通工具。现代的交通工具大多使用汽油作为动力，像汽车、摩托车、飞机等。

汽车及摩托车等机动车辆所使用的动力汽油对人体的危害较大，因为这些动力汽油为了防震防爆，都加入了一定量的四乙基铅，故又称为乙基汽油。乙基汽油燃烧时，四乙基铅即分解出铅，随废气排放到大气中。据调查，空气中的铅有60%来源于汽油，人通过呼吸吸到体内的铅会在血液中沉积，进而对人体产生危害，可引起铅中毒和先天性发育畸形。尤其胎儿由于抵抗力不足，受害更大，因此，孕妇要忌多闻汽油。

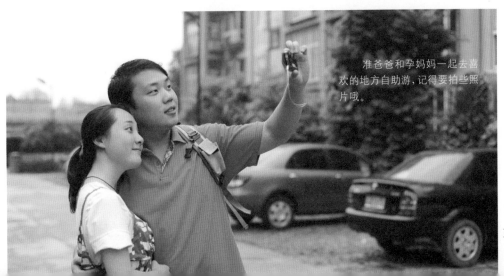

准爸爸和孕妈妈一起去喜欢的地方自助游，记得要拍些照片哦。

职场孕妈妈生活细节安排

● 四两拨千斤，化解工作压力

合理安排工作

1 将你的工作按内容进行分类，挑选其中比较重要的尽力做好，对于那些无关紧要的工作，不必苛求完美。

2 在自己状态好的时候抓紧时间多做一些工作，提高工作效率。

3 与领导、同事建立良好的关系，愉快的办公室氛围也会让你心情轻松一些，必要时还可以请同事帮你分担一些工作。

4 减少所关注的琐事数量，对自己无法控制的事情就由它去，别给自己增添无谓的烦恼和压力。

5 不要连续坐在办公桌前工作，1小时左右起来走动一下，即使上厕所、喝水也能让你暂时得到放松。可能的话，吃完午饭后可以在单位附近散散步、晒晒太阳。

饮食减压

B族维生素、维生素C、钾、DHA等元素都是舒缓压力、愉悦心情的好帮手，你可以在饮食上多下点工夫。如将香蕉、橙子、鱼油等带到办公室作为零食，既能补充营养又能减轻压力。

倾诉减压法

在你觉得心理压力大时，可以找好朋友聊聊天、发发牢骚，或偶尔向准爸爸发发脾气、大哭一场，这些至亲的人都会体谅你、包容你的。但是不能动不动就这么做，否则只能让人觉得厌烦。

"暴力"宣泄法

买一个可以减压的发泄玩具球随身携带，心烦的时候就捏一捏或摔一摔它，让压力在"暴力"中得到释放，这比将你的坏情绪带给身边的人要好很多。

● 对付小腿水肿的办公室小妙招

进入孕中期，孕妈妈们总是容易遭遇小腿水肿的麻烦，这是增大的子宫压迫双腿回流血管，引起组织体液淤积而形成的。不过孕妈妈们不用太担心，这是孕期正常的生理现象，分娩后就会自行消失。

多站起来走动

想要活动双腿，减轻小腿水肿现象，最好的办法就是活动身体。你可以利用工作的空隙站起来回走动走动，这样不仅能放松腿部，还能让僵直的背部得到舒缓。也可以有意多上几趟厕所或多打几次水，趁此机会活动活动双腿，这是一举两得的好办法。

把脚垫高

准备一个小凳子或小木箱放在办公桌下，每天上班时将双脚放在上面把双腿垫高，这样可以帮助腿部的体液回流，减少小腿发生水肿的可能性。

利用道具捶腿

捶捶腿，可以加速腿部血液循环，减少体液淤积，也能够有效地减轻水肿。至于捶腿的道具，可以随意选取，可以是卷起来的杂志，也可以是手纸卷，或者干脆就用自己的拳头，只要方便舒适就行。

小贴士

按摩可以促进血液循环，对于缓解水肿也很有效。这个时候可以让准爸爸来帮忙，但要记得按摩时要从小腿方向逐渐向上，因为这样才有助于血液返回心脏。睡前进行按摩，不仅可以解除腿部酸痛，还有助于睡眠。

❤ 孕妈妈心理保健

失眠心烦，都是激素惹的祸

雌激素和孕激素是女性体内两种重要的激素，对维持正常的生理功能具有非常重要的作用。怀孕后雌激素和孕激素的水平都会大大上升，这就会导致内分泌发生紊乱，而身体一时不能适应这些变化，就会出现一系列的问题，如失眠、心烦、头痛等。这些都属于正常现象，不必过于担心，但也不能听之任之。以下小方法虽然不能从根本上解决问题，但能缓解这些不适症状。

1 当出现失眠问题时，不要过分焦虑，这样会使情绪变得更焦躁，也不要擅自服用镇静安神类的药物，可以做深呼吸，用意念来控制自己的情绪，或者使用一些助眠方法。

2 头晕、头痛时可以躺下来休息，按摩头部或在头上敷热毛巾，这样能够有效地缓解不适。

3 烦躁时要用正确的方法及时缓解不良情绪，如和老公或朋友聊天、外出散心等，不要将烦心的事情憋在心中或毫无节制地乱发脾气，让它发展成为孕期抑郁症。

4 如果失眠、心烦的情况很严重，已经影响到了正常的生活，这时应及时就医，用科学的方法来治疗。

和胎宝宝聊聊天

准爸爸和孕妈妈可以把胎宝宝当作一个家庭成员，每天都抽出时间和他聊聊天，可以在早晨起来和晚上睡觉时和胎宝宝打个招呼，自己正在做什么也可以跟胎宝宝说一说。比如要出门了，跟胎宝宝打个招呼："宝宝，我们要出门了，跟妈妈去看看风景，呼吸一下新鲜空气吧。"要工作了，也说一声："宝宝，妈妈要开始工作了，你乖乖待着，不要捣乱啊。"看到的、想到的都可以跟胎宝宝说，如在户外看到有趣的事可以跟胎宝宝讲："宝宝，你看那个小哥哥，眼睛多大呀，真漂亮，你是不是也这么漂亮啊？"看了有趣的书，也可以讲给胎宝宝听。

和胎宝宝做游戏，让心情放松

说到和胎儿做游戏，孕妈妈可能会有疑问，胎宝宝怎么会做游戏呢？可近几年科学家通过电子仪器等先进手段监测后发现，胎儿在孕中期有很强的感觉能力。孕妈妈对胎儿做刺激胎教训练，能激发胎儿活动的积极性，增强体质，同时有益于胎儿的智力发育。

● 踢肚游戏的具体做法

孕妈妈仰卧在床上，全身放松，呼吸均匀，面带微笑，双手轻放在腹部上。

当胎儿踢你的肚子时，孕妈妈轻轻拍打被踢的部位，然后等待第二次踢肚。

一两分钟过后，胎儿会在被拍打的部位再踢。这时再轻拍几下，然后停下来。如果胎儿有过激的"拳打脚踢"反应，表示胎儿不高兴了，孕妈妈应立刻停止。有流产、早产征兆的孕妈妈不宜进行此游戏，以免发生意外。

小贴士 如果你拍的位置改变了，胎儿会向你改变的位置踢（注意改拍的位置不要离原来胎动的位置太远），然后重复此类动作。每天进行 2 次，每次 3~5 分钟。

💜 孕妈妈运动保健

孕 5 月运动宜忌

孕 5 月是胎儿和孕妇都比较安全的时期，比较适宜运动，如缓慢的深呼吸、柔和的孕妇体操都有利于全身的血液循环，能够促进消化和营养的吸收，对母体和胎儿都是很有好处的。

✅ **宜**：每天进行有规律的运动，对增进肌肉的力量、促进机体新陈代谢非常有益，散步、做操、游泳都是不错的选择。

❌ **忌**：一定要避免强烈的腹部运动，也要避免与别人有身体接触的运动。要避免做快速爆发的运动，如打羽毛球、网球，跳绳、骑马等。

准爸爸给孕妈妈按摩应注意

怀孕后，大多数孕妈妈都会有腰酸背痛、腿抽筋等不适症状，让准爸爸捏捏揉揉也就在所难免。但是要提醒准爸爸，中医按摩比较复杂，按摩部位或者按摩用力不当，不小心刺激到子宫，或影响了激素的分泌，对胎宝宝来讲很危险。所以，准爸爸在给孕妈妈按摩时，一定要注意安全，可以先找几本专业书学习一下，也可以跟专业中医请教一下，千万不能随意为之。

在孕期，肩井穴和合谷穴是绝对不能按摩的，按压肩井穴若刺激太强烈，容易致人休克；按压合谷穴会促进催产素的分泌，具

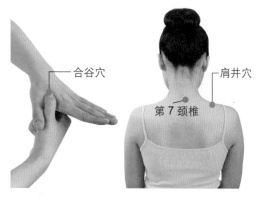

合谷穴　肩井穴　第 7 颈椎

有催产作用。肩井穴在肩上大椎（即第 7 颈椎）与锁骨肩峰端的连线中点。合谷穴位于手部虎口处，食指和拇指张开，两指连接的凹陷处就是合谷穴。

孕 5~7 月，游泳是最佳运动

对于怀孕 5~7 个月的健康孕妈妈来说，游泳可以说是最安全、最有效果的运动了。游泳不仅能促进血液循环，增加肌肉弹性和力量，增强耐力，而且能锻炼腹部、腰部和腿部力量，增加肺活量，提高身体的协调性。

说是游泳，其实不如说是水下活动更合适。孕妇游泳并不是要求孕妇一定要按照某种泳姿在泳池游上几个来回，其主要目的是借助水的浮力帮助孕妇支撑比怀孕前多出的 10~13 千克体重，同时水的阻力可以减少逐渐松弛的关节受损伤的机会，让孕妇健身更加

安全。

在游泳时，孕妈妈还是要注意安全，做好相应的防护措施。

1 准备一双防滑拖鞋，以避免不慎滑倒。

2 应该随身携带水和果汁，在游泳前和游泳过程中随时补充，以免发生脱水。

3 游泳时，不要过分伸展肢体，更不要憋气潜水。

4 泳池里的水温最好在 30℃ 左右。这个水温下，肌肉不容易发生抽筋，也不容易感觉疲劳。

增加产道肌肉弹性的运动

从孕 5 月起，孕妈妈可以进行一些增加产道肌肉弹性锻炼，以减轻分娩带来的痛苦，为日后顺利分娩做好准备。

孕妇以舒适的姿势仰卧，双腿分开，与肩同宽，膝部弯曲，使脚跟尽量靠近臀部，利用足部与肩臀部支撑身体重量，抬起臀部，同时缩紧肛门，坚持片刻，然后放下臀部，伸直双腿。每天早晚各 1 次，每次重复动作 5~10 次。

孕妇以舒适的姿势仰卧，双腿交叉，向内侧夹紧，提紧肛门和会阴部，坚持一段时间，然后放松，重复 10~15 次。

这些动作可以增强阴道及会阴肌肉弹性，避免生产时产道撕裂。

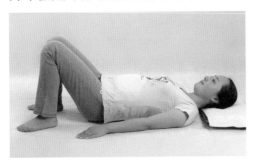
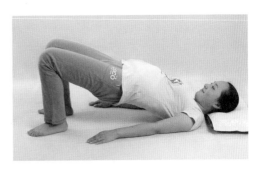

加强踝关节和腹背肌运动

● 踝关节运动

把身体靠在椅背上，腰背部挺直，并保持腿与地面呈垂直的状态，脚心着地，然后脚背绷直，使膝盖、踝部和脚背成一直线，双脚交替做这个运动。可在有空的任何时候做这个运动，加强脚部的肌肉锻炼，以承受日益加重的体重，以免脚踝扭伤。

● 腹背肌运动

挺直背部，盘腿而坐，两手轻放于膝盖上，每呼吸一次，手就按压一次膝盖，反复进行。慢慢增加力量，尽量让膝盖接近床面。这个动作每天早晚各做 3 分钟，可松弛腰关节，增强背部力量，伸展盆骨肌肉，帮助两腿在分娩时能很好地分开，顺利娩出胎儿。

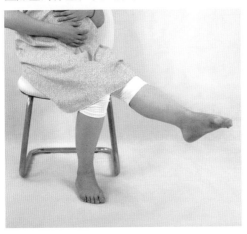
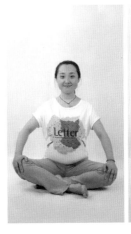
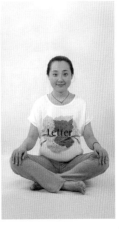

🤍 孕期不适保健细节

摆脱头晕的困扰

头晕是孕期常见的症状。轻微者头重脚轻，走路不稳；严重者眼前发黑，突然晕厥。孕期头晕常由多种疾病引起。

诱发原因	应对方法
血压偏低、大脑缺血。这类孕妇在突然站立或乘坐电梯时可能会晕倒。怀孕期间，由于胎盘的形成，血压都有一定程度的下降，流至大脑的血流量就会减少，造成脑血供应不足，使大脑缺血缺氧，从而引起头晕	注意自我保护，不要骑自行车，以免跌伤；一旦头晕发作，应立即坐下，或平卧，以阻止头晕加剧；避免久站，以防发作
进食过少、血糖偏低。这类孕妇有发作性头晕，伴有心悸、乏力、冷汗，一般多在饥饿的情况下发生。怀孕期间由于妊娠反应，恶心呕吐，进食少，使血糖偏低，导致乏力、头晕、冷汗、心悸等不适	这类孕妇早餐要吃得多些，质量也要好些。同时应随身带些奶糖，一旦头晕发作时，马上吃糖，可使头晕得以缓解，也起到治疗作用
体位不妥、压迫血管。这类孕妇一般在仰卧或躺坐于沙发中看电视时发作，而在侧卧或站立时不会发作。妊娠的晚期由于子宫增大，仰卧或躺卧坐时，沉重的子宫压在下腔静脉上，使下半身的血液不能返回心脏；回心血量锐减，心搏出量减少，导致了心脑血供减少，引起头晕、胸闷等不适	只要避免仰卧或半躺坐位，即可防止头晕发生。如一旦发生，应马上侧卧
贫血也是引起孕妇头晕的常见原因	平时应摄入含铁丰富的食物，如动物血、猪肝、瘦肉等。一旦发生贫血，应及时补铁
妊娠高血压疾病引起的头晕	若头晕、头痛，且逐渐加剧，出现抽搐、昏迷，会危及孕妇和胎儿生命，应及早诊治

烦躁不安有方法

孕中期，由于内分泌的改变，孕妈妈身体容易烦躁，体态变化也会造成心理适应不良，怀孕的种种不适也会导致情绪不佳，容易焦虑与烦躁。孕妈妈关于怀孕的各种心理准备不足，或是烦恼事太多，都会影响情绪。

烦躁不安最佳的减轻妙方就是避免摄食口味较重的食物，辣、炸、烤的食物容易上火，清淡饮食，多吃蔬菜、水果，烦躁情形自然减轻。另外，适当运动和按摩也可以减轻压力，准爸爸的关怀和体谅也会大大减轻孕妈妈的烦躁不安的情绪。

预防胎动异常

孕妈妈可能会有这样的疑问："胎动出现两天后，到第三天突然没有了，出现了什么问题吗？"其实，胎动出现的最初一段时间是很不规律的，第三天没有胎动，可能是因为胎宝宝比较安静，没有大幅度的动作，所以才会感觉不到。这时候可以听听胎心，如果胎心正常就没有必要担心，胎动也许明天又会出现。

胎宝宝只有受到不当刺激，才会出现胎动异常，所以胎动异常重在预防。

当孕妈妈的腹部受到突然的严重外力撞击时，胎动会出现突然加快的情形。因此，孕妈妈要注意安全，减少大运动量的活动，并少到人群拥挤的地方去。

如果孕妈妈有高血压、严重外伤或短时间的子宫内压力减少，胎动会突然加剧，随后很快停止。这种情况多发生在孕中期以后。患有高血压的孕妈妈要定时检查，并根据医生的建议安排日常生活起居。另外，要注意安全，避免不必要的外力冲击和刺激。

还有一种情况是胎动突然变得急促，然后又突然停止，这很可能是出现了脐带绕颈或打结，使胎宝宝缺氧所致。无论哪种胎动异常，都需要及时找医生帮忙。

肚子小是胎宝宝发育不好吗

见到别的孕妈妈肚子都大大的，很有"孕"味，可是自己的肚子却很不显眼，不少孕妈妈都焦急万分担心自己的胎宝宝发育不好。其实，胎儿的发育与很多因素有关，并不是说孕妈妈的肚子大，胎儿发育就一定好。

孕妈妈腹围的增长是有规律的，一般在孕 20~24 周时，每周增长 1.6 厘米；孕 24~36 周时，每周增长 0.8 厘米；孕 36 周以后，每周增长 0.3 厘米。孕 16~40 周共计增长值平均为 21 厘米，平均每周增长 0.8 厘米。从这个规律看，孕妈妈的肚子在孕中后期是持续增长的。

不过，并不是所有孕妈妈腹围的增长都符合这个规律，所以有可能同样孕龄的孕妈妈肚子并不一样大。而且肚子大小跟孕妈妈的体型也有关系，个子较高、体型偏瘦的孕妈妈肚子较身材娇小、体型偏胖的孕妈妈肚子更显小。如果肚子不如别的孕妈妈大，或者有人告诉你肚子偏小，不要太在意，只要胎宝宝的发育在各次产检中表现都正常就没问题。如果总是忧心忡忡，担心胎宝宝发育异常，对自己、对胎宝宝都没有好处。

眼睛干涩怎么办

激素变化使泪液中的水分容易蒸发，导致眼睛干涩，孕妈妈平时用眼要注意保护。

注意用眼卫生。孕期不要佩戴隐形眼镜；用电脑时，眼睛与屏幕的距离保持在 70 厘米以上，屏幕上端比视线低 10°～15°，屏幕的亮度适宜；连续用眼 50 分钟后，休息 10 分钟，进行眼部放松，如闭目、远眺、转动眼球等。

房间内放加湿器或身边放一盆水生植物，增加湿度。

眼睛干涩不适时，眨眨眼或者打个哈欠可以暂时缓解。千万不要用手揉，以免引起感染。

多吃胡萝卜、枸杞子等对眼睛有好处的食物。

是不是怀孕让我变得健忘

怀孕后，你的记忆力有可能会变差，不是丢三落四就是很快忘记一些事情。这可能和怀孕后内分泌的改变有关，孕期需要操心和考虑的事情比较多，再加上睡眠质量不如以前，所以脑力跟不上，记忆力就有所下降。

● **如果孕妈妈出现了健忘症状，可以参考如下方法加强记忆力**

制作任务清单，并且复制一份，以防丢失。然后按照清单一项一项地处理。

随时做笔记。有什么事都记在笔记本上，将笔记本放在显眼的位置，随时翻阅。

钥匙、钱包等每天必需的随身物品放在一起，收在固定的地方。

多喝水保证血液循环速度，多吃含铁食物供给大脑更多氧。

定期适量运动促进血液循环，并保持精力。

小贴士　　健忘情形大多数会在分娩后消失，也有的孕妈妈整个孕期都精力旺盛，不受健忘困扰。

摆脱失眠的困扰

孕妈妈睡眠不好，要积极尝试一些方法加以改善。

1 睡前喝一杯牛奶。牛奶含丰富的蛋白质，可以帮助孕妈妈提高血糖水平，从而减少噩梦、头痛等现象，提高睡眠质量。

2 睡前梳头。梳头可以促进头皮血液循环，改善睡眠质量。

3 睡不着时，可以躺着做腹式呼吸。腹式呼吸可以帮助孕妈妈清除杂念，更容易安静下来。

4 用手掌轻轻摩擦大腿外侧，也有助眠作用。失眠时可以尝试，自己不方便可以请准爸爸帮忙。

如果以上方法用尽仍然无法入睡，那就不要勉强了，可以坐起来看看书、听听音乐等，放松精神。要尽量忽略自己睡不着的事，如果不停地强调自己睡不着的事实，有可能让自己更加焦虑难眠。

与孕期腹胀说拜拜

怀孕后，由于孕激素的产生，会使胃肠道的平滑肌松弛、蠕动无力，容易让酸性的胃内容物反流至食管下方，再加上胃排空的时间延长，当食物滞留肠道的时间延长，在细菌作用下发生腐败与发酵，此时就会产生大量气体，使孕妇产生饱胀感。

孕期腹胀是很多孕妈妈常有的困扰，这是由于孕妈妈不科学的进食所造成的，因而建议孕妈妈饮食上要少食多餐，这样不仅可以减轻腹胀的不适，还能有效控制孕期体重。

另外，孕妈妈还可以准备些小点心，以便能随时享用，可是该如何挑选适合的点心呢？为了控制热量摄取并兼顾营养的需求，孕妈妈可选择营养高且热量低的食物，如水果、麦片、低脂牛奶等，要尽量避开那些高热量、高油脂、高糖的食物，如蛋糕、炸薯条、调味饮料等。

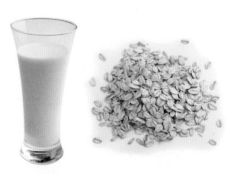

乳头内陷早纠正

乳头内陷是女性的常见病，一般多是先天性的，但是有的乳头内陷随着年龄的增长会恢复正常，有的乳头内陷会一直不正常，那么这种乳头内陷就应该治疗了。乳头内陷会使新妈妈无法母乳喂养宝宝，所以还是尽早纠正的好。

● 轻拔乳头

乳头内陷的孕妈妈要先将双手清洗干净，然后用手捏出乳头，轻轻牵拉几下，停留一段时间；如果是凹陷型乳头，可以在乳晕周围轻轻推压，将乳头挤出。每天进行数次，也可在乳房上进行适当的按摩。

● 牵拉乳晕皮肤

在乳头两侧各放一个手指，先上下然后左右，轻轻地往相反方向牵拉乳晕皮肤及下面的组织。每日2~3次，每次重复牵拉5分钟左右。

● 使用乳头吸引器

如果上面两个方法无法纠正，可尝试用乳头吸引器将乳头吸出，并维持一段时间，每天进行2次。因为使用这种方法可能会引起宫缩，所以子宫敏感、宫缩频繁，或者有流产史、早产史的孕妇要慎用。

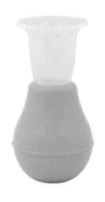

尝试用乳头吸引器来纠正乳头内陷。

鼻子出血有办法

流鼻血是孕期较为常见的一种现象，这主要与孕妇的内分泌有关系。怀孕后体内会分泌出大量的孕激素，这使得血管扩张、充血，加上鼻腔黏膜血管丰富，血管壁薄，孕妈妈的血容量又较高，如果遇到天气特别干燥、身体上火或者磕碰破损的情况，就十分容易破裂、出血。

● 发现鼻子出血，可以按照下面的步骤止血

1 先试着将血块擤出。堵在血管内的血块会使血管无法闭合，当你去除血块后，血管内的弹性纤维才能够收缩，使流血的开口关闭。

2 坐在椅子上，用手指捏紧鼻子，身体向前倾，不要躺下或仰头，否则会使血液流到喉咙里。

3 在两只鼻孔里各塞入一小团干净的湿棉花，然后捏住鼻孔，持续压紧5~7分钟。如果仍未止血，可再重复塞棉花和捏鼻子的动作。

4 用毛巾包裹住冰块，冷敷鼻子、脸颊和颈部，促使血管收缩，减少流血（如果第3步可以止血，此步可省略）。

5 鼻血止住后，在鼻孔内涂抹一些维生素E软膏，以促进伤口愈合。

6 做好上述处理后，最好躺下来休息一会儿。一周之内不要挖鼻孔，否则容易剥落结痂，使鼻出血复发。如果遇到鼻子多次出血，并且出血不止，还是应当及时去医院就诊，检查一下是否有其他方面的因素，比如凝血功能是否异常等。

❤ 产检——给胎宝宝做保健

孕 5 月别忘做产检

怀孕 5 个月时，除了进行常规检查项目外，还需要进行一些特别的检查项目，以便及早发现缺陷儿。另外，从本月开始，孕妈妈每 4 周要做 1 次产检。

● 常规检查

常规检查包括记录体重、血压、有无水肿，测量宫高、腹围，检查宝宝的胎位、用多普勒胎心仪为宝宝听胎心，复查血、尿常规，还会根据孕周和具体情况，安排一些相应的检查。

● 做 B 超检查

在孕 5 月，最好是做 1 次妇科 B 超，以了解有无严重的胎儿畸形，如脑积水、无脑儿、脊柱裂、先天性心脏发育异常及其他内脏异常，以便对异常者及早终止妊娠，达到优生的目的。

● 唐氏筛查

在这个月，可以做唐氏筛查了。检查前一天晚上 12 点以后不要再喝水，第二天早上空腹去医院进行检查。另外，检查还与月经周期、体重、身高、准确孕周、胎龄大小有关，孕妈妈最好在检查前向医生咨询其他准备工作。医生会结合孕妇预产期、体重、年龄和采血时的孕周，计算出唐氏儿的危险系数，这样可以查出约 80% 的唐氏儿。

唐氏筛查到底能筛查什么

唐氏筛查是通过检查先把出现一种疾病可能性比较大的高危人群筛选出来，之后再进行相对应的诊断性检查。所以，筛查不是为了诊断什么疾病，而是筛选出患上一种疾病可能性比较大的人群。对孕妈妈来讲，就

是通过筛查，将胎儿出现先天愚型、伸舌样痴呆等风险比较高的孕妇筛检出来，之后再做下一步的诊断性检查。若胎儿最后确诊患有这一部分先天性疾病，孕妇能够对是不是继续妊娠做出决定。

是否需要做唐氏筛查

唐氏综合征是染色体异常导致的一种疾病，可造成胎宝宝身体发育畸形，运动、语言等能力发育迟缓，智力障碍严重，多数伴有各种复杂的疾病，如心脏病、传染病、弱视、弱听等，且生活不能自理。

一般 35 岁以内的孕妈妈做唐氏儿筛查最佳的检测时间是孕 14~20 周，错过这段时间可能需要直接做羊膜腔穿刺。35 岁及 35 岁以上的高龄产妇以及有其他异常分娩史的孕妈妈要咨询产科医生，是否要做羊膜腔穿刺。当然，如果孕妈妈已经打定主意，不管筛查结果如何都不会影响要这个孩子的决定，那就不要做了。因为筛查等待的时间较长，无端地增加压力是不明智的。

看懂唐氏筛查报告单

唐氏筛查检测报告需要等一周才能拿到。孕妈妈在这一周里可能会过得比较煎熬，建议孕妈妈放宽心，唐氏儿的比例并不高。

唐氏筛查结果是用危险度来表示的，当危险度数值低于 1∶270，就表示胎宝宝患唐氏综合征的概率较低，是相对安全的，否则是高危。不过即使是高危，也不要太忧虑，可以进一步做羊膜腔穿刺，再次评估风险性，评估结果有可能就是安全的。羊膜腔穿刺的结果等待时间会更长一些，需要三周的时间。羊膜腔穿刺有一定的风险，容易导致流产，孕妈妈要慎重考虑。

孕妈妈莫忘定期查宫高

宫高就是下腹耻骨联合处至子宫底部的长度，它和胎宝宝在子宫内的生长发育情况密切相关，比如你想推算出胎宝宝的体重，那宫底高就可以作为一项重要依据。孕妈妈可以通过定期查宫高，来了解胎宝宝发育是否正常。

● **下面的表格供孕妈妈测量宫高时参考。**

孕周	宫底位置
12 周	在耻骨联合上缘以上 2~3 横指
16 周	位于耻骨联合上缘和肚脐之间
20 周	在肚脐下约 1 横指
24 周	在肚脐上约 1 横指
28 周	在肚脐以上约 3 横指
32 周	约在肚脐与胸骨下端剑突之间
36 周	宫底最高，其中央部位在胸骨剑突下 2 横指
40 周	胎头下降到骨盆，宫底恢复到孕 32 周时的高度

孕期测腹围的方法

一般在孕 16 周起开始测量腹围。常用的方法是：孕妈妈取直立位，将衣服解开，完全暴露腹部，以脐部为准，拿皮尺水平绕腹一周，测得的数值即为腹围。腹围不按数值增长时，孕妈妈会感到困惑。实际上，腹围的增长情况不可能完全相同。下面表格中列出的数值供参考。要判断子宫和胎儿的生长情况，应该结合其他检查综合分析，孕妈妈不必为了腹围上差几个数值而忧心忡忡。

怀孕周数	平均腹围	增加速度
孕前	67 厘米	—
满 8 周	68 厘米	微增
满 10 周	69 厘米	0.5 厘米 / 周
满 12 周	71 厘米	1 厘米 / 周
满 16 周	75 厘米	1.3 厘米 / 周
满 20 周	80 厘米	1 厘米 / 周
满 24 周	84 厘米	1 厘米 / 周
满 28 周	88 厘米	1 厘米 / 周
满 32 周	91 厘米	0.8 厘米 / 周
满 36 周	94 厘米	0.8 厘米 / 周
满 40 周	96 厘米	0.5 厘米 / 周

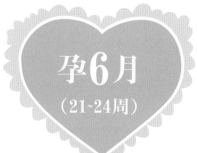

孕6月
（21~24周）

控制饮食，小心妊娠糖尿病

♥ 胎宝宝天天长

胎宝宝在成长——浓缩版的小婴儿

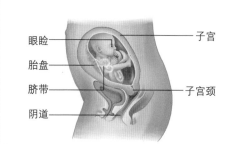

眼睑　子宫
胎盘
脐带　子宫颈
阴道

第21周

这时的胎宝宝看上去滑溜溜的，身上覆盖着一层白色的、滑腻的物质，这是胎脂。它可以保护胎儿的皮肤，以免在羊水的长期浸泡下受到损害。随着大脑和神经末梢的发育，胎宝宝的各种感觉器官正在逐步完善，味蕾开始在舌面上形成了。

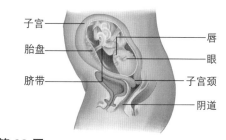

子宫　唇
胎盘　眼
脐带　子宫颈
阴道

第22周

胎宝宝的体重大约有350克，身长已有19厘米了。胎儿的眉毛和眼睑已经清晰可辨，他现在非常爱动，1小时内大概会活动50次，所有的拳打腿踢都有助于胎宝宝身体和智力的发展。

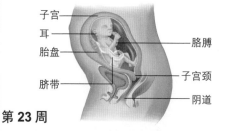

子宫
耳
胎盘　胳膊
脐带　子宫颈
阴道

第23周

胎儿的身长大约20厘米，体重大约450克。由于皮下脂肪尚未产生，这时胎儿的皮肤是红红的，而且皱巴巴的，样子像个小老头。皮肤的褶皱是给皮下脂肪的生长留有余地。嘴唇、眉毛和眼睫毛已各就各位、清晰可见；视网膜也已形成，具备了微弱的视觉。此时在胎儿的牙龈下面，恒牙的牙胚也开始发育了。

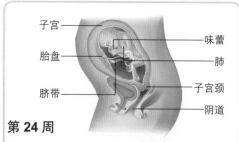

子宫　味蕾
胎盘　肺
脐带　子宫颈
阴道

第24周

胎宝宝大约有500克，听力已经形成，已经可以听到你发出的有些变形的说话声音、你心跳的声音和你的肠胃蠕动时发出的咕噜咕噜的声音。一些大的噪声胎儿也能听到。他的呼吸系统也正在发育。他还用不断吞咽羊水来练习呼吸动作，那努力的样子可爱极了。

孕妈妈的身体变化——容易出汗

孕妈妈的体态和容貌有了明显的变化，骨盆变大、体态肥胖。不少孕妈妈脸上出现了细小的妊娠斑、隆起的肚皮上出现了妊娠斑。

在这个月，很多孕妈妈可能会有牙龈出血的情况，这是因为孕激素使你的牙龈变得肿胀，即使你刷牙的动作很轻，还是有可能导致出血。

孕妈妈的汗明显多了起来，如果是夏天，可能会汗流不止，晚上睡觉时还可能被热醒。这是因为怀孕后，孕妈妈的代谢比正常人约快20%，所以会出现多汗现象。

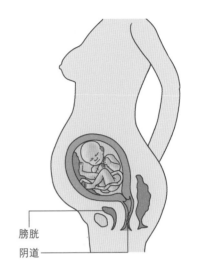

膀胱

阴道

孕 6 月保健重点

做产检时顺便检查乳腺

怀孕后，激素水平变化会导致乳腺增生、肿胀、分泌液体，这些都是正常现象。另外，怀孕后原本有副乳腺的孕妈妈副乳腺会增大，而原本没有的也可能出现乳腺增生，有的一侧增生，有的两侧都有，也都是正常的。需要注意的是，激素水平的变化还可能导致一些疾病，如乳腺炎或乳腺癌，孕期是这类疾病的高发期，但其症状容易被视为正常妊娠反应而被忽视，所以建议孕妈妈在怀孕期间至少能做一次乳腺检查，如果有异常可以及时发现。轻微的乳腺增生但不觉得疼痛，可以不用处理，在哺乳后可以自行减轻甚至痊愈。如果感觉疼痛就一定要治疗了。

警惕晚期流产

晚期流产是指发生在孕 13~28 周之间的流产。晚期流产有疾病原因导致的，如宫颈机能不全、子宫肌瘤、子宫畸形、病菌感染、糖尿病、癫痫、高血压、肾病、镰状细胞贫血、胎宝宝染色体异常、神经管缺陷、RH 溶血症、先天性心脏病、多胎妊娠等；也有人为因素导致的，如孕妈妈过于劳累、高热、提举重物等。

疾病方面，只要及时产检，大部分都可以发现并减轻其影响。如果是 RH 阴性血型，需要查免疫抗体，如逐渐增高，则表明有溶血的可能。如果孕妈妈发现自己阴道有少量流血，下腹有轻微疼痛或者感觉腰酸下坠，持续几天阴道分泌物为粉红色或棕色，这可能就是流产的前兆。这时孕妈妈也不必太过紧张，最好的方法就是卧床休息，如果情况没有改善反而严重，则需要及时就医。

孕妈妈营养保健

孕6月需要重点补充的营养素

● 血容量迅速增加，注意补铁

怀孕期间孕妈妈血容量会增加1300毫升左右，但增加的主要是血浆，能够携带、运送氧气的红细胞并不能按照相同的比例增加。血浆增加量甚至达到红细胞增加量的3倍多，也就是说血液被稀释了，红细胞明显不足，而铁元素是构成红细胞的主要原料，所以孕期对铁的需求量非常大。

含铁食物很多，比如小麦、黄豆、绿豆、蘑菇、木耳、瘦肉、鸡蛋、动物肝脏、动物血、黑芝麻、花生、绿叶蔬菜、紫菜等。为预防缺铁，孕妈妈要合理膳食。不过膳食中的铁质吸收率仅为10%~20%，所以仅仅依靠膳食供给很可能不够，需要用适量铁营养制剂作为补充。铁制剂在孕中期就可以开始服用了，福乃得、右旋糖酐铁、硫酸亚铁都不错。补充铁制剂的量要遵医嘱，过量不会造成严重危害，但容易引起便秘。

● 补钙关键时期

进入孕中后期，胎宝宝的骨骼、牙齿不断钙化，对钙的需求量越来越大，因此孕妈妈要有足够的钙摄入。钙轻微不足时，胎宝宝健康不会受影响，母体骨骼内的钙质会进入血液以满足胎宝宝的需要，但孕妈妈的健康就会受影响，如出现骨密度下降、骨质疏松等。

孕中期孕妈妈的每日钙需要量约为1000毫克，孕晚期约为1200毫克。此时从食物中摄入的钙质已经无法满足需要了。在合理饮食的情况下，每天从食物中摄取的钙约为800毫克，不足的就需要通过营养剂补充，所以最好食物、营养品一起补充。

● 营养补充素别随意吃

有些孕妈妈生怕胎宝宝缺乏维生素，每天服用许多各种维生素。当然，在胎儿的发育过程中，维生素是不可少的，但盲目大量的服用会对胎儿造成损害。

维生素A，日需要量900毫克，不足或过量（超过10倍以上）都可导致胎儿畸形。过量服用维生素A、鱼肝油等，会影响胎儿大脑和心脏的发育，诱发先天性心脏病和脑积水，脑积水过多又易导致反应迟钝。

孕妇过量服用维生素B_6，可致使胎儿产生依赖性，当小儿出生后，维生素B_6来源不像在母体内那样充分，结果出现一系列异常表现，如容易兴奋、烦躁不安，如诊断不及时，将会留下智力低下的后遗症。

维生素D摄入过多，可导致特发性婴儿高钙血症，表现为囟门过早关闭、腭骨变宽而突出、鼻梁前倾、主动脉窄缩等畸形，严重的还伴有智商减退。平时常晒太阳的孕妇可不必补充维生素D和鱼肝油。

维生素K大量服用，可使新生儿发生生理性黄疸，还可以降低口服抗凝血药的作用。

> **小贴士**
>
> 在孕期加强营养是必要的，但营养摄入并非多多益善。太多的营养摄入会加重身体的负担，并存积过多的脂肪，导致肥胖的冠心病的发生。体重过重还会限制孕妈妈的体育锻炼，致使抗病能力下降，并引发分娩困难。

孕妈妈饮食细节安排

● 孕妈妈饭前饭后如何养生

在饭前饭后 1 小时吃水果：饭前 1 小时吃水果可以保护免疫系统，提高身体抗病能力；饭后 1 小时吃水果不会干扰消化功能，对消化系统保健有积极意义。

饭前睡觉，饭后静坐：下班后吃些水果或牛奶，睡 30 分钟到 1 小时再进餐，可以有效消除疲劳；饭后不要立即运动或睡下，静坐 30 分钟到 1 小时。这样做可以保持血液的均衡分配。

饭前刷牙，饭后漱口：饭前刷牙可以避免牙垢和食物起反应，减少酸性物质在牙齿表面聚集；饭后漱口可以减少食物残渣，以免损害牙釉质。

● 孕妈妈进食不要狼吞虎咽

孕妈妈进食是为了充分吸收营养，保证自身和胎儿的营养需要。在进食时，慢慢咀嚼食物可以使消化液的分泌增多，这对人体摄取食物营养非常有利。咀嚼食物引起的胃液分泌比食物刺激胃肠而分泌的胃液数量更大，持续时间更长。

可见，咀嚼食物对消化液的分泌起着重要作用。吃得过快、食物嚼得不细，进入胃肠道后，食物与消化液接触的面积会大大缩小，会影响食物与消化液的混合，有相当一部分食物中的营养成分不能被人体吸收。此外，食物咀嚼不够还会加大胃的消化负担或损伤消化道黏膜，使消化液分泌减少，易患肠胃疾病。所以，孕妈妈在进食时不要狼吞虎咽。

● 肥胖孕妈妈要控制孕期饮食

一般来说，孕妈妈过胖，胎宝宝个头较大，自然分娩困难，选择剖宫产的可能性大。肥胖孕妈妈比一般孕妈妈患产科并发症的几率明显要高，如妊娠高血压、糖尿病等，而且难产和产后出血的情况也比较多。

因此孕妈在孕期要注意营养，合理膳食，防止肥胖。已经过胖的孕妈妈不能选择通过药物减肥来控制体重，可以在医生指导下，通过调节饮食来控制肥胖。平时可以注意以下 3 点。

控制进食量

控制糖类食物和脂肪含量高的食物的摄入，米饭、面食等均不宜超过每日标准供给量。动物性食物中可多选择含脂肪相对较低的鸡、鱼、虾、蛋、奶，少选择含脂肪量相对较高的猪、牛、羊肉，并可适当增加一些豆类，这样可以保证蛋白质的供给，又能控制脂肪量。少吃油炸食物、坚果、植物种子类的食物，这类食物含脂肪量也较高。

多吃蔬菜水果

主食进食量减少后，往往饥饿感较重，可多吃一些蔬菜水果，注意要选择含糖分少的水果，既缓解饥饿感，又可增加维生素和矿物质的摄入。

养成良好的饮食习惯

有的孕妈妈喜欢边看电视边吃零食，这种习惯非常不好，容易造成营养过剩。肥胖孕妈妈要注意饮食有规律，按时进餐。可选择热量比较低的水果作零食，不要选择饼干、糖果、瓜子仁、油炸薯片等热量比较高的食物作零食。

> **小贴士**
> 说起胎教，我们就会想到胎教故事、胎教音乐，其实养成良好的饮食习惯也属于胎教。要想生出来的宝宝不挑食、不偏食，就从现在给他做个好榜样吧。

● 不宜用沸水冲调营养品

麦乳精、蜂乳精、葡萄糖等滋补营养品大都是以炼乳、奶粉、蜜糖、蔗糖等为主要原料加工制成的，其中所含的各种营养素在高温下非常容易分解变质。有研究证明，这类滋补营养品加温至60~80℃时，其中大部分营养成分会分解变化。如果用刚刚烧开的水冲饮这类滋补营养品，因温度较高，会大大降低其营养价值。

所以，孕妈妈在冲调营养品时，最好用50℃左右的温开水。

● 怎样喝汤最有效

汤品最能补充人体营养而且易被机体所吸收，孕妈妈喝汤不仅有利于自身健康，更有利于胎宝宝的正常发育。那怎么喝汤才最有效果呢？

一般人认为汤经过炖煮后，营养精华都在汤内，所以喝汤就好。其实，不管是煮鸡汤、牛肉汤、鱼汤等，就算是熬煮数小时，汤很浓郁，汤的蛋白质含量也只有6%~15%，85%以上的蛋白质营养仍是在肉的本身，所以，喝汤又吃肉才更有营养、更补人。

另外，在煲汤的时候要注意以下几点：

1 要淡，少放盐；

2 熬煮时间不能太长。素菜汤以食材稍微变软最佳，煲肉类汤1小时左右就好，最长不要超过2小时；

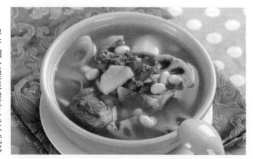

3 熬肉汤前，将肉类用沸水焯一下，可有效减少嘌呤含量，对健康有益。

● 孕妈妈喝茶有讲究

茶叶含有茶多酚、矿物质、蛋白质、维生素等营养成分。孕妇如能每天喝3~5克茶，特别是淡绿茶，对加强心肾功能、促进胎儿生长发育是大有好处的。各种茶所含成分不同，绿茶含锌量极为丰富。锌元素对胎儿的生长发育起着极其重要的作用。因此，喜欢喝茶的孕妇可以适量喝点绿茶。但绿茶中也含有鞣酸，会妨碍铁的吸收。怎样做才能既对孕妇及胎儿有利又不影响铁的吸收呢？孕妇在饭后1小时后再饮用淡绿茶，就可以解决这个矛盾了。

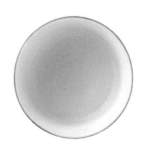

饭后1小时喝一杯绿茶，有利胎儿生长发育。

● 抗寒吃火锅，孕妈妈不适合

寒冷的冬天，家人、朋友常围在一起吃火锅。火锅不但美味而且能很好地御寒，但是火锅不适合孕妈妈食用，因为火锅对胎儿发育有着不良的影响。我们在吃火锅的时候，都是把肥羊、肥牛等生肉片直接放到火锅汤底里，然后烫一下就放进嘴里吃了。孕妇如果吃了没有煮熟煮透的羊肉、牛肉等，就有可能感染弓形虫，从而影响胎儿发育，严重者还可造成流产、死胎等。

所以，为了胎宝宝的健康发育，孕妈妈还是不吃火锅的好。

● 孕妈妈应少吃动物肝脏

通常，人们都提倡孕妇的饮食中必须包括动物肝脏，因为肝脏含有丰富的维生素和微量元素，认为肝脏是孕妇食谱中必不可少的食品。

目前英国学者研究发现，孕妇过多食用动物肝脏容易造成维生素A摄入过量，并可能有致畸作用。通过对一些畸形儿，包括耳朵缺陷、头面形态异常、唇裂、腭裂以及眼睛缺陷、神经系统缺陷和胸腺发育不全的患儿调查，发现其患病均与孕妇过量食用动物肝脏有关。

所以，孕妈妈应减少食用动物肝脏，以偶尔吃一次为宜，每次控制在30~50克。至于动物肝脏中含有的丰富的维生素A、B族维生素和微量元素锌等，可以从其他食品中获得。例如，新鲜蔬菜、水果等。因为胡萝卜、菠菜、白菜和橘子等所含的胡萝卜素可以转化为维生素A。此外，可以从鱼类、瘦肉中补充B族维生素和微量元素锌等。

● 记忆力下降了就吃点坚果吧

怀孕后，你的记忆力有可能会变差，不是丢三落四就是很快忘记一些事情。这可能和怀孕后内分泌的改变有关，孕期需要操心和考虑的事情比较多，再加上睡眠质量不如以前，所以脑力跟不上，记忆力也会有所下降。

核桃——补脑的"长寿果"

核桃仁富含蛋白质和多种人体必需的不饱和脂肪酸，这些成分都是大脑组织细胞代谢的重要物质，能滋养脑细胞、增强脑功能，是公认的补脑佳果。另外，核桃仁还可以防止动脉硬化、降低胆固醇和保护肝脏。其中所含的大量维生素E还具有养颜润发的作用。

榛子——开胃通便的"山珍"

榛子含有多种不饱和脂肪酸、磷、铁、钾、维生素 B_1、胡萝卜素等营养元素，经常吃可以明目健脑，丰富的膳食纤维还有帮助消化和防治便秘的作用。

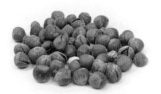

腰果——补充体力、抗疲劳

腰果含丰富的蛋白质和脂肪，能够迅速补充体力和消除疲劳，还能润泽干燥的肌肤，也是孕妈补充铁、锌的良好食物来源。

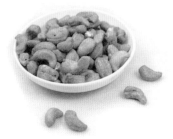

葵花子——安胎小零食

葵花子含有丰富的铁、钾、镁、锌等元素，具有预防贫血的作用；其含有的亚油酸可以促进大脑发育；其中的维生素E能够增强孕酮的作用，可以养颜安胎。

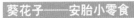

● 孕妈妈上班争取三餐定时吃

有些孕妈妈从事的职业无法保证朝九晚五、定时上下班，生活不够规律。如媒体、广告从业人员、医生护士等。即便工作不定时，但孕妈妈的三餐也一定要按时吃，不能贪方便而总是吃快餐。要知道，规律而有营养的饮食对孕妈妈和胎宝宝的健康都是非常必要的。

另外，孕妈妈可以随身带些健康的小零食，在觉得饿又不能去吃饭时拿出来充饥。

● 果蔬汁是办公室方便营养品

新鲜水果蔬菜汁不仅能为人体补充维生素以及钙、磷、钾、镁等矿物质，还可以增强细胞活力以及肠胃功能，促进消化液分泌、消除疲劳。

制作果蔬汁方便快捷，对于上班族的孕妈妈来说，可以节省时间，所含的营养物质也容易吸收。需要注意的是，制作果蔬汁时最好选用两三种不同的水果、蔬菜，每天变化搭配组合，可以达到营养物质吸收均衡，就连果蔬渣也不可错过，搅拌均匀后配上蜂蜜。需要注意的是，果蔬汁要现榨现喝，而且并不是所有的蔬菜都适合生吃，适合做果蔬汁的有胡萝卜、番茄、黄瓜、芹菜等。

● 混合果蔬汁推荐

苹果甘蔗西红柿汁

苹果洗净，去皮、核，切块；甘蔗去皮，切段；西红柿洗净，去皮，切块。上述材料放入榨汁机榨汁，去渣，倒入杯中即可。

哈密瓜香蕉汁

哈密瓜洗净，去皮、子，切块；香蕉去皮，切块。上述材料放入榨汁机榨汁，倒入杯中，加入牛奶，调匀即可。

茶香水果奶

猕猴桃、香蕉分别去皮，切块。上述材料加低脂奶酪搅拌，放入榨汁机榨汁，倒入杯中，加入少许绿茶粉、蜂蜜，搅匀即可。

芹菜洋葱汁

洋葱、胡萝卜去皮，切块；芹菜连叶切成段。上述材料放到榨汁机中榨汁，去渣，倒入杯中，滴入柠檬汁和蜂蜜调味即可。

● 果蔬汁饮品健康排名

随着人们营养观念的提升，越来越多的人喜欢饮用营养丰富的果蔬汁。据有关研究，美国"网络医学博士"网站对果蔬汁饮品进行了健康排名。

番茄汁

喝蔬菜汁是补充植物性营养物质的一种非常方便的方式。与果汁相比，蔬菜汁中含有更少的糖分以及热量。其中，蔬菜汁中的冠军是番茄汁。

石榴汁

在果汁中，石榴汁的综合营养价值很高，有助于预防心脏病症。

樱桃汁

樱桃的含铁量非常丰富，位于水果之首，是等量橘子、梨的 20 倍以上，是补铁的首选水果。樱桃虽好，但食用量不宜过多，一天最好不要超过 4 两为宜。

红葡萄汁

红葡萄汁富含抗氧化左右的多酚，是等量苹果汁的 2.5 倍，能有效降低患心脑血管疾病的风险。

橙汁

橙汁富含能够提高免疫力的维生素 C。一个橙子含有 68 毫克维生素 C、26 微毫克叶酸、17 克果糖和 3.6 克纤维素。只需一个，维生素 C 已足够一个人每日所需。

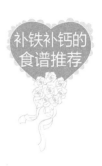

爆炒猪肝

原料：猪肝300克，木耳15克，胡萝卜15克，蛋清30克，淀粉5克，盐、水淀粉各适量。

做法：1. 将猪肝洗净，切成片，与蛋清、淀粉抓匀；木耳泡开洗净；胡萝卜洗净，切片。

2. 锅中放油烧热，将猪肝片下锅翻炒至断生，捞出沥油。

3. 锅留底油烧热，放入木耳、胡萝卜片煸炒几下，加盐，迅速下入猪肝片炒熟，以水淀粉勾芡，翻炒几下，出锅即可。

小提示：妊娠糖尿病孕妈妈应少吃猪肝。

鲜虾炒海带

原料：海带200克，虾仁50克，葱花、姜、蒜各少许，酱油、醋、盐、白糖、香油各适量。

做法：1. 用油将蒜和姜爆香。

2. 加入海带、虾仁和酱油、醋、盐、白糖、香油等调味料炒熟。

3. 起锅后滴几滴香油，撒上葱花即可。

冬瓜炖排骨

原料：排骨500克，冬瓜300克，姜5克，大料1个，盐适量。

做法：1. 把排骨斩成小块，洗净沥干水分；冬瓜去皮切块；姜拍破。

2. 将排骨放在开水锅中烫5分钟，捞出用清水洗净。

3. 将排骨、姜、大料和适量清水，上旺火烧沸，再改用小火炖约60分钟，放入冬瓜再炖约20分钟，捞出姜块、大料，加入盐，起锅即可。

小提示：脾胃虚寒、易泄泻、肾虚者不宜过多食用冬瓜。

油菜炒虾仁

原料：对虾肉40克，油菜250克，姜、葱、酱油、料酒、淀粉各适量。

做法：1. 将虾肉洗净、切成薄片，虾片用酱油、料酒、淀粉拌好；油菜梗叶分开，洗净后切成3厘米长段；葱、姜切末。

2. 锅中加入油，烧热后先下虾片，煸几下即盛出。再把油锅烧热，加盐，先煸炒油菜梗，再煸油菜叶，至半熟时倒入虾片，并加入姜、葱等，用旺火快炒几下即可起锅装盘。

猪血豆腐汤

原料：猪血200克，豆腐（北）150克，姜、大蒜、盐、料酒、大葱各适量。

做法：1. 猪血和豆腐都切成小块；姜、葱切成细末。

2. 锅内放油烧热，爆香葱、姜，下猪血，烹料酒，加水，烧沸后，再放豆腐块，最后加盐即可。

木耳拌黄瓜

原料：黄瓜1根，木耳（干）2朵，大蒜、香油、盐、白糖、陈醋、熟芝麻各适量。

做法：1. 黄瓜洗净，拍碎，掰成小块；大蒜捣成蒜泥；木耳泡发，去蒂，洗净，撕成小朵，入开水中焯一下，捞出沥干晾凉。

2. 把黄瓜、木耳和蒜泥混合，调入盐、白糖、陈醋拌匀，淋上香油，撒上芝麻即可。

牛肉粉丝汤

原料：牛肉100克，泡发粉丝80克，虾米25克，盐、料酒、淀粉、香油各适量。

做法：1. 牛肉切成薄片，加淀粉、料酒、盐拌匀。

2. 锅里水滚后，先放牛肉片，盖上锅盖略滚，加入发好的粉丝，盖上锅盖煮5分钟左右。

3. 开盖，加盐后再烧沸，盛入汤碗，淋上香油即可。

虾皮紫菜汤

原料：虾皮、紫菜各5克，鸡蛋1个，黄瓜、西红柿各50克，香油、盐各适量。

做法：1. 黄瓜、西红柿洗净切片；鸡蛋打开搅匀。

2. 在锅中加入2碗清水，将虾皮、紫菜放入锅内，再加入黄瓜、西红柿。

3. 煮开后，淋入鸡蛋液，再放少许盐，淋入几滴香油即可。

❤ 生活保健从点滴做起

孕妈妈居家保健细节

● 趁身体还轻便，不妨去买宝宝用品

　　宝宝再过几个月就要出生了，很多孕妈妈已经在想什么时候去买宝宝用品了。其实，怀孕6~7个月时去买宝宝用品就行。买得太早了，不说这一大堆东西闲置着，而且有些东西还有保质期的限制；买得太晚了，你的行动就会有所不便。

　　孕妈妈为宝宝准备出生后的用品是一件非常幸福的事情。这不仅是做了一项有益的事情，更重要的是心理得到极大的满足。孕妈妈在选购时，应注意以下要点。

衣服的选购

衣服的面料要具有吸水性、通气性、保暖性，最好选手感好，对皮肤没有刺激的纯棉衣物；颜色要清淡、素雅，容易洗，不掉色；衣服的样式要简洁、大方、宽松，穿脱方便，没有领子，最好是前开口，后背和腋下不要有缝、纽扣、按扣等。

尿布的选择

尿布必须选用无刺激、吸水性强、耐洗涤的布料。大人穿过的纯棉秋衣、秋裤、纯棉背心也是不错的选择。另外，要准备一些纸尿裤，在夜间、外出时使用。

● 做家务时，注意姿势和动作

　　怀孕后就像大熊猫一样被家人重点保护起来，一点家务也不做是不科学的。相反，家务属于轻度体力劳动，适当做一点，还是很有好处的。

　　适当的家务劳动能促进新陈代谢和血液循环，有助于消化；能够增强肌肉力量，提高腰腹盆底肌肉的柔韧性，有利于自然分娩；还能减轻或消除怀孕带来的不适症状，如腰酸背痛、下肢静脉曲张等。

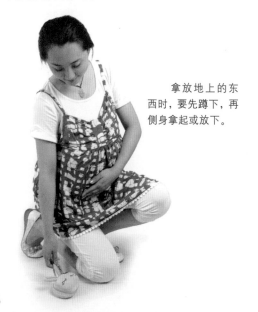

拿放地上的东西时，要先蹲下，再侧身拿起或放下。

做家务时，要注意姿势和动作

1 做家务时最好不要弯腰，打扫时要避免蹲下或跪在地上，到孕晚期更不可弯腰干活。还要防止滑倒。

2 不要勉强踮着脚或登高从高处拿取物品，晾衣时也不可勉强伸长胳膊，最好使用可以升降的晾衣架，或者请准爸爸代劳。

3 洗衣服时不要压迫腹部，不要把手直接浸入冷水中，尤其是在冬春季节更应注意。孕妈着凉、受寒有诱发流产的危险。

4 将放在地上的东西拿起或放下时，要屈膝落腰，完全下蹲，单腿跪下，然后侧身拿住东西，伸直双膝站起。

● 孕妈妈逛街 5 大安全守则

　　爱逛街是女人的天性，怀孕后也不例外，但孕期逛街不能像孕前那样随心所欲了。怀孕后尽量少逛街，必须逛街时也最好有人陪同，这样可以随时受到照顾，还要遵守以下 5 大安全守则！

准备工作要做好

衣着：逛街需要长时间走动，因此要穿着宽松、舒适的衣服和弹性好的运动鞋，不要穿拖鞋，否则容易滑脱绊倒。

防护：如果是在夏天，出门前要涂抹防晒霜，戴上太阳镜或遮阳帽（遮阳伞）；如果是冬天，就要穿上保暖的衣物，戴好帽子、围巾、手套等。

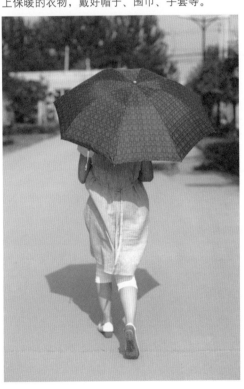

注意饮食卫生

逛街时免不了要在外就餐，这时要选择高档一点的餐厅，以保证食物的质量和卫生，不要在街边小摊乱吃东西。可以自己带一些零食、饮料，这样就可以减少在外就餐的机会。

安全乘坐交通工具

最好不要选择在人流高峰时乘车，以免拥挤。上车后提醒售票员请别人给自己让座，不要觉得不好意思。必要时可以改乘出租车。

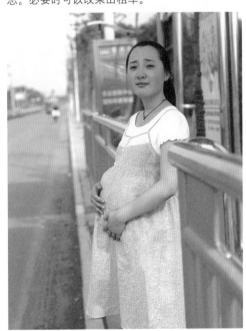

商场、超市少逗留

商场、超市人多嘈杂，空气流通也不好，在里边停留时间太长会造成身体不适、头晕等症状。因此，购物时最好先列个清单，买完就走，在商场、超市逗留的时间越短越好。另外，一次不要买太多东西，否则拎太重的东西会给身体造成负担。

回家后立刻消毒

逛完街回到家中后，要及时洗手、洗脸，将外衣换下，清洗消毒。然后吃点东西或喝点水，休息一下，待体力恢复后再去整理买回来的东西或做其他事情。

● 让大肚孕妈妈更舒适的睡姿

随着子宫和胎宝宝的长大，你的睡姿显得越来越重要，特别是到了孕晚期，不良的睡姿不仅会影响子宫的位置，还会增加子宫对周围组织及器官的压迫，影响子宫和胎盘的血流量。

左侧卧——孕妈最佳睡姿

子宫是一个呈右旋转的器官，采取左侧卧的睡姿可以改善子宫的右旋程度，减轻子宫血管张力和对主动脉、髂动脉的压迫，增加胎盘血流量，改善子宫内的供氧状态，有利于胎宝宝的生长发育。特别是在胎宝宝发育迟缓时，采取左侧卧位可以收到很好的治疗效果。

此外，左侧卧位还可以减轻子宫对下腔静脉的压迫，增加回到心脏的血流量。回心血量的增加可使肾脏血流量增多，改善脑组织的血液供给，有利于避免或减轻妊娠高血压疾病。但如果左侧卧时间过长，感觉不舒服也可以换右侧卧位，最好不要仰卧。

使用靠垫让左侧卧更舒适

左侧卧往往会使肚子下面没有支撑而悬空，让孕妈感到非常不舒服，这时就可以用靠垫来帮忙了。最好选择质地柔软且弹性好的靠垫，不要选择硬质海绵靠垫，因为它的变形度小，和身体及腹部曲线的贴合度比较差，用起来不舒服。侧卧时，将靠垫放置于肚子下，长度最好是能够包覆整个腹部，这样就可以分散腹部重量，减轻背部的负担，还可以在背后也放置一个靠垫，用来调整侧卧时不安定的睡姿。

你可以选择自己喜欢的花色和面料，自己动手制作一款适合自己身体尺寸的靠垫，让孕期生活变得更加丰富有趣。

● 大肚孕妈妈的甜蜜性事

把握最佳性爱时机

这一时期，胎盘已经发育完全，胎宝宝生活在一个有很厚"墙壁"的子宫腔里，周围又充满温暖的羊水，可以减轻震荡和摇摆。而且在孕晚期之前，你的子宫颈是紧闭的，并有许多黏液封闭着，能够防止病原菌的侵入。因此，这时是孕期享受甜蜜性爱的最佳时机。

这些情况下，严禁性生活

1 孕妈妈有流产史，在本次妊娠流产危险期过去前，最好不要过性生活。

2 孕妈妈阴道发炎，在彻底治愈前禁止性生活。

3 子宫收缩太频繁或子宫闭锁不全，可能会导致流产或早产，应避免性生活。

4 发生早期破水情况时，禁止性生活，以免病菌感染胎宝宝。

不要忘记安全套

精液中的前列腺素被阴道黏膜吸收后，可促使子宫发生强烈的收缩，不仅会引起腹痛，还易导致流产、早产。因此，孕期使用安全套并非画蛇添足。正确使用安全套，需要注意以下几点：

1 必须在性交开始前戴上，套上前应捏瘪避孕套顶端供贮存精液用的小气囊，以防止气囊中的空气遇热膨胀促使射精时精液向阴茎根部溢出。

2 安全套不宜事先展开，而应在勃起的阴茎自龟头部分顺势向下展开，保证安全套套住整个阴茎。

3 射精后应在阴茎疲软前以手指按住避孕套底部连同阴茎一起抽出。每个避孕套只能使用一次，用过的避孕套应装入塑料袋扔进垃圾筒。

小贴士

孕期睡姿是有讲究的，到了孕中、后期，要避免仰卧，因为仰卧时，增大的子宫压迫下腔静脉，使盆腔和下腔静脉血液回流受阻，到达心脏的血液骤减，血压降低。

孕妈妈个人护理

● 减轻妊娠纹的方法

妊娠纹一般在孕5~6月时出现，90%的孕妈妈都会长妊娠纹。妊娠纹在产后颜色会变浅，有的甚至和皮肤颜色很接近，但很难消失，所以最好提前预防，使之尽量减少和减轻。

1 最根本的是控制体重的增长速度，孕中期、孕晚期每个月体重增长不要超过2千克，不要在某一个时期暴增，从而使皮肤在短时间内承受太大压力，出现过深的妊娠纹。

2 使用专业托腹带，可有效支撑腹部重力，减轻腹部皮肤的过度延展拉伸，从而减少腹部的妊娠纹。

3 从孕早期就坚持在容易出现妊娠纹的部位进行按摩，增加皮肤弹性。按摩用油可以是橄榄油、婴儿油。

4 吃一些富含胶原蛋白和弹性蛋白的食物，如猪皮、猪蹄、动物蹄筋和软骨等有助于增强皮肤弹性的食物。

市面上有很多除妊娠纹霜也可以使用，但要咨询清楚，避免对胎宝宝造成伤害。

● 头发越来越油，怎样洗头

怀孕期间，由于内分泌的变化，体内汗腺和皮脂腺的分泌非常旺盛，刺激头皮的皮脂腺使有些孕妈妈头发变得多油。有些油性发质的孕妈妈容易有头皮出油及发痒的现象，尤其皮脂分泌量会增加，使得头皮出油的情况格外严重。这让孕妈妈很不舒服。

解决孕期头发出油多的最好方法，就是认真清洗。建议孕妈妈一两天就洗一次头。可以先用温热毛巾擦揉头皮，头皮痒主要是由于油垢堆积的缘故，再用拧干的温热毛巾

仔细地将头皮及发根擦拭一遍，然后将细纱布罩在梳子上（利用梳齿将纱布穿透）梳头发，就可以把头发上的污垢及发丝上的灰尘去除。经过一番前期处理，再按正常程序洗头，洗完的头发就会清爽许多。

● 最贴身的呵护，"孕"味穿出来

随着孕周的增加，孕妈妈体内激素急剧变化，胸部和腹部迅速增大。这时，孕妈妈如能精心选择内衣，你的"孕味"将因此而美丽。

选择专为孕妇设计的文胸

这类文胸多采用全棉材料，肤触柔软，罩杯、肩带等都经过特殊的设计，不会压迫乳腺、乳头，造成发炎现象。

选择纯棉材质的内衣

孕妇阴道分泌物增多，所以宜选择透气性好、吸水性强及触感柔和的纯棉质内裤。纯棉材质对皮肤无刺激，不会引发皮疹。

选择孕妇专用内裤

大部分的孕妇专用内裤都有活动腰带的设计，方便孕妈妈根据腹围的变化随时调整内裤的腰围大小，十分方便。而裤长往往是加长的，高腰的设计可将整个腹部包裹，具有保护肚脐和保暖的作用。

内衣是一道最贴身的风景线，孕妈妈如果花点时间关注自己的身体，悉心呵护，不但能够保证自己和宝宝的健康，而且在孕期以及产后也能保持曼妙的曲线，增添成熟的迷人风采。

小贴士

除内衣要精心选择外，外面的衣着也要注意，尤其是不要穿紧身的牛仔裤。牛仔面料不透气，容易引发阴道炎等妇科疾病。另外，会增加外阴部和腹部与裤子的摩擦。牛仔裤的金属纽扣和腹部皮肤接触，容易诱发接触性皮炎。

● 孕妈妈伏案工作别忘经常伸展肢体

如果孕妈妈从事的职业经常需要伏案工作，最好每小时做一些伸展肢体的运动，例如做一下腿部的练习。在练习前，把腿在体前伸直，然后把脚弯曲绷脚尖，重复 4~5 次。这种练习可以帮助脚部的血液循环，并可能减轻肢体的水肿现象。

● 上班族孕妈妈争取少加班

对于身为上班族的孕妈妈来说，怀孕时能做到正常上班已经很不容易，当加班来临时，孕妈妈就不要再逞强坚持了，还是尽量少加班的好。因为生理原因，孕妇比正常人更容易产生疲乏感，所以需要多休息，不但每晚要睡足 8~9 小时，午睡最好也要保证 1 小时。

作为孕妈妈，你要知道完成分内的工作已经实属不易，不应该再主动申请或接受加班的任务，否则过大的体能消耗及心理压力不利于身心健康和胎儿发育。

● 适当开窗通风

办公室内的各种声音、灯光、电器等都存在污染，加上人员较多，长时间关闭门窗，室内空气相当污浊，会造成孕妈妈呼吸困难，不能给胎儿提供新鲜的空气。所以要适当注意开窗通风，在使用空调的情况下，也要特别注意通风。最好是能将位置调到空气流通较好的区域。

● 减少使用电脑的时间

许多怀孕的办公室女性都会选择穿防辐射服来避免辐射，其实要真正避免辐射还得从源头做起，杜绝和减少辐射才是最重要的。最好的办法就是减少使用电脑的时间，养成使用完毕就关机的习惯，不要全天开着电脑，与工作无关不使用电脑，可减少一半以上的辐射。

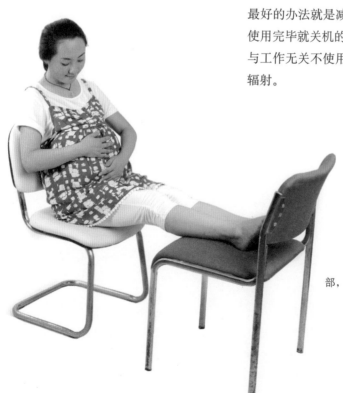

工作 1 小时，活动一下腿部，将双腿平放是不错的选择。

❤ 孕妈妈心理保健

忽好忽坏的情绪对宝宝发育有影响

孕妈妈不仅要给胎儿提供充足的营养，还要注意保持稳定的情绪。因为母亲情绪的变化，会直接影响胎儿的生长发育。

医学研究表明，当孕妇恐惧、紧张时，体内的血管收缩，对胎儿的供血量也相应减少，长期如此，会影响胎儿的大脑发育。孕妇情绪过于激烈，还有可能导致流产。

美国心理学家研究发现，孕妇长时间焦虑、烦闷、恐惧等，其子女长大后情绪也常常不稳定。我国学者对多动症儿童进行的调查结果表明，这些儿童在胎儿生长发育期，其母亲大多都有较大的情绪波动和心理困扰过程。可见孕妇情绪的变化对胎儿的生长发育影响是很大的。

因此，要想拥有一个健康的宝宝，就必须重视孕期心理保健，排除外来的干扰，调节和控制好自己的情绪，保持愉悦恬静的心境。

家庭插花，让生活更有情趣

鲜花不仅可以怡情养性，还可以装点家居，为居室平添一抹生动的亮色。如果是你亲手制作的插花，那意义更是非同寻常了。其实不仅是鲜花，就连蔬菜和水果也可以作为你插花的材料。只要肯发挥想象力，你也可以是艺术家。你亲自动手插花，实际上也是一种胎教。你平和、宁谧的心绪在插花的过程中传递给腹中的胎宝宝，让他从小就懂得热爱生活，善于发现生命之美。

从现在起，做好顺产的心理准备

很多妈妈都知道顺产对宝宝好，但是，一想到顺产时撕心裂肺的疼痛，孕妈妈就变得犹豫不决，拿不定主意。其实，要想顺产，心理准备非常重要。

● 对顺产有信心

孕妈妈可以这样想：医院有先进的医疗设备，有经验丰富的医生、助产士的帮助，导乐的陪伴，自己的身体经过各方面的检查也没有问题，顺产应该是顺理成章的，怎么会是一件难事呢？所以一定要对自己有信心。

● 认识顺产的好处

胎儿胸廓受到有节律的压缩和扩张，能够促使胎儿肺部产生一种叫做肺泡表面活性物质的东西，使胎儿出生后肺泡富有弹性，容易扩张。阴道分娩时，胎儿头部会不断受挤压，刺激胎儿呼吸中枢，有利于出生后建立正常呼吸。阴道自然分娩的产妇，产后身体恢复大大快于剖宫产，能有较多的精力照料婴儿。

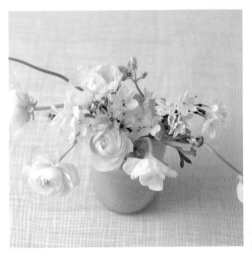

自己动手插花，能让你心情平和还可以传给胎宝宝。

准爸妈一起做做动脑游戏

孕妈妈始终保持旺盛的求知欲，可以使胎宝宝不断接受刺激，有利于胎宝宝脑神经和脑细胞的发育。可以说，孕妈妈勤于动脑，胎宝宝会更聪明；孕妈妈疏于动脑，胎宝宝也会跟着懒。

平缓不刺激的动脑游戏，如拼图、拼板、魔方、九连环、积木、数独、猜谜、脑筋急转弯等，孕妈妈都可以玩。平时多收集一些这样的玩具、玩法，当然也可以动员准爸爸一起收集。另外，也可以跟准爸爸玩跳棋、五子棋等。

● 迷人的九宫格游戏

九宫格游戏，也就是数独游戏，起源于 18 世纪瑞士数学家莱昂哈德·欧拉发明的"拉丁方块"，也就是一个 $n \times n$ 的数字方阵，每一行和每一列都是由不重复的 n 个数字或者字母组成的。到了 1984 年，一家日本游戏杂志提出了"独立的数字"的概念，意思是"这个数字只能出现一次，并且是唯一的"，并将这个游戏命名为"数独"（SU DOKU）。

游戏规则

1 在 9×9 的方格内，分为 3×3 的小方格，这个小方格称为"区"。

2 首先从已经填入数字的格子开始。

3 每个格子只允许有 1 个数字，最后保证每个区、每一列、每一行，都是 1~9 这 9 个数字，不能重复，即每个数字在每一行、每一列和每一区都只能出现一次。

游戏 1

	9	1			8	3		
4				5				
	5			6				9
3		2	7		4			
		7		1		4		
			3		6	2		9
	1			2			4	
				6				3
		9	4				5	

游戏 2

							3	1
		9		1	5		4	
7				2		6		
6	9	3				1	5	8
				3				
8	2	4				7	9	3
		8		7				6
	3		8	9		5		
4	5							

（答案见 p173）

（答案见 p173）

（p173 脑筋急转弯答案）

1. 婴儿　　　　2. 婴儿没有牙齿

3. 老虎不吃草　4. 两个人

5. 一个四边形，切下一个角，还有五个角

6. 乌龟　　　7. 因为树不会跳

8. 狗只会生小狗　9. 胆子，因为胆大包天

10. 在哭或是叫，因为在刚出生的那一年，不会说话

孕产妇全程保健看这本就够

● 脑筋急转弯

1. 什么人可以饭来张口，衣来伸手？

2. 黑人和白人生下的婴儿，牙齿是什么颜色？

3. 一头被10米绳子拴住的老虎，要如何吃到20米外的草？

4. 一个男人加一个女人会成了什么？

5. 什么时候，四减一等于五？

6. 家有家规，国有国规，那动物园里有啥规？

7. 为什么青蛙可以跳得比树高？

8. 老刘养了一只狗，并且从来不帮狗洗澡，为什么狗不会生跳蚤呢？

9. 人体最大的器官是什么？

10. 你曾经有一年多没有说话,请问这段时间你在干什么？

（答案见 p172）

● 猜动物

1. 地里走，沟里串，背着针，忘了线。

2. 骨头骨脑骨眼睛，骨脚骨手骨背心。

3. 胡子不多两边翘，开口总说妙妙妙，黑夜巡逻眼似灯，日里白天睡大觉。

4. 南阳诸葛亮，稳坐中军帐，摆起八卦阵，单捉飞来将。

5. 先修十字街，后造八卦台，主人中堂坐，恭候客人来。

6. 头上两根毛，身穿花旗袍，成天不劳动，只知乐逍遥。

7. 站着没有坐着高，一年四季穿皮袄。

8. 坐也坐，卧也坐，立也坐，走也坐。

9. 学狗坐，没狗高，又没耳朵又没毛。

10 嘴尖尖，尾巴长，我到南园去偷粮，家里抛下儿和女，不知回乡不回乡。

（答案见本页）

游戏1

7	9	1	2	4	8	3	6	5
4	3	6	9	7	5	8	1	2
2	5	8	1	6	3	7	9	4
3	6	2	7	9	4	5	8	1
9	8	7	5	1	2	4	3	6
1	4	5	3	8	6	2	7	9
5	1	3	8	2	9	6	4	7
8	7	4	6	5	1	9	2	3
6	2	9	4	3	7	1	5	8

游戏2

5	6	2	4	8	7	9	3	1
3	8	9	6	1	5	2	4	7
7	4	1	3	2	9	6	8	5
6	9	3	7	4	2	1	5	8
1	7	5	9	3	8	4	6	2
8	2	4	1	5	6	7	9	3
9	1	8	5	7	4	3	2	6
2	3	6	8	9	1	5	7	4
4	5	7	2	6	3	8	1	9

（p172 九宫格答案）

谜底

1. 刺猬　　　　2. 螃蟹

3. 猫　　　　　4. 蜘蛛

5. 还是蜘蛛　　6. 蝴蝶

7. 狗　　　　　8. 青蛙

9. 还是青蛙　　10. 老鼠

🤍 孕妈妈运动保健

孕6月运动宜忌

随着胎宝宝的发育，孕妈妈的肚子越来越大，孕妈妈的平衡能力会受到影响，行动变得笨拙。运动量和强度都应适当降低。

✅ **宜**：可以选择爬楼梯，爬楼梯可以加强孕妈妈的心脏功能，还可以活动骨盆，但是注意不要过度。并且下楼的时候要坐电梯。

❌ **忌**：不要选择有接触、可能撞击到肚子的运动，如篮球等。不要做剧烈的运动，如爬山、登高、蹦跳等。

做一做放松伸展运动

怀孕期间，由于身体的负担越来越沉重，孕妈妈背部下方、臀部、腿部疼痛以及抽筋的状况也会经常产生，这时你不妨做一些伸展练习，这样可有效缓解腰背酸痛。

● 减轻腰痛

1 正坐挺胸收背，两膝稍稍分开。

2 右手置于左腿上，左手向后触地，身体尽量向后转。鼻子呼气的同时眼睛看向远处。然后慢慢吸气。身体姿势返回到1。

3 可以的话，左右重复交换着做。

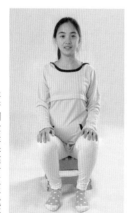 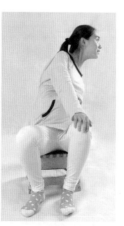

● 减轻肩酸

1 盘腿而坐，右手触地。边呼气边将左手往右移。移动的同时左手背向内翻。视线顺着胸部的方向看去。肘部向下使劲，感觉中指被拉伸。边吸气边返回动作。可以的话，重复多做几次。

2 左手放在头部右侧，呼气的同时头慢慢地向左倾斜。吸气时动作返回。

3 结束后再换只手做。

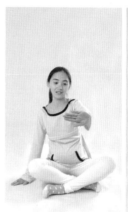 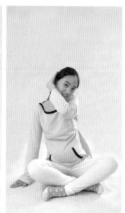

● 减轻胸部和背部疼痛

1 盘腿而坐，双手向后伸直并互相抓住，肩胛骨靠拢，伸直手臂的同时吸气。

2 双手在胸前互相抓住，吸气的同时向前伸去。

3 可以的话，重复做几次。

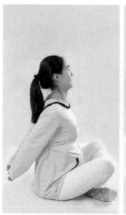 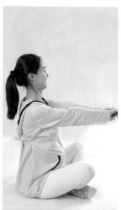

坚持做孕妇操

● 抬腰提肛

在孕期，孕妈妈做孕妇操好处多多，就拿抬腰提肛来说，坚持锻炼的话，可以帮助孕妈妈在生产时有效收缩肛门，将力气用到腹部。但做操时动作要轻，以不感到疲劳为宜。

步骤：

1 仰卧，双手放于体侧。

2 吸气，收肛门，腰部抬起。

3 呼气，放松腰部，再放松肛门。

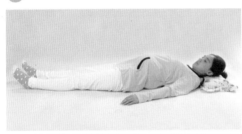

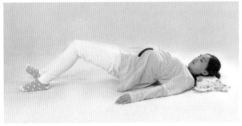

● 大腿肌肉伸展运动

1 仰卧，左腿伸直，右腿稍微弯曲，左腿利用脚趾的收缩拉伸大腿、臀部和肛门的肌肉，然后放松。

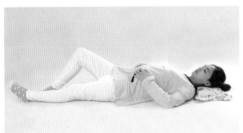

2 两腿交替进行以上动作，每日 10 次。

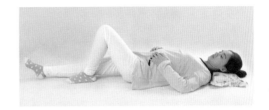

坚持锻炼的话，可以利用大腿部肌肉的收缩，有效减轻小腿和脚的疲劳、麻痹和抽筋。

● 扭动骨盆运动

1 仰卧，双腿弯曲，大腿与床呈 45°，双膝并拢带动大小腿向左右摆动。摆动时双膝像画椭圆一样，要有节奏地缓慢运动。

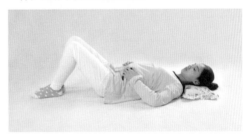

2 左腿伸直，右腿保持原状，右腿的膝盖慢慢向左倾倒。

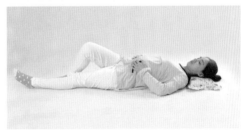

3 右腿膝盖从左侧恢复原位后，再向右侧倾倒。

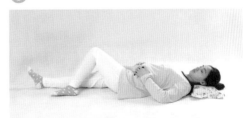

4 两腿交换进行以上动作 3~5 次。

💜 孕期不适保健细节

缓解频繁来袭的便秘

怀孕以后，孕妈妈容易便秘，孕中后期可能会越来越严重。在饮食方面，孕妈妈要注意多喝水、多喝汤，常吃润肠通便的食物。除此之外，平时要多做运动；如果从事的是办公室的工作，要记得多站起来活动活动，促进胃肠蠕动；还可以按摩腹部，增强肠道蠕动。

如果发生了便秘，也不要随便用药，要先咨询医生，听取医生的建议。孕妈妈治疗便秘不能用药效猛烈的泻药，以免导致腹泻，从而刺激子宫，影响胎宝宝安全。可以使用含有果糖、山梨醇、盐水等的渗透性导泻药。这类导泻药通过改变渗透压，使肠腔内的水分聚集增多，从而促使肠道扩张、蠕动，实现缓解便秘的目的，不良反应较少，比较安全。

孕期用药缓解便秘，只可偶尔为之。最好还是靠食物调节。必要时可以购买一些纤维素营养品食用，同时要保证一定的运动量。

不可忽视的妊娠瘙痒症

有些孕妈妈在孕期出现了皮肤瘙痒，但没有引起足够重视，简单地认为是患了一般的皮肤病就放任不管，或自己买些药膏来涂抹。其实在这种情况下，应该考虑是否得了妊娠瘙痒症。妊娠瘙痒症是由于体内雌激素水平升高，使肝细胞内酶出现异常，导致胆盐代谢能力的改变，造成胆汁淤积而引起的。它的临床表现以皮肤瘙痒为主，严重时出现黄疸、红色丘疹、风团、红斑和水疱等，少数患者会出现乏力、腹泻、腹胀。如果你出现了这些警示信号，应该及时就诊，以免病情继续发展。

妊娠瘙痒症具有家族遗传的特点，虽不能严格控制它的发生，但可以采取一些措施来积极预防。

1. 注意卫生，保持皮肤清洁，不要穿着不透气的化纤内衣，避免进入湿热的环境。
2. 皮肤出现瘙痒时可用毛巾热敷后涂抹一些炉甘石洗剂，并认真记录胎动，密切监测胎宝宝的情况，一旦出现异常，要及时采取相应的救治措施。

别让腰酸背痛影响孕期生活

50%~75%的孕妈会在孕期出现腰背疼痛的现象，多数是在怀孕中、晚期。腰背疼痛容易在下午、晚上或长时间站立之后发作或加重，疼痛部位甚至会从腰椎部位向下蔓延至臀部及尾椎骨，严重时给行走或睡觉翻身都带来困难，给孕期生活增添了诸多不便。

● 及早进行预防

如果你还没有受到腰背疼痛的骚扰，也不能高兴得太早，还是要积极预防。首先，要坚持进行体育锻炼，有研究证明，经常锻炼能够有效降低孕妈妈腰背疼痛的概率。其次，要注意日常姿势，不要提重物，不要久站久坐。

● 用一些物理方法缓解

1. 不要睡太软的床，并在侧卧时在腰后垫个枕头或靠垫。
2. 疼痛发作时，可以用热毛巾或热水袋热敷，冲个热水澡也能缓解疼痛。
3. 经常让老公为你做一下简单的腰背部按摩，以放松紧张、疲劳的肌肉。
4. 使用托腹带，可以缓解对腹肌和背部造成的压力。
5. 注意充分休息，不要过度劳累，尤其要注意保护腰部。

♥ 产检——给胎宝宝做保健

孕6月别忘了做产检

这个月的检查项目跟上个月差不多，记录体重、血压，测量宫高、腹围，听胎心，以确认胎宝宝的生长发育情况。在这个月，孕妈妈如果出现下肢水肿，指压时有明显凹陷，休息后水肿不消退时，建议赶紧测量血压，因为在妊娠中晚期不少孕妇会患妊娠高血压疾病。其诊断标准是妊娠20周后血压超过130/90毫米汞柱，或血压较以前升高超过30/15毫米汞柱。

孕妈妈自己可以监测的项目

● 听胎心

怀孕6个月后，准爸爸可以将耳朵贴在孕妈妈腹部听胎心，选脐部上、下、左、右4个部位，每天1次，每次1分钟。正常胎心每分钟120~160次，如果胎心不规律，可以另选个时间重新听，如还是不正常，就需要去医院检查了。

● 数胎动

在怀孕5个月时，孕妈妈就可以感觉到胎动了，因为胎宝宝运动量不大，所以很轻微。从孕6月开始，胎宝宝开始活跃，胎动激烈而频繁，孕妈妈可以感觉到拳打脚踢、翻滚等较大的动作。这时数胎动还为时尚早，因为宝宝活动还不规律。所以偶尔一天或半天感觉不到胎动，而其他方面都正常时，一点都不用担心。等到30周以后，胎动规律了再开始监测。

妊娠糖尿病筛查具体怎么做

1 检查前12小时需要空腹，所以头天晚餐后就不要再吃东西了，第二天上午空腹到医院做即可。做检查时需要将50克葡萄糖粉溶于200毫升温水中，在5分钟之内喝完，1小时后检测血糖水平。如果测量值大于7.8毫摩尔每升，则判定糖筛异常，需要进一步做糖耐检查。

2 糖耐检查是先空腹12小时测一次血糖水平，正常标准值为5.1毫摩尔每升，然后将75克葡萄糖粉溶于200毫升水中，5分钟内喝完，1小时后、2小时后分别抽血检测一次血糖值。标准值分别为：1小时后10.0毫摩尔每升，2小时后8.5毫摩尔每升，任何一项测量值超过标准值，就会被诊断为妊娠期糖尿病。

妊娠糖尿病可以通过控制饮食来改善，如果饮食控制达不到目标，还可以通过注射胰岛素控制病情，所以不要为此太紧张。另外，妊娠糖尿病一般会在分娩后自行痊愈。只是有一点需要注意，患妊娠糖尿病的孕妈妈在产后5年内患糖尿病的概率很高，需要密切注意，定期做体检。

小贴士　**哪些孕妈妈必须做"糖筛"**

1. 年龄超过30岁；
2. 孕前有糖尿病或在以往妊娠中患过糖尿病；
3. 直系亲属中有人患糖尿病或者患过妊娠糖尿病；
4. 生育过体重大于4千克的巨大儿；
5. 孕前体重超标或孕后体重增加过快、过多。

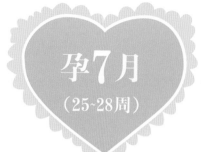

孕7月
（25~28周）

累了要及时休息

💜 胎宝宝天天长

胎宝宝在成长——作息规律

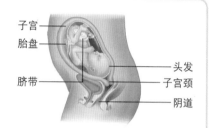

子宫
胎盘
脐带
头发
子宫颈
阴道

第 25 周

胎宝宝体重稳定增加，与上周相比又长了 100 多克，大约有 570 克了，大脑细胞迅速增殖分化，体积增大，大脑发育将进入一个高峰期。在妈妈的子宫中胎宝宝已经占据了相当多的空间，开始充满整个子宫。他可以轻松地抓住自己的脚，并津津有味嘬个不停。

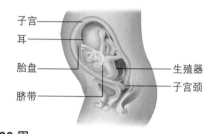

子宫
耳
胎盘
脐带
生殖器
子宫颈

第 26 周

胎宝宝的皮下脂肪开始出现，但并不多，还是显得瘦瘦的，全身覆盖着一层细细的绒毛，从现在到出生，胎儿的脂肪迅速累积，这些脂肪能帮助胎宝宝适应离开子宫后外界更低的温度，并提供生后头几天的能量。他开始有了呼吸动作，当然并不会真的吸入空气，因为肺部尚未发育完全。

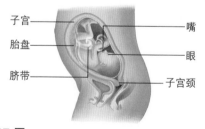

子宫
胎盘
脐带
嘴
眼
子宫颈

第 27 周

现在体重已有 900 克左右了，身长大约已达到 38 厘米。此时很多胎宝宝已经长出了头发，眼睑上也长出了睫毛。这时胎儿的听觉神经系统也已发育完全，对外界声音刺激反应也更为明显。你可以继续给他讲故事或者让他听音乐，这会使你和胎儿都感到平静和愉快。

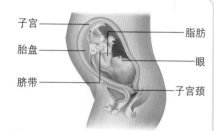

子宫
胎盘
脐带
脂肪
眼
子宫颈

第 28 周

胎宝宝几乎快占满整个子宫空间。这个时期的胎儿已形成了自己的睡眠周期。胎儿大脑活动在这时是非常活跃的，大脑皮层表面开始出现一些特有的沟回，脑组织快速增殖。胎宝宝的眼睛已能够睁开了。如果用一个打开的手电筒照射孕妈妈的腹部，胎儿就会自动把头转向光亮的地方。

孕妈妈的身体变化——不断变形

日渐增大的胎宝宝使孕妈妈的肚子有了明显沉重感，70%的孕妈妈这时都会发现自己长了妊娠纹。偶尔觉得肚子一阵阵发紧，这是假宫缩，不必紧张。你的动作变得笨拙、迟缓，完全呈现出一副孕妇体态。由于身体新陈代谢消耗氧气量加大，活动后容易气喘吁吁。腹部向前挺得更为厉害，所以身体重心移到腹部下方，只要身体稍微失去平衡，就会感到腰酸背痛。有时这种疼痛放射到下肢，引起一侧或双侧腿部疼痛。心脏的负担也在逐渐加重，血压开始增高，静脉曲张、痔疮、便秘这些麻烦，接踵而至地烦扰着孕妈妈。

这段时间，孕妈妈可能会觉得心神不安、睡眠不好，经常做一些记忆清晰的噩梦，这是在怀孕阶段对即将承担的母亲的重任感到忧虑不安的反映。这是正常的，不必过于担心和自责，要调节好心情。

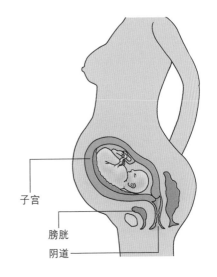

子宫

膀胱

阴道

孕 7 月保健重点

防止胎宝宝提前"报到"

孕 7 月的胎宝宝动静越来越大，此时预防早产很重要。早产是指妊娠 28~37 周之间的分娩。早产的小宝贝由于肺部功能尚未发育健全，大约有 1/3 不能存活。因此孕妈妈一定要注意安全，每天按时起居，避免激烈活动使身体过于劳累，有流产、早产史的孕妈妈更应该注意。

保持愉悦心情和良好生活习惯

有研究显示，孕妈妈经常处在抑郁、焦虑、暴躁的情绪状态，不仅会影响胎儿发育，同时也会使早产的风险增加。因此，保持愉悦心情也是预防早产的重要一环。此外，良好的生活习惯，早睡晚起、不熬夜，有助于孕妈妈和胎宝宝的健康，是防止早产的关键。

注重自身的健康状况，避免感染

由于疾病会引起早产，所以保持良好的健康状况，避免疾病就显得尤为重要。孕妈妈平时要多注意休息，适度运动，避免去人多拥挤的场所，以防交叉感染。此外，值得一提的是，孕妈妈尤其要注意自己的口腔健康，早晚刷牙、饭后漱口，避免牙周炎等口腔疾病。因为牙周疾病为慢性细菌感染性疾病，严重时，会大大增加早产和出生低体重儿的几率，一定要做好定期的孕期检查。

注意营养的摄取

在孕晚期，孕妈妈大约每日需要 1250 千焦的热量，平时要多补充蛋白质、铁质和钙质。充足而均衡的营养有助于胎宝宝的稳定成长和孕妈妈体力的维持，这不仅是重要的安胎之道，也是预防早产的关键一环。

孕妈妈保健

♥ 孕妈妈营养保健

对抗孕期不适，孕妈妈怎么吃

● 妊娠高血压疾病饮食原则

减少热量，控制体重

孕晚期热能摄入过多，体重增长过快都是引发妊娠高血压疾病的危险因素。要将体重控制在每周增加0.5千克的范围内，减少糖果、蛋糕、甜饮料、油炸食品、动物脂肪等高热量食物的摄入。

减少食盐的摄入

患妊娠高血压疾病的孕妈妈每天食盐的摄入量应控制在 2~4 克，同时还要不吃所有含盐量高的食品，如浓肉汁、调味汁、方便面的汤料，以及所有的腌制品、熏制品，如咸菜、咸蛋、罐头、香肠、火腿等，还有外卖油炸食品，如比萨、汉堡、薯条等。酱油也不能摄入过多，控制在 10 毫升以内。如果已经习惯了较咸的口味，可以用葱、姜、蒜等调味品米增加味道，满足食欲。

补足各类营养素

蛋白质：重度高血压的孕妈妈因尿中蛋白丢失过多，常有低蛋白血症，应摄入优质蛋白以弥补其不足，多吃禽类、鱼类、蛋类、豆类及豆制品，但肾脏功能异常的孕妈要控制蛋白质的摄入量，以免加重肾脏负担。

锌：患妊娠高血压疾病的孕妈血清中锌的含量一般比较低，膳食供给充足的锌能够增强身体的免疫力，必要时可服用锌制剂来进行补充。

钙：机体内充足的钙可使周围血管扩张，阻力下降，从而降低血压。妊娠高血压疾病孕妈妈要摄入足量的钙质，每天喝牛奶，多吃大豆、海带、虾皮等，孕后期需加强补充钙剂。

维生素 C 和维生素 E：能够抑制血中脂质过氧化作用，降低妊娠高血压的反应。可通过多吃蔬菜、水果、坚果等来补充。

● "糖妈妈" 应该怎么吃

少食多餐

一次大量进食会引起血糖快速升高，空腹时间太久体内会产生酮体，发生酮血症，因此 "糖妈妈" 最好采取少食多餐的方式，将每天需要摄取的食物分成 5~6 餐，每天早、中、晚餐的能量摄入按 20%、40%、40% 的比例分配。为避免晚上空腹过久，睡前最好补充一些易消化的小点心。

摄取正确的糖类

严格控制摄入容易被身体吸收的单糖类食物，如蔗糖、砂糖、果糖、冰糖、蜂蜜、葡萄糖、麦芽糖及含糖饮料、甜食。"糖妈妈" 早晨时的血糖值会比较高，牛奶中的乳糖含量很高，一天最好不要超过两杯，也可以采取少量多次的方式喝奶，或喝糖尿病配方奶。因此早餐要少吃淀粉类食物。

保证蛋白质、膳食纤维和维生素的摄入

"糖妈妈" 的蛋白质摄取量要比普通孕妈妈多，每天100~110 克为宜，可通过鸡蛋、牛奶、深红色肉类、鱼类及豆制品来补充。膳食纤维具有良好的降血糖作用，饮食中要增加膳食纤维的摄入，可用糙米饭或五谷饭代替白米饭，多吃蔬菜、豆类和藻类，水果不要吃得太多，也不要喝果汁。

维生素，尤其是维生素 B_1、维生素 B_2 在糖代谢中起着重要作用，因此要注意摄取富含维生素的食物。

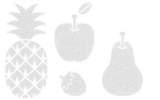

小贴士

如果孕前摄入的营养比较充足，在孕早期不需要额外增加蛋白质的摄入量。孕中期和孕晚期每天需要增加的蛋白质的量分别是 6 克、12 克。优质蛋白质来源有牛奶、蛋、深红色肉类、鱼类，以及豆腐、豆浆等豆制品。

● 巧做低盐食物对抗孕期水肿

在怀孕 6 个月之后，孕妈妈一般都会有腿部肿胀的情况发生，肿胀部位不仅仅局限于小腿部，有的孕妈妈大腿也会肿胀，甚至还会引起身体其他部位的肿胀。这是孕妇在怀孕后期出现的正常现象，但水肿也会给孕妈妈带来一定的不适。

为减轻肿胀，孕妈妈吃的食物不宜太咸，口味重的孕妈妈此时也要注意，多吃清淡食物，保持低盐饮食。

在孕期，孕妈妈每天都应摄取优质的蛋白质，例如家禽、家畜、肉、鱼、海鲜、贝类、蛋类、奶类及奶制品、豆制品（如豆浆、豆腐、豆干、素鸡、豆包、干丝）等。这些食物以新鲜材料配合浓味的蔬菜，例如西红柿、茴香、芹菜、香菜、香菇、枸杞子、红枣、黑枣、柠檬、醋、月桂叶等来料理，可以减少盐的使用量。

● 有助于入睡的饮食窍门

有些食物有很好的助眠作用。孕妈妈睡眠不好时，除了排除不利于睡眠的因素，如空腹睡觉、睡前过饱等，还可以吃这些食物帮助入睡。

1 将一汤匙醋倒入一杯冷开水中，睡前喝下，可以催眠且睡得香甜。

2 莲子、桂圆、百合配粟米（小米）熬粥，可催眠。

3 将一汤匙莴笋浆液倒入一杯冷开水中，睡前喝下有镇静安神的作用，精神紧张时用更有效，能起到较好的催眠作用。

4 睡前 1 小时吃苹果、喝牛奶可以助眠，不过记得吃完、喝完要漱口。

5 将鲜橘皮放入不封口的小袋中，放在枕边，果皮散发的香味可助安眠。

6 洋葱的香味有助眠作用。把洋葱捣烂，装入瓶子中，临睡前放在枕边闻闻，很快就可以入睡。

● 细嚼慢咽缓解胃灼热

马上就要进入孕晚期了，增大的子宫压迫肠胃，致使消化能力减弱，很多孕妈妈又开始了或轻或重的胃灼热。这时可以少食多餐、细嚼慢咽，减轻消化道的压力。

因为胃容量变小了，孕妈妈每餐食量有所减少。不要介意，吃剩下的先留着，过一会儿消化了一些之后再吃即可。也可以每餐少准备一些，每天多吃 1~2 餐。

另外就是要细嚼慢咽。细嚼慢咽可以让食物在口腔里得到较充分的消化和分解，胃肠道的消化压力就会减少。而且，细嚼慢咽可以更充分地刺激消化腺分泌更多的消化液来帮助消化。所以，性急的孕妈妈要改改习惯，不要狼吞虎咽，最好安安静静地坐下来，充分咀嚼、研磨每一口食物。细嚼慢咽也可以预防吃得过多导致的胃灼热。

● 吃过冷的食物要节制

胃肠对冷的刺激非常敏感，吃冷的食物会使胃肠血管突然收缩，胃液分泌减少，消化功能降低，从而引起食欲不振、腹泻，甚至出现剧烈腹痛现象。另外，孕中后期，准妈妈的鼻、咽、气管等呼吸道黏膜往往充血并伴有水肿，如果大量贪食冷食，充血的血管会突然收缩，血液减少，可致局部抵抗力降低，使潜伏在咽喉、气管、鼻腔、口腔里的细菌与病毒乘虚而入，引起嗓子痛哑、咳嗽、头痛等症状。因此，吃过冷的食物一定要有所节制。

孕妈妈饮食细节安排

● 少吃刺激性食物

刺激性食物主要是指葱、姜、蒜、辣椒、芥末、咖喱粉等调味品。用这些调味品烧菜可起到促进食欲、促进血液循环和补充人体所需的维生素、微量元素（如锌、硒）等作用。但这些刺激性食物一般都具有较重的辛辣味，孕妇不宜多食。

当这些辛辣物质进入母体后，会随母体的血液循环进入胎儿体内，容易给胎儿带来不良刺激。怀孕期间，孕妈妈大多呈现血热阳盛的状态，而这些辛辣食物性质都属辛温，会加重孕妇血热阳盛、口干舌燥、心情烦躁等症状。

● 不宜过多食用鱼肝油

鱼肝油的主要成分是维生素 A 和维生素 D。适量地服用鱼肝油有利于胎儿的发育，可促进孕妇血钙增多，防止发生因缺钙而抽搐。

许多人把鱼肝油看作是营养品，以为吃得时间越长，量越多越好。其实不然，鱼肝油用量太大或服用时间过长，会引起食欲减退、皮肤发痒、毛发脱落、感觉过敏、眼球突出、血中凝血酶原不足及维生素 C 代谢障碍等。这对胎宝宝的成长是很不利的。

所以，孕妈妈在服用鱼肝油时要慎重，如病情需要，应遵循医嘱服用。

● 有助于润肠的食物

孕妈妈的生理特点决定了容易便秘，建议经常食用一些有润肠功效的食物。

1 薯类食物，含有丰富的淀粉，吃后产气，有宽肠胃的作用，可预防便秘。这类食物有红薯、土豆等，可以经常食用。

2 膳食纤维丰富的食物，可以促进肠胃蠕动，并且会产生较大量的食物残渣，对排便有促进作用。这类食物有韭菜、芹菜、苋菜、菠菜、南瓜、白萝卜、芋头。

3 含有油脂、果胶等有润滑肠道作用的食物，也可以预防便秘，如水果、芝麻、杏仁、松子仁、蜂蜜等。

另外，水分摄入不足或进食太少，都会导致消化道干燥，从而引起便秘，所以孕妈妈还要每天保证有一定的水分和食物摄入量。

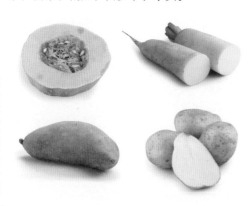
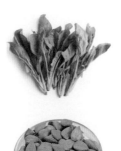
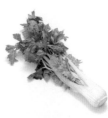
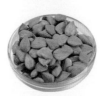
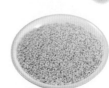

● **合理饮食对抗流感**

怀孕以后，孕妈妈的身体抵抗力有所下降，如果遇到流感就会比较麻烦，不仅身体会感到不舒服，而且吃药也会有很多顾忌，怕影响胎宝宝的正常发育。其实，在日常生活中，做一些简单、美味的小药膳，对预防流感也有帮忙。

二白汤

葱白 15 克，白萝卜 30 克，香菜 3 克。加水适量，煮沸热饮。

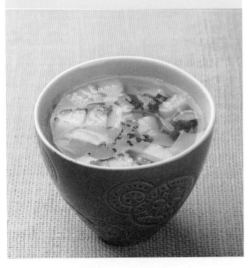

姜枣薄荷饮

薄荷 3 克，生姜 3 克，大枣 3 个。生姜切丝，大枣切开去核，与薄荷共装入茶杯内，冲入沸水 200~300 毫升，加盖浸泡 5~10 分钟趁热饮用。

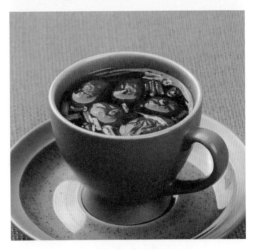

桑叶菊花水

桑叶 3 克，菊花 3 克，芦根 10 克。沸水浸泡代茶频频饮服。

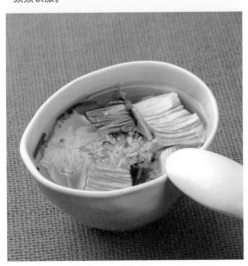

葱白神仙粥

葱白 5~7 根，姜 4 片，糯米 60 克，米醋适量。将姜切丝，葱白洗净、切粒。把糯米洗净，与姜一起放入锅内，加清水适量，大火煮开后，改小火煮成粥，再放入葱白煮沸，然后调入少许米醋，稍煮即可。

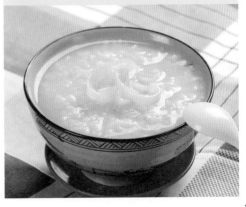

● 简单判断自己是否缺乏某类维生素

维生素种类繁多，缺乏时都会表现出相应症状，孕妈妈可以对照下表，简单判断一下自己的维生素水平。

维生素种类	缺乏表现	补充方式
维生素 A	眼睛干燥、畏光、多泪、视物模糊	常食胡萝卜、鸡蛋、牛奶等
维生素 B₁	手脚发麻、气色不佳、消化不良，易患多发性神经炎和脚气病	常食粗粮（如糙米、赤豆等）以及番茄、花生等
维生素 B₂	口、舌、唇、眼、皮肤易发炎	常食面粉、小米、花生、豆类、肉类、蛋类等
维生素 B₃	易失眠、口臭、头痛、精神倦怠	服用维生素 B₃ 片剂
维生素 B₅	易患皮炎、腹泻、神经炎	常食牛奶、鸡蛋和新鲜蔬菜
维生素 B₆	易肌肉痉挛、外伤伤口不愈合、妊娠恶心过度	服用维生素 B₆ 片剂
维生素 B₁₂	食欲不振、记忆力不佳、精神不集中、头发稀黄、皮肤苍白	常食动物肝脏、酵母
维生素 C	鼻出血、牙龈肿痛、口干舌燥、容易感冒、伤口不易愈合	常食萝卜、豆芽、橘子等
维生素 D	头部多汗、牙齿易断	服用鱼肝油
维生素 E	四肢乏力、易出汗、皮肤干燥、头发分叉、精神紧张	常食绿叶蔬菜、植物油等
维生素 K	出血难止、血液难凝	常食蔬菜、鱼肉等

经过对照，孕妈妈如果怀疑自己某方面营养缺乏，不要盲目补充。因为有些疾病或异常也会引起类似于某类维生素缺乏的症状，如果轻率补充，很有可能导致某类营养素的过量，同时延误病情。这时候最好咨询医生，必要时做相关检查或营养素的测定。

小贴士

营养素补充原则是：缺什么补什么，不缺的不再补，应使人体内各种营养素达到均衡。孕期"吃"不在多，而在均衡；孕期"吃"不在贵，而在适合。一些经济条件较好的家庭，想方设法让孕妈妈吃上进口营养品。但中国孕妇体内的营养状态和西方孕妇并不相同。西方人以面包、奶酪等为主，一般会缺乏大量脂溶性维生素 A 及硒、锰、铬、钼等微量元素。但中国人的食谱非常广泛，山珍海味、飞禽走兽，这些元素不缺乏或缺乏不明显。所以，不要盲目相信进口营养品，摄入不缺乏的营养，以免导致这些营养元素过度蓄积，引发中毒。

● 吃什么能补充 DHA 与 EPA

DHA 是构成细胞及细胞膜的主要成分之一，它能够增强大脑传递信息的能力，是大脑发育、成长的重要物质之一。孕期补充DHA，能够刺激胎宝宝大脑皮层感觉中枢的神经元增长更多的突触，促进胎宝宝的大脑发育。EPA 能够增进血液循环，促进体内饱和脂肪酸的代谢，降低血液黏稠度，预防心血管疾病。EPA 和 DHA 同时补充，能够促进胎宝宝智力发育，还可有效减少早产的发生。

DHA 主要存在于海鱼和海产品之中，因此，孕妈妈应多吃一些海鱼，如带鱼等。鱼油等制品也可选择，但要注意应选用含 DHA 高而 EPA 含量低的鱼油产品。由于中国海域的鱼油中 DHA 含量比大西洋及其他海域的高，所以国产的 DHA 营养品含 DHA 多，而含 EPA 低。因此对孕妈妈来说，选择国产品比进口产品更合适和实惠。

藻类制品 DHA 含量也很高，EPA 含量低，且更加天然，不含色素，安全性高，抗氧化能力强，最有利于母婴吸收。

富含天然亚油酸、亚麻酸的核桃、松子、葵花子、杏仁、榛子、花生等坚果类食品，所含 DHA 也很丰富，孕妈妈如果能将其作为零食经常吃，对胎儿的发育也是很有好处的。

此外，添加了 DHA 的奶粉也是孕妈妈不错的选择。

● 进口孕妇营养素不一定适合中国孕妈妈

有条件的家庭常会购买进口的孕妇营养素作为补充，这其实是不完全正确的。从东西方的饮食习惯就可以推断出，孕妈妈体内的营养构成或缺乏种类及标准是不一样的，例如西方孕妇脂溶性维生素（如维生素 A）及硒、锰、铬、钼等比较缺乏，而中国的孕妈妈这类营养素基本不缺乏，或即使缺乏也不明显。如果购买的孕妇营养剂恰好是强化这些营养素的供给，中国孕妈妈食用很容易造成过量，引发各种健康问题，也可能导致胎宝宝畸形。因此，选择西方国家的孕妇营养品前要多听听医生的建议，合适再食用。

与中国饮食结构及身体素质较相近的东南亚国家的营养品，较西方国家的产品更适合中国人一些，不过仍需咨询医生，并遵循"缺什么补什么，不缺就不补"的原则。

● 细嚼慢咽缓解胃灼热

马上就要进入孕晚期了，增大的子宫压迫肠胃，致使消化能力减弱，很多孕妈妈又开始了或轻或重的胃灼热。这时候，性急的孕妈妈要改改习惯，不要狼吞虎咽，最好安安静静地坐下来，充分咀嚼、研磨每一口食物。这样可以让食物得到较充分的消化和分解，胃肠道的消化压力就会减轻，也可以预防因吃得过多导致的胃灼热。

● 孕妈妈是不是应该吃夜宵

很多孕妈妈在孕前就有吃夜宵的习惯，没有这个习惯的孕妈妈在孕期也会逐渐培养起来，觉得这样做可以给胎宝宝更多的营养，能让胎宝宝长得更健康。

其实不然，根据调查发现，孕妈妈吃多少跟胎宝宝体重大小并没有必然关系。体重超标的孕妈妈达到85%，但94%的胎宝宝体重并没有相对增加。因此，为了孩子吃夜宵的想法并不正确。

当然，这不是说饿了也不能吃，如果饿了，可以吃一些清淡、易消化的食物，如牛奶、水果等，不吃高热量、刺激、油腻的食品。

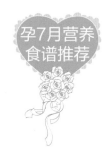

春笋兔肉

原料：鲜兔肉 500 克，葱段 20 克，姜片 20 克，春笋 500 克，酱油 20 克，豆瓣 50 克，水淀粉 50 克，肉汤 1000 克，盐适量。

做法：1. 将兔肉洗净，切成 3 厘米见方的块；春笋切滚刀块。

2. 旺火烧锅，放花生油烧至六成熟，下兔肉块炒干水分，再下豆瓣同炒，至油呈红色时下酱油、盐、葱段、姜片、肉汤一起焖。

3. 约 30 分钟后加入春笋；待兔肉焖至软烂时，浇水淀粉，收浓汁起锅即可。

功效：春笋味道清淡鲜嫩，营养丰富，常食有帮助消化、防止便秘的功能。兔肉含有丰富的蛋白质、脂肪等营养成分，具有补中益气、滋阴养颜、生津止渴的作用。

小提示：兔肉几乎没有筋络，顺着纤维纹路切，才能保持形态整齐，肉味也更鲜嫩，否则不易煮烂。

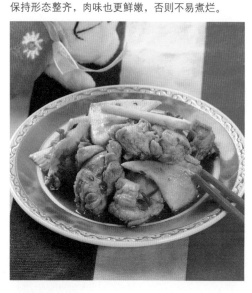

口蘑炖鸡

原料：柴鸡 1 只（约 750 克），口蘑 500 克，盐适量。

做法：1. 将柴鸡剖洗干净，剁成块；口蘑洗净，对半切成块。

2. 将柴鸡块、口蘑放入砂锅中，加入适量水，大火烧开后转为小火，炖约 1 小时后加入盐调味，再炖约 15 分钟至鸡肉熟烂即可。

功效：口蘑具有宣肠益气、散血热、解表的功效，与鸡肉搭配，可滋补强身、增进食欲。

海米冬瓜

原料：青皮冬瓜 500 克，海米 30 克，葱花、姜末各 5 克，盐、水淀粉各适量。

做法：1. 冬瓜洗净，削去外皮（留少许青皮），去瓤，切成片，用少许盐腌制 5 分钟，沥去水分备用；海米用温水泡软。

2. 炒锅置火上，放油烧热，放入冬瓜片炒至八成熟，盛出控油。

3. 锅中留少许底油，放入葱花、姜末炝锅，加入适量水、盐、海米，烧开后放入冬瓜片，烧开后改用小火焖烧，待冬瓜入味后，用水淀粉勾芡即可。

功效：在孕晚期，孕妈妈多吃冬瓜和海米，既可缓解孕期水肿，又可补充钙质。

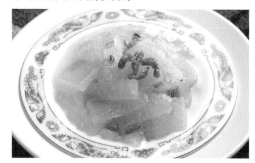

松仁芦笋

原料：松仁 50 克，芦笋 300 克，盐适量。

做法：1. 将芦笋清洗干净，去掉尾部的笋皮，先切成条，用清水浸泡 20~30 分钟，可以去苦味。

2. 水沸腾后加盐，将芦笋放入焯一下，出锅前淋上一些色拉油，可使颜色鲜亮。

3. 松仁放入锅中略烤，不用放油，呈金黄色即可出锅。

4. 芦笋切段，码放在盘中，撒上松仁即可。

功效：松仁富含不饱和脂肪酸，能够提供大量的热能。芦笋有健脾益气、滋阴润燥、生津止渴、抗癌解毒等作用。

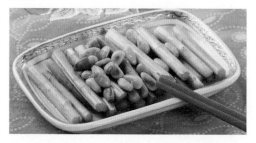

腐竹猪肝粥

原料：粳米 100 克，小米 50 克，猪肝 100 克，腐竹 100 克，姜、盐、色拉油各适量。

做法：1. 鲜腐竹洗净，剪碎；姜片洗净切丝。

2. 粳米、小米淘洗干净，用冷水浸泡好。

3. 猪肝洗净，放入热水中稍烫一下，切薄片，下色拉油、盐拌匀。

4. 锅中加入约 1500 毫升冷水，将粳米、小米依次放入，用旺火烧沸，然后加入鲜腐竹、猪肝片和姜丝，改用小火熬煮成粥，下入盐调好味，再稍焖片刻，即可盛起食用。

功效：补肝、明目、养血。

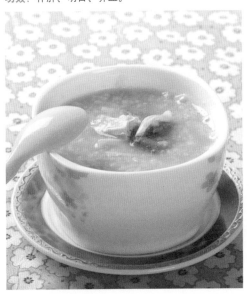

鸡肝豆苗汤

原料：鸡肝 50 克，豌豆苗 200 克，鸡汤 250 克，盐、料酒、胡椒粉各适量。

做法：1. 去除附在鸡肝上的苦胆，略洗。

2. 将鸡肝切薄片，加料酒和适量清水浸泡 2 分钟。

3. 豌豆苗洗净。

4. 锅内倒入鸡汤烧开，保持微沸状态，撒入鸡肝，以小火焯至嫩熟捞出，放入汤碗内，上面放上豌豆苗；撇去锅内汤面上的浮沫，放盐、胡椒粉调好味，烧沸起锅，倒入汤碗内即可。

功效：豆苗碧绿清香，鸡肝细嫩鲜美，富含维生素 A、卵磷脂等，是良好的孕妇食品。

排骨汤面

原料：面条 300 克，猪排骨 150 克，盐、葱段、姜片、料酒各适量。

做法：1. 将排骨洗净，剁成 5 厘米长的段。

2. 锅放油烧热，下葱段、姜片稍炸，倒入排骨、料酒、盐，煸炒至排骨变色。

3. 加水 400 克烧沸，转中火煨至排骨熟透，锅离火，拣去葱、姜不用。

4. 锅内加清水烧沸，下面条煮熟，倒入排骨及汤汁即成。

功效：香浓软烂，汤鲜味美，营养丰富。

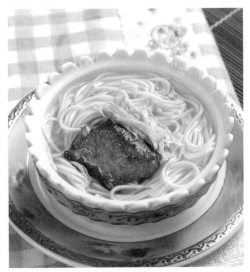

猪血粥

原料：粳米 100 克，猪血 200 克，菠菜 80 克，盐、葱花、酱油各适量。

做法：1. 猪血切条，入清水浸泡；菠菜洗净切段。

2. 粳米淘洗净，与适量清水一同放入锅中，以大火煮滚，放入菠菜段，以小火熬煮约 30 分钟，放入猪血，待再煮开时加入盐、酱油调味，熟后撒入葱花即可。

功效：猪血富含维生素 B_2、铁、蛋白质等营养成分，有解毒清肠、补血美容的功效。

❤ 生活保健从点滴做起

孕妈妈居家保健细节

● 保护孕妈妈的第二心脏——脚

随着子宫的不断增大，对静脉的压迫也会越来越重，这会导致下肢静脉回流不畅，从而出现下肢浮肿。从怀孕 3 个月左右起，你的脚趾就会开始出现浮肿，6 个月左右时，脚部浮肿会更明显，到了分娩前夕，腿和脚的浮肿会更突出。脚被称为"人的第二心脏"，作为孕妈妈更应该注意保护。选合适的鞋子很有必要。

面料首选布料

相比皮革或塑料材质来说，布料的透气性、吸汗性更好，也更为柔软，可弯曲性更高，行走起来也比较省力，但布料的保暖性较差，适合春秋季节穿着。如果要穿皮革鞋，最好选择柔软轻薄的牛皮、羊皮。

选择合适的款式

选择圆头且肥度较宽的鞋子，尺码最好比脚长多出 1 码。如果要去买鞋，宜在下午 3~4 点钟，因为这时是一天中脚部胀度最大的时候，依这时的脚形买鞋，不至于使鞋码偏小。最好不要穿着拖鞋，因为拖鞋的防滑功能差，而且没有包覆住脚部，行走时脚掌需要更多的力量来抓住拖鞋，容易造成重心不稳，导致摔跤。另外，拖鞋一般为塑料或橡胶材质，透气性差，容易引发皮炎。

鞋跟最佳高度为 2 厘米左右

孕妈妈鞋跟理想的高度为 2 厘米左右，且后跟要宽大、结实、有弹性，而不是一点跟都没有的平底鞋。由于腹部的压力，孕妈妈的重心会自然后移，穿平底鞋时脚跟先着地，脚尖后着地，不能维持足弓吸收震荡，容易引起肌肉及韧带的疲劳和损伤。另外，还要想办法保持足底的弓形，如在足弓处垫上 2~3 厘米的棉花团，来缓冲行走时的震荡，保持身体平衡。

● 更换床上用品，让睡眠更舒适

床垫要软硬适中

床垫太硬会缺乏对身体的缓冲力，翻身时很吃力，也无法使骨关节得到拉伸放松；床垫太软又会使身体深陷其中，醒来后容易产生疲劳感。最好使用木板床，在上面铺上较厚的棉絮垫，而不要使用席梦思床垫。

关注枕头的高低和材质

枕头以 9 厘米高（平肩）为宜，过高会迫使颈部前屈而压迫颈动脉，使大脑血流量过少而引起脑缺氧。另外，枕头的材质及填充物也会影响睡眠。羽绒或丝棉的枕芯太软，对头颈部起不到支撑作用，最好不要选用；而荞麦皮或决明子枕芯不仅承托力强，而且不论冬夏都能用，不会成为过敏原，可以放心使用。

被褥宜选柔软纯棉

理想的被褥是全棉布包裹棉絮，棉质品透气、吸汗且对皮肤无害。不宜使用化纤混纺织物做被套及床单，因为化纤布容易刺激皮肤，引起瘙痒。

挂上防风吸尘的纱帐

纱帐不一定只在夏季使用，它的作用除了防蚊虫，还能够吸尘防风，起到过滤空气的作用。较厚的纱帐还有遮光、隔音的作用，有利于你安然入眠，并使睡眠加深。但纱帐容易吸附大量灰尘，滋生尘螨，所以要经常清洗。

小贴士

孕早期，孕妈妈的肚子还不太大，睡姿可以和平时一样。但是到了孕中期，肚子渐渐隆起，可以尝试改变睡姿，让自己改成左侧睡。到了孕晚期，就要尽量左侧睡了。最好不要仰卧，仰卧可能会造成胎儿宫内窘迫、供氧不足，还会造成孕妈妈体位性低血压。

● 孕妈妈打呼噜不能小视

打呼噜是一种普遍存在的睡眠现象，不分男女老幼，很多人都对这个现象不以为然，把打呼噜看成是睡得香的表现，其实，打呼噜是健康的大敌，因为打呼噜会造成睡眠呼吸反复暂停，严重的可导致心脑缺氧，对于孕妇来说，打呼噜更要引起重视。

欧美国家的研究人员提出：孕妇打呼噜可能殃及腹中的胎儿。打呼噜的孕妇患有先兆子痫的几率高，打呼噜严重的孕妇血压会升高，发生低氧血症的可能性也增大，而这些病理变化将累及胎儿的发育，造成胎儿发育迟缓。

孕妈妈如果睡觉的时候打呼噜，那可能是睡姿不好或是枕头高低有问题，要自己试着调整一下，避免影响胎儿发育。如果排除了上面的因素，孕妈妈要特别警惕胎儿是否有心率明显增快，或出现宫内窘迫的症状，以便及时就医。

下面预防孕期打呼噜的建议，供孕妈妈参考。

1 控制身体发胖

肥胖是引起打呼噜的重要原因之一，从孕早期开始就应注意控制。在饮食上，必须注意膳食结构合理均衡，一日三餐有所节制。常吃富含维生素 A、维生素 C 及叶酸的蔬菜水果，尽量少吃或不吃高脂、高糖类食物，以免热量过剩造成肥胖。孕妇应常称量体重，每周增加 0.5 千克，到足月分娩前，总体重增加 9~11 千克为宜。

2 适当运动

如果孕妇已经发胖，可以在医生指导下进行适度的运动，既可减肥，又有利于母婴健康。睡觉时，尽量不要采取仰卧体位，因为肥厚的喉部肌肉和舌根很容易后坠而堵住

气道，孕期采取左侧卧比较适宜。如果没有养成侧卧睡觉的习惯，可尝试在睡衣背后的适当部位缝上一个小球，把它当成"提醒装置"，当孕妇在睡梦中翻身成仰卧位时，就会被小球顶一下，而自然地改为侧卧了。经过一段时间训练，就能养成侧卧睡觉的好习惯。当然这个小球的大小要合适，软硬也要适中，以不伤及人体为原则。

值得提醒的是，孕妇必须禁烟戒酒，也不要服用安眠药，因为这些都会使打鼾加重，并影响胎儿的正常发育。如果通过上述努力，孕妇打鼾仍较严重，应及时到医院进行诊治。可寻求呼吸辅助装置的帮助，也可择期做软腭扁桃体消融术等。

● 不宜强打精神

在孕期，不要强打精神，如果强迫大脑维持兴奋状态，会使大脑兴奋过度、疲劳加重，甚至引起大脑兴奋和抑制功能的紊乱。长期下去，将会导致神经衰弱，出现失眠、记忆力减退等症状。只要孕妈妈感觉累了，就可以躺在床上休息一会儿。

适当的午睡可以帮助孕妈妈缓解疲劳，整个下午精力充沛。午睡最好在吃完午饭半小时后进行，时间可长可短，应因人而异、因时而异。孕妈妈自己感觉休息好了，精力充沛了，就是标准。

小贴士　孕妈妈不要熬夜。如果半夜才入睡，容易使体内的生物钟节律被打乱，导致生长激素分泌减少，影响胎儿的生长发育，甚至生长发育停滞。另外，孕妈妈还容易因此引起头痛、失眠、烦躁等不适。

孕妈妈保健

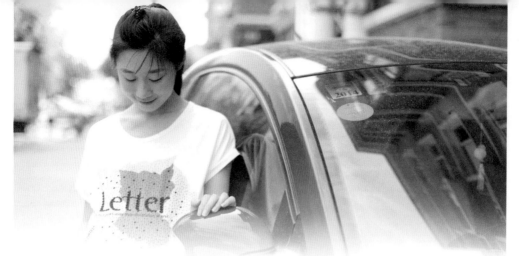

● 医生要求卧床时要积极配合

有些时候，医生会要求孕妈妈卧床休息，这一般是出现了早产征兆。这时候孕妈妈最好听从医生的话，不要逞强更不能任性，以免早产。虽然此时早产的孩子仍有相当大的存活率，毕竟存在风险，即使存活下来，体质可能也不如足月儿，需要更多精力去照顾。

卧床休息时间较短时，孕妈妈可能会很享受，可以好好休息一下。但卧床时间久了，有的孕妈妈甚至整个孕晚期都需要在卧床休息中度过，难免会感到厌烦、无聊，但即使这样孕妈妈也最好坚持一下。无聊时，不要一味抱怨，尽量积极开动脑筋，找一些可以躺着做的事情，排遣无聊感觉。

为了使身体得到充分放松、休息的机会，床上用品应尽量舒适些。建议准妈妈买个孕垫，睡觉的时候垫在身下，后背和肚子可以得到很好的承托，能让自己感觉更舒适、更踏实，从而睡个好觉。

● 给自己开车的孕妈妈提个醒

有时候孕妈妈需要自己开车上班或外出，这时要注意安全：

1 在符合道路限速标准下尽量将车速放慢，这样可以避免急刹车造成的紧张心情，万一发生碰撞，也可以减小撞击力。

2 车程不要太长，以 1 小时为限，以免因疲劳、精神不济、反应慢、不能专心开车而发生危险。

3 高速公路或者颠簸的乡村道路，不适合孕妈妈开车。

4 技术不熟练时不要自己开车，路况不熟也不要自己开车，以免紧张的情绪或慌乱的心情影响胎宝宝。

5 不要开新车。车上用的皮革和塑胶，在使用的头三个月内有刺鼻的化学味道，不适合孕妈妈和胎宝宝，最好等新车气味消失之后再开。

6 开车的姿势要正确：两手腕放置于方向盘 3 点钟、9 点钟位置，两手臂呈自然下垂；背部紧靠椅背；腰部垫靠垫支撑。

7 把系安全带培养成一种习惯，坐到座位上即顺手完成，不要在车启动后或中途才动手系安全带。安全带的松紧度以舒适为宜，位置调整到胸部，别压迫到肚子。

无论如何，孕期开车最好偶尔为之。到了孕晚期，肚子大到顶住方向盘时，就不要再开了。

 小贴士

有车一族的孕妈妈一定要以安全、平稳、舒适和洁净为原则，好好照顾自己和腹中的宝宝。

职场孕妈妈生活细节安排

● 孕妈妈工作累了要及时休息

很快就到孕晚期了，对还在正常上班的孕妈妈来说，工作累了及时休息，对自己和胎宝宝的健康都有好处。随着胎宝宝越来越大，孕妈妈的身体负担也越来越重，很容易疲惫，所以在孕晚期要保证充足的休息。一般来说，孕妈妈晚上应保证8小时左右的睡眠时间，中午最好有1~2小时的休息时间。

● 从本月起孕妈妈不宜再值夜班

怀孕7个月之前，孕妈妈可以根据个人情况，如果工作环境不存在噪声污染、空气污染等危害，且劳动强度较小，可以值夜班，一般不会有什么危害。但孕妈妈一定要注意休息，尤其怀孕早期。从孕7月开始，孕妈妈就不适合再值夜班了。最好在怀孕早期就告诉单位领导，以便对你的工作进行适当调整。在工作中，尤其要注意劳逸结合，感觉累了就及时休息。

● 宝宝、工作双赢提案

怀孕后，很多上班族孕妈妈会遇到这样的问题：一方面，担心工作过于繁忙会影响自己和胎宝宝的健康；另一方面，又害怕单位不能满足自己合理、合法的要求，影响以后的工作。其实，注意以下几点，孕妈妈还是可以做到宝宝、工作双赢的。

与同事良好的人际关系会使你的孕期更加顺利。那些复印、抱重物之类的事会有人热情地代劳，你去产检的时候总会有人帮你接听电话，每天下班时大家会提醒你早点走以错开堵车时间……你会觉得孕期上班比在家休息更令人精神愉快。

交接工作

要及早确定工作代理人，并将自己的工作列一份明细表，让代理人按明细表接手工作。如果可能，要让代理人尽早进入你的工作流程，这样万一你有特殊情况，提早离开也不会耽误工作。

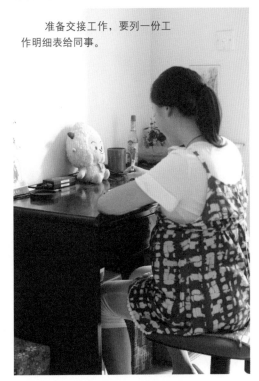

准备交接工作，要列一份工作明细表给同事。

列工作明细表要掌握"4W1H"原则

Who	每一项工作涉及的相关人员有哪些，需要向谁汇报工作？
Why	为什么要做？工作中遵循的原则是什么？要保持怎样一个工作状态和态度？
When	每一项工作执行的日期，例如具体到某日、某周，是否有固定规律
Where	可以从哪里得到资源或协助
How	该如何执行你的工作，有何技巧

孕妈妈保健

💜 孕妈妈心理保健

做不到的事不要勉强

孕妈妈如果感觉自己的身体已经比较笨拙了，有些事做起来很费力，那么最好不要做。如果是在单位，可以请求同事帮忙，如果是在家里，那就让准爸爸或家人来做吧。如掉在地上的东西需要捡起来，即使自己侧身蹲下来仍然觉得费力，就不要做了；如果已经够不到自己的脚，剪脚趾甲和穿鞋袜的事请准爸爸代劳；高处的东西即使只需踮起脚尖就可以拿到，也不要做；需要把手臂尽力伸长去做的事也要量力而为。

孕妈妈要学会判断，哪些事是自己可以做的，哪些是不适合做的，在不给别人添太多麻烦的同时，要注意保护自己。

摆脱身材走样的担忧

随着孕周的增加，孕妈妈的体重也与日俱增，腹部像气球一样越来越大。看着自己笨重的样子，尤其是看到身边有些妈妈们身材走样很厉害，你可能会有些郁闷，担心自己会和她们一样，失去苗条的身材。

怀孕后体形发生变化是肯定的，要不然小宝宝怎么能够健康发育呢。其实，孕妈妈在怀孕期间能坚持适当的锻炼和适宜的皮肤护理，分娩后就比较容易恢复原有的腹肌弹性，有效收缩被撑变形的小腹。

● 心情愉快很重要

肚子里的宝宝固然重要，但现代医学知识告诉我们，大可不必为了胎儿禁忌太多。正常享受美食，适当地化淡妆，适宜地活动，都可以让心情更好。自信就是美，首先应该将那些沮丧的心情抛开。

● 不要节食

不要认为所有增长的体重都是你身上的肉，有些"赘肉"会在你分娩之后自动消失。注意规律饮食，为了胎儿的健康，千万不可节食。只要从怀孕开始就实行体重监控，不必节食也可让自己免于发胖。

孕妈妈聚会好处多

孕妈妈们偶尔聚在一起，聊天、吃饭、轻松地娱乐一下，既排遣了孤独、寂寞，还能与志同道合的朋友们交流孕产知识、分享各种生活经验。如果参加一些有企业赞助的聚会，还有礼品相送，这样的孕期生活别样精彩，更重要的是胎宝宝也非常喜欢。

孕5月以后，胎宝宝的听力渐渐发育完全，他对外界的感受也更加敏锐，在一个乐于与人交往的孕妈妈的带领下，他必然也会成为一个非常合群的宝宝。在孕期，孕妈妈难免有各种各样的身体或心理不适，而这样的聚会，让她找到了一种归属感，心情自然会开朗起来，而孕妈妈开朗的心境就是良好的胎教环境。

小贴士

尽量不参加KTV唱歌。KTV房间里的高分贝噪声和音响对孕妈妈和胎宝宝都是不利的。轻者引发胎心率增快、胎宝宝躁动不安，重者会影响孕妈妈中枢神经系统功能的正常活动，甚至会损害胎儿内耳蜗的生长发育。

生气时用得到的好方法

怀孕后，有些孕妈妈发现自己会常常不由自主地生气，也知道这样对宝宝不好，可往往控制不住自己，这是体内激素在作祟。下面的方法，孕妈妈不妨在生气的时候试一试。

● 转移注意力

孕妈妈可以根据兴趣做一些转移注意力的事，如编织一件小毛衣，让丈夫帮助布置一个喜欢的居室，和丈夫一起听优美的轻音乐，或漫步于环境优美的大自然，看夺目的彩霞、如洗的晴空、郁郁葱葱的树木以及五彩缤纷的花朵。这些方法都可使你的心情愉快起来。

● 释放法

这是相当有效的情绪调剂方法，你可以通过写日记、给好朋友写信或向亲密的朋友述说自己的处境和感情，使烦恼烟消云散，得到令人满意的释放。必要时，可找心理医生进行咨询及疏导。

● 社交法

孕妇不应把自己封闭在家里，而应结交情绪积极乐观的朋友，将自己置身于乐观向上的人群中，充分享受与他们在一起的欢乐，从而使自己的情绪得到积极的感染，从中得到满足和快慰。

● 改变形象

换一个发型、买一件新衣服、装点一下房间，这些都会给你带来一种新鲜感，从而改变沮丧的心情。

给自己找点乐子

对孕妈妈来说，孕期保持愉快的心情很重要。要快乐不能光依靠别人，有时候孕妈妈要学会自己找找乐子。

● 想想宝宝未来可爱的样子

想象宝宝是一件非常快乐的事，你可以依照自己的喜好想象宝宝的样子，然后想象他怎样快乐地成长，他怎样淘气……想着想着，心情自然就好起来了。

● 和身边的小朋友玩一玩

孩子是妈妈间永远的话题，认识有小朋友的邻居，向他们请教一下育儿的心得。这时就有机会认识可爱的小朋友了，逗逗可爱的他，提前享受一下与孩子共处的乐趣。

● 学习一门陶冶情操的才艺

琴、棋、书、画、手工、摄影、美食……可以陶冶情操的东西有很多，只要自己喜欢，种点花花草草都可以当作自己的特长。有了才艺，你会信心满满，会沉浸其中，烦恼自然没有了。

● 把孕期当成一个给自己充电的时间

常言道：活到老，学到老。这是真理，要不断给自己充电才能不被社会淘汰。很多孕妈妈把怀孕看成是自己事业的一个终结点，其实不是的。可以说，孕期给孕妈妈提供了一个正大光明的学习时间，你既不用怕耽误工作，也不用怕没时间学习。

小贴士

和婆婆唠家常。可以问问老公小时候的那些糗事，也可以跟婆婆请教带孩子的事情，还可以顺便给她买点适宜的礼物，增加自己和公婆之间的了解、信任和关爱。

♥ 孕妈妈运动保健

孕 7 月运动宜忌

这时，胎宝宝的发育处于稳定期，孕妈妈应顺其自然参加适量的运动，这有利于顺利分娩，给宝宝的健康出生打下良好的基础。

✓ **宜：** 水中运动作为有氧运动的一种，对孕妈妈很有益处。如游泳、水中健身操等。但游泳时要注意水温，控制在 29~31℃ 比较合适。还可以继续做些简单的孕妇操和孕期瑜伽。

✗ **忌：** 从怀孕 7 个月开始，孕妈妈不适合多做运动，因为这时胎儿已经长得很大了，过度运动有可能导致早产等问题。

继续练习简单的孕妇操

这个时候继续练习孕妇操，不仅能够防止由于体重增加引起腰腿痛，而且能够帮助放松腰部、骨盆部和肌肉，为顺利分娩做好准备，还可增强孕妈妈的信心，使胎儿平安降生。

孕期体操——侧卧抬腿

● **步骤**

1 左侧卧，屈左膝，放在身前枕头上，左手放在身前的地板上做支撑。

2 呼气，尽可能向上抬右腿，稍停顿，吸气还原。

3 重复 8~12 次为一组，如果之前没有做过孕期运动，可以从一组开始，逐渐增加至三组。换右腿重复。

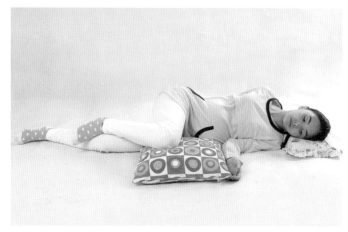

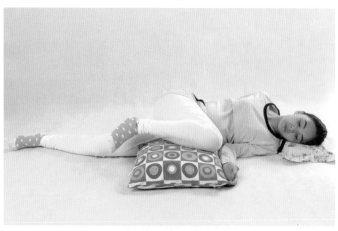

孕期瑜伽——肩转动练习

肩关节是人体最灵活的关节，它可做屈、伸、收、展、旋转等动作，运动范围最大。孕妈妈做肩转动练习不仅可以使肩关节活动开，而且伸展了上背部，扩展了胸部。经常做此练习，可练出一副平直的双肩，也可预防肩关节脱位。

● **步骤**

1 在舒适位置坐好，用预备呼吸法吸气呼气各1次，再吸气，缓慢将肩膀向前移动，然后带动肩膀向上移动。

3 这个练习会让你感觉肩膀慢慢转了一个大圈，整个练习重复3遍。

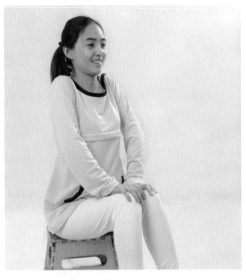

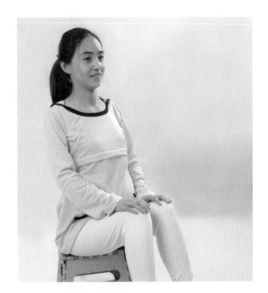

2 呼气，肩胛骨向后挤压，然后肩膀下拉，恢复正常姿势。

4 然后肩膀朝相反的方向转动4次，也就是吸气时肩胛骨先往下拉，然后向上运动，呼气时肩膀向前转动，然后恢复正常。

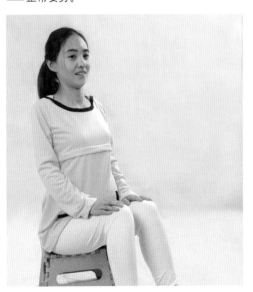

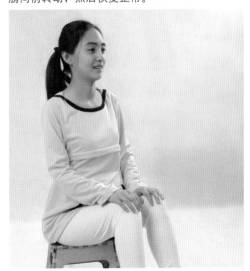

孕妈妈保健

❤孕期不适保健细节

发生假性宫缩不必紧张

假性宫缩是一种偶发的子宫收缩，和临产前的宫缩类似，但不是真正的宫缩，敏感的孕妈妈在孕中后期可能会感觉得到，有的孕妈妈可能直到分娩也没有感觉。事实上，假性宫缩早在怀孕 6 周时就会出现，孕妈妈可以把它当作分娩的前期练习，所以出现假性宫缩时，不必紧张，胎宝宝很安全。

发生假性宫缩时，孕妈妈会感觉肚子发硬、发紧，可能有类似月经来时的疼痛感，也有可能没有任何疼痛；间隔的时间不等，可能十多分钟 1 次，也可能 1 小时 1 次，没有规律性；每次宫缩持续的时间也不一致，几秒钟到几分钟都有可能，因人而异。另外，假性宫缩通常发生在孕妈妈长时间保持一个姿势没有改变的情况下。所以，如果假性宫缩让自己变得不适了，建议换个姿势或者休息一下。另外，喝些水、做深呼吸，都是不错的缓解不适的方法。

别把早产征兆当假性宫缩

在 36 周前，假性宫缩很难与早产的初期宫缩相区别。为了安全起见，出现了下面的情况时一定要及早就医检查：

1 在 1 小时之内出现 4 次或 4 次以上的宫缩，频繁而有规律，并伴有疼痛。当宫缩频繁且规律时，即使没有疼痛感也要上医院。

2 阴道有出血现象或者分泌物有变化。无论分泌物变稀、变黏稠或带血，即使只是稍微有一点点血丝或颜色仅仅是粉红色，也要看医生。

3 腹部有一种下坠感，感觉就像胎宝宝在用力向下推一样，同时后腰有疼痛感觉。以前没有腰痛的准妈妈此时可以更明显地感觉到。

了解胎宝宝的生命线——脐带

脐带是连接胎宝宝和胎盘的管状结构，是由羊膜包卷着卵黄囊和尿膜的柄状伸长部形成的。如果把胎盘比作提供营养的仓库，脐带就是一条运输线。胎宝宝通过脐带和胎盘与母体连接，进行营养与代谢物质的交换，是胎宝宝赖以生存和发育的生命线，任何影响脐带发挥正常功能的因素都会危及胎宝宝的健康。

● 脐带过短或过长

每个胎宝宝的脐带长度都所有不同，平均长度为 55 厘米，超过 70 厘米为脐带过长，不足 30 厘米为脐带过短。脐带太长容易发生脐带打结、脐带绕颈等问题，导致胎宝宝缺氧；脐带太短则会因为没有弹性空间，过度拉扯而导致胎盘早剥、脐带内出血或分娩后子宫外翻。

● 脐带脱垂

破膜时脐带从胎头先露部位脱出，受到挤压而使血液循环受阻，导致胎宝宝缺氧，严重的会令胎宝宝窒息。这种情况多由羊水过多、胎位不正或早产引起，是一种产科急症，需要进行剖宫产。

预防早产的几个细节

怀孕满 28 周但不足 37 周的分娩叫早产。早产儿的存活率低，即使成活，也容易发生各种疾病，其后天的体质、智力等一般情况下都比不上足月儿。

要预防早产儿的产生，以下细节值得孕妈妈注意。

- 及早进行产检，找出容易引发早产的危险因素，并积极进行调理。
- 避免剧烈活动及增加腹部压力的动作，如弯腰。
- 进行心理调节，避免紧张、焦虑、抑郁等不良的情绪。
- 休息时取左侧卧位，以增加胎盘血流量，减少宫缩。
- 孕 32 周以后要避免性生活，以防子宫受到刺激而产生宫缩。
- 多吃含膳食纤维丰富的蔬菜、水果等，防止便秘，避免因排便过于用力而诱发早产。
- 少吃生冷食物、隔夜饭或外出就餐，以免肠道感染；保持阴部清洁，避免生殖系统感染。

孕妈妈心悸巧应对

女性在怀孕期间，子宫变大，会压迫心脏和肺，还需要将更多血液送到身体各处，加重心脏负担。所以，平时毫不费力的动作也可能引起心悸，呼吸急促，大口喘气。

1 为避免发生心悸和呼吸困难，孕妈妈不要勉强去干比较费力的家务活，上下楼梯要慢走，如果走路时发生心悸，要站立和坐下休息。平时也要注意多卧床休息。

2 孕妈妈日常饮食应以高蛋白、高维生素、低脂肪及低盐为宜，孕后期食盐量不宜超过 5 克。可多吃些枸杞子、葡萄、桑葚等，少食辣椒、茴香、葱姜蒜等辛辣食物。

缓解疼痛不适

伴随着肚子的日益增大，来自身体的疼痛不适也逐渐增加，这是孕期的正常现象，孕妈妈可以用适当的方法去化解它们，不必过于焦虑。

缓解肋骨痛

将双臂向头上伸展，可以有效缓解肋骨痛。

缓解手腕疼

减少使用电脑的时间；当感觉手指上有针扎般的疼痛时，轻轻按摩手指 5 分钟；睡觉时最好在手和手腕下垫一个枕头。

缓解腰背疼

提东西时，不要提太重的，养成用腿力的习惯：首先弯曲膝盖，保持背部挺直，手抓起物品，伸直双腿站起来。携带东西时，要放在身体两侧的下方，或者用行李车、手推车等。坐下时，要把双腿抬高或者把脚放在凳子上，使双腿弯曲，要避免长时间站立。

缓解胃痛

每日少食多餐，少吃酸辣、过冷以及油炸的食物。吃饭时尽量坐直，吃饭后半小时内不要躺下，睡觉时要采取侧卧姿势。

缓解骨盆疼痛

躺下休息，或洗个热水澡，尝试一些柔和的锻炼方式。

缓解坐骨神经痛

睡觉时采用左侧卧姿势，并在两腿膝盖间夹放一个枕头，来增加流向子宫的血液。

妊娠高血压疾病的自我保健

这是怀孕中、晚期常见的疾病。如果在怀孕 20 周后，孕妈妈出现高血压、水肿和蛋白尿这三大症状，很可能是患了妊娠高血压疾病。

发现自己是妊娠高血压疾病以后，可以从以下方面做好保健工作。

● 定期去做产前检查

这是及早发现妊娠高血压疾病的最好方法。每一次检查医生都会测量血压、验尿及称体重，并检查腿部水肿现象。这些均是判别妊娠高血压疾病的重要指标，如有异常医生会马上发现，及早采取对症治疗，使病情得到控制，不致发展得很严重。

● 合理安排饮食

专家指出，妊娠高血压疾病与营养因素密切相关。动物脂肪、热能摄入太多，蛋白质、各种维生素、矿物质元素摄入不足，都会诱发或加重妊娠高血压疾病。因此，正确指导孕妈妈合理安排饮食，对预防和控制妊娠高血压疾病的发生发展非常关键。

● 生活规律化

从孕 7 月起不做过重、过于激烈的工作和运动，减少家务劳动；身体疲乏时马上休息，每天保证睡眠和安静歇息至少在 8 个小时以上，包括中午休息半小时到 1 小时；心态要平稳，情绪不大起大落，感到不适赶快去看医生。

● 坚持做适量运动

经常散步、游泳或洗淋浴，增强抗病力。不过，要注意掌握以运动后感到舒适的原则。

● 不要让体重长得过快

身体过胖容易引起妊娠高血压疾病。在 28 孕周后一般每周增重 500 克，因此每周体重增加应控制在 500 克以内。体重增加过快可能是合并了妊娠水肿，必须马上看医生。

● 采取适宜的躺卧姿势

左侧卧位可避免子宫压迫脊柱旁大血管，容易使下肢大静脉血液正常回流心脏，减轻或预防下肢发生水肿。

孕期贫血要及时治疗

孕期贫血比较常见，大约有 30% 的孕妈妈会出现这个问题。如果孕期一直有贫血，可影响孕妈妈的机体功能和胎儿的健康。所以，在孕期发现患有贫血要定期检查，积极配合治疗，争取早日治愈。

● 用铁剂药物治疗

如果通过铁剂药物来治疗孕妇贫血，可服用硫酸亚铁，每日 3 次，每次 0.3 克，同时还可以口服维生素 C 0.1 克，记得要在饭后服用。

一般在服药两周后，血红蛋白就开始上升，贫血症状较轻的孕妈妈服药 4~6 周后就可以恢复正常。

● 用食疗来改善贫血

孕妈妈可以多吃一些含铁元素较多的食物，如瘦肉、猪肝、猪血、猪腰、鸡血、鸡蛋、豆类、新鲜蔬菜等。

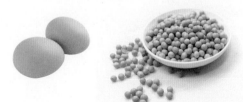

尴尬的小便失禁

怀孕 7 个月以后，胎头与骨盆衔接，这个时候子宫或胎头向前压迫膀胱，膀胱变得扁扁的，贮尿量比非孕时明显减少，因而排尿次数增多，大约 1~2 小时排尿 1 次，甚至更短。这是正常的生理现象，千万不要憋着，应立即去卫生间。另外，还有一部分孕妈妈不但排尿次数增多，甚至还会因大笑、咳嗽或打喷嚏等增大腹压的活动而出现小便失禁。这种情况的发生是由于骨盆底肌肉发育不良或锻炼不足，或受过外伤，其承托功能差，随着子宫增大，盆底肌变得柔软且被推向下方，而对盆腔内器官的承托、节制、收缩及松弛功能减退而发生尿失禁。这是孕后期一个正常且常见的生理现象，不必过于担忧。

如果你觉得小便失禁挺尴尬的，可使用卫生巾或卫生护垫，并做骨盆放松练习，也有助于预防小便失禁。但如有早产的风险，事前应征求医生的意见，注意不要做过于激烈的运动。有些孕妇为避免尿失禁所带来的尴尬而尽量少喝水，这是不对的。中断水分的摄取只会导致更大的麻烦——便秘。另外在怀孕期间，孕妇体内的血流量增加了 1 倍，所以要摄取大量水分，每天至少要喝 6 杯水，以供给循环和消化的需要。

有色白带不容忽视

女性的阴道平时保持一种湿润的状态，会有一些少量透明接近白色、无臭的分泌物由阴道口分泌出，这种黏液就是我们所说的白带。正常的白带会随着生理周期而有所改变：在排卵日前一两天分泌会增多，且排卵日当天会有较浓稠、如鼻涕一般的分泌物，若是用手拉开可拉至 10~15 厘米；在月经要来的前几天，或是当天分泌物会较多也会有较深的颜色；怀孕期间，孕妈妈会有较多量的白带。而由于阴道糖蛋白会增多，会导致细菌等更容易繁殖，从而诱发各种炎症。

作为孕妈妈，当白带增多时你可要观察一下它的颜色、气味等，及时将情况告诉产检的医生。

> 颜色干净，呈黏液状，量少或中等，没有特殊的恶臭，不痒，这是正常的现象，不需担心，可能是生活较紧张、压力大或是接近排卵期。

如果白带中的颜色有异常，如出现以下情况：

> 像牛奶般的颜色，黏稠，中量到大量，不痒，有可能是阴道炎或子宫颈炎。

> 白色乳酪状，浓稠，略带甜味，阴部有些瘙痒，有可能是念珠菌感染。

> 呈黄绿色，稀薄带有泡沫，味恶臭，经常有阴道瘙痒，有可能是阴道滴虫感染。

> 褐色，水状，带有霉味，疑似是阴道炎，或是子宫内膜炎或是子宫内避孕器所造成。

> 灰色带有血丝，稀薄，少量到大量，味道难闻，可能是子宫颈炎或阴道炎。

由于胎儿有羊膜的包裹，生存的环境是与外界隔绝的，所以轻微的感染对胎儿一般没有影响。但若不及时处理，也很容易诱发早产或宫内感染。

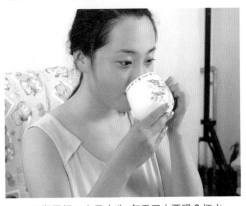

孕期需摄入大量水分，每天至少要喝 6 杯水。

孕妈妈保健

别让静脉曲张侵害美腿

孕期小腿特别容易出现静脉曲张，虽然不会对孕妈妈和胎宝宝的全身循环造成影响，但是它会使孕妈妈感到发胀、酸痛、麻木和乏力。尤其是外阴部的静脉曲张，常伴有阴道和子宫颈静脉扩张，分娩时胎头经过，容易发生静脉破裂和出血。因此，外阴静脉曲张要及时采取治疗措施，并禁行房事和骑自行车。

对静脉曲张，重在预防，下面的方法孕妈妈可以试试。

1 避免提过重的物品，减少对腿部的压迫。

2 不要久坐或久站，经常活动双腿，促进血液循环。

3 休息时将双腿抬高，帮助血液回流至心脏。

4 睡觉时采取左侧卧位，避免压迫到下腔静脉，并用枕头将脚部垫高。

5 穿着渐进压力式的医疗级弹性袜，每天起床时先穿好弹性袜再下床。刚开始可以穿强度为20~30毫米汞柱的弹性袜，适应之后再穿效果较佳的30~40毫米汞柱的弹性袜。

6 避免用过冷或过热的水洗澡，与体温相近的水最为适宜。

7 如有慢性咳嗽或气喘应彻底治愈，以减轻静脉压。

莫为减轻水肿而擅自服用利尿药

随着怀孕月份的增加，孕妈妈下肢等处可出现不同程度的水肿，俗称"胎肿"。对于孕期水肿，一般不需处理，除非是严重水肿并伴有大量蛋白尿，要到医院做适当的处理。有些孕妈妈为了减轻水肿，就自己服用利尿药来消肿，这是很危险的。

利尿药特别是噻嗪类药物，不但可导致孕妈妈低钠血症、低钾血症，还可以引起胎儿心律失常、新生儿黄疸、新生儿血小板减少症。研究证明，在怀孕期间使用利尿药，可引起产程延长、子宫乏力及胎粪污染羊水等。使用噻嗪类利尿药可导致胎儿出血性胰腺炎。

所以，孕妈妈不要为减轻水肿而擅自服用利尿药。

需要卧床的准妈妈要遵医嘱

马上就要进入孕晚期，有的准妈妈为了避免意外，每天躺在床上，觉得这样既可以休息，又可以避免意外的发生，其实这是不科学的。

是否需要卧床休息应该遵照医嘱，如果孕期准妈妈总是出现这样或那样的病症，这说明准妈妈属于体质虚弱型孕妇。在孕晚期，为了预防早产、急产、羊水早破或其他紧急状况，最好卧床休养，这是对自己和宝宝的一种负责任的行为。

还有一些身体素质较好的准妈妈，没有必要在此时就卧床休养，因为适量的运动对增强体质、帮助顺产很有益，如果有心理上的压力也可以提前卧床休养，但最好还是要事先和医生沟通一下。

💛 产检——给胎宝宝做保健

孕 7 月别忘做产检

孕中期前几个月，孕妈妈一般问题较少，自我监护的项目甚至可以代替产检的项目。但是随着预产期的临近，产科医生的经验发挥出越来越大的作用。而且医生还会做一些你自我监护无法完成的项目，比如骨盆测量等，从孕 7 月开始，要重视产前的例行检查。本月需要做如下检查：

● 一般检查

测体重、血压，数脉搏、听心肺等，检查有无贫血、下肢有无水肿。通过心电图检查孕妈妈的心脏功能。

● B 超检查

通过 B 超检查，可以了解胎位是否正常、胎宝宝的发育情况，必要时了解胎儿的性别。还可以诊断是否属于前置胎盘。

● 妇科检查

通过测量腹围和宫高，检查胎位、胎心，估计胎儿的大小。

微量元素和血常规检查，主要是针对体重异常的孕妈妈，通过检查，可以得出孕妈妈饮食是否平衡，并为孕妈妈饮食提供方向性的指导。

孕妈妈孕期莫忘查血型

● 为输血做准备

在孕期查好自己的血型，可以为分娩时有可能出血的做好准备，提前备好血液。如果不及时输血，可能会延误抢救的时机，大出血的孕妈妈可能有生命危险。

● 预防新生儿溶血症

母子血型不合会造成新生儿溶血症，如果是 ABO 或 Rh 血型不合，会导致红细胞破坏过多，胎儿或新生儿就可能出现黄疸、贫血等症状。严重的可能会损坏胎儿脑组织，引起脑瘫，造成终身残疾，还可能因心力衰竭而死亡。所以，提前查血型，医生可以及时给予诊治，减轻溶血程度。

新生儿溶血症的产前诊断

产前检查可在早期预测是否有发生新生儿溶血症的可能，如有这种可能，宝宝出生后就要进行早期的严密监测，必要时进行早期干预，以减轻病变程度，防止发展到胆红素脑病这一危险状态。

● 血型检查

产前诊断的基本检查是夫妇双方的血型，最有价值的检查是母亲血中血型抗体的有无及水平的高低，只要某种血型抗体水平超过一定的程度，就提示宝宝有发生溶血症的可能。因此，妊娠 4 个月时孕妇应抽血进行血清中血型抗体的测定，以了解抗体的基础水平。

● 羊水检查

如考虑已发生胎儿溶血，就要注意溶血的程度以及对胎儿的影响。医生一般会建议抽取孕妈妈的羊水进行检查。在正规医院进行羊水检查一般都是安全的，准爸妈们不必担心。

● B 超检查

胎儿发生明显的溶血会引起贫血，严重者会导致胎儿水肿，有时还会并发腹水。因此，当各项检测指标提示胎儿宫内发生了大量溶血时，就应进行 B 超检查，通过 B 超可以了解胎儿有无水肿、腹水及其程度。

孕8月
（29~32周）

生活起居要小心

💜 胎宝宝天天长

胎宝宝在成长——体重迅速增加

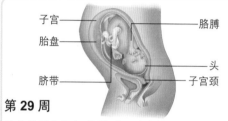

子宫
胎盘
脐带
胳膊
头
子宫颈

第29周

胎儿体重大约有1300克，坐高为26~27厘米，如果加上腿长，身长大约有43厘米了。这时胎儿的皮下脂肪已初步形成，看上去比原来显得胖一些了。手指甲也已很清晰。此时如果有光亮透过妈妈子宫壁照射进来，胎儿就会睁开眼睛并把头转向光源，这说明胎儿的视觉发育已相当完善。

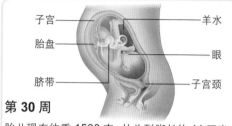

子宫
胎盘
脐带
羊水
眼
子宫颈

第30周

胎儿现在约重1500克，从头到脚长约44厘米。男孩的睾丸这时正在从肾脏附近的腹腔沿腹沟向阴囊下降；女孩的阴蒂已突现出来，但并未被小阴唇所覆盖，那要等到出生前的最后几周。胎儿头部还在增大，而且这时大脑发育非常迅速。几乎大多数胎儿此时对声音都有了反应。大脑和神经系统已发达到了一定程度。皮下脂肪继续增长。

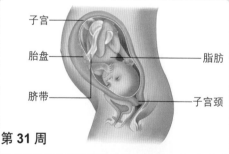

子宫
胎盘
脐带
脂肪
子宫颈

第31周

胎儿的肺部和消化系统已基本发育完成，身长增长减慢而体重迅速增加。这周胎儿的眼睛时开时闭，他大概已经能够看到子宫里的景象，也能辨别明暗，甚至能跟踪光源。如果你用一个小手电照射腹部，胎儿会转过头来追随这个光亮，甚至可能会伸出小手来触摸。

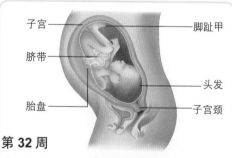

子宫
脐带
胎盘
脚趾甲
头发
子宫颈

第32周

胎宝宝现在的体重为2000克左右，全身的皮下脂肪更加丰富，皱纹减少，看起来更像一个婴儿了。各个器官继续发育完善，肺和胃肠功能已接近成熟，已具备呼吸能力，能分泌消化液。胎儿喝进的羊水经膀胱排泄在羊水中，这是在为他出生以后的小便功能做准备。

孕产妇全程保健看这本就够

202

孕妈妈的身体变化——经常疲劳

大多数孕妈妈已经增加了5千克的体重，肚子越来越大，低下头，甚至看不到自己的脚了。

因为胎宝宝长得越来越大，子宫内的活动空间越来越小了，胎动有所减少。同时你会感到子宫顶到了你的胃，吃下东西后你会觉得不舒服，食欲相应减少，甚至呼吸越来越困难，时常喘不上气来。有些孕妈妈可能稍微多走点路就会感到腰痛和足跟痛；便秘和烧心感有所增加。

有意思的是，你可以直观地看到肚子在动，当你静坐在沙发上时，宝宝会把你的肚皮顶起一个又一个鼓包来，非常有趣。

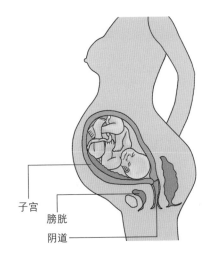

子宫
膀胱
阴道

孕8月保健重点

预防产前抑郁

开始为分娩作准备的孕妈妈又成了产前抑郁青睐的对象，要注意预防。此时患上产前抑郁，抑郁情绪很可能会延续到产后，导致产后抑郁。

此时发生抑郁的主要原因在于过于焦虑，比如担心生产过程的痛楚、会否诞下畸形儿、分娩过程是否会出错、自己是否会难产、孩子出生后自己会受到冷落等。最近发现白领女性更容易患产前抑郁，因为她们的焦虑更多一些，除上述担心外，还有来自于工作与生活冲突上的矛盾，如担心工作状态是否能恢复如前；担心工作地位不保；担心工作之余照顾不了孩子等。

其实担心的事目前还没有成为事实，将来是否会成为事实也不会因为现在担心与否而发生改变，所以尽量放宽心，安心享受现在的生活吧。

好好休息，适当运动，保证营养，并学习一下分娩知识，减少对生产的恐惧感。有不快时，不妨跟亲近的人倾诉，尽量让自己轻松起来。

产前抑郁的表现

1. 胃口改变。孕妇患上产前抑郁症后，容易导致胃口增加或减少，进而出现体重呈现不规律的增加或减少。

2. 情绪忧郁。常常表现为忧郁情绪、泣不成声等。

3. 精神异常。产前抑郁症会使得患者思维发生混乱，即便是一件小事，也是难以做出决定，常常表现为工作效率下降，消沉等的症状。

4. 焦虑情绪。经常是坐立不安和焦虑，有时达到激越的程度。焦虑可以引起缺乏耐心和愤怒，并且即使是低度的压力，也使人难以应付。

5. 失眠。产前抑郁症患者大部分都有失眠的症状，通常表现为入睡困难、浅眠多梦、易惊醒，以及早醒等症状。

孕妈妈保健

❤ 孕妈妈营养保健

孕 8 月需要重点补充的营养素

● 均衡摄取各种营养素

进入孕 8 月，由于胎儿的增大，子宫已经占据大半个腹部，孕妈妈的胃部被挤压，饭量受到影响，因而常有吃不饱的感觉。但是最后 3 个月也是胎儿生长最快的阶段，你应该尽量补足因胃容量减小而减少的营养，实行一日多餐，均衡摄取各种营养素。

蛋白质

每天需要 75~100 克，可以通过增加肉类、禽类、牛奶等动物性食物，增加肝、肾等动物内脏，来补充优质蛋白和血红素铁，预防妊娠缺铁性贫血的发生。

碳水化合物和脂肪

每天需要碳水化合物 400 克左右，脂肪 60 克。除需大量葡萄糖供胎儿迅速生长和体内糖原、脂肪储存外，还需要有一定量的脂肪酸，尤其是亚油酸。丰富的亚油酸可满足大脑发育所需。这些可以通过植物油来补充，芝麻、花生、玉米等也含有亚油酸。

维生素

适量补充即可。豆类经水泡发制成的豆芽菜和谷类是维生素的重要来源。小米中膳食纤维的含量很高，有增进食欲、预防便秘的功效。为保证营养全面，最好和大米、大豆或其他肉类食物一起食用。

小贴士

怀孕的最后阶段，你要适当限制脂肪、甜食和水果的摄入，减少米、面等主食的量，以免胎儿长得过大。如果临近分娩，出现下肢水肿，还应减少盐的摄入。

● 注意补铜补镁，预防早产

铜元素不能在体内储存，所以需要每天摄取。如果摄入不足，会影响胎宝宝的正常发育，有可能造成胎宝宝畸形或先天性发育不足，并导致新生儿体重减轻、智力低下及缺铜性贫血。在孕晚期如果缺铜，则会使胎膜的韧性和弹性降低，容易造成胎膜早破而早产。

从孕 30 周起，胎宝宝对铜的需求量急剧增加，较此前大约增加了 4 倍，如果不注意补充，容易造成母子双双缺铜。补铜的途径最好为食补，多吃含铜食物，如动物肝脏、水果、海产品、紫菜、巧克力等，这些食物都含有较丰富的铜。另外，粗粮、坚果和豆类等也是铜的较好来源，可以经常食用。

研究表明，镁可以降低早产率，并且减少体重过轻的新生儿比例。孕妈妈可以吃花生或花生酱补镁；如果吃腻了，还可以吃一些含镁丰富的其他食物，如黄豆、芝麻、核桃、玉米、苹果、麦芽、海带等。

孕妈妈饮食细节安排

● 现阶段每周增重不宜超过 500 克

胎宝宝的脂肪和肌肉在孕晚期增加迅速，所以孕妈妈的体重也会出现快速增长，但是要注意，每周不能超过 500 克。增长过快，一方面孕妈妈的身体负担会加重，带来更严重的不适（如腰酸背痛、腹部坠胀）或产后身材难以恢复；另一方面胎宝宝的器官已发育完成，多余的热量就会变成脂肪堆积在胎宝宝身上，导致胎宝宝体重过高，分娩时会增加难度。

如果每周体重增长超过了 500 克，最好调整饮食，少吃高脂肪和高碳水化合物食物，多吃高蛋白食物和含丰富维生素、矿物质的食物，让孕妈妈和胎宝宝都既不缺乏营养也不过度肥胖，对孕妈妈和胎宝宝的健康都有好处，还可以提高自然分娩的概率。

● 别吃容易诱发早产的食物

孕晚期，子宫膨胀到了一定的程度，已经受不了较强烈的刺激，这时孕妈妈要远离对子宫有强烈刺激作用的食物，以免早产。

1 有活血化瘀功效的食物可以加快血液循环速度，不利于胎宝宝的稳定，要少吃。这类食物有大闸蟹、甲鱼等。

2 性质滑利食品，如薏苡仁、马齿苋，这类食品可以刺激子宫肌，使子宫收缩。而且薏苡仁会影响体内雌激素水平。总之，不利于胎宝宝稳定，可导致早产，所以必须少吃。

3 吃大量山楂后可以引起明显的子宫收缩，导致早产，所以山楂不能吃太多。

4 木瓜含有雌激素，容易扰乱体内激素水平。尤其是青木瓜，吃多了容易导致早产，尽量不吃。

5 芦荟目前没有发现致人早产的证据，但是有研究表明可以引发动物早产，所以为安全起见，孕妈妈也不要吃芦荟。

孕妈妈如果听说了其他的可能导致早产的食物，也要尽量避免，宁可信其有，以防意外。

● 多吃鱼可降低早产概率

丹麦的科学家研究发现，孕妇吃鱼少是早产和婴儿出生时体重过轻的一个重要的因素。吃鱼多的孕妇生下早产儿和体重过轻婴儿的可能性较小，从来都不吃鱼的孕妇早产的可能性高达 7.1%，而每周至少吃一次鱼的孕妈妈早产的几率则为 1.9%。所以，建议孕妈妈在孕期适当多吃些鱼，尤其是富含 ω-3 脂肪酸的鱼，如沙丁鱼、三文鱼、金枪鱼，具有延长怀孕期、防止早产的功效，也能有效增加婴儿出生时的体重。

另外，鱼肉富含优质的蛋白质和不饱和脂肪酸、氨基酸、卵磷脂、维生素 D 和钾、钙、锌等，这些都是胎儿发育的必要物质。同时，鱼肉中丰富的牛磺酸也有促进大脑发育的作用，它除了可以直接影响脑细胞的增殖与成熟外，还能间接刺激人体对锌、铜、铁及其他 16 种游离氨基酸的吸收与利用。

小贴士

吃鱼能使心情变好。鱼体内有一种特殊脂肪酸，与人体大脑中的"欢喜激素"有关，常吃鱼可使这种激素的浓度处于正常状态，让孕妈妈时常获得一份好心情，特别有助于宝宝性格的养成。

孕妈妈保健

● 孕期"吃苦"快速去火

怀孕期间，孕妈妈常会因饮食不当而上火，这时候该怎么办呢？大家都知道，孕期最好不要吃药，遇到上火，可以通过吃一些苦味的食物来快速去火。苦味食品是上火的天敌。苦味食物之所以苦是因为其中含有生物碱等苦味物质，中医研究发现，这些苦味物质有解热下火、消除疲劳的作用。

最佳的苦味食物首推苦瓜，不管是凉拌、炒还是煲汤，只要能把苦瓜做得熟且不失"青色"，都能达到去火的目的。

除了苦瓜，其他苦味食物也有不错的去火功效，如杏仁、苦丁茶、芹菜、芥蓝等，同样能清热解暑。

● 能让心情变好的食物

全麦面包

全麦面包可以说是一种可以吃的抗忧郁剂。全麦面包能帮助吸收调节情绪的色氨酸，在吃富含蛋白质的肉类、奶酪等食品之前，先吃几片全麦面包，可以保证色氨酸进入大脑，而不至于被其他氨基酸挤掉。

鱼

全世界住在海边的人都比较快乐，不只是因为大海让人神清气爽，还因为他们把鱼当作主食。无论是芬兰、英国、美国的研究都发现相同的结果：人均吃鱼量较高的地区发生严重抑郁症的比例要低得多。

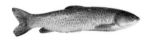

牛奶

温热的牛奶有镇静、缓和情绪的作用，尤其对孕妈妈特别有效，可以帮助减少紧张、暴躁和焦虑的情绪。

樱桃

樱桃有"制造快乐"的功效，可改善头痛、肌肉酸痛等症状，特别是长期面对电脑的孕妈妈，吃一些樱桃会对心情有很好的正面作用。

香蕉

香蕉中含有酪氨酸，酪氨酸可使人精力充沛、注意力集中，并能提高人的创造力。香蕉是色氨酸的良好来源，色氨酸可使神经"坚强"，还能形成血清素，能使人开朗、感受到幸福，预防抑郁症的发生。

巧克力

科学家发现，巧克力的独特味道、质感和气味的共同作用刺激了大脑的快乐中枢，使人感到心情愉悦。所以孕妈妈在疲倦时可以吃一点巧克力以振奋精神。但一定不能多吃。

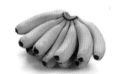

南瓜

南瓜富含维生素 B_6 和铁，这两种营养素能帮助身体所储存的血糖转变成葡萄糖，而葡萄糖是脑部唯一的燃料，燃料充足自然心情愉悦。

菠菜

菠菜中含有大量的铁和人体所需的叶酸，叶酸是预防精神方面疾病如抑郁症等的良好营养物质。

● 防辐射又养颜的食物

番茄

番茄富含丰富的番茄红素，番茄红素和皮肤美容、抗衰老密切相关，是迄今为止所发现的抗氧化能力最强的类胡萝卜素。它的抗氧化能力是维生素 E 的 100 倍，具有极强的清除自由基的能力，有抗辐射、预防心脑血管疾病、提高免疫力、延缓衰老等功效，有"植物黄金"之称。

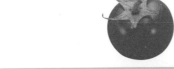

鲜枣、橘子、猕猴桃等水果

这些新鲜水果富含维生素 C，维生素 E 和维生素 C 都属于抗氧化维生素，具有抗氧化活性，可以减轻电脑辐射导致的过氧化反应，就像给我们的皮肤穿上了一层防弹衣，从而减轻皮肤损害。

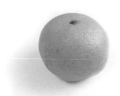

樱桃

樱桃含铁量高，位于各类水果之首。铁是合成人体血红蛋白、肌红蛋白的原料，在人体免疫、蛋白质合成及能量代谢等过程中发挥着重要的作用，同时也与大脑及神经功能、衰老过程等有着密切关系。常食樱桃可补充体内对铁元素量的需求，促进血红蛋白再生，既可防治缺铁性贫血，又可增强体质，健脑益智。

芝麻

微量元素硒具有抗氧化的作用，它是通过阻断身体过氧化反应而起到抗辐射、延缓衰老的作用。含硒丰富的食物首推芝麻、麦芽和黄芪。芝麻不仅富含硒，还富含具有抗氧化作用的维生素 E，双重作用更有利于孕妈妈抵挡电磁辐射。

胡萝卜

胡萝卜中含有丰富的天然胡萝卜素，天然胡萝卜素是一种强有力的抗氧化剂，能有效保护人体细胞免受损害，从而避免细胞发生癌变。长期食用胡萝卜，能使人体少受辐射和超量紫外线照射的损害。此外，天然胡萝卜素能提高人体免疫力，延缓细胞和机体衰老，减少疾病的发生。

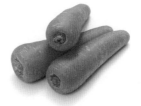
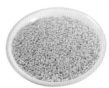

● 推荐食谱——胡萝卜炒西蓝花

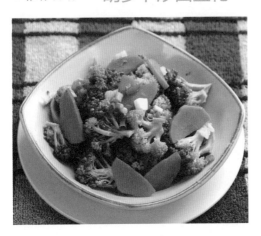

● 推荐食谱——黑芝麻糊

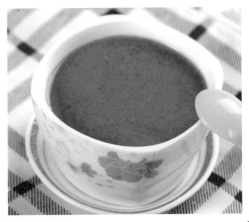

● 吃粗粮也不能"过火"

粗粮虽好，但不宜多吃。粗粮里含有丰富的膳食纤维，摄入过多的膳食纤维会影响身体对某些元素的吸收。如燕麦片和补铁剂或补钙剂一起吃，会影响身体对铁、钙的吸收；吃奶制品的同时吃含纤维素较高的粗粮，也会影响钙的吸收。大量膳食纤维的摄入还会影响蛋白质、脂肪、胆固醇等的吸收利用。另外，因为粗粮质地较粗，过多食用会影响胃肠道的消化吸收功能。

1 吃完粗粮要多喝水，这样才能保证肠道正常工作。多吃 1 倍的膳食纤维，就要多喝 1 倍的水。

2 如果你平时以细粮和肉食为主，吃粗粮就要循序渐进，否则突然增加粗粮的进食量会引起肠道反应。

3 每天的粗粮摄入量以 30~60 克为宜，粗粮和细粮的比例为 6:4。

4 粗粮不能和奶制品、补充铁或钙的食物或药物一起吃，最好间隔 40 分钟左右。

● 孕妈妈多吃坚果为宝宝智力加分

坚果类食物中含有大量的不饱和脂肪酸，还含有 15% ~20% 的优质蛋白质，这些都是构成脑神经细胞的主要成分。坚果中对大脑神经细胞有益的维生素 B_1、维生素 B_2、维生素 B_6、维生素 E、钙、磷、铁、锌等含量也较高，对孕中期胎宝宝的发育十分重要。

类别	举例	营养成分	对孕妈妈的补益作用	备注
补铁类	榛子	含有不饱和脂肪酸，并富含磷、铁、钾等矿物质，以及维生素 A、维生素 B_1、维生素 B_2、烟酸	经常食用可以明目、健脑	
	花生	富含铁、维生素 K、维生素 E、维生素 C 等营养元素	对孕妈妈有滋养补益的作用	注意预防过敏
补钙类	核桃仁	含有脂肪油、蛋白质、锌、钙、磷、铁、维生素 A、维生素 B_1、维生素 B_2、维生素 E 等营养成分	可防止孕妈妈营养不良引起的头发脱落	
	澳洲坚果	富含蛋白质及多种矿物质	有平肝清热、润肺止咳、清心安神、改善血管微循环、降压、强心的效果	
补锌类	腰果	富含蛋白质、钙、镁、钾、铁和 B 族维生素	补充体力，消除疲劳，补充所需矿物质元素	
补磷类	板栗	富含维生素 B_1、维生素 B_2、钾、镁、铁、锌、锰，其中镁、磷、含量尤为突出	健脾补肾，提高免疫力，促进胎儿发育，帮助孕妈妈消除水肿、缓和情绪	多食易胀气，每天吃六七颗即可

上班族孕妈妈的美味营养便当

很多孕妈妈怀孕后，一直在坚持上班。为了给宝宝和自己足够的营养，自制便当成了孕妈妈的首选，因为自制便当一来卫生，二来美味营养。

● 便当1: 柠檬鲑鱼 + 田园薯泥 + 酱味荠菜 + 米饭

柠檬鲑鱼

原料：鲑鱼 300 克，柠檬 150 克，盐适量。

做法：将鲑鱼用盐腌渍，放入烧热的锅中，用少许油煎熟，食用时淋上柠檬汁即可。

田园薯泥

原料：瘦肉 100 克，土豆 150 克，胡萝卜 50 克，水两碗，油、盐各适量，白胡椒粉少许。

做法：将食材全部切丁，用少许油拌炒肉丁，再加入土豆、胡萝卜和水焖煮，直到土豆松透、汤汁浓稠，再用盐、白胡椒粉调味即可。

酱味荠菜

原料：荠菜 400 克，葱花、姜片各少许，酱油 1 大匙，风味调味料 1 小匙。

做法：1. 荠菜洗净不切，用沸水烫熟，捞出后用凉开水过凉，沥干水分，切段分装。

2. 将调味料调匀，分小包装好，食用时将酱汁淋在荠菜上即可。

● 便当2: 话梅蒸肉 + 香味西芹 + 菠萝炒木耳 + 米饭

话梅蒸肉

原料：里脊肉 100 克，腌渍话梅 50 克，白糖、白胡椒粉各少许。

做法：1. 里脊肉切约 0.5 厘米的厚片，用白糖、白胡椒粉拌匀；话梅去核，将梅肉切碎。

2. 将肉片排在盘中，撒上梅肉和梅汁，放在锅里蒸 15 分钟即可。

香味西芹

原料：西芹 250 克，红辣椒半个，虾皮 5 克，盐适量，香油少许。

做法：1. 西芹切段，放入沸水中烫熟。

2. 爆香虾皮和红辣椒后熄火，将西芹入锅，加上盐、香油拌匀即可。

菠萝炒木耳

原料：菠萝 50 克，木耳 50 克，面块 100 克，姜丝 10 克，糖 1 小匙，盐适量。

做法：1. 菠萝切片；木耳用手撕成片状即可；面块切成圆形。

2. 用油爆香姜丝，加入菠萝、木耳、面块略炒，加盐、白糖，用少许水略烧即可。

● 便当 3：高钙玉米饭 + 麻香四季豆

高钙玉米饭

原料：大米 2 杯，鱼肉 50 克，玉米粒 100 克，魔芋 100 克。

做法：大米洗净后和水一起放入锅中；魔芋切丁，和鱼肉、玉米粒一起撒在大米上，将米饭煮熟即可。

麻香四季豆

原料：四季豆 100 克，白芝麻 1 小匙，盐适量。

做法：1. 四季豆去老筋、切斜段，用沸水烫熟，沥干水分，再加上盐拌匀。

2. 白芝麻用干锅炒香，加入四季豆中拌匀即可，不论熟吃冷食皆可。

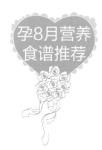

青椒炒鸡丁

原料： 鸡肉 250 克，青椒 50 克，蛋清、料酒各 10 毫升，水淀粉、盐各 5 克，鸡汤适量。

做法： 1. 鸡肉洗净，切成方丁，加入适量料酒、蛋清、水淀粉、盐抓拌均匀备用；青椒洗净，切成蚕豆大小的丁。

2. 锅中放油烧热，倒入鸡丁炒散，待鸡丁呈白色，捞出沥干油备用。

3. 锅留底油烧热，放入青椒丁略煸炒，倒入鸡丁，加入适量鸡汤、余盐炒熟，用水淀粉勾芡，翻炒均匀即可。

功效： 鸡肉肉质细嫩，滋味鲜美，富有营养，有滋补养身的作用。

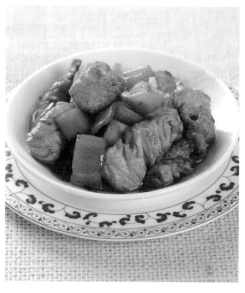

香菇冬瓜球

原料： 干香菇 8 朵，冬瓜 300 克，高汤 500 克，姜丝 10 克，盐适量，水淀粉、香油各少许。

做法： 1. 香菇用清水泡发，去蒂洗净，切成丝；冬瓜去皮去瓤，用小勺挖成圆球状备用。

2. 锅置火上，放油烧热，下入姜丝煸出香味，放香菇丝煸炒数分钟后倒入高汤煮开，放入冬瓜球、盐，待冬瓜球变成晶莹的半透明状、汤汁变少时，用水淀粉勾芡，淋上少许香油即可。

功效： 冬瓜含有多种维生素和人体必需的微量元素，可调节人体的代谢平衡。

排骨海带汤

原料： 猪排骨 400 克，海带 150 克，葱 2 段，姜 1 片，盐、料酒、香油各适量。

做法： 1. 将排骨洗净，放入开水中去除血沫后捞出。

2. 将浸泡好的海带捞出，洗净，切成 1 厘米宽的长条备用。

3. 在砂锅内放大半锅水，水烧开后加入排骨以及少许葱、姜、料酒，用中火煮 25 分钟。

4. 把海带加入排骨汤中，改用小火煲 1 小时。

5. 最后加入盐和香油调味即可。

功效： 此汤含丰富蛋白质、维生素，以及碘、钙、磷等矿物质。

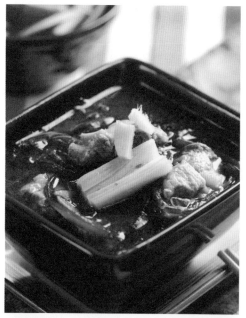

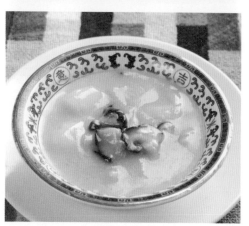

莲藕山药汤

原料：莲藕 100 克，山药 60 克，枸杞子 3 克，姜丝 5 克，高汤 500 克，盐、白糖各适量。

做法：1. 莲藕去皮切片；山药去皮切块；枸杞子泡入碗里备用。

　　2. 锅置火上，注入高汤，放入姜丝，待汤开时，放入莲藕片、山药块、枸杞子，大火烧开，再改用小火炖 20 分钟。

　　3. 最后加入盐、白糖调味即可。

功效：莲藕健脾开胃，山药补肺益肾，二者煲汤，可起到清热、祛痰、平喘、滋补的作用。

蘑菇炒肉片

原料：蘑菇（平菇、香菇、鸡腿菇均可）150 克，肉片（牛肉、羊肉、瘦猪肉、鸡肉均可）100 克，香菜、盐各适量。

做法：1. 蘑菇洗净切片。锅加适量油烧热，放入肉片炒香。

　　2. 加入蘑菇，继续翻炒几下，锅里明显出现汤汁，转小火 2 分钟，加入盐调味，撒香菜即可。

功效：蘑菇炒肉可使蘑菇中的氨基酸与肉类中的氨基酸相互补充，比单独食用蘑菇或肉制品的营养价值更高。

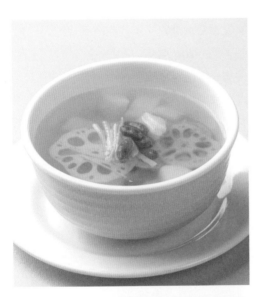

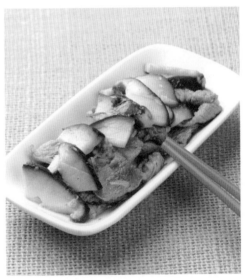

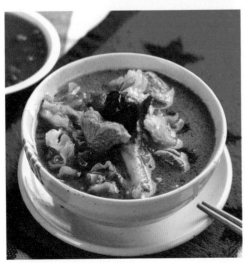

银耳老鸽汤

原料：老鸽 1 只，干银耳 20 克，枸杞子 15 克，姜 3 片，盐少许。

做法：1. 将银耳放入水中浸软，去蒂，洗净沥干待用；枸杞子泡软，洗净备用。

　　2. 鸽子洗净焯水，再洗净，切大块备用。

　　3. 烧开适量清水，放入鸽肉、枸杞子和姜片，用中火煲约 1 小时至材料熟。

　　4. 加入银耳，再煲 30~40 分钟至汤浓，用盐调味后即可食用。

功效：鸽肉营养丰富，可壮体补肾、健脑补神、提高记忆力；银耳有强精、补肾、润肠、益胃、补气、和血、延年益寿的功效。

♥ 生活保健从点滴做起

本月要事提醒

● 提前布置一间可爱的婴儿房

1 安全性放第一位

刚出生的宝宝对子宫外的环境还不适应，抵抗力比较弱，因此婴儿房里的家具和墙漆要采用环保材料，以免宝宝受到有毒气体的伤害。房间的装修粉刷工作要在宝宝出生前几个月就做好，这样有毒气体才有充足的时间挥发。另外，婴儿床周围及上方不要摆放过多的杂物，防止碰落砸伤宝宝或引起宝宝窒息。

2 兼顾舒适性

最好选择朝南的房间作为婴儿房，这样一天之中就能接受相对充足的阳光照射。室内要经常通风，保持空气新鲜。室温要保持在16~24 ℃之间，同时空气不能太干燥，湿度保持在50%左右。可在宝宝的床头挂一个温度计，以便随时观察温度的变化，适时增减宝宝的衣物及被褥。婴儿床不要放在窗边，以免宝宝受风感冒以及阳光直射宝宝的眼睛。

3 整体颜色宜柔和

婴儿房的整体颜色宜选用淡雅、柔和又不失活泼的暖色调，如粉色、黄色、淡蓝色、橘色、淡绿等，尤其是淡蓝色，对宝宝的中枢神经系统有良好的镇定作用。不要大面积使用容易产生压抑感的冷色调，还要注意墙壁、天花板、窗帘等色调的统一。总之，色彩要丰富、温暖、明快，有利于促进宝宝的视力发育。另外，灯光也不宜过强，光线柔和才不会刺激宝宝的眼睛。

4 玩具必不可少

新生宝宝的视力范围只有25厘米左右，太远的东西他是看不清的，所以玩具放得不要离宝宝太远。最好选购那种挂在床头、可以转动的玩具，因为宝宝喜欢用眼睛搜寻目标，一旦发现目标就会盯住不放，如果目光总是停留在一处，容易形成"斗鸡眼"，而他的眼睛随着玩具转动时，就不会发生这种情况。

● 注意房内通风，不让病菌乘虚而入

孕晚期病毒的入侵对宝宝危害很大，有的病原体，如麻疹、弓形体病等还能通过胎盘感染宝宝，所以注意房内通风很重要。在孕晚期，孕妈妈住的房间要做好通风透气的工作，既要做到空气质量好，又要注意保温防晒，尽量做到：

1 早晨起来后，晚上睡觉前，打开门窗通风半小时。据调查，在空气不流通的室内，空气中的病毒细菌飞沫可飘浮30多个小时，如果常开门窗换气，则污浊空气可随时飘走，而且室内也得到充足的光线，各种病毒、病菌也难以滋生与繁殖。

2 做好室内空气的保湿和净化工作。冬季室内空气湿度普遍偏低，可用地面洒水、蒸发水汽的方法，提高空气湿度，减小细菌和病毒吸附人体的概率，保护孕妈妈和宝宝不受有害细菌的攻击。

3 在医生指导下定期进行物理消毒。如低臭氧紫外线灯消毒或食醋熏蒸等方法。

● 警惕产前焦虑来袭

进入孕晚期，孕妈妈除了要承受身体上越来越多的不便外，还要经历一次严峻的心理考验，因为这时孕妇很容易产生焦虑情绪，甚至患上产前抑郁症。产前焦虑会给孕妇和胎儿带来直接的影响，严重焦虑常伴有恶性妊娠呕吐，并可导致早产、产程延长、新生儿窒息、围产期并发症等状况。焦虑还会使孕妇的肾上腺素分泌旺盛，导致代谢性酸中毒，引起胎儿宫内缺氧，或引起自主神经紊乱，造成产时宫缩无力、难产或滞产。

● 孕妈妈焦虑的表现

判断孕妈妈是否有焦虑情绪，准爸爸可以对照以下表现，做出大致的判断。

1 睡眠差
夜里睡不好、睡不深、夜尿频多、多梦且非常在意梦的内容。白天没精神，晚上睡眠差，越睡不好越焦虑，越焦虑越睡不好，形成一种恶性循环。

2 特殊嗜好
你可能会突然对某件事非常感兴趣，如变得无比热爱购物，有用的没用的买回来一大堆，而且乐此不疲。这也是人体对焦虑情绪的一种调节保护机制。

3 无法独处
感情变得脆弱，依赖性强，特别黏人，时刻需要准爸爸或其他人的陪伴，无法忍受独处。自己一个人待着时，就会不停地打电话，或用上网聊天等方式和别人保持密切联系，只有这样才会觉得安全。

● 找找孕妈妈焦虑的原因

发现孕妈妈焦虑后，准爸爸要耐心与妻子交流，这样可以较快找到焦虑的原因，以采取相应措施，缓解妻子的焦虑情绪。导致孕妈妈焦虑的原因主要有以下几方面。

1 内分泌的变化引起情绪的不稳定。

2 担心胎宝宝畸形或患有某些疾病而产检未能检查出来。

3 害怕自己承受不了分娩的痛苦或分娩时发生意外。

4 担心宝宝出生后，自己的职业受到影响或家庭经济压力增大。

● 克服产前焦虑的方法

1 学习有关分娩的常识，多和有生育经验的妈妈们交流，纠正对生产的错误认识，增强生育健康宝宝的自信心。

2 积极的心理暗示，可有效缓解焦虑情绪，告诉自己：生育能力是女性与生俱来的能力，生产也是正常的生理现象，绝大多数女性都能顺利自然地完成，我也一定可以。

3 情绪不好时尽量向准爸爸诉说，寻求准爸爸的保护和重视，这是宣泄不良情绪的合理渠道。

4 多参加一些有利于培养孕妈妈积极向上心理的活动，如编织、绘画、唱歌、散步等，不要闭门在家，整日躺在床上，将注意力集中在对未来的担忧上。

孕妈妈居家保健细节

● 布置安全家居保护大肚肚

柔软的布艺沙发最安全

在日常的生活起居中，你坐在沙发上的时间可能会相对较多，所以沙发的舒适性和安全性就显得很重要。木制的沙发很硬，而且到了冬天会变得很凉，你坐在上面会很不舒服。布艺沙发柔软舒适，而且不用担心会磕碰到。最好选择宽大一点的，这样你坐在上面就不会显得很局促。注意不要坐太软的沙发，否则会加重腰痛。

让桌角变"温柔"

家里桌椅板凳的边边角角看似平常，但在孕期就变成值得注意的危险因素了，尤其是方桌角和玻璃材质的桌角。虽然这看起来有点小题大做，但是为了你的安全，建议你将家里所有家居带棱带角的部分都要布包上，让它们变得"温柔"起来。

地板太滑，铺上地毯

如果你家里是瓷砖地板，最好在经常走动的地方铺上地毯，这样既可以防止摔倒，走在上面又能使身体得到较好的缓冲，为你在家中的行走安全上"双保险"。另外，别忘了在卫生间也铺上防滑垫。

床铺高低要适宜

床铺高度太高或太低都不好。如果太高，需要"爬上爬下"，很不方便；太低的话，又需要弯腰俯身，容易发生"跌坐"的情况。所以，床铺的高度要根据孕妈妈的身高来调整，以孕妈妈只需稍微弯曲膝盖就能坐在上面的高度为宜。

● 进入孕晚期，孕妈妈要保证睡眠质量

孕晚期睡眠质量高，不仅对胎儿发育非常有好处，还能为顺利分娩储备充足的体力。但是孕晚期的各种不适让孕妈妈的睡眠质量大打折扣，因此，孕妈妈掌握提高孕晚期睡眠质量的妙招是很有必要的。

1 在睡前 2 小时内不要大量吃喝。

2 睡前不要做剧烈运动或令你兴奋、劳累的事情。放松一下，可以冲个热水澡，喝杯自己喜爱的热饮料。

3 如果努力入睡却怎么也睡不着，不如干脆起床，做点事情。可以读读书、听听音乐、看看电视、写写信或电子邮件什么的，但不要做令精神兴奋的事。这样一段时间过后，你就会因劳累而自然入睡了。

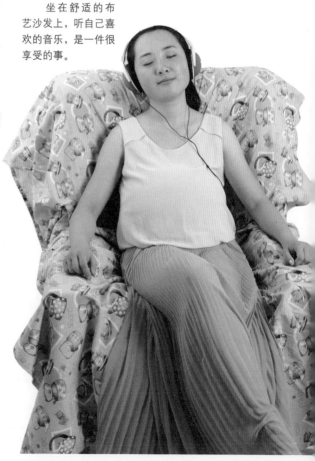

坐在舒适的布艺沙发上，听自己喜欢的音乐，是一件很享受的事。

● 孕晚期适合采取左侧卧位

正常人睡觉的时候，一般都建议采用右侧卧的姿势，可以减少对心脏的压迫，但是孕妇情况刚好相反，孕妇最好选择左侧卧的姿势入睡，可以减少对胎儿的压迫，而且有利于孕妇的分娩和胎儿的成长。

另外，孕晚期孕妇都会出现下肢水肿的现象，影响睡眠。下肢静脉受到压迫，使得下肢毛细血管压力超过了血液渗透压，导致体液渗出血管壁，进入组织间隙。孕妇左卧，就能减少下肢静脉的压力，减轻下肢的水肿现象。

孕妇左卧姿势相比仰卧，心脏的排血量可以增加 22%，可以减少患低血压综合征的几率。一般从怀孕 28 周开始，就应该开始养成左侧卧的睡姿。

● 孕晚期是否可以进行性生活

这段时间是胎宝宝发育的最后关键阶段，不一定要绝对禁止性生活，但在过性生活时要非常小心。

此时胎宝宝生长迅速，子宫增大很明显，胎膜里的羊水量也日渐增多，张力也随之加大，在性生活中稍有不慎，就可能导致胎膜早破，致使羊水大量地流出，使胎宝宝的生活环境发生变化，活动受到限制，子宫壁紧裹于胎体，直接引起胎宝宝宫内缺氧，引起早产。即使在胎膜破裂后勉强保胎，也有可能引起宫腔内感染，使胎宝宝在未出生之前就饱受各种细菌的袭击，引起新生儿感染。轻者可以给婴儿后天的发育及智力带来不良影响，重者危及生命。

爱做家务的孕妈妈，这个时候要注意保护腹中的宝宝。

● 哪些孕妈妈不适合做家务

孕妈妈应该适当运动，做家务可以锻炼身体，但是并不是所有的孕妈妈都适合做家务。比如有下列情况的，就要远离家务劳动了。

体态臃肿、灵活度不够的孕妈妈。

医生已经明确告知有流产、早产危险，需要卧床休息的孕妈妈。

正处于活动性出血或出现破水的孕妈妈。

即使只做简单家务，也会诱发子宫收缩的孕妈妈。

在做家务时，会出现呼吸急促（每分钟超过 30 次）、心跳加快（每分钟超过 100 次），或产生其他生理上不适感的孕妈妈。

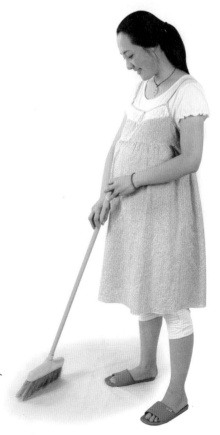

孕妈妈保健

● 外出时怎样护好大肚肚

乘车时要慢上慢下

在站台等公交车时，要尽量远离站台边缘，上车时不要和别人争抢，以免被挤到肚子，等其他人都上完了再把着车门的扶手慢慢地上车。上车后请售票员帮忙找座位或直接请别人让座。下车时，等车停稳后再扶着车门慢慢走下去。公交车和地铁内人都比较多，空气流通也不太好，建议孕妈妈少坐。

逛街时要让车躲人

逛街时最好有人陪伴，可以是老公，也可以是朋友，总之尽量不要单独外出。走在路上时注意用手护住肚子，或者在胸前挎一个包，用来挡住肚子，并时刻留心周围过往的人，万一有人不小心撞过来，你可以及时躲闪。过马路时千万不要和汽车抢行，一定要等绿灯亮了，两边的车全停下之后再起步前行。如果是很多人一起过马路，不要和他们挤，盯准一个人，跟在他（她）的侧后方，换句话说，就是让他（她）为你"作掩护"。

让人知道你是个孕妇

别人只有知道你是个孕妇，而且是个怀孕时间已经不短的孕妇时，他们在经过你身边时才会留心不要撞到你，或者提供方便给你。以下两种方法可以让你更像孕妇：

1 穿着特征明显的孕妇装，宽松肥大的版型会把你的腹部衬得更凸出。

2 走路或站立时用手顶住后腰部，并用力向前托，使腹部更加前挺凸出。

● 准爸爸爱妻大行动

怀孕接近9个月，子宫、胎盘、羊水以及胎宝宝的重量加起来，几乎占到了孕妈妈增长的体重的1/3，平时看起来不值一提的小事，对孕妈妈来说都变得困难了，准爸爸千万不要取笑孕妈妈，而要自告奋勇、奉献爱心，肩负起每天为孕妈妈穿脱鞋袜的工作。这是准爸爸关爱孕妈妈的好机会，可不要轻易放过。

另外，对此时的孕妈妈来说，剪脚趾甲已经是一件不可能完成的事情了。准爸爸在修剪过程中，要不时询问孕妈妈的感受，以免不小心剪到肉，弄疼孕妈妈。当然，剪完后还要将孕妈妈脚部的清洁和滋润工作也做到位。

● 孕晚期不宜出远门

到了孕晚期，孕妈妈的生理变化很大，适应环境的能力远不如平时，长时间的车船颠簸会使孕妈妈难以入睡，精神烦躁、身体疲惫，而且旅途中孕妇免不了要经常受到碰撞、拥挤。

车船上一般人都比较多，空气污浊，各种致病菌也比较多，很容易使孕妈妈感染疾病。在这种条件下，孕妇往往会发生早产、急产等意外。因此，孕妇在孕晚期一般不要出远门。

如果孕晚期孕妇必须出远门，应从以下方面做好长途旅行的准备：

不要临近预产期时才开始动身，最好提前1~2个月动身，以防途中早产。

出发前最好随身带些临产用的东西，如纱布、酒精、止血药品等。如果有医护人员护送，最为理想。

最好乘火车，并购买卧铺票，以利孕妇中途休息，尽量不要乘汽车。

应事先考虑目的地的气候条件，带好合适的衣物，以防受凉受寒。

有晕车、晕船现象的孕妈妈应带上一些防晕车的药物，必要时遵医嘱服用。因为晕车、晕船造成的恶心、呕吐易诱发子宫的收缩，导致早产。

小贴士

孕晚期外出最好有人陪同，并注意护好自己的大肚子，以免碰撞。

孕妈妈个人护理

● 护理乳房为母乳喂养做准备

初次怀孕的孕妈妈，乳头娇嫩、敏感，在哺乳的时候往往经受不住婴儿的反复吮吸，会感到疼痛或者奇痒无比。为了预防这种情况的发生，可以从孕期就开始做一些预防的工作。

从怀孕 5~6 个月开始，可以每天用温水和干净的毛巾擦洗乳头一次，注意要将乳头上积聚的分泌物结痂擦洗干净，然后可以在乳头表面擦一点婴儿油，这样可以增强皮肤的弹性和接受刺激的能力。

正常的乳头为圆柱状，凸出在乳房表面，如果乳头内陷，有可能会造成产后哺乳困难。不过，大多数乳头凹陷的孕妈妈都可以从怀孕 5~6 个月开始，通过适当的纠正来改变乳头的情况。在纠正乳头时，应先将双手洗净，指甲修剪整齐，不要留长指甲，以免划伤肌肤。

纠正乳头内陷的方法：

把两个大拇指放在靠近凹陷乳头的部位，适度用力下压乳房，以突出乳头，然后逐渐从乳晕的位置向外推，每日清晨或入睡前做 4~5 次，待乳头稍稍突起后，用拇指和食指轻轻捏住乳头根部，向外牵拉。

乳房按摩：

进入孕后期，孕妈妈乳房不断增大，乳头的距离也不断增大，但在分娩前，胸部增大的速度反而减慢。除了正常的清洁外，可以适当进行乳房的按摩。

方法：

1 用一只手托住乳房，另一只手的拇指、食指及中指捏住乳房，三指靠拢，轻轻用力压迫乳晕。然后改变位置，重复上面的动作。

2 用一只手托住乳房，另一只手的拇指和食指捏住乳头，先向左，再向右轻轻扭动乳头。

怀孕后期，一定要选用不压迫乳房的大号乳罩，并选用宽的肩带，以便能有效地拉起乳房；选择全罩杯包容性好的款式，最好有侧提和软钢托的胸罩，可以将乳房向内侧上方托起，防止外扩和下垂。乳头变得敏感脆弱，且可能有乳汁分泌，必要时可以选用乳垫来保护。

● 准备护垫，避免漏尿尴尬

怀孕期间，在咳嗽、大笑或跑步时可能会发生漏尿现象。这是由于骨盆底肌肉的无力以及生长中的胎儿压迫膀胱而引起的，叫做压力性尿失禁，是一种很常见的现象，大约有 40% 的孕妈妈会有这样的烦恼。

对付漏尿的最好方法是经常排小便，经常进行骨盆底肌肉的锻炼，另外要注意防止避免提重物。

为了避免漏尿这种尴尬情况的出现，建议你平时随身携带一些卫生护垫，尤其是在夏天，衣着单薄，使用护垫来为漏尿做补救措施就更有必要了。护垫应该选择柔软透气的棉柔表层，以减小对敏感的阴部皮肤的刺激。同时还要经常更换护垫，漏尿之后潮湿的阴部环境容易滋生细菌。护垫只在容易出现漏尿的情况下使用，如果你预计不会发生漏尿，就不要用了。

小贴士

孕妈妈在护理乳房时，最好使用孕妇专用的乳房护理产品，切不可使用丰乳霜。因为，丰乳霜含有一定的激素和药物成分，随意使用会影响乳头及乳腺的正常发育。

职场孕妈妈生活细节安排

● 计划产假，完美交接工作

正常情况下，产假都是 98 天，晚婚晚育的会增加 1 个月。这个不算短的时间一定要好好计划一下。

如果你打算休产假了，那么至少要提前 1 个月开始准备交接工作。工作的交接大体可以分为以下 3 方面内容。

和上司谈话

建议你选择在上司工作不太忙、心情较好时和他谈。内容既包括感谢上司对自己的栽培和照顾，又包括你休产假后工作的具体安排。

交接工作

如果公司安排专人接替你的工作，那么你就可以将整个工作流程展示给他，然后再分步骤、内容一项一项地传授。如果和你交接的对象还有其他工作，那么你就将自己的工作中的重点内容及需要注意的事项、遇到问题时找谁及如何解决等一一列在纸上，力求清晰简明、一目了然。

和同事告别

3 个月时间不能和同事见面，时间不算太短。如果有精力，和同事小聚一餐或提前分发喜糖，为以后良好关系的继续做好铺垫。

● 何时停止工作比较合适

孕妈妈现在身体负担很重，可能想早些休假。不过建议孕妈妈，如果没有明显的身体不适，医生也没有要求提早休息，一般都可以工作到孕 38 周，也就是产前 1~2 周再休息。因为产假只有 98 天，提早休假，产后的恢复时间就不会那么充裕了。建议将更多的时间留给产后的恢复。

孕晚期容易疲累，工作时要注意劳逸结合，量力而行。一旦觉得劳累，马上休息一会儿，并且争取能睡午觉，为下午的工作积攒一些力量。有些力不能及的事情要及时跟上司说，请他另做安排，或者帮忙安排助手。

如出现以下情况应立即停止工作。

有早产征兆或怀了双胞胎。
患有妊娠高血压疾病或先兆子痫。
曾有过流产经历。
胎儿生长出现问题。

● 坚持工作的孕妈妈要警惕早产

对于坚持上班的孕妈妈来说，最可怕的妊娠烦恼就是怀孕初期的流产和怀孕晚期的早产。早产就是指在满 20 孕周后至 37 孕周之间的分娩。孕 8 月是容易出现早产的时期，孕妈妈应特别注意。因为此时分娩出的新生儿容易出现缺氧症状、低体温症状等各种疾病。并且要长期在保育箱中接受治疗，会是一笔非常庞大的支出，足以给整个家庭带来无法承担的痛苦。为了预防早产，请孕妈妈们定期参加妇产科的产检，并且避免剧烈的运动、激烈的性行为、长途旅行以及各种压力。

小贴士

有些地区关于妇女权益保障的法规对产前假做了规定：妊娠 7 个月以上，如工作许可，经本人申请，单位批准，可请产前假，产前假 2 个半月。请产前假期间，应作出勤对待；未请产前假的，每天工间休息 1 小时，不安排夜班，给予正常上班待遇。需要指出的是，请产前假的条件有 3 个，即工作许可、本人申请、单位批准。

孕产妇全程保健看这本就够

❤ 孕妈妈心理保健

产前抑郁请走开

距离临产越来越近，孕妈妈的一颗心也随之而有些许的紧张，甚至会对分娩产生恐惧，如果不及时调整，很容易引起产前抑郁。

产前抑郁一般表现为容易哭、情绪低落、食欲不振、极度缺乏安全感等。因身体或心理的变化，孕妈妈可能会衍生一些与平常心态反差比较大的负面情绪，这就是产前抑郁。

如发现自己有产前抑郁情况，孕妈妈应该及时调整情绪，放松心情，平时适当地进行户外运动，保持充足的孕期营养和休息，睡好觉，做到"三个不"，即对今天不生气，对昨天不后悔，对明天不担心。

准爸爸要密切关注孕妈妈的心理变化，多关心、体贴她，不给她压力，多承担一些家务，让她保持愉快和稳定的情绪。帮助她了解分娩常识，减轻对分娩的恐惧感和紧张感。对于职场孕妈妈，更应多沟通，及时排解她的工作烦恼，鼓励她、帮助她保持自信。

趣味 DIY，让你和胎宝宝都有好心情

孕晚期，由于身体的原因，孕妈妈外出的机会变少了，如果你已经开始休产假，那就完全"赋闲"了。待在家里有时难免无聊，不如学做一些有趣的手工制作，让自己忙碌起来。

● 折纸——手脑并用，趣味无穷

折纸是我国一种传统的手工艺术。手工折纸富于变化，造型生动活泼可爱。实践证明，折纸是一个手脑并用的过程，并且充满想象力和创造力。一张小小的纸片，可以变化出千百种不同的形状。现在不妨准备一些彩纸，复习一下以前折过的动物、植物，体味一下无穷乐趣。

● 描画——回味童年的快乐

描画是许多孕妈妈儿时最爱的游戏，看着一张只画有黑色线条的白纸一点一点地被涂上各种颜色，觉得好兴奋，仿佛画上主人公也在一瞬间活了起来。你是不是很向往这种感觉呢？现在，只要一把彩色铅笔，你就可以再次回味童年的快乐了，赶快动手吧！

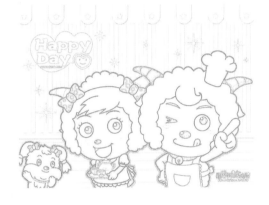

● 布偶——送给宝宝的见面礼

憨憨的维尼熊、可爱乖巧的小狗、眯着小眼的流氓兔……这些女孩子和小孩子都喜爱的布艺玩具不仅只有在玩具店里才能买到，你自己也可以试着做出来。赶快找找家里你准备作为垃圾处理掉的碎布片、旧毛巾，这些东西在你制作玩具时都可以用得上。从网上或书中找来教程开始学习吧，你不仅可以体会到创造的乐趣，还能省下不少钱。等宝宝出生后，将这些你亲手制作的小玩具送给他，是不是很特别呢？

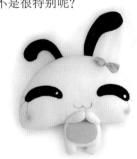

准爸爸让孕妈妈放松的小窍门

● 适时送些小礼物

准爸爸不要认为只有在生日或结婚纪念日才应该给妻子买礼物。妻子怀孕后，忍受着很多不适，是不是应该经常犒劳一下呢？如果孕妈妈下班回家后发现丈夫竟然会送给自己一件礼物，肯定会很惊喜，当然会给孕妈妈带来一份好心情。准备的礼物不一定要多么贵重，关键是体现你对她一份关心，一双合脚平底鞋、一本她喜欢的小说、一件电脑防辐射服，都可以让孕妈妈的不良情绪烟消云散。

● 多谈论快乐的话题

如果孕妈妈脑子里想的总是生孩子多么疼，担心自己生孩子的时候会遇到各种危险情况，心情当然不会好。准爸爸要帮助快要临产的妻子转移注意力，不要总是谈论这些让人不快的话题。准爸爸可以通过转移话题，巧妙地转移到让妻子高兴的事上。比如，商量一下宝贝的名字，计划一下还需要给宝贝再准备些什么东西，等等。

● 陪孕妈妈参加社交活动

到了孕晚期，孕妈妈身体笨重，出行也成了一个大问题。除了必须要做的事，比如上下班，其他的外出活动能少则少。可是这样每天待在家里，面对的只是几个家人，缺少了以前的社交活动，孕妈妈难免会觉得生活乏味。准爸爸如果这时候承担起司机或者护花使者的责任，就可以改变这种状况。再有朋友的聚会，孕妈妈不必都拒绝了，让准爸爸陪着去参加。周末有空，准爸爸可以带孕妈妈去看看朋友，尤其是去有孩子的朋友家做客，实地感受一下家有"小天使"的氛围，会让孕妈妈更憧憬自己的宝贝早日到来。

学唱欢快的英语小儿歌

欢快、俏皮的英文儿歌不仅可以作为胎教音乐，也可以学着唱给胎宝宝听，对胎宝宝进行英语启蒙，下面是 3 首非常好听的英语小儿歌。

Twinkle, twinkle, little star,
How I wonder what you are!
Up above the world so high,
Like a diamond in the sky.

小星星，亮晶晶，
你是什么小精灵！
高高住在云天外，
好似钻石嵌明镜。

Swan swim over the sea,
Swim,swan,swim!
Swan swam back again,
Well swum swan!

天鹅游得真快，
转眼游过大海，
天鹅游得真快，
转眼游了回来！

Go to bed,Tom,
Go to bed,Tom,
Tired or not, Tom,
Go to bed, Tom.

汤姆汤姆去睡觉，
汤姆汤姆去睡觉，
不管现在累不累，
汤姆汤姆去睡觉。

❤ 孕妈妈运动保健

孕8月运动宜忌

随着体重的增加，孕妈妈一定更不愿意运动了。为了胎宝宝的健康发育，这个时候还是应该坚持锻炼。孕妈妈进行适当的运动既能控制体重，又能提高抵抗力、改善妊娠不适，更利于给胎宝宝供氧。

宜：孕晚期运动的目的是舒展和活动筋骨，做动作舒缓的孕妇体操、瑜伽比较适合，舒展体操能加强骨盆关节和腰部肌肉的柔软性，瑜伽对分娩时调整呼吸很有帮助。

忌：会伤到腹部的运动，如仰卧起坐、跳跃、跳远、突然转向等；易发生危险的运动，如滑雪、潜水、骑马等。

练习膝胸卧式，纠正异常胎位

在产前检查发现胎位不正后，一般情况下，医生不会建议孕妈妈采取纠正胎位的方法，而是会顺其自然，让胎宝宝自行改变胎位。如果到临产的时候胎位还得不到纠正的话，医生会在争取孕妈妈的同意后，进行一些恰当的措施来帮助孕妈妈分娩，如剖宫产等。但是，作为孕妈妈应该先了解自己属于哪种胎位，如果发现胎位不正，可以选择一些运动来纠正，在无脐带绕颈情况下，医生会建议你做膝胸卧式运动。

步骤：

1 孕妈妈采取跪伏姿势，两肘贴住床面，脸侧贴床面，双腿分开与肩同宽。

2 使胸部尽量贴近床面。

3 双膝弯曲，保持大腿与小腿成直角，与地面垂直。

维持这种姿势约2分钟，逐渐适应后可将时间延长至5~10分钟，每天做2~3次即可。

让孕妈妈一生受益的凯格尔运动

凯格尔运动也叫骨盆底收缩运动，是一套可以用来增强骨盆底肌肉力量的练习。这套运动可以增强骨盆底的肌肉力量，从而减轻压力性尿失禁——70%的女性在怀孕期间或生产后都会被这个所困扰。

骨盆底肌肉练习还能促进直肠和阴道区域的血液循环，预防痔疮，加快会阴侧切或会阴撕裂愈合。在产后坚持进行骨盆底肌肉练习，不仅有助于膀胱的控制，而且会增强阴道的弹性，让产后的性生活更加幸福。

孕妈妈最好在刚怀孕时就开始盆底肌肉运动，产后也应该继续进行。如果孕妈妈没有开始做骨盆底肌肉练习，建议从现在就开始进行，并且要一直坚持下去，成为伴随自己一生的好习惯。

凯格尔运动方法很简单：紧闭并提拉阴道和肛门。在开始阶段可以采取仰卧的姿势，双腿弯曲双脚放平，像终止排尿那样用力收紧肌肉，直到再也使不出更大力气为止，保持片刻。然后逐渐放松。每次重复10遍，每日至少锻炼3~4次。习惯后，不一定非要躺着，站立、坐着的任何时间都可以进行，十分简便。

小贴士

在开始做凯格尔运动前，要先排尿排便。如果必要的话，可以垫上护垫接住遗漏的尿液。在运动过程中，和平常一样呼吸，保持身体其他部分的放松（在整个运动中，只有你的骨盆底肌肉是在用力的）。可以用手触摸腹部，如果腹部有紧缩的现象，则运动的肌肉为错误。

让分娩更顺利的拉梅兹呼吸法

产期临近，孕妈妈对分娩的疼痛恐惧可能越来越重，此时可以练习一下拉梅兹呼吸法。这种呼吸法的目的是将注意力集中在控制呼吸上，从而分散对分娩疼痛的关注，并转移疼痛感。它能帮助孕妈妈在阵痛发生时保持镇定，学会在分娩时适当用力，使产程顺利。

拉梅兹呼吸法讲究呼吸方法与分娩时身体的变化相配合，比较复杂，孕妈妈可以上孕妇学习班学习，并尽早认真努力练习，这样到了临产的时候才能熟练运用。

步骤：

第一步——胸部呼吸法

此方法应用在分娩开始的时候，此时宫颈开 3 厘米左右，所采用的呼吸方式是缓慢的胸式呼吸。

孕妈妈学习由鼻深深吸一口气，随着子宫收缩就开始吸气、吐气，反复进行，直到阵痛停止再恢复正常呼吸。

第二步——轻浅呼吸法

用于宫颈开至 3~7 厘米，子宫开始收缩时采用胸式深呼吸，子宫强烈收缩时采用浅呼吸法，收缩开始减缓时恢复深呼吸。

首先让自己的身体完全放松，眼睛注视着同一点。孕妈妈用嘴吸入一小口空气，保持轻浅呼吸，让吸入及吐出的气量相等，呼吸完全用嘴呼吸，保持呼吸高位在喉咙，就像发出"嘻嘻"的声音。当子宫收缩强烈时，需要加快呼吸，反之就减慢。

练习时由连续 20 秒慢慢加长，直至一次呼吸练习能达到 60 秒。

第三步——喘息呼吸法

喘息呼吸法用于子宫开至 7~10 厘米时，这时胎儿马上就要娩出，子宫的每次收缩维持 30~90 秒。

孕妈妈先将空气排出后，深吸一口气，接着快速做 4~6 次的短呼气，感觉就像在吹气球。练习时由一次呼吸练习持续 45 秒慢慢加长至一次呼吸练习能达 90 秒。

第四步——哈气运动

在宝宝自己挤出来后，孕妈妈可以用哈气法呼吸。

阵痛开始，孕妈妈先深吸一口气，接着短而有力地哈气，如浅吐 1、2、3、4，接着大大地吐出所有的气，就像在吹一样很费劲的东西。孕妈妈学习快速、连续以喘息方式急速呼吸，直到不想用力为止，练习时每次需达 90 秒。

第五步——用力推

此时宫颈全开了，助产士也要求产妇在即将看到婴儿头部时，用力将婴儿娩出。孕妈妈此时要长长吸一口气，然后憋气，马上用力。

孕妈妈下巴前缩，略抬头，用力使肺部的空气压向下腹部，完全放松骨盆肌肉。需要换气时，保持原有姿势，马上把气呼出，同时马上吸满一口气，继续憋气和用力，直到宝宝娩出。当胎头已娩出产道时，孕妈妈可使用短促的呼吸来减缓疼痛。每次练习时，用力至少要持续 60 秒。

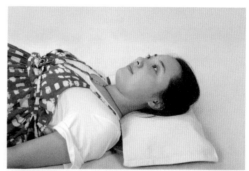

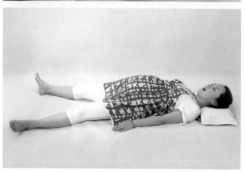

❤ 孕期不适保健细节

是否剖宫产由医生决定

临床中出现了很多孕妈妈在分娩过程中不配合、不理智的行为，给分娩造成了一定的麻烦。有的孕妈妈在产前声明顺产，但因为忍受不了阵痛，中途要求转剖宫产。这个时候宫口已经半开或全开，转剖宫产很容易导致大出血、产后伤口感染、出现并发症等情况，而且也容易让已经进入产道的胎宝宝因为长时间滞留而出现缺氧窒息的情况。有的孕妈妈则是先声明了要剖宫产，到临近手术的时候，却要求改为自然分娩，需要再重新做很多种检查，也是很不妥当的做法。

选择剖宫产或者自然分娩，医生一般会在孕 36～37 周时给出分娩方案。医生的意见可能有悖于孕妈妈自己的分娩愿望，这时候孕妈妈不要固执己见，最好尊重医生意见，避免不必要的风险。

肚子痛不要慌

到了孕晚期，孕妈妈经常会有肚子痛。出现这种情况的时候，孕妈妈不要慌，注意休息，不要刺激腹部，不必服用任何药物。如果频繁出现这种情况就要卧床休息，同时要警惕早产的可能，必要时可在医生指导下服用抑制宫缩的药物。如果发硬伴有明显的腹痛，应去医院做 B 超检查，注意胎儿发育和胎盘情况，而正常操作的检查对胚胎和胎儿无明显不良影响。

胎宝宝偏小是营养不良吗

胎宝宝偏小是产检中可能得出的一个判断。其原因有很多，有孕妈妈营养不良、孕期疾病等造成的，但也有遗传因素。所以不能听到胎宝宝偏小就开始大补特补，尤其在

孕晚期不要这样做，以免营养过剩，形成巨大儿。

胎宝宝偏小的时候，孕妈妈可以先检查一下自己的体重和饮食结构。如果体重增加正常，没有明显低于平均水平，而饮食结构也很合理，那么此时是不需要再额外增加营养的，只要维持本来的标准即可。如果孕妈妈的体重增加确实偏少，也比较偏食，有的食物种类没有足够的摄入，就需要调整饮食结构，增加高营养食物。

坚持数胎动，监测胎宝宝健康

这个阶段，胎动已经比较规律，孕妈妈可以开始坚持数胎动，来监护胎宝宝是否正常。一般来说，胎动多说明胎儿健康、活泼，胎动减少有可能是胎儿缺氧，所以，如果感觉胎动减少，要到医院去检查或按下面所述认真监测胎动。

孕妈妈记录胎动数的时候，可以将胎宝宝活动的具体情况记录下来，比如胎动通常在什么时候出现，什么时候少，每次胎动持续了多长时间，两次胎动间隔时间有多长，在什么时候胎宝宝的动作大一些，什么时候小一些，什么时候是全身动作，什么时候是肢体动作等。

不同胎宝宝的胎动的频率、强弱、出现的时间、持续时间、间隔时间都有不同，经过一段时间的记录，孕妈妈就会逐渐熟悉胎宝宝大体上的胎动规律和特征。

熟悉之后，孕妈妈就可以明确掌握什么情况是正常的，什么情况是异常的，从而采取正确的措施。

孕妈妈保健

223

了解关乎顺产的重要因素——胎位

胎儿出生前在子宫里的姿势非常重要，它关系到孕妇是顺产还是难产。我们知道，子宫内的胎儿是浸泡在羊水中的，由于胎儿头部比胎体重，所以胎儿多是头下臀上的姿势。正常的胎位应该是胎头俯曲，枕骨在前，分娩时头部最先伸入骨盆，医学上称之为"头先露"，这种胎位分娩一般比较顺利。

不过，有些胎儿虽然也是头部朝下，但胎头由俯曲变为仰伸或枕骨在后方，就属于胎位不正了。至于那些分娩时臀部先露（臀位），或者脚或腿部先露，甚至手臂先露（横位）等等，更是胎位不正。这些不正常的胎位，等于在孕妇本来就很有限的分娩通道中又设置了障碍，因而容易导致难产。以臀位为例，容易导致胎膜早破，造成脐带脱垂或分娩时的出头困难，从而危及胎儿的安全。再如横位，由于分娩时先露部分不能紧贴宫颈，对子宫的压力不均匀，容易导致子宫收缩乏力，致使胎儿宫内窘迫甚至危及生命。

因此，孕妈妈要按时去医院做孕期检查，胎位不正可及时发现，及早矫正。

什么原因会造成难产

所谓难产是指困难的生产或是产程进展缓慢、不正常。因为生产就是胎儿通过产道的过程，如果胎儿本身跟产道配合得不协调，就可能造成难产。

● 产力不正常

将胎儿及其妊娠的附属物从子宫内逼出的力量称为产力。我们在产程中经常可以听到医护人员谈到的一些话语，像"宫缩不规律""宫缩持续时间太短""不会用力""用力不足"等等，就是在形容产力不正常。

● 产道与胎儿不相称

产道是胎儿娩出的通道，就是我们常说的骨盆。大多数中国女性的骨盆是正常的。发生难产的主要因素是胎儿过大或是胎头的位置异常造成的相对的骨盆与胎儿不相称。现在很多年轻女性长期穿高跟鞋，也会导致骨盆畸形，从而发生难产。

● 胎儿异常

胎儿异常是难产的又一关键因素，包括胎儿大小、胎位及有无畸形。胎儿体重大于4000克称为巨大儿，在分娩过程中，胎儿过大致胎头径线大时，尽管骨盆测量正常，也可因为胎头和骨盆不相称而导致骨盆相对性狭窄造成难产。有的胎儿体重并不是很大，但是胎头的位置异常同样可以导致难产。临床上经常可以见到这样的病例，临近预产期或临产后胎头仍然不能下降至骨盆内而是呈浮动胎头状态，这样的情况要警惕胎头和骨盆不相称而致分娩困难。

● 精神状态不佳

我们必须认识到，影响分娩的因素除了产力、产道、胎儿之外，还有孕妈妈的精神心理因素。初次分娩绝大多数是一个漫长的阵痛的过程，剧烈的疼痛、待产室的陌生和孤独环境等，都会增加孕妈妈的恐惧焦虑感，使产程发生异常。

小贴士

孕妈妈对分娩疼痛的恐惧有两个方面，一是在等待分娩时的恐惧，二是在分娩过程中对疼痛感的恐惧。如果准爸爸能陪产的话，可以给孕妈妈以心理安慰，让孕妈妈对分娩更有信心。

🖤 产检——给胎宝宝做保健

从本月开始每两周进行一次产检

进入孕晚期，也进入了各种妊娠并发症的高发期，而胎宝宝在宫内的状况也比较多变，所以产检安排得比较密集，每周都要做一次。这时最主要的任务是密切监视胎宝宝在宫内的状况，包括胎心监护、胎位检查等。如果发现胎宝宝宫内窘迫等异常，医生会要求孕妈妈及时终止妊娠。之前检查骨盆有异常的孕妈妈在这一阶段还会进行骨盆的复查。如果骨盆为漏斗骨盆，可能无法自然分娩，需要准备剖宫产。

另外，出现了较严重的妊娠并发症的孕妈妈，如果继续妊娠风险较大，医生可能会建议引产，保护母子平安。

所以，这段时间一般医生都会安排孕妈妈做 B 超检查。B 超可以让医生更加明了羊水及胎儿功能情况，避免胎儿发生意外。

测量骨盆，看看自己能否顺产

自然分娩时，胎宝宝必须经过骨盆，因此，骨盆的大小和形态对分娩的快慢和顺利与否起着至关重要的影响。

骨盆测量时首先进行骨盆外测量，如果骨盆外测量各径线或某径线异常，在临产时应进行骨盆内测量。

● 骨盆外测量

髂棘间径：取伸腿仰卧位，测量两髂前上棘外缘间的距离，正常值为 23~26 厘米。

髂嵴间径：取伸腿仰卧位，测量两髂嵴外缘最宽的距离，正常值为 25~28 厘米。

骶耻外径：取左侧卧位，右腿伸直，左腿屈曲，测量第 5 腰椎棘突下至耻骨联合上缘中点的距离，正常值为 18~20 厘米。

出口横径（骨结节间径）：取仰卧位，两腿屈曲，双手抱膝，测量两坐骨结节内缘间的距离，正常值为 8~9.5 厘米。

耻骨弓角度：用两拇指尖斜着对拢，置于耻骨联合下缘，左右两拇指平放在耻骨降支上面，测量两拇指的角度，正常值为 90°，小于 80° 为异常。

● 骨盆内测量

对角径（骶耻内径）：耻骨联合下缘至骶岬上缘中点的距离，正常值为 12.5~13 厘米。

骨盆入口前后径：正常值为对角径的数值减去 1.5~2 厘米。

坐骨棘间径：两坐骨棘间的距离，正常值约为 10 厘米。

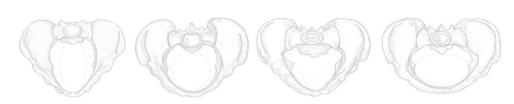

骨盆出口的大小影响准妈妈的分娩方式，一般在孕 37 周左右医生会告知，准妈妈要尊重医生的意见。

孕妈妈保健

225

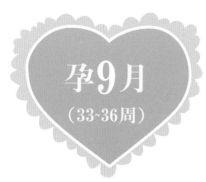

孕9月
（33~36周）

保持淡定，准备待产

💜 胎宝宝天天长

胎宝宝在成长——身体器官全部长成

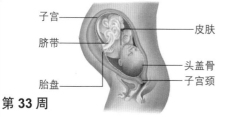

子宫
脐带
胎盘
皮肤
头盖骨
子宫颈

第 33 周

现在胎宝宝的皮肤由红色变成了粉红色，皮下脂肪和以前相比增加了不少，皱纹减少，身体开始变得圆润。他的呼吸系统、消化系统发育基本成熟。有的胎宝宝已经长出了一头胎发。如果是女孩，她的大阴唇已明显隆起，如果是个男孩，他的睾丸很可能从腹腔降到了阴囊，这说明胎宝宝的生殖器官发育也接近成熟。有的胎宝宝头部已降入骨盆。

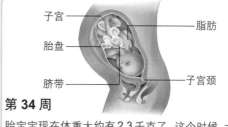

子宫
胎盘
脐带
脂肪
子宫颈

第 34 周

胎宝宝现在体重大约有 2.3 千克了。这个时候，大多数胎宝宝已为分娩做好准备，转为头位，即头朝下的姿势，头部已进入骨盆。这时的胎宝宝会经常睡觉，这是因为他的脑部正在快速地发育。现在胎儿的大脑已经包含了上亿个神经细胞，完成了更复杂的将神经细胞和神经细胞的突触连在一起的任务。

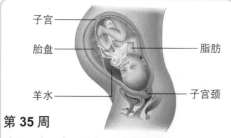

子宫
胎盘
羊水
脂肪
子宫颈

第 35 周

胎宝宝皮下脂肪增多，身体圆滚滚的。他的两个肾脏已经发育完全，肝脏也能够代谢一些废物了。他的神经系统和免疫系统还在继续发育，体内的脂肪也在增加。你可能会感觉到他的活动量变小了，这是因为随着宝宝的身体逐渐增大，现在已经不是在羊水里漂浮着了，也不太可能再拳打脚踢了。

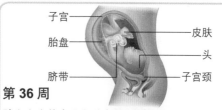

子宫
胎盘
脐带
皮肤
头
子宫颈

第 36 周

胎宝宝大约有 2.8 千克重，身长 45~50 厘米。他的肺已经完全成熟，但仅依靠自身的力量还不能呼吸。覆盖宝宝全身的绒毛和在羊水中保护宝宝皮肤的胎脂开始脱落，皮肤变得细腻柔软，变得越来越漂亮了。他的四肢能自由地活动，手碰到嘴唇时，会吸吮自己的小手，并且已经有了很好的吸吮能力。宝宝的骨骼已经很坚硬了，为了能够顺利地通过产道，宝宝的头骨保持着很好的变形能力，会根据需要调整自己的头形。

孕妈妈的身体变化——初乳试生产

　　孕妈妈这时体重大约以每周 500 克的速度增长，这其中几乎有一半的重量长在宝宝身上。宝宝这段时间增长的体重约为出生时体重的 30%~50%。

　　由于胎宝宝头部下降，压迫膀胱，孕妈妈会感到尿意频繁。不规则宫缩的次数增多，腿部的负担越来越重，常常出现痉挛和疼痛。随着腹部的膨大，消化功能继续减退，更加容易引起便秘，所以孕妈妈一定要注意饮食的调整。

　　有些心细的孕妈妈会发现乳头上有时会分泌出零星的乳汁，这些乳汁只是乳房的试生产，到宝宝娩出才会大量生产真正的乳汁。

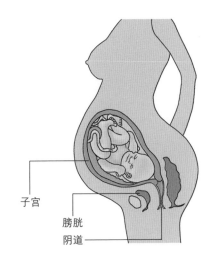

子宫

膀胱

阴道

孕 9 月保健重点

及时发现胎动异常

　　胎动是宝宝健康的重要指标，平均 1 天的正常胎动次数由怀孕 24 周的 200 次，增加到 32 周的 575 次是最高峰，直到足月时，会减少至 282 次，不过一般孕妇不会感觉到那么多的胎动。并且每个胎儿都有自己的"生物钟"，昼夜之间胎动次数也不尽相同，一般早晨活动最少，中午以后逐渐增加。晚 6 点至 10 点胎动活跃。

　　前面我们介绍了数胎动的方法，孕妈妈反复练习即可掌握。如出现以下情况，就说明胎动异常，需要及时到医院就诊。

　　1. 如果观察 1 小时内胎动不到 4 次，要再观察 1 小时，胎动仍然不到 4 次，说明胎儿可能有危险，要及时去医院检查。

　　2. 12 小时胎动超过 30 次为正常，少于 30 次可能有异常。如果胎动下降后能回升，说明胎儿宫内缺氧能缓解；如果持续下降，说明缺氧情况没有改善，需及时到医院就诊。

　　3. 如果今天的胎动数比昨天下降 30%，应严密注意，及时做胎心监护。

　　如果胎动消失 12~24 小时，胎心消失，就说明胎儿宫内死亡。因此，当发现胎动异常时要及时去医院就诊，即使胎动消失，也还有抢救胎儿的可能。

❤ 孕妈妈营养保健

孕晚期是加强营养的关键期

● 孕妈妈需增加蛋白质摄入

到了孕晚期，胎宝宝的脑细胞增殖迅速，需要蛋白质的支持，同时胎宝宝会在自己体内也储存一些蛋白质，所以孕妈妈仍然要坚持摄入优质蛋白质，而且要在量上有所增加。此时，补充充足的蛋白质有很多好处：可以帮助孕妈妈经受住分娩过程中巨大的体能消耗，减少难产概率，减少孕期贫血、营养缺乏性水肿及妊娠高血压疾病的发生，产后的乳汁分泌也比较有保障。如果蛋白质补充不足，胎宝宝的体格和中枢神经系统都会受影响，成人后脑细胞数量比正常人少，智力比较低下。

孕晚期每天摄入的蛋白质应该比孕前多20～25克，达到每日摄入80～90克；如果工作体力消耗较大，最好达到95克。其中，动物性蛋白质占到总量的2/3。给孕妈妈一个参考标准：2个鸡蛋或瘦肉50克或牛奶300毫升，其蛋白质含量为9克；干黄豆40克或豆腐200克或豆腐干75克或主食200克，所含的蛋白质为15克；也就是每天增加任一种含9克蛋白质的食物加任一种含蛋白质15克的食物，就可以满足需要了。

● 孕晚期如何补钙

在孕晚期，胎宝宝迅速长大，对钙的需求量增大，一方面为发育所需，一方面要储存下来，供出生后用。此时孕妈妈每天需要摄入1200毫克钙。是否需要用钙制剂补充钙，不要盲目，有的孕妈妈到孕后期也不会缺钙。只有当食物中的钙的确满足不了身体需要时，才需要遵照医生嘱咐服用钙制剂。

有种观点认为孕10月就不能补钙了，那样会导致胎宝宝头骨太硬，容易造成难产，其实是孕妈妈的身体需要补钙。此时维持以前的摄入量即可。在胎宝宝的生长过程中，不只是骨骼生长需要钙，软骨组织、血液、肌肉、神经系统还有胶原组织都需要钙，胎宝宝吸收了孕妈妈那么多钙，如果不及时补充，孕妈妈就会缺钙，将来容易发生骨质疏松。

在所有食物中，奶类的含钙量最多，而且吸收率较好。每天保证喝两袋牛奶或一袋牛奶、一袋豆浆。

● 孕晚期补铁防贫血

女性怀孕期间不仅要满足母体铁的需要，还要为胎宝宝储备铁，所以需要的铁量是平时的2倍。为此，怀孕期间要多吃富含铁的食物，如动物肝脏、血、豆类及绿色蔬菜。怀孕中、晚期，孕妇对铁需要量更大了，如果从食物中摄取不能满足需要，那么就容易出现孕妇贫血和胎儿贫血。如果孕妇发生缺铁性贫血，不仅容易在分娩时发生各种合并症，对胎儿的影响更大，例如会导致胎儿宫内发育迟缓、低出生体重、早产、死产、新生儿死亡等。此外，还会影响胎儿免疫系统的发育。因此，发现贫血的孕妇要在医生的指导下补充铁剂。

> **小贴士**
>
> 根据营养素摄取量的建议，一般成人每日需摄取15毫克左右的铁质，但由于孕妈妈在整个孕程中大约会有300毫克的铁质从母体运送到胎儿和胎盘，形成胎儿血红素并贮存以备出生后之用，所以孕妈妈每日应摄取30毫克的铁质以满足自身与胎儿所需。

● 补充维生素 C 可降低分娩风险

新的研究表明，补充足够的维生素可以降低分娩风险，其主要作用在于降低羊膜早破的概率。补充了足量维生素 C 的孕妈妈羊膜早破的发生率要比没有补充的孕妈妈低 5%，因为维生素 C 可以加固羊膜中的胶原构成。

所以，在孕后期千万不要忽视维生素 C 的补充，甚至要增量补充。专家建议，经过医生允许后，可以增量服用维生素 C 药丸，同时还应当多吃一些含维生素 C 丰富的水果和蔬菜，如橙子、西蓝花、猕猴桃、番茄等。而 250 毫升橙汁的维生素 C 含量通常能达到 100 毫克，孕妈妈此时维生素 C 的需求量正好是每天 100 毫克，每天喝一杯橙汁就很不错。这里提醒一点，维生素 C 不宜与海鲜同时食用。如果同时大量适用，很有可能导致中毒，严重时危及生命。

● 补锌可以使生产更顺利

锌可以增强与子宫收缩有关的酶的活性，在分娩时可以促进子宫收缩，使子宫产生强大的收缩力，将胎宝宝推出子宫，加快分娩进程。如果孕妈妈缺锌特别严重，导致子宫收缩无力，有可能临时改为剖宫产。

孕妈妈每天摄入锌的量为 20 毫克，到了孕后期可以增到 30 毫克。可以食补，多吃含锌丰富的食物。动物性食品中含锌量较高，如瘦肉、猪肝、鱼类、蛋黄等；另外海产品含锌比较丰富，尤其是牡蛎；而植物性食物如蔬菜、水果、主食等含量较少，含量稍微高些的是豆类、花生、小米、萝卜、大白菜等。孕后期可以到医院做血锌水平的测定，如果太低，需要以制剂补充，怎么补充需按医嘱。需要注意的是，如果锌补充过量会影响铁的吸收。

● 有助于缓解临产焦虑情绪的营养素

有的物质可以放松精神，含有这些物质的食物孕妈妈应该留意一下，精神紧张时可以食用一些。

1 色氨酸
色氨酸进入人体生成 5- 羟色胺，对大脑有镇静作用。含有色氨酸的食物有奶制品、鸡肉、牛肉、蛋类、鱼类、坚果类等。

2 B 族维生素
B 族维生素可以调节内分泌系统、稳定情绪。含有 B 族维生素的食物有酵母、深绿色蔬菜、低脂牛奶以及豆类等。

3 钙
钙是天然的神经稳定剂，能够松弛紧张的神经，稳定情绪。牛奶、豆腐都有这样的功效。

4 镁
镁可以让肌肉放松，稳定不安情绪。香蕉、豆类、洋芋、菠菜、葡萄干都含有较丰富的镁。

5 维生素 C
维生素 C 可以协助制造肾上腺皮质激素，对抗精神压力。樱桃、柠檬、哈密瓜、葡萄等都富含维生素 C。

6 维生素 K
孕妈妈体内缺乏维生素 K，有可能造成宝宝出生时出现颅内出血，因此应注意补充维生素 K，多吃动物肝脏及绿色蔬菜等富含维生素 K 的食物。

孕妈妈保健

孕妈妈饮食细节安排

● 适合孕妈妈的健康饮料

香蕉奶昔

将一根香蕉和半杯牛奶一起放入搅拌机里粉碎搅拌，就成了一杯香蕉奶昔。香蕉奶昔不仅美味，还含有孕妈妈需要的大量钙质及蛋白质。

新鲜的果汁

任选一种水果，如苹果、梨、西瓜、橙子等，用榨汁机为自己榨一杯新鲜果汁。还可以根据个人口味，将不同种类的果汁混合在一起，配制成又解渴又健康的饮料。

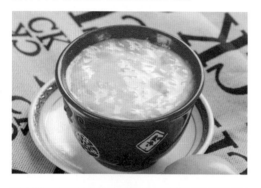

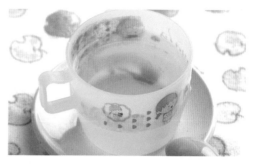

牛奶或酸奶

孕妈妈坚持每天喝牛奶或酸奶，可以在孕期更好地摄取钙质和蛋白质。

矿泉水

矿泉水是孕妈妈的好选择，清冽干净、清凉解渴。

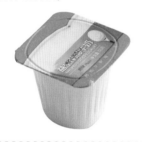

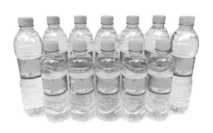

● 孕妈妈吃酸有讲究

酸味的食物可以刺激胃液分泌，有利于食物的消化与吸收，所以多数孕妈妈都偏爱吃酸味食物。孕妈妈多吃酸性食物有利于铁的吸收，促进血红蛋白的生成。还有呈酸性的维生素 C 也是孕妈妈和胎儿所必需的营养物质，可以健全造血功能和增强抵抗力，因此，孕妈妈吃些酸性食物还可以为自身和胎儿提供较多的维生素 C。由此看来，孕妈妈吃酸性食物是有好处的。

孕妈妈吃酸应讲究科学。人工腌制的酸菜、醋制品没有任何的营养，而且有可能致癌，对母体、胎儿健康是有害的，孕妈妈不能吃。而最佳的酸性食物是有酸味又有营养的西红柿、樱桃、杨梅、石榴、橘子、葡萄、苹果等新鲜水果，不仅可以改善孕妈妈胃肠道不适的症状，还可增进食欲，加强营养，对胎儿的生长非常有利，可以一举多得，孕妈妈不妨多吃此类酸性食物。

● 胃口不好，不妨吃点零食

孕妇由于特殊情况，营养需要量高于一般同龄人。但是，由于孕晚期胎儿压迫消化系统，食后饱胀感重，以致影响食量。而这时期的营养需要量又相当大，营养不足会直接危害胎儿和孕妇。此时可以采用吃零食的办法，即常说的采用"少食多餐"的办法来解决。

葵花子

葵花子含有蛋白质、脂肪、多种维生素和矿物质，其中亚油酸的含量尤为丰富。亚油酸有助于保持皮肤细嫩，防止皮肤干燥和生成色斑。

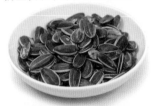

核桃

核桃中含有丰富的生长素，能使指甲坚固不易开裂，同时核桃中富含植物蛋白，能促进指甲的生长。常吃核桃，有助于指甲的秀韧。

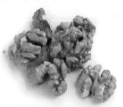

大枣

大枣中维生素 C 含量十分丰富，被营养学家称作"天然维生素 C 丸"。膳食中若缺乏维生素 C，人就会感到疲劳倦怠，甚至产生坏血病。

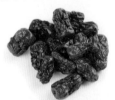

无花果

无花果中含有一种类似阿司匹林的化学物质，可稀释血液，增加血液的流动，从而使大脑供血量充分。

南瓜子和开心果

富含不饱和脂肪酸、胡萝卜素等物质，适当食用能保证大脑血流量，令人精神抖擞、容光焕发。

薄荷糖

能润喉咙、除口臭、散火气，令人神清喉爽。

牛肉干、烤鱼片

富含蛋白质、铁、锌等，适量食用令人肌肤红润。

● 孕妈妈吃巧克力，孩子笑更多

爱笑的宝宝长大后比较聪明。这是研究人员在系统研究了年龄与智慧之间的关系后得出的结论。研究人员发现，聪明儿童对外界事物发笑的年龄比一般儿童要早，笑的次数也更多。

芬兰赫尔辛基大学的一个科学小组研究发现，怀孕期间，每天吃巧克力的母亲，她们的孩子会比其他孩子笑得多，而且对陌生环境很少有畏惧表现。而怀孕期间不常吃巧克力并且常常感到紧张的母亲，所生的孩子就不具备这些特点。因此科学家推测：巧克力中含有的化学成分也许可以改善孕妇的心情，从而间接影响胎儿未来的情绪素质。

孕妈妈都希望自己的宝宝是聪明的、可爱的，那就每天吃几块巧克力吧。

莴笋炒墨鱼

原料：墨鱼、莴笋各 150 克，鲜香菇、红椒、水发木耳各 20 克，葱末、姜末、蒜末、酱油各 5 克，盐、淀粉各适量，香油少许。

做法：1. 将墨鱼撕去外皮，洗净，表面切上十字花刀，再切成块，加入盐腌约 10 分钟，再用淀粉拌匀；莴笋去皮洗净，切成片；香菇去蒂，洗净切块；红椒去蒂去子，洗净切块；木耳去掉硬根，洗净撕开。

2. 锅置火上，放油烧热，下入墨鱼块，迅速翻炒成花，盛出。

3. 锅中留底油，下入香菇块、木耳、莴笋片、红椒块、葱末、姜末、蒜末炒匀，倒入墨鱼花、盐、酱油、香油迅速翻炒至熟入味即可。

功效：墨鱼含丰富的蛋白质，具有养血滋阴、补脾益肾的功效。

苹果鲫鱼汤

原料：鲫鱼 1~2 条，苹果 1 个，山药 100 克，红枣 10 颗，枸杞子 5 克，生姜 2 片，葱花、盐各少许。

做法：1. 将鱼去内脏洗净，用盐腌制 20 分钟，在鱼头和鱼肚里塞入生姜去腥；苹果、山药去皮切块。

2. 在汤煲里放入适量水，加入红枣、枸杞子，用小火慢慢炖。

3. 在另一个锅中煎鱼 2~3 分钟至两面金黄，然后放入汤煲中，炖 30 分钟。

4. 将山药和苹果放入汤煲，煮沸后放入葱花和少许盐即可。

功效：鲫鱼肉质细嫩，肉味甜美，有和中补虚、除湿利水的功效，和苹果同吃可补充优质蛋白，增强抗病能力。

豌豆炖排骨

原料：排骨 250 克，豌豆 50 克，盐适量。

做法：1. 豌豆洗净；排骨洗净，剁成小块，入沸水锅中略焯，捞出沥干。

2. 锅置火上，放入适量清水，放入排骨炖至八成熟，放入豌豆，煮至豌豆、排骨烂熟，放入盐调味即可。

功效：汤味清淡，骨香肉烂，营养丰富。

里脊炒芦笋

原料：芦笋 150 克，水发木耳 50 克，里脊肉 80 克，蒜片 10 克，盐 4 克，水淀粉适量。

做法：1. 将木耳洗干净，捞起后沥干，切丝备用；将里脊肉洗净，切条；芦笋洗净，切段，入开水锅中略焯，捞出沥干。

2. 锅中放油烧热，先把蒜片爆香，再放入里脊肉、芦笋和木耳拌炒均匀，加入盐调味，以水淀粉勾芡即可。

功效：芦笋质地鲜嫩，柔嫩可口，能增食欲、助消化、补充维生素和矿物质，猪肉有补虚强身、滋阴润燥、丰肌泽肤的作用。

香菇炒豆皮

原料：干香菇 20 克，油豆皮 200 克，胡萝卜 100 克，冬笋 100 克，盐、鸡汤各适量。

做法：1. 将干香菇放入温水中泡透，去蒂，用清水洗净，捞出，挤去水，切成片。

2. 将豆皮用清水洗净，捞出，控去水，切成 1 厘米宽的条；胡萝卜洗净，去皮，切去头尾，再切成薄片；冬笋切成片。

3. 炒锅置中火上，放花生油烧热，下香菇炒出香味，放胡萝卜片、笋片略炒片刻，放入豆皮条、盐炒匀，淋入少许鸡汤烧沸即可出锅。

功效：香菇是矿物质的良好来源，可以帮助血糖代谢，加强新陈代谢。

萝卜炖牛肉

原料：萝卜 200 克，牛腩 200 克，大枣 50 克，姜、蒜、香油各适量。

做法：1. 萝卜切大块，牛腩切小块，姜切片，大枣洗净。

2. 高压锅内加水至水开后，将牛腩放入，焯去血沫后控干。

3. 同时把切好的萝卜、牛肉、姜片、大枣和蒜瓣放入高压锅中，加入适量盐炖 20 分钟。

4. 加入适量香油调味，熄火略闷一会儿，即可出锅。

功效：荤素搭配合理，营养互补，有补血抗衰、益气强身的作用。

毛豆烧豆腐

原料：豆腐 400 克，毛豆仁 50 克，酱油、白糖各 10 克，盐适量。

做法：1. 豆腐洗净，切块；毛豆洗净。

2. 锅置火上，放油烧至五六成热，逐一下豆腐，两面煎黄时，放入毛豆、酱油、适量清水烧开，盖上锅盖，焖烧 5 分钟左右至汤汁变浓，加入白糖、盐调好味，再烧开即可。

功效：毛豆营养丰富均衡，含有有益的活性成分，经常食用可减肥、促进脂肪燃烧。豆腐可以保护肝脏，促进机体代谢，增加免疫力并且有解毒作用。

椒盐排骨

原料：排骨 500 克，鸡蛋 1 个，水淀粉 75 克，面粉 30 克，植物油、白糖、料酒、五香粉、咖喱粉、盐各适量。

做法：1. 排骨切块，用上述原料（植物油等 6 种）腌制 15 分钟。

2. 用 1 个鸡蛋、水淀粉、面粉调成蛋糊，将排骨放入糊中挂匀。

3. 用五成热油炸排骨，八成熟时捞出，用五成热油复炸，呈金黄色捞出。

4. 用凉熟油滚至皮酥捞出，装入盘中，淋少许香油、撒上椒盐即可。

功效：本菜含蛋白质、铁、锌、维生素 A、维生素 D、维生素 B_{12} 等，营养全面，可作为孕晚期的常用食谱。

肉炒三丝

原料：芹菜丝 100 克，猪瘦肉 25 克，豆干丝 25 克，酱油 5 克，料酒 5 克，盐少许，葱丝 2.5 克，姜丝 2.5 克，淀粉适量。

做法：1. 先将猪瘦肉横断面切成细丝，用淀粉、酱油、料酒调汁拌好，待油锅热后，放入肉丝，用大火快炒至八成熟时倒出待用。

2. 炒锅再上火，加入油烧热，葱、姜丝炝锅，放入芹菜丝、豆干丝，炒至八成熟时，放入已炒的肉丝及余下的酱油、料酒、盐，用大火炒熟即可上桌食用。

功效：色彩搭配合理，色香味俱佳，含优质蛋白质、铁、锌。

鸡肉粳米粥

原料：净嫩鸡 1 只，粳米 300 克，料酒、葱末、盐各适量。

做法：1. 鸡冲洗洗干净，放入开水锅内略烫后捞出。

2. 粳米淘洗干净。将锅置火上，放入适量清水、净鸡、料酒。

3. 先用旺火煮沸，再改用小火煨煮至鸡肉熟烂，把鸡捞出，加入粳米，慢煮至粥。

4. 把鸡肉剥下，撕成细条，放入粥内，加入葱末、盐即可。

功效：软浓香甜，入口即化，易消化，营养丰富。

绿豆百合汤

原料：绿豆 300 克，鲜百合 100 克，葱花 5 克，盐 2 克。

做法：1. 将绿豆拣去杂质，洗净；鲜百合掰开鳞瓣，弃去外面老瓣，洗净。

2. 锅置火上，加清水煮沸，放入绿豆、百合煮沸，撇去浮沫。

3. 改用小火煮至绿豆开花、百合瓣熟烂时，加入盐、葱花即可。

功效：百合可以用来清热祛火，又可以入药、下菜，口感柔和，适宜孕妇食用。尤其在夏日天气炎热，绿豆百合汤是孕妈妈不错的选择。

莲藕排骨汤

原料：莲藕 500 克，排骨 600 克，章鱼干 100 克，老姜 1 块，盐适量。

做法：1. 将章鱼干先泡温水 20 分钟。

2. 将莲藕去皮，以刀背拍过后切片备用；将排骨熬烫后备用。

3. 将所有食材一起放入水中，以中火煮 1.5 小时后熄火，再加盐调味即可。

功效：有助产的作用，并且能安神，提高孕妇睡眠质量。

生活保健从点滴做起

● 列出临产注意事项

很快就要入院待产了，看看以下这些事情你是否都已经考虑到了，考虑得越详尽越周密越好。

1. 是否将医院和医生的联系电话记录下来了。

2. 什么时候给医生打电话比较合适。

3. 是先给医生打电话还是直接去医院。

4. 家离医院有多远。是否预先走过从家到医院的路程。

5. 乘坐什么交通工具去医院，多长时间能够到达。

6. 如果遇到交通拥堵，大约需多长时间到达医院。

7. 当一条路堵塞时，有没有其他的路可供选择。

8. 是否已经安排好人时刻守护在孕妈妈身边。

9. 是否将家里的事情安排好，有没有请人帮忙看家、料理家务。

10. 工作的事情是否安排好了，有没有告知上司和同事你的预产期。

当然，除了上述内容，你还有许多要注意的方面。有时候自己可能考虑不够周全，难免会漏掉一些重要事项或特别需要注意的，这时候你就需要和自己的父母、朋友、同事甚至是邻居多做沟通，从他们那里得到一些信息，毕竟人多力量大，每人想出一点，你就会得到一份更周密的保障。

可将临产注意事项汇总到一个小本子上。

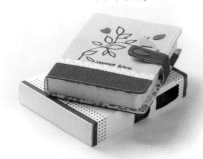

小贴士

此时，该是休假在家，安心待产的时候了，没有停止工作的孕妈妈要注意，即使觉得工作并没有引起身体的不适感，也要停止。工作中身体会紧张一些，并且孕妈妈不可能将待产包随身携带，如果在工作的时候发生了分娩的征兆，在毫无准备的情况下很容易手忙脚乱。

● 准备好一提就走的待产包

待产包主要包括妈妈用品、婴儿用品、住院办手续所需证件。妈妈用品和婴儿用品，医院里会提供一部分，提前打听好，不提供的再自己带齐。

妈妈用品	宽松的内外衣裤（内衣最好是方便哺乳的款式，内裤备 4~5 条）、厚袜子（分娩时穿）、跟高 2 厘米的拖鞋、便盆、卫生纸或卫生巾、巧克力等
婴儿用品	奶瓶、奶瓶刷、消毒锅、婴儿睡袋、婴儿衣服 2~3 套、尿布和尿不湿各 1 包、洗衣盆、湿巾或卫生纸（擦屁股用）等
住院办手续证件	身份证、母婴健康卡、医保卡、准生证、5000 元左右的现金、银行卡等。

提前将这些用品放在一个方便携带的包里，以免准备去医院时手忙脚乱，遗漏了必需的物品。

● 提前安排好月子里的繁杂事

确定在哪里坐月子

和家人提前商量好坐月子的地点，是在婆婆家或是妈妈家，还是就在自己家里坐月子。决定之后就提前收拾出一间干净的房间，将月子里需要用到的物品都准备好，以免出院之后再临时布置，手忙脚乱。

请个月嫂

如果条件允许，你可以请个月嫂来照顾自己。月嫂往往是经过专门培训的，掌握的知识更专业，经验也比较丰富，能够比较从容地处理月子里的繁杂事，可以让你的月子过得更轻松一些。如果要请月嫂，在入院待产前就要联系好，通过正规的家政公司签订合同。另外，除了看重月嫂的技术外，人品好、有爱心是最关键的。最好能让月嫂提前来家里熟悉一下环境，并讲明要求及注意事项。

给家人分好工

提前给家人分好工，比如谁来照顾新妈妈和宝宝、谁来洗衣做饭、谁来采购等，实行专人专项负责制。每个人都清楚自己的职责，到时候就不会出现混乱状态。

储备必需营养品

提前采购好新妈妈月子期间需要吃的一些食物，如红糖、红枣、小米、鸡蛋、挂面等，这样一出院就可以马上做来吃，省去了临时购买的麻烦。

和亲友定好探望的时间

分娩后免不了会有亲友来探望，要提前定下并告知亲友方便的探望时间，最好在宝宝满月后再接待亲友的探访。

● 定下分娩的医院

在怀孕的过程中，孕妈妈可能会得到综合医院、专科医院、私人医院、助产医院等各种医疗机构的帮助。在选择医院时，应该根据不同医院的优缺点，慎重地选择适合自己的医院。建议以下孕妈妈选择综合医院：年龄超过 35 岁的孕妈妈，有过分娩失败经历的孕妈妈，出现妊娠毒血症等异常症状的孕妈妈，胎儿出现异常症状的孕妈妈。

● **起床时，动作要轻缓**

起床时，动作要缓慢有序，避免腹部肌肉紧张。如果你原来的睡姿是仰卧的，先要在床上转动身体变为侧身，肩部前倾、屈膝，然后用肘关节、手臂支撑起身体，移向床边并坐起来。

● **孕后期干家务要小心**

孕早期身体运动还很方便，到了孕中期和孕晚期，身体的变化很大，行动也变得笨拙起来，这时要从头到尾做好一件事是不可能的，因此做家务时适可而止。

做大扫除时，可以把一些干不了的活留给丈夫。不要踩凳打扫高处卫生，也不要搬沉重的物品，这些动作会给腹部带来压力，十分危险。

不要做长时间弯腰或下蹲的家务活，如擦地、在庭院除草一类的活，因为长时间蹲着，会引起骨盆充血，尤其在孕晚期应绝对禁止。

做饭的时候，为避免腿部疲劳、水肿，尽量坐在椅子上操作。在孕晚期尤其注意不要让锅台压迫已经突出的大肚子。

小贴士

做家务，以不影响孕妈妈的舒适为原则。如果突然出现腹部阵痛，这表示子宫在收缩，也就是说活动量已经超过孕妈妈身体可以承受的范围，这时应马上停止手上的家务活，并躺下休息。如果还不能缓解，就应赶紧就医。

● **每周监测体重增长是否正常**

整个孕期孕妇体重增长为 10~12.5 千克。到孕后期，孕妈妈每周的正常体重应该增加 200~500 克。孕妈妈应从 33 周起每周监测体重，并填写体重增长表。若每周体重增加低于 200 克，那么表示胎儿发育不良；如果体重增长过快，每周增重大于 500 克，应及时到医院就诊，排除妊娠糖尿病、妊娠高血压疾病等疾患。

体重增长表

孕周	我的体重（千克）	比上周增加（克）	增长过快／过慢
第 33 周			
第 34 周			
第 35 周			
第 36 周			
第 37 周			
第 38 周			
第 39 周			
第 40 周			

● 摸摸胎宝宝的胎位是否正常

胎位是能否顺利分娩的重要影响因素，到了孕晚期，胎位已经比较固定，这时孕妈妈可以每天摸一摸，看看胎宝宝的胎位是否正常。

宝宝的头呈圆球状，相对较硬，是最容易摸清楚的部位。因此，胎位是否正常可以通过检测胎头的位置来确定。孕妈妈最好在产前检查时向医生学习这种检查方法，在怀孕早、中期时，胎儿往往还漂浮在羊水中，加之活动，所以胎位会经常发生变化，不过在32周之后就比较固定了。

正常胎位是，可以在下腹的中央即耻骨联合上方摸到胎儿的头部，如果在这个部位摸到圆圆的较硬有浮球感的东西，那就是胎头。

要是在上腹部摸到胎头，在下腹部摸到宽软的东西，表明胎儿是臀位，属于不正常胎位。在侧腹部摸到胎头，胎体呈横宽走向是为横位，也是不正常的胎位。这两种胎位均需在医生的指导下采取胸膝卧位纠正，每次 15~20 分钟，早晚各 1 次。

● 孕妈妈抚摸腹部的正确方法

1 来回抚摸

在腹部完全松弛的情况下，用手从上至下、从左至右，来回抚摸。心里可想象双手正爱抚在宝宝的身上，准妈妈内心会有一种喜悦和幸福感。

注意事项：抚摸时动作宜轻，时间不宜过长，每次 2~5 分钟。

2 触压拍打

平卧，放松腹部，先用手在腹部从上至下、从左至右来回抚摸，并用手指轻轻按下

再抬起，然后轻轻地做一些按压和拍打的动作，给宝宝以触觉的刺激。

注意事项：开始时每次 5 分钟，等宝宝做出反应后，每次 5~10 分钟。在按压拍打宝宝时，动作一定要轻柔，还应随时注意胎宝宝的反应，如果感觉到胎宝宝用力挣扎或蹬腿，表明他不喜欢，应立即停止。

3 推动散步

平躺在床上，全身放松，轻轻地来回抚摸、按压、拍打腹部，同时也可用手轻轻地推动宝宝，让宝宝在宫内"散散步"。

注意事项：每次 5~10 分钟，动作要轻柔自然，用力均匀适当，切忌粗暴。

● 睡好对顺利分娩很重要

充足的睡眠对孕妈妈的健康十分重要，也会影响腹中胎宝宝的身体状况。有研究表明，临产前 1 月内夜间睡眠少于 6 小时的孕妇，分娩过程比睡眠 7 小时以上的孕妇长；另外，睡眠少于 6 小时的孕妇剖宫产几率大。由此看来，在孕晚期睡好有利于孕妈妈顺利分娩。

如果你觉得自己睡眠不足，可以试试下面的技巧：

- 尽量在晚饭前喝足水，以减少夜间如厕次数。
- 睡前吃些小点心，避免夜间肚子饿或恶心作呕。
- 用枕垫来保证睡眠舒适。可以用一个枕垫撑住腰部，保证腹部舒服；另一个放在两腿间，支撑臀部。
- 午餐后尽量少吃有咖啡因的食物。
- 把卧室布置得舒适，保持睡前心情愉悦，养成良好睡眠习惯。

● 临近分娩，外阴清洁每天进行

自然分娩时宝宝要通过阴道，这时潜伏在阴道内的病菌，可能会沿宫颈口逆行，引起子宫、附件感染，并使胎儿皮肤、眼睛受到病菌侵害。产后，胎盘从子宫壁剥离娩出时，子宫壁毛细血管开放，或生产时撕伤宫颈、阴道、外阴等，病菌便会从创伤面进入血液，从而引起阴道炎、子宫内膜炎、附件炎等。如果病菌进入羊水，污染羊水，引起宫内感染，会直接威胁到宝宝，有时可导致新生儿败血症。

所以，产妇产前一定要做好外阴清洁卫生，平时用温开水洗净。预产期前几天，尤其要注意保持外阴清洁，每天早晚用肥皂、温开水反复洗涤外阴、大腿内侧和下腹部。临近分娩，产妇要透彻地洗个澡，必须采用淋浴，不可用浴盆洗澡，以免感染真菌、滴虫或其他致病菌。

若临产前产妇患有阴道炎、阴道内分泌物较多，化验报告表明阴道有真菌、滴虫或清洁度在"++"以上者，除请求医生治疗外，可选用中药银花藤、苦参、野菊花、土茯苓、防风、地肤子各30克煎汤熏洗，或用1:1000的新洁尔灭溶液，或用1:5000的高锰酸钾溶液洗涤，早晚各1次，每次洗涤后须换上干净内裤。

● 最后一个月要避免性生活

进入孕期的最后1个月，你的子宫已经变得很大，对外来的刺激非常敏感。尤其是孕36周以后，子宫口逐渐张开，随时会出现分娩征兆，如果这时进行性生活，很容易使胎膜发生破裂、羊水受到感染或子宫收缩而引起早产。因此，为了你和胎宝宝的安全，最后1个月一定要停止过性生活。

♥ 孕妈妈心理保健

战胜分娩恐惧

临近分娩，孕妈妈对分娩的恐惧可能与日俱增，看看下面的方法是否能帮助自己减轻恐惧感。

1 抱着顺其自然的想法，不要把分娩本身当作严重的事情反复考虑。不要谈论，也不要向过来人打听分娩的过程及其感受，以免增加自己的恐惧感。

2 将注意力集中到与分娩有关的事情上去，将各种可能遇到的问题事先想清楚，并找出每个问题的解决方法。这可以转移对分娩本身的恐惧感，而且充分的准备可以避免临时手忙脚乱，有助于产前情绪的稳定。

3 恐惧大多源于不了解，所以有人认为"愚笨和不安产生恐惧，知识和保障却拒绝恐惧"。这也就是生二胎的孕妈妈不像初产妇那么紧张的缘故。孕妈妈可以看一些有关分娩的书，了解分娩过程，了解自己在分娩过程中应该和不应该做的事，以科学的头脑取代恐惧的心理。

做好应对疼痛的心理准备

调查发现，产妇在面对分娩疼痛表现是这样：6%的产妇认为生孩子这个疼痛是轻微疼痛；50%产妇认为有明显疼痛，但可以忍受；40%的产妇认为产痛是痛不欲生、撕心裂肺、无法忍受。这其中一个重要原因是对分娩疼痛认识不足，害怕分娩，不敢面对分娩的疼痛。所以在产前孕妈妈要了解分娩疼痛，做好应对疼痛的心理准备。

分娩是自然的生理现象，分娩痛是生理性疼痛，一般人都可以忍受。但是生产时必须经过一段时间的剧痛，有了应对疼痛的心理准备，你就不会轻言放弃，就会坚持将顺产进行到底。

经常跟胎宝宝说说外面的世界

胎宝宝马上就要来到这个世界了，孕妈妈不妨跟他介绍下这个世界的情况。给胎宝宝介绍目前和将来的生活，也有利于你更乐观地认识生活，并促使自己更积极地准备和面对将要到来的新的生活状态。

给胎宝宝介绍的时候，要尽量拣好的说。说到好的事情、好的方面，孕妈妈的情绪就是积极、正面的，而说到坏的事情、坏的方面，情绪就会变得消极，这两种情况下的激素分泌情况肯定是不同的，也会带给胎宝宝不同的感受。所以要尽量介绍高兴的、美好的情况，让胎宝宝感觉到孕妈妈的好心情，如果让胎宝宝感觉到了妈妈的不良情绪，他也会变得不安。

多与其他孕妈妈交流经验

孕妈妈要与其他孕妈妈或有经验的邻居、朋友多交流，她们会给你很好的建议，以帮助你顺利度过孕产期。特别是在心理压力较大、自己难以克服的情况下，更要多与人交流，多学一些相关的孕产知识，以便增强信心，摆脱烦恼，从而保证稳定的情绪，促进心理健康。

多和过来人交流，听取她们的建议。

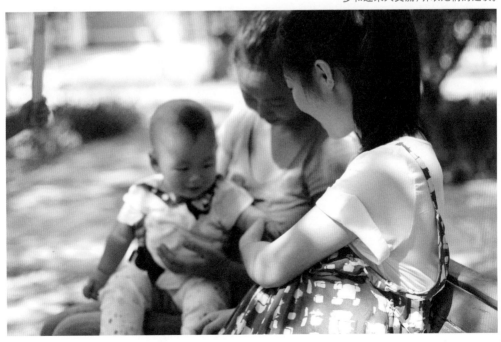

别忽视了准爸爸的产前焦虑

产前焦虑不是孕妈妈的专利,准爸爸也会有。因为准爸爸作为家庭的支柱,宝宝的到来将使他面临更大的压力,有些不良的情绪一旦处理不好,就会转化为焦虑。因此,你平时也要多关心一下准爸爸,及时发现他身体及情绪上的异常,防止产前焦虑的到来。

作为准爸爸,也要加强预防,下面的方法不妨一试。

1 多看看孕产类的书籍,了解相关的知识,让自己在照顾孕妈妈时变得从容。

2 正视孕妈妈怀孕的事实,想象一家三口其乐融融的画面,而不只是把宝宝的到来看成一种责任和压力。

3 和已经做爸爸的同事或朋友交流,向他们请教经验,并得到支持、鼓励和安慰。

4 更多地参与胎教,在出现胎动时用手摸摸孕妈的肚子,加深对胎宝宝的感情。

5 坚持锻炼身体,健康的身心有助于增强信心、舒缓压力、克服焦虑。

6 享受当下的生活,不要过分苛求自己,过分追求完美。

7 如果对于妻子生产过于担心,不妨抽出半天时间去医院实地查看一下。你会发现你所担心的各种场景在孕妈妈生产时极少出现。而你看到的是一个个健康的宝贝放在已宣告平安的妈妈床边,被医生推出产房,然后是家人的欢呼。这是生命的节日,你会被感动而期盼着这一时刻的到来。

8 把你的焦虑写下来,放在一边。当你有所担心的时候,就花一点时间仔细整理思路,把你所担心的东西写出来,然后研读一下,这时你经常会发现这很可笑,然后就可以把它们扔在一边。

♥ 孕妈妈运动保健

孕9月运动宜忌

到了孕晚期,孕妇的行走、睡眠等日常活动都会受到胎宝宝的影响,为了保证胎宝宝的健康成长和维护孕妇自身的健康,还是要坚持做适当的运动。

✅ 宜:这个月,运动还是以舒缓为主,散散步、做做孕妇操,对孕妈妈顺利生产很有帮助。运动时要注意冷热,可能的话,最好有朋友或家人陪伴,运动量要适度,运动前后注意补充水分。

❌ 忌:运动一定不能过于剧烈,不要有疲劳感,要注意安全,不要扭到腰部。

做做助产运动

在孕晚期,孕妈妈大都会担心分娩时会不会遇到困难,会不会出现难产的情况。为了顺利生产会找各种方法。其中,助产运动就是一个不错的选择。助产运动可以帮助顺利分娩,孕妈妈不妨做一做。

● 散步

散步可以帮助胎儿下降入盆,松弛骨盆韧带,为分娩做准备。散步时孕妈妈最好边走动边按摩,边和宝宝交谈。散步可分早、晚2次安排,每次30分钟左右,也可早、中、晚3次,每次20分钟。散步最好选择环境清幽的地方,四周不要有污染物,不要在公路边散步。

● 爬楼梯

爬楼梯可以锻炼大腿和臀部的肌肉群,并帮助胎儿入盆,使第一产程尽快到来。平时孕妈妈可在住处爬爬单元楼内的楼梯,觉得累的话要及时休息,下楼梯时要留心脚下,注重安全。

● 体操

产前体操在国外非常流行，体操不但可以促使胎头入盆，而且可以增加骨盆底肌肉的韧性和弹性。

小马步

手扶桌沿，双脚平稳站立，慢慢弯曲膝盖，骨盆下移，两腿膝盖自然分开直到完全屈曲。接着，慢慢站起，脚用力往上蹬，直到双腿及骨盆呈一直线，重复数次。

划腿运动

手扶椅背，右腿固定，左腿划圈，做毕还原，换腿继续做，早晚各做5~6次。

腰部运动

手扶椅背，缓缓吸气，同时手臂用力，脚尖踮起，腰部挺直，使下腹部紧靠椅背，然后慢慢呼气，手臂放松，脚还原，早晚各做5~6次。

会阴按摩，减少分娩损伤

会阴是阴道和直肠之间的部位。韧性良好的会阴肌肉可以使分娩更轻松，减少会阴侧切的概率，产后发生会阴疼痛及其他与会阴损伤有关的并发症的可能性也明显降低。

按摩方法

1 将指甲修剪光滑，洗净双手，坐在床上，上半身斜靠靠背，将双腿屈膝打开，以类似分娩的姿势坐好。然后放一面镜子在阴部的前面，让自己可以通过镜子清晰地看到阴部。

2 用手指将按摩油涂抹在会阴周围。按摩油可以是孕妇会阴按摩的专用油，也可以是干净的植物油或者润滑剂。

3 将拇指蘸满按摩油，尽量深地插入阴道；伸展双腿，拇指向直肠方向稍微用力，也就是向下向外按压会阴组织并轻柔地使会阴口尽量伸展，伸展到感觉有轻微的烧灼和刺痛感。保持状态，直到刺痛的感觉消失。这个过程大概需要2分钟。

4 继续用拇指轻柔地前后按摩阴道。当向前运动时，将拇指勾起，并缓慢地向前拉伸阴道组织。这个动作是模仿分娩时胎宝宝的头部动作，需做3~4分钟。

5 最后，拇指在阴道内，食指在阴道外，前后轻柔地按摩两指之间的肌肉组织，大约1分钟。

会阴按摩的注意事项

> 每天做1次。不能过早按摩，一般在产前1个月即可。过早按摩可能导致早产。
>
> 阴部肌肉很敏感，按摩时不能太用力。过于用力会引起阴部肌肉出现瘀伤和刺痛。
>
> 按摩时不要用力按压或拉扯尿道，以免尿道口张开，发生感染。
>
> 如果担心手不够干净，可以在拇指上套一个避孕套，避免细菌进入阴道，引起感染。
>
> 阴道有水肿、炎症、疱疹的孕妈妈不适宜做会阴按摩。

小贴士

在孕晚期，孕妈妈的体重增加，身体负担很重，运动时一定要注意安全，本着对分娩有利的原则，千万不能过于疲劳。在运动时，控制好运动强度非常重要，脉搏不要超过140次/分，体温控制在38℃内，时间以20~40分钟为宜。不要长时间走路和久坐久站。

孕期不适保健细节

孕晚期，孕妈妈接近分娩，可能会出现一些有别于孕早、中期的异常情况，这时孕妈妈及家人应有所准备，并恰当处理。

● 胎膜早破

阴道突然有大量液体流出，似尿液，持续不断，时多时少，这可能是胎膜早破。胎膜破裂后，上行性感染的机会增加，脐带脱垂危险增大。孕妇这时候要平卧，抬高臀部，由他人用担架或救护车及时送入医院。为防止感染，局部应使用消毒会阴垫。

● 妊娠高血压疾病

头痛、眼花、血压突然升高，甚至有孕妇出现昏迷或抽搐。这是妊娠高血压疾病的表现，可能危及孕妇及胎儿的生命安全，应及早就诊。

● 阴道出血，无腹痛

这可能是胎盘位置异常，如前置胎盘、胎盘早期剥离引起的出血。也是妊娠期严重危害孕产妇和胎儿的合并症，应立即就诊。

● 胎心率过快或过慢

胎心每分钟 160 次以上或 120 次以下，不规则或胎心减弱，说明胎儿有危急情况，应立即入院处理。

● 胎动次数逐渐减少

通常胎动 12 小时内不可少于 10 次。如果胎动次数减少，或 12 小时未感觉到胎动，这是胎儿宫内缺氧的表现，孕妇应立即入院处理。

天热，宝宝也会"提前报到"

孕妈妈们都希望自己的小宝宝按时来到这个世界。但是，有的小宝宝尚未足月就提前来报到了。夏天天气炎热，对于快要临产的孕妇来说要格外小心，如果你吃大量瓜果，睡眠不好，宝宝有可能会"提前报到"。

孕晚期胎儿的生长发育较快，孕妈妈的新陈代谢旺盛，食物的摄入量与废物的排泄量明显增加，基础代谢率比常人高，所以更容易感到烦热。孕妈妈的皮肤汗腺分泌旺盛，气温高出汗也多，加上身体负担重，极易感到疲劳，如不注意休息，会使抵抗力下降；气温高，食物容易变质，孕妇不注意吃下后容易引起腹泻，这些原因都易导致提前分娩。

除了气温因素外，随着各种水果的大量上市，很多胃口不好的孕妇每天吃大量的水果度日，桃了、西瓜等水果虽然能解渴消暑，但含糖分也很高，孕妇摄入过多的糖分再加上孕期的生理变化导致糖代谢紊乱，很容易发生妊娠糖尿病。而妊娠糖尿病是引发孕妇流产和早产的重要原因。

另外，孕妇洗澡时也要格外注意，洗澡时不能贪凉，把水温调低，要知道温差过大刺激孕妇的子宫收缩，有可能造成早产。

知道了天热，宝宝可能提早到来的原因，孕妈妈们要做好预防。

● 孕妈妈夏季小贴士

夏季气温高，孕妇要注意保持自己的情绪稳定。

饮食要清淡，不要太油腻，避免高糖食品，在选择水果时应尽量选择含糖量低的水果，千万不要无限量吃西瓜等高糖分水果。

选择宽松的孕妇装、每天洗澡，洗澡水的温度不要太低，洗澡时间也不要太长。

少吃生冷食物及刚从冰箱里取出来的食物。

脐带绕颈到底要不要紧

在孕晚期的产检中，孕妈妈可能会听到胎宝宝脐带绕颈的检查结果。这很常见，绕一圈两圈都没有关系，孕妈妈不用担心。因为虽然绕了，但是很松，不会导致窒息；而且胎宝宝是不停运动的，到了分娩的时候可能就转开了。虽然也有脐带绕颈导致的胎死腹中的情况，但是非常罕见。

发现脐带绕颈后，注意监测即可。每天数胎动，发现异常及时去医院，可以通过胎心监测和 B 超判断脐带情况。另外，平时要注意减少震动，少坐车，尽量保持左侧卧位。脐带绕颈后可不可以自然分娩，要看脐带绕了多少圈，绕得紧不紧。这需要医生做出判断，不要自作主张。

羊水过多过少都不好

羊水被视为胎儿的"生命之水"，是维系胎儿生存的要素之一。羊水主要是由孕妇子宫里胎盘组织渗透液及胎儿的尿液所形成，并在怀孕 10 周时开始出现，之后随着怀孕周数的增加而增加。

羊水过多或过少都可能是胎儿病变的信号。所以，经检查发现羊水量异常，孕妈妈应引起警觉。

一般足月时正常的羊水量为 800~1000 毫升，如果羊水量多至 1500 毫升，甚至 2000 毫升以上，就属于羊水过多。腹中的胎儿会喝羊水，羊水过多有可能意味着胎儿无法吞咽羊水、尿液制造增加或是胃肠阻塞。另外，羊水过多还可能预示着胎儿中枢神经系统、心血管等方面的异常；如果羊水少于 400 毫升则属于羊水过少，可能意味着胎儿肾脏或肺部发育不完整。

羊水早破的护理方案

如果孕妈妈可以确定是羊水早破了，不要过于慌张。

1 立即躺下，用垫子把臀部抬高，防止胎宝宝的脐带脱垂。

2 注意保持外阴清洁，不能再洗澡，可以用干净的卫生巾垫在内裤上。

3 不管有无宫缩，有没有到预产期，一旦破水，马上去医院就诊。要注意，在去医院的途中也要保持臀部抬高的体位。

发生羊水早破如果不及时处理，很有可能使胎宝宝发生宫内感染，引起并发症。但是这个阶段的孕妈妈有漏尿现象，容易将羊水当成是小便，所以需要学会鉴别。当不确定时，可以按羊水早破来处理。同时可以用试纸试验：将试纸放入阴道，如果是羊水早破，试纸会从橘红色变为深绿色。将试纸交给医生，放到显微镜下观察，会看见羊水中的小脂肪块和胎毛，这就可以确定是羊水早破了，最好及时采取措施。

预防羊水早破的注意事项

1 坚持定期做产前检查，7~9 个月每半个月检查 1 次，9 个月以上每周检查 1 次，有特殊情况随时去做检查。

2 孕晚期不要进行剧烈活动，生活和工作都不宜过于劳累，每天保持愉快的心情，适当地到外面散步。

3 不宜走长路或跑步，走路要当心以免摔倒，特别是上下楼梯时；切勿提重东西以及长时间在路途颠簸。

4 怀孕最后 1 个月禁止性生活，以免刺激子宫造成羊水早破。

♥ 产检——给胎宝宝做保健

别忘了本月的两次产检

本月，你应该去医院接受两次产前检查。第一次在孕 34 周左右，第二次在孕 36 周左右。每次检查的一般项目没有明显的变化，如：测量体重、宫高、腹围、心率、血压、胎心，定期测量血尿常规等，另外还要做以下检查。

● 胎儿生理评估

通过超声波检查，了解胎儿呼吸、胎动和羊水量等情况，利用子宫胎儿心跳监视器做胎儿的非压力试验。如果胎儿超过 4000 克，就要考虑是否要剖宫产。

● 乙型肝炎表面抗原及 e 抗原检查

乙型肝炎可以经由胎盘和产道传染给胎儿，因此需接受表面抗原 (HBsAg) 及核心抗原 (HBeAg) 的检验，如果两者都呈阳性反应 (+)，新生儿须在出生 24 小时内注射免疫球蛋白，再接种乙型肝炎疫苗，以降低宝宝感染的几率。

如果检验出二者都是阴性 (–)，新生儿就不需注射免疫球蛋白，只需接种疫苗即可；

如果表面抗原为阳性、核心抗原为阴性，传染力不强，新生儿的感染几率不高，可以不用注射免疫球蛋白。

● 乙型链球菌筛选

新生儿感染乙型链球菌，会出现全身性感染的临床症状，死亡率高达 50%，预防的方式则是在怀孕第 35~37 周进行阴道及肛门 B 型链球菌抗原测试。若确定感染了链球菌，医生会立即让孕妈妈接受抗生素治疗，即使是采用剖宫产的孕妇，部分医院或医师仍会建议进行，理由是可能在排定的剖宫产时间之前，就发生破水或急产，难免危及新生儿，为了防止意外，也可作为处置时的参考。

胎心监护是本期产检的重点

正常的胎儿心率随子宫内环境的不同，时刻发生着变化，胎心率的变化是中枢神经系统正常调节机能的表现，也是胎宝宝在子宫内状态良好的表现。通过胎心监护可以尽早发现胎儿异常，在胎儿尚未遭受不可逆性损伤时，采取有效的急救措施，使新生儿及时娩出，避免发生影响其终身的损伤。在怀孕 35 周后，孕妇每周去医院产检时，都要进行胎心监护。但这样只能在特定时段监测而不能按照需要监测，所以还需要孕妈妈养成每天自行监测胎动的习惯。

● 注意事项

在做胎心监护 30 分钟至 1 小时前吃一些食物，比如牛奶和坚果。最好选择一天当中胎动最为频繁的时间进行，避免不必要的重复。选择一个舒服的姿势进行监护，避免平卧位。如果做监护的过程中宝宝不愿意动，他极有可能是睡着了，可以轻轻摇晃您的腹部把他唤醒。如果胎心监护的效果不是非常满意，那么监护会持续地做下去，做 40 分钟或者 1 小时是非常有可能的，请孕妈妈不要太过着急。

测量腹围、宫高、体重，检测孕晚期健康

在孕晚期，孕妈妈的腹围、宫高、体重仍会不断变化，这是胎宝宝在增长的表现，通过测量可知道胎宝宝是否增长过快，如果增长过快，要限制饮食，以免长成巨大儿，分娩时造成难产。同时还能发现胎宝宝增长缓慢，这时需要提醒孕妈妈加强营养，如胎宝宝过小，还需要住院输营养液治疗。

如何推算腹中宝宝的体重

产前对胎宝宝的体重进行预测推算，不但可以从一个侧面反映出胎宝宝的生长发育情况，还能对孕期影响胎宝宝生长的一些生活习惯进行及时而正确的纠正，对于分娩时机和分娩方式的选择也具有非常重要的意义。

需要注意的是，预测体重与宝宝实际出生体重通常会有 10%~15% 的误差，因此结果仅供参考。

● 通过腹围和宫高推算宝宝体重

公式 1：腹围（厘米）× 子宫底高度（厘米）+200

公式 2：腹围（厘米）× 子宫底弧长度（厘米）× 1.08

注：计算出的结果单位为"克"。

● 通过 B 超参数推算宝宝体重

公式 1：$-5168.32+100.97 \times HC$（头围）$+110.86 \times AC$（腹围）$+143.09 \times FL$（股骨长）$+331.43 \times FTH$（胎宝宝腿部皮下脂肪厚度）

公式 2：$-4973.72+260.69 \times HC$（头围）

公式 3：$-2686.60+171.48 \times AC$（腹围）

公式 4：$-2232.56+747.42 \times FL$（股骨长）

公式 5：$-2513.51+1049.90 \times FTH$（胎宝宝腿部皮下脂肪厚度）

注：上述公式中的单位均为"厘米"；计算出的结果单位为"克"。

及早发现胎儿宫内窘迫

胎儿在宫内有缺氧征象，危及胎儿健康和生命者，称胎儿窘迫。胎儿窘迫主要发生在临产过程，也可发生在孕晚期。如果在孕37周出现胎动减少，则有可能是慢性胎儿窘迫，往往延续至临产并加重。遇到这种情况，孕妈妈应做如下检查：胎盘功能测定、胎心监护、胎儿生物评分及胎动计数。估计胎儿情况尚可者，则可采取左侧卧位休息、定时吸氧、改善胎盘供血等治疗办法；若胎儿缺氧情况难以改善、已接近足月，估计胎儿娩出生存机会较大，可考虑剖宫产终止妊娠。

孕妈妈可通过自我监测胎动方法来发现胎儿宫内窘迫。具体做法是：孕妇取坐位或卧位，注意力集中，身旁放纸和笔，用以记录，手按腹部体会胎儿的活动。胎儿从开始活动到停止为 1 次胎动，每天数 3 次，早、中、晚各 1 次，每次 1 小时，时间相对固定，3 个小时的胎动数之和，再乘以 4 得 12 小时胎动数。若 1 小时胎动数小于 3 次，12 小时胎动数小于 10 次，或胎动计数较前几天增加或减少 50% 以上，说明胎儿宫内情况不良，应立即去医院就诊，寻找病因，决定是否有必要即刻终止妊娠。

小贴士

胎儿窘迫的病因可归纳为三大类

1. 母体因素。母体血液含氧量不足是重要原因。如母体患有妊娠高血压疾病、重度贫血、一氧化碳中毒、各种原因引起的休克与急性感染发热等，均可引起母体血液含氧量不足。

2. 胎盘、脐带因素。脐带血运受阻，如脐带过长、过短、脐带缠绕、打结、扭转、胎盘功能低下等。

3. 胎儿因素。胎儿患有严重的先天性心血管疾病、颅内出血、胎儿畸形等。

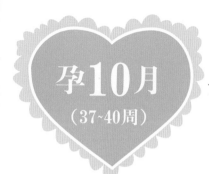

孕10月
(37~40周)
分娩时刻马上到来

♥ 胎宝宝天天长

胎宝宝在成长——马上变婴儿

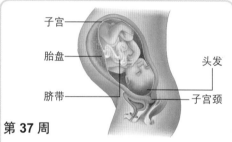

子宫
胎盘
脐带
头发
子宫颈

第 37 周

现在胎宝宝的体重正以每天 20~30 克的速度继续增长,现在的重量在 3 千克左右。身长约有 50 厘米。宝宝现在正在练习呼吸,因为身体逐渐长大,空间太小,他已经无法做运动了。他在子宫的时间越长,就有越多的时间愉快地在安静的子宫里发育他的脑部。到这周末,胎宝宝就可以称为足月儿了。

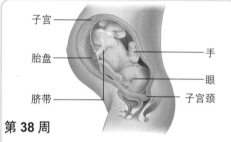

子宫
胎盘
脐带
手
眼
子宫颈

第 38 周

到这周,宝宝的指甲已经长到了手指和脚趾的末端,头发长到了 2 厘米左右。胎宝宝的胎头在孕妈妈的骨盆腔内摇摆,他身上原来覆盖着一层细细的绒毛和大部分白色的胎脂逐渐脱落,这些物质及其他分泌物也被胎儿随着羊水一起吞进肚子,形成胎便,在他出生后一两天内排出体外。

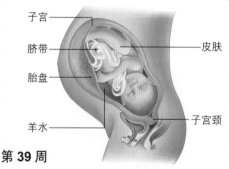

子宫
脐带
胎盘
羊水
皮肤
子宫颈

第 39 周

胎宝宝现在的体重为 3200~3400 克,一般来说,男孩比女孩略重一些。胎宝宝的皮下脂肪现在还在继续增长,身体各部分器官已发育完成,其中肺部是最后一个成熟的器官。他的头已经固定在骨盆里,所以安静下来,动得很少了。

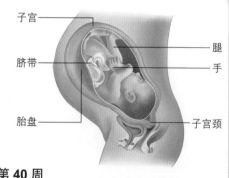

子宫
脐带
胎盘
腿
手
子宫颈

第 40 周

胎盘开始慢慢老化,但宝宝一天不出生,养料就会不停地通过胎盘和脐带运过来,胎宝宝就会在子宫里长大一点。他即将成为一个成熟而完美的婴儿,随时准备出生与妈妈见面。

孕妈妈的身体变化——临近分娩

随着胎宝宝的头部进入骨盆，孕妈妈的胃和胸部感觉轻松一些了。

阴道和子宫越来越柔软，下腹部的压力越来越大，突出的肚子逐渐下坠。胎头下降牵拉宫颈，有的孕妈妈会觉得胎宝宝好像就要掉下来似的，而且膀胱受到压力，使孕妈妈一天到晚都有便意。阴道分泌物也更多了，如果其中带有血迹，就应该留心是否有腹痛，如果出血量大，破水就应该立即去医院了。

孕妈妈现在最大的压力来自于对即将带来的分娩的期待。所以，孕妈妈应尽量调整既紧张又焦急的情绪，适当运动，充分休息，密切关注自己身体的变化，随时做好入院准备。

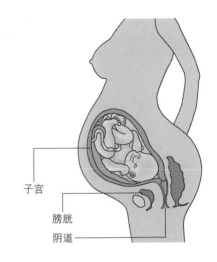

子宫

膀胱

阴道

孕 10 月保健重点

产前多吃些高能量食物

蛋糕、孕妇奶粉等甜食，含糖量较高，也能较快地释放出较高能量，可以适当食用。

容易消化的高能量食品，如粥、米汤、小馒头、面包片、煮鸡蛋等可以相对持续地提供能量。这些食物食用方便，可以在阵痛的间隙吃。

红牛等氨基酸饮料有一定的提神助力作用，一般能在饮用后 20~30 分钟开始显现效果。挣扎了较长时间，已经筋疲力尽的孕妈妈，可以食用这类食物补充能量。

克服临产前的紧张心理

孕妈妈要对自己有足够的信心，其实分娩没你想象的那么可怕，尽量消除自身的紧张心理。

分娩是一种自然的生理现象，是每一个健康的育龄妇女都能够承受得住的。分娩时子宫会一阵阵的收缩，你会感到一阵阵腹部和腰部的胀痛不适。但这种疼痛原本没那么严重，而是由于精神紧张，对分娩恐惧使疼痛感加强了。如果从分娩开始就泰然处之，主动地去稳定自己的情绪，疼痛就不会那么严重了。

孕妈妈应该相信现在的医疗技术，分娩的安全性比过去大大提高了。在医院里分娩，孕妈妈的生命危险接近于零。万一发生自然困难的情况，在有危险时，医生会马上采取措施。而目前手术的成功率已接近 100%。所以，孕妈妈要满怀信心地分娩。

消除孕妈妈紧张心理，家属临产前的帮助和准备工作是很有必要的。如果产前准备工作不充分，孕妈妈慌慌张张地进入医院，很容易引起精神紧张和恐惧感。相反，产前准备做得周到、细致，孕妈妈不慌不忙地进入医院，安心坦然地待产，则对稳定临产时的情绪、防止精神过度紧张是十分有益的。

❤ 孕妈妈营养保健

孕妈妈饮食细节安排

● 不需要滋补药品和保健品了

孕期其实不宜多吃滋补药品。因为滋补药品进入人体都要经过特定器官的吸收、分解、代谢，有时会产生一定的毒副作用或过敏反应。同时，怀孕过程中孕妇体内的酶系统也会发生某些变化，使摄入的食物药物在代谢过程中不易解毒或难以排出，常可造成积蓄中毒。有些保健品和药物在母体可通过胎盘直接影响胎儿生长发育，甚至损伤胎儿。

● 临产前一周禁吃人参

孕晚期，孕妈妈一般体质偏热，此时如果滥服人参，有可能加重妊娠不适症状，出现兴奋激动、烦躁失眠、咽喉干痛、血压升高等不良反应，医学上称为"人参滥用综合征"，有流产和死胎的危险。最佳的处理方式是孕妈妈在征得医生同意后再服用，避免不必要的麻烦。

另外，孕晚期部分孕妈妈会出现高血压、蛋白尿和水肿，如果此时服用人参，有可能升高血压，不利于消除水肿。因此，孕晚期服用人参，弊多利少，必须慎重。

由于人参的抗凝作用，临产及分娩时不提倡服用人参，以避免导致和增加产后出血；如有头胀、头痛、发热、舌苔厚腻等情况不要服用人参。

● 剖宫产需要注意哪些饮食禁忌

剖宫产前最好不要滥用高级的滋补品。比如高丽参、洋参、鱿鱼等食品都最好不要乱吃。因为参类有较强的强心、兴奋作用，而鱿鱼的体内含有非常丰富的有机酸物质，它可以抑制血小板的凝集，吃多了不利于术后的止血与伤口的愈合。

● 孕妈妈两个产程的饮食

1 第一产程的饮食

第一产程不需要孕妈妈用力，这时孕妈妈可以尽可能多吃些东西，以备在第二产程时有力气分娩。吃的食物以碳水化合物性质的食物为主，因为他们在体内的供能速度快，在胃中停留的时间比蛋白质和脂肪短，不会在宫缩紧张时引起产妇的不适、恶心或呕吐。食物应稀软、清淡、易消化，如蛋糕、挂面、粥等。

2 第二次产程的饮食

第二产程，多数孕妈妈不愿进食，这时可以适当喝点果汁和菜汤，以补充因出汗而丧失的水分。在第二产程，孕妈妈需要不断用力，应进食高能量、易消化的食物，如牛奶、粥、巧克力等。如果实在无法进食，也可以通过输葡萄糖、维生素来补充能量。

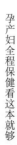
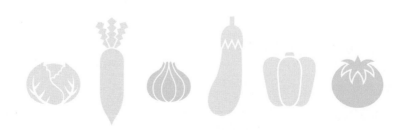

● 能缓解产前抑郁的食物

粗粮、全麦、麦芽、核桃、花生、土豆、大豆、葵花子、新鲜绿叶蔬菜、海产品、蘑菇及动物肝脏等食物，含有多种缓解紧张和忧虑的营养素。特别是海鲜，抗抑郁功效更为显著，因为海鲜中含有较多的 ω-3 脂肪酸、维生素 D 和碘等物质，会使抑郁症得到有效缓解。

另外，香蕉、莲子或者巧克力等也有愉悦心情的作用。在情绪低落的时候，孕妈妈不妨吃一些令人愉快的食物或者自己喜爱的食物，在享受的过程中也能让心情更加愉快。

● 吃一些有助睡眠的食物

这个月，大多数孕妈妈的睡眠不是很好，可以通过吃一些有助睡眠的食物来改善。

牛奶

牛奶有两种催眠物质，一种是能够促进睡眠血清素合成的原料 L-色氨酸，由于 L-色氨酸的作用，往往只需要一杯牛奶就能起到不错的效果。

小米

小米含有丰富的色氨酸。色氨酸能促进大脑细胞分泌出一种使人欲睡的神经递质——五羟色胺，使大脑活动受到暂时的抑制，身体容易入睡。

葵花子

葵花子含有亚油酸、多种氨基酸和维生素等营养成物质，能调节大脑细胞的正常代谢，改善神经中枢的功能，提高睡眠质量。

核桃

核桃可以改善睡眠质量，因此常用来治疗神经衰弱、失眠、健忘、多梦等症状。具体吃法是配以黑芝麻，捣成糊状，睡前服用 15 克，效果非常明显。

● 巧克力，临产妈妈的能量棒

在所有高能量的食物中，巧克力为"助产力士"。每 100 克巧克力中含有碳水化合物 50 克以上、蛋白质 15 克，可以释放出大量的能量，而且其中的碳水化合物吸收利用速度特别快，是鸡蛋的 5 倍。另外，巧克力中的维生素、铁、钙等营养素含量也较丰富，对孕妈妈产后产道修复以及泌乳和增加乳汁营养也都很有益处。所以，孕妈妈在待产时可以适当吃些巧克力。越纯的巧克力越有效。

● 分娩期应该补充什么食物

对孕妈妈来说，分娩是需要耗费巨大体力的。研究表明，初产妇的正常产程为 12~16 小时，临产后正常子宫每 3~5 分钟收缩 1 次，总共消耗 6200 卡（约 2.6 万焦耳）热量，相当于爬上 200 多级楼梯或跑完 1 万米所耗费的能量。这些能量必须在产程中适时、及时补充，才能使分娩顺利。

因此，孕妈妈要学会在宫缩间歇见缝插针地补充一些食物，以保证有足够的力量促使子宫口尽快开大，顺利分娩。那么孕妈妈在分娩期间吃点儿什么好？

临产饮食应以富于糖分、蛋白质、维生素，易消化、少渣、可口的食物为主。可根据孕妈妈自己的喜好，选择蛋糕、面汤、稀饭、肉粥、藕粉、点心、牛奶、果汁、巧克力等多样饮食。机体需要的水分可由果汁、糖水及白开水补充，还可以喝一些具有抗疲劳和补充能量作用的功能饮料。

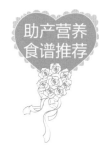

鱼粒虾仁

原料： 净鱼肉 100 克，虾仁 100 克，荸荠 100 克，玉米粒 50 克，鸡汤 30 毫升，淀粉、盐各适量。

做法： 1. 将净鱼肉切成丁（即鱼粒），虾仁洗净，均加少许淀粉拌匀；荸荠洗净，去皮，切丁。

2. 锅中热油，放入鱼丁和虾仁炒散，再放入鸡汤和荸荠，加盐调味，炒至荸荠呈半透明时放入玉米粒，翻炒均匀即可。

功效： 鱼和虾都是优质蛋白质的来源，既清淡又美味，能帮助孕晚期妈妈补充所需要的蛋白质。

鸭血豆腐汤

原料： 鸭血 250 克，北豆腐 300 克，菜心适量，香油 10 克，葱末 5 克，盐少许。

做法： 1. 先将鸭血洗净，切成块；豆腐洗净，切成同样大小的块；分别放入开水中焯一下，捞出控净水；菜心择洗干净，切段。

2. 锅置火上，放水烧开，放入鸭血块、豆腐块、菜心段，煮至将熟时，加盐、葱末调味，待汤再开，起锅盛入汤碗内，最后淋入香油即可。

功效： 豆腐是补钙高手，鸭血能满足孕妈妈对铁质的需要。不仅能调动孕妈妈的胃口，还能促进钙质的吸收。

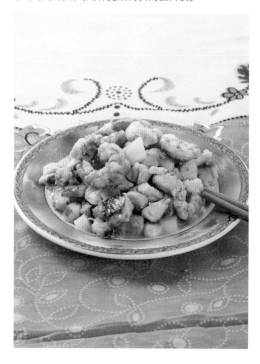

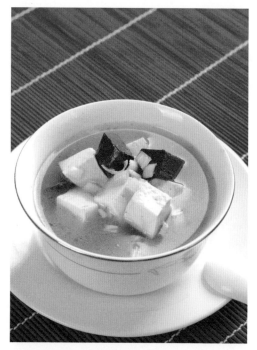

素炒豆芽

原料： 黄豆芽 500 克，盐、酱油、姜片、白糖各适量。

做法： 1. 黄豆芽去根，洗净。

2. 将锅烧热，加入花生油，将油烧热，倒入黄豆芽，煸炒至半熟，加酱油、盐、姜片及适量水，继续煸炒，加入白糖再炒片刻即可出锅。

功效： 黄豆芽有清热解毒、降血压、美肌肤的作用。

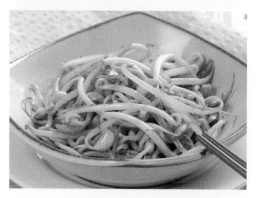

黄豆莲藕排骨汤

原料: 黄豆 150 克, 莲藕 100 克, 排骨 300 克, 姜片、盐各适量。

做法: 1. 将黄豆洗净; 莲藕去皮, 以刀背拍过后切片备用。

2. 将排骨洗净, 切成段。

3. 锅置火上倒入适量油, 油五成热时, 倒入排骨段翻炒, 放入姜片、黄豆、藕片、盐。

4. 开锅后倒入砂锅中, 炖至肉离骨, 出锅即可食用。

功效: 有助产作用, 并且能安神、提高睡眠质量。

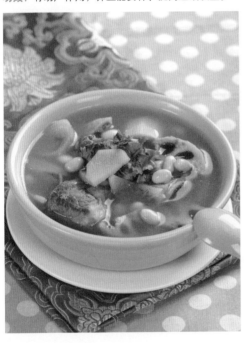

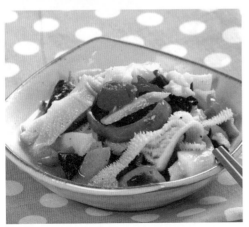

酸奶水果拌

原料: 原味酸奶 120 克, 草莓、苹果、香蕉各 50 克, 核桃仁 10 克, 橄榄油 5 克。

做法: 1. 将苹果、香蕉分别去皮, 切块; 草莓洗净, 切块; 核桃仁切成小碎块备用。

2. 将苹果块、香蕉块、草莓块盛入盘中, 加入橄榄油, 搅拌后再加入原味酸奶, 搅拌均匀后加入核桃碎即可。

功效: 能供给人体丰富的营养和多种维生素。

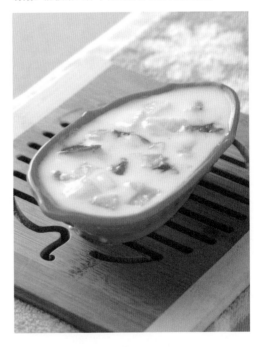

木耳炒百叶

原料: 木耳 50 克, 牛百叶 100 克, 青椒、红椒各 30 克, 姜末 5 克, 盐适量。

做法: 1. 木耳用水泡发, 去掉硬根, 洗净后切成大片; 青椒、红椒洗净, 去蒂去子, 切成块; 牛百叶洗净, 切成块。

2. 将所有材料放入开水锅中焯一下, 立即捞出控水。

3. 锅置火上, 放油烧热, 加入姜末爆香, 将上述材料放入锅中, 大火爆炒 2 分钟, 熟后加入盐调味即可。

功效: 百叶含维生素、糖类及矿物质, 有补肠胃、提神、消肿的作用。

孕妈妈保健

❤ 生活保健从点滴做起

了解分娩知识

● 分娩前容易忽视的几件事

1. 怎样与医院联系。拿到医生和医院的电话，确保可以随时找到医生或联系到医院，及时得到帮助。

2. 规划好去医院的路线。最好先演练一遍，并寻找一条备用的路，以便发生堵车时可以及时转向，尽快到达医院。还要估计出如果是在上下班高峰期间从家到医院大约需要多长时间。

3. 决定让谁在临产时陪在孕妈妈身边，准爸爸要不要进产房等，要保证陪产的人可以时刻在左右守护。

4. 确认家里的事情和工作的事情是否都安排好了。住院期间，要有人帮忙料理家务，另外让同事和上司知道自己的预产期，请他们不要在刚分娩的时候打扰自己。

5. 最好在入院前将自己银行卡密码、邮箱、QQ、淘宝网上商城等用户名和密码等写在一张纸上并妥善保存，防止产后很长一段时间不用而导致忘记。

● 分娩前日常生活需注意

临近分娩，孕妈妈行动越来越不便，在日常生活中应注意以下事项。

1. 个人卫生：勤洗澡，修剪指甲，要注意安全，不宜长时间热水浴。

2. 性生活：临产前严禁性生活，防止胎膜早破和早产。

3. 运动：禁止做大动作，如快步走、登高等。

4. 外出：外出要有人陪伴，独自外出时间不要过长，并告知家人。

5. 营养：保证营养，多食牛奶、鸡蛋、鸡汤。

6. 物品：清点入院用具，妥善安排分娩回家后所需的用具。把出院时自己和孩子所需物品放于显眼位置。

7. 日常训练：进一步熟练分娩的辅助动作，练习呼吸技巧。

● 怎样决定自己的分娩方式

大家都知道，分娩方式有两种：自然分娩和剖宫产。这就涉及选择哪种分娩方式的问题了。现在我们就来了解一下吧。

自然分娩和剖宫产各有利弊，建议孕妈妈在选择时要全面权衡。

自然分娩明显优于剖宫产的地方

1. 自然分娩后宫缩比较有力，身体恢复与剖宫产相比要快。

2. 自然分娩的孩子要经过产道挤压，肺功能得到了锻炼，皮肤神经末梢得到按摩，神经、感觉系统发育较好，整个身体功能的发展也较好；而剖宫产的孩子发生呼吸窘迫症和多动症的概率与自然分娩的孩子相比要高。

3. 自然分娩后，正常情况下，3天就可以出院；而剖宫产后住院时间较长，孩子也需要得到特别照护，费用较高，大约比自然分娩高1倍。

剖宫产优于自然分娩的地方

1. 剖宫产可以跳过阵痛，而自然分娩前初产妇一般需要经历长达12小时左右的阵痛。

2. 在妊娠存在异常时，及时施行剖宫产可以有效解除母子的危险。剖宫产可以一并处理腹腔内相关的疾病，如子宫肌瘤、卵巢囊肿等。

通过以上分析，经医生检查，符合自然分娩条件，孕妈妈情绪又比较稳定，建议孕妈妈还是选择自然分娩。

孕产妇全程保健看这本就够

● 剖宫产是不得已的选择

虽然现在剖宫产的技术已经很发达，并发症发生率也降低了，但仍然不能跟自然分娩相比；无论从产后恢复情况还是怀二胎的情况来看，都是自然分娩更有优势。此外，剖宫产的新生儿的健康也存在一定的隐患。

如果孕妈妈年纪小、身体好，一切条件都符合自然分娩的要求，医生是不会建议剖宫产的，孕妈妈也最好不要坚持。

有些孕妈妈年纪偏大、身体素质较差，或者有其他需要剖宫产的指征，如临产时胎位不正、胎头不下、羊水混浊、子宫脆弱、妊娠期高血压或糖尿病出现并发症，或高龄产妇有心血管疾病等高危因素，则必须做好剖宫产手术的准备。

● 无痛分娩真的不痛吗

无痛分娩其实就是在分娩中应用镇痛技术，减轻疼痛或者让疼痛消失，包含的内容很广泛，如针灸镇痛、麻药镇痛、电击镇痛等。导乐分娩、水中分娩也是无痛分娩。由此可以看出，无痛分娩不是绝对无痛的，只是相对地让疼痛少一点。孕妈妈如果疼痛阈值低，即使采用无痛分娩法仍然会感觉很痛。

在各种无痛分娩中，麻药镇痛效果最明显。国际通行的技术是硬膜外止痛法，就是由麻醉医师在孕妈妈背后大约腰部的高度用麻药，从而达到减轻疼痛感的目的。这需要在正式临产后宫颈口开到 1 ～ 3 厘米之后才能施行。第一次给药之后，药物会源源不断地进入体内，直到宫口全开，则不再给药，以便使孕妈妈用腹压加上宫缩，将胎儿娩出。在无痛分娩的过程中，孕妈妈仍可以清晰地感觉到宫缩，所以不妨碍用力。

● 难产并没有那么可怕

不少孕妈妈都十分畏惧"难产"二字，这种畏惧大多是因为对难产有误解。难产是个医学用语，有一定的医学指征，和普通人说的难产是有区别的。

医学上认为的难产有的产前就可以预知，有的虽然出现在分娩时，但也是可控的。产前可预知的难产情形包括骨盆结构异常、胎位不正、多胎、连体胎儿、巨大儿等。存在这些难产因素，就可以直接选择剖宫产，发生危险的概率很小。

在产程中才发现的难产包括胎头旋转异常、宫缩乏力、宫缩过强、胎盘早剥等几种情形，都在医生的监控之中，一旦出现异常就会迅速采取措施，所以也不会出现意外。

如果胎头旋转异常，医生会协助胎儿改变位置；如果宫缩乏力，根据乏力出现的时间，医生会选择打催产素增加产力或者打镇静剂让孕妈妈睡一觉恢复产力，如果实在不行也会进行剖宫产；如果宫缩过强，医生会准备应对急产的措施，尽量让产伤少些；一旦胎心不良，马上就会安排剖宫产。由此可以知道，无论何种情况，你和胎儿都在医生的监护之中，都是安全的，不会发生重大意外，没必要担心。

小贴士

难产发生的概率并不高，现代的医疗条件与技术又十分成熟，因难产而引起的意外事故也很少，不要为此忧心。

孕妈妈保健

分娩前需关注的细节

● 需要提前入院待产的情况

有以下情况的孕妈妈需要提前入院。

患有心脏病、肺结核、高血压病、重度贫血、糖尿病、甲状腺疾病等的孕妈妈，应提前住院，由医生周密监护，及时掌握病情，及时进行处理。

骨盆及产道有明显异常，不能经阴道分娩的孕妈妈，或者胎位不正（如臀位、横位以及多胎妊娠的孕妈妈），可选择一个适合的时机入院进行剖宫产。

中、重度妊娠高血压疾病，或突然出现头痛、眼花、恶心呕吐、胸闷或抽搐，应立即住院，控制病情，病情稳定后适时分娩。

有急产史的孕妈妈应提前入院，以防再次出现急产。

前置胎盘或过期妊娠者应提前入院待产，加强监护。

总之，对患有妊娠并发症的孕妈妈，医生会根据具体病情决定入院时间，孕妈妈及亲属应积极配合，不可自作主张，以防发生意外。

● 临产前有什么信号

见红	见红是分娩即将开始的一个可靠征兆，通常是粉红色或褐色的黏稠液体从阴道流出，或只是阴道分泌物中有血丝。见红通常出现在分娩前24~48小时内。 如果是淡淡的血丝，量不多，可留在家里观察，避免剧烈运动；如果流出鲜血，超过生理期的出血量，或者伴有腹痛的感觉，则需要马上入院就诊。
阵痛	临近分娩时，子宫开始收缩，把胎宝宝往产道方向挤压，这时会感觉到阵痛。 如果感觉到阵痛并伴有宫缩，先不要着急进医院，可以记录一下阵痛和宫缩的间隔时间，如果不规律或有规律但间隔很长，说明离分娩还有一段时间，可以在家休息，等阵痛达到10分钟1次时再入院待产。
破水	破水就是包裹着胎宝宝的羊膜腔自然破裂，羊水流出，你会感觉到一股温热的液体持续从阴道流出。破水一般发生在阵痛之后，如果发生在阵痛前，就是早期破水，早期破水可能会引起细菌感染或是脐带脱垂。

● 容易忽视的临产征兆

临产前，孕妈妈身体总会出现一些这样或那样的小异样，这是胎宝宝发出他即将来临的信号。但往往被孕妈妈忽视掉。

胎头下降感	临近分娩前，你可能会感到上腹部比以前舒服了，食量有所增加，呼吸也轻快许多，尤其是会有一种胎宝宝要掉下来的感觉，这是胎头进入骨盆入口时宫底下降的缘故。
分泌物增多	分娩前几天或在即将分娩时，阴道的分泌物会明显增多。这是因为在临产时子宫颈管会软化，分泌出白色的水样分泌物，以便胎宝宝能够顺利通过产道。
总是有便意	胎头下降到骨盆，压迫膀胱，下腹常常有胀满感，造成排尿次数增多，时间间隔变短，有时还会感到排尿困难。
腰酸腹胀	为了促进胎头下降，子宫会频繁收缩，你可能会因此而感到腰酸和腹胀，也有可能会觉得肚子发硬。
胎动减少	胎头下降到骨盆里，胎宝宝的身体相对固定下来，活动也受到限制，因此胎动和以前相比会大大减少。

● 一旦发生急产怎么办

如果还没出发，孩子已经快生出来了，就不要勉强去医院了，最好待在家里，以免将孩子生在路上受到感染或损伤。

确定在家里分娩时，首要事情就是拨打120，说明自己的情况，请求派医护人员到家里协助分娩。如果护理人员到来之前孩子已经出世，注意不要自行剪断脐带。万一剪脐带的剪刀消毒不干净，很容易造成细菌感染。

另外，万一孕妈妈一个人在家，打完120后要记得先把家门打开，以免医护人员到来时，孕妈妈因为疼痛打不开门，耽误时间。

还有，即使分娩顺利，孩子已经出生，也不应该就此留在家里，最好随救护车到医院处理胎盘。胎盘的处理很重要，一旦处理不当，很容易造成大出血，危及生命。而孩子也需要做一个全面检查。

并不是所有的孕妈妈都按一定的顺序出现临产先兆；也并非每个孕妈妈都出现所有的临产先兆；对于每一个孕妈妈来说，临产先兆的表现、感觉也不尽相同。出现下列情况，请马上去医院或请医生。

即便在没有发生宫缩的情况下，羊膜破裂，羊水流出。
阴道流出的是血，而非血样黏液。
宫缩稳定而持续地加剧。
产妇感觉胎儿活动明显减少或停止。

小贴士　初产妇对真假临产征兆很难辨别，通常是急迫地到医院。家人更是着急，因为他们不知道你到底有什么感觉。如果你不能辨别真假临产，就给医生打电话，事情就会变得简单了。

● 安排好住院期间和出院后的看护工作

无论是顺产还是剖宫产，产妇的身体一般都比较虚弱，需要有人特别照顾，这里的照顾包括陪护、三餐营养等。如果所有的担子都由准爸爸来承担，也不太现实，最好全家人分工合作，共同度过这一段"非常时期"。

老人们体力不好，可以负责产妇的营养，制作可口的营养餐，准爸爸可以负责每日看护。另外，现在各大医院及社会组织也针对产妇推出月子看护等服务，这些护工大都受过专业培训并有一定的产妇、新生儿护理知识，对于第一次迎接小宝宝到来的新妈妈、新爸爸来说，他们的帮助也是十分有用的。这些可以根据自己家庭的实际情况来决定。

出院后的看护

最好在孩子出生前就开个家庭会议，把孩子出生后照顾的工作分一下，让所有家庭成员都明确自己的分工与责任，尽力为新生宝宝创造一个和谐的家庭环境。

首先，月子在哪里坐，是在自己家、公婆家，还是在父母家？宝宝晚上跟谁睡？月子中的三餐谁来做？宝宝的尿布谁来洗？这些细小的问题，都要想办法去解决，新爸爸、新妈妈们总会有些手忙脚乱，是不是要请老人帮忙还是请一个专职的保姆？这一切还是在孩子出生前就商量妥当为好！

● 区别真性临产和假性临产

临产征兆最直接也最准确的就是阵痛，但没有经验的孕妈妈容易把假性临产当成真性临产，虚惊一场。要注意仔细分辨：

1 假性临产
疼痛出现的时间和维持时间都不定，运动一下或休息一会疼痛会消失，而不会越来越痛。疼痛的部位只是子宫的局部，大多数时候是子宫下方。假性临产多为子宫压力太大导致，有时候是因为胎宝宝胎动所致。

2 真性临产
阵痛很有规律，开始可能是 10 分钟痛 1 次，后面会越来越密集，最后可能 3~4 分钟痛 1 次；开始时持续时间可能是 10~30 秒，并会逐渐延长，最后可能会延长至 30~60 秒。另外，阵痛不会因为休息或活动而停止，只会越来越痛。阵痛的部位遍及整个子宫。

此时，宫缩和阵痛的节奏一致。宫缩开始时，即腹部发硬时，阵痛开始；阵痛停止时，宫缩也停止，腹部重又变软。真性阵痛大约 11~12 小时后就会分娩，有过生产经历的孕妈妈可以早 3~4 小时。

孕妈妈要做好分娩前的准备

● 会不会在产床上生好几天

越临近分娩，产妇的心理可能会越恐慌，有的孕妈妈可能会有这样的疑问："有的产妇说自己在医院生了好几天，才把宝宝生下来，我会不会在产床上生好几天呢？"当然不会。事实上，真正动产到胎儿娩出一般是24~48小时。如果发生滞产，产科医生会立即采取干预措施，没有在产床生好几天的情况。说在医院生了好几天，是因为这些妈妈精神过于紧张，出现假临产就急急忙忙住进了医院。

● 待产中可能出现的突发情况

临产前，准爸妈们都做了认真细致的准备，认为一心等待宝宝的到来就行了。其实，待产中也有很多突发情况。

1 胎儿宫内窘迫

如果胎儿的心跳频率下降，可能是胎儿的脐带受到了压迫，也可能是胎儿的头部下降受到了骨盆的压迫。遇到这种情况，医生往往会先给产妇吸氧和打点滴，如果胎心音仍然没有恢复正常，就需要立刻进行剖宫产。

2 胎盘早期剥离

在待产中，如果产妇的阵痛转变为持续性的腹痛，阴道出血量有所增加，这种情况可能就是胎盘早期剥离。如果确诊为胎盘早剥，需要紧急进行剖宫产。

3 胎儿头骨盆不对称

胎头过大、产妇盆骨腔过于狭窄，子宫颈没办法完全打开，或者胎头不再下降，在这种情况下医生往往会采用剖宫产。

4 脐带脱垂

多发于早期破水、胎头还在高位和胎位不正的时候。脱垂的脐带受到胎头的压迫，中断了胎儿的血液供应，危及胎儿的生命。如果出现这样的情况，需要立刻实行剖宫产。

5 麻醉发生意外

对采用剖宫产分娩或无痛分娩的产妇来说，使用一定剂量的麻醉剂时可能会发生过敏或不受麻等麻醉意外。一旦发生这样的情况需要及时处理，以免发生危险。

● 如何知道马上要分娩了

在分娩前，孕妈妈的身体一般会发出一些信号。有的孕妈妈在分娩的那天会感到烦躁，有的孕妈妈会出现心跳过速、燥热或者头痛等症状。此外，还有人感到没有胃口或者特别饿，也可能出现腹泻或者严重的便秘。

1 宫口开始慢慢打开，有更多的液体流出来，骨盆和小腹开始感受到拉扯的疼痛。阴道和膀胱有被压迫感也是分娩要开始的信号。

2 当流出的血或羊水增多的时候，就是该去医院的时候了，这时阵痛也开始变得有规律了。有一个黄金定律可以帮助孕妈妈判断分娩是否开始了：这个定律是4:1:1。具体说，每4分钟有1次疼痛，每次疼痛持续1分钟,这样的阵痛节奏已经持续1个小时了。

3 孕妈妈开始感觉到强烈的疼痛，疼痛的强度让人难以忍受。

4 还有一种最简单的信号是，孕妈妈自己觉得马上要见到小宝宝了，这个时候应该相信自己的直觉！分娩也许很快就会开始了。

● 要不要让准爸爸进产房

准爸爸参与分娩，可以给孕妈妈以心理安慰，让孕妈妈对分娩更有信心，但并不是每一个准爸爸都适合进产房陪产，是不是要进产房陪产要仔细考虑。

首先，准爸爸身体健康才能陪产。如果准爸爸正罹患某些传染病，如急性呼吸道感染、急性传染性肝炎等，就不适宜进产房，以免引起孕妈妈或者新生儿感染；准爸爸若有严重的心脑血管疾病或者严重晕血也不适宜进入产房，若准爸爸在产房里出现了不良状况，会给医生添麻烦。

其次，准爸爸心理承受能力强，陪产比较有利。分娩的过程相对漫长，而且有各种突发情况，如果准爸爸心理承受力较弱，表现出紧张、焦虑等情绪，会加重孕妈妈的心理负担和紧张情绪，对产程推进有弊无利。

所以，如果准爸爸想陪产就要做好身体和心理的准备。

分娩前后准爸爸的准备

● 安排好自己的工作

妻子就要进入预产期了，准爸爸开始准备迎接妻子分娩的时刻到来了，把到外地开会、出差等事情推掉，尽量离妻子近一些，以便随时听从妻子的召唤。

● 做好心理准备

这时的准爸爸可能比孕妈妈更心急，孕妈妈主要担心宝宝能否顺利出生，准爸爸不但担心宝宝是否顺利出生，更担心妻子是否能平安渡过分娩难关。所以准爸爸也要懂一些孕期和分娩的知识，不至于在孕妈妈快要生时手忙脚乱。

临产前，准爸爸要照顾好孕妈妈。

● 做好物质准备

选择好去医院的路线并确定好交通工具，临产时可及时送往医院。还应和妻子共同准备生产用品及婴儿用品，包括洗漱用品、餐具、消毒过的卫生纸、卫生巾、月经带和乳罩等。食物应准备鸡蛋、红糖、点心等。另外，还应准备好婴儿的衣服、尿布、包单、被子等，并放置在一起，以便一有情况，提起就走。

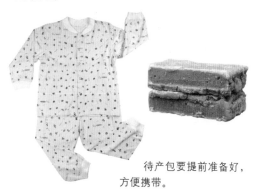

待产包要提前准备好，方便携带。

● 关心照顾好妻子

妊娠最后 1 个月，作为丈夫更应该关心帮助妻子，在这个时候，您最好不要出远门，万不得已，要安排适当的人照顾，尤其是夜间，一定要有人陪伴她。

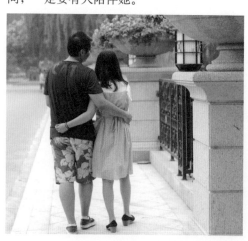

❤ 孕妈妈心理保健

放松紧张情绪可加速产程

精神紧张时，机体对氧的消耗量会增加，容易疲倦，不利顺产。为防止精神紧张，孕妈妈应尽量避免以下情况。

怕	分娩有一定的疼痛和风险，但现代医学发达，其安全系数已经大大提高，一般不会出现意外，所以孕妈妈不要怕。
累	分娩对体力的要求很高，所以临产前孕妈妈的工作量、活动量都应适当减少，养精蓄锐，全力以赴准备分娩。
忧	孕妈妈临产前要精神振作，情绪饱满，摆脱一切外在因素的干扰，尤其不要顾虑孩子的性别。家人更不应该给孕妈妈施加这样的压力。
急	到了预产期没有临产征兆，不要着急，也不用担心，只要定时做产检，监护胎宝宝即可。

准爸爸助产放松法，帮孕妈妈减压

放松脖子：孕妈妈仰卧在床上，准爸爸在孕妈妈的头顶处用双手轻轻托起孕妈妈的脖子，然后再慢慢放下，反复进行数次。

放松背部：孕妈妈坐在床上，准爸爸在孕妈妈的身后，双手重叠放在孕妈妈的背部，按照从上到下、从左到右的顺序轻轻按揉孕妈妈的背部。

放松手腕：孕妈妈采取舒服的坐位，准爸爸在一旁用左手轻轻握住孕妈妈一只手的手腕，右手捏住孕妈妈的手关节上下反复活动。几分钟后用同样的方法活动孕妈妈的另一只手。

放松大腿：孕妈妈仰卧在床上，准爸爸用一只手握住孕妈妈一条腿的膝盖，另一只手握住脚踝处，然后按照膝盖关节运动的方向将孕妈妈的腿反复屈曲、伸直。几分钟后用同样的方法活动孕妈妈的另一条腿。

放松脚踝：孕妈妈采取舒服的坐位，右腿向前伸直，准爸爸在一旁用右手轻轻握住孕妈妈的脚踝，并用左手轻轻地握住脚趾并前后运动。几分钟后用同样的方法活动孕妈妈的另一只脚，注意要保持孕妈妈的肌肉放松。

提示：以上放松活动要选择在孕妈妈宫缩间隙时进行，以便用较好的状态迎接下次宫缩的来临。

可以减轻分娩疼痛的音乐疗法

音乐在分娩时可以起到神奇的作用，如果在产前选一首最喜欢、最熟悉的音乐，能够唤起你愉悦情绪，这对缓解分娩疼痛非常有好处。

● 音乐疗法能镇痛

音乐疗法能使呼吸、血压、心跳保持平稳，肌肉放松，进而调整精神状态，使注意力转移到音乐的旋律、节奏、音高及快慢上，从而分散对分娩疼痛的感应力。

不过音乐疗法要提前进行训练，以便及早挑出最喜欢、最熟悉、最能唤起自己愉悦情绪的音乐，起到最佳的镇痛效果。可以单纯地听音乐，也可以把音乐和其他活动结合起来。

● 音乐疗法配合身体运动

在听音乐的时候，你可以伴随音乐的节奏，把身体各个部位活动开，依次轻拍大腿、腰部、手臂、手腕，这也有助于培养你对分娩怀主动、积极的心态。克莱德曼的《爱的协奏曲》比较适合配合身体运动。当然，你喜欢的音乐才是最合适的。

● 音乐配合腹式深呼吸

听着自己熟悉的音乐，跟着音乐的旋律和节奏，一边想象一边放松身体，然后做腹式深呼吸，可以先用鼻子慢慢吸气入腹部，再缓慢张口呼出，这可以帮你进入一种舒适的状态。

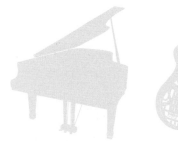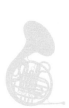

临产时应克服恐惧

随着临产日期的临近，孕妈妈的心里或多或少有些恐惧。害怕分娩痛苦和出现意外情况，这属于正常的心理现象，但过分恐惧会对分娩造成不利影响，所以产前应努力克服恐惧心理。

● 了解分娩的相关知识

克服分娩恐惧，最好的办法是孕妈妈自己要了解分娩的全过程以及可能出现的情况，分娩前做好相关的练习工作。许多医院或相关机构均举办了"孕妈妈学校"，在孕期多参加这样的讲座，对有效减轻心理压力、解除思想负担非常有帮助。

● 不宜提早入院

毫无疑问，临产时身在医院是最保险的办法。可是，提早入院等待也不一定就好。首先，医疗设置的配备是有限的，如果每个孕妈妈都提前入院，医院不可能像家中那样舒适、安静和方便；其次，孕妈妈入院较长时间不临产，会有一种紧迫感，尤其看到后入院的孕妈妈已经分娩，对自己也是一种刺激。另外，产科病房内的每一件事都可能影响住院者的情绪，这种影响有时候并不十分有利。

所以，孕妈妈应稳定情绪，保持心绪的平和，安心等待分娩时刻的到来。不是医生建议提前住院的孕妈妈，不要提前入院等待。

● 做好分娩准备

分娩的准备包括孕晚期的健康检查、心理上的准备和物质上的准备。一切准备的目的都是希望母婴平安，所以准备的过程也是对孕妈妈的安慰。如果孕妈妈了解到家人及医生为自己做了大量的工作，并且对意外情况也有所考虑，心里也就有底了。

💜 孕妈妈运动保健

孕 10 月运动宜忌

接近预产期的孕妈妈，体重增加，身体负担很重，这时候运动一定要注意安全，本着对分娩有利的原则，千万不能过于疲劳。

✅ **宜**：这时候运动的目的是舒展和活动筋骨，以稍慢的体操为主。比如简单的伸展运动：坐在垫子上屈伸双腿；平躺下来，轻轻扭动骨盆等简单动作。另外，瑜伽对于分娩时调整呼吸很有帮助，而一些棋类活动能够起到安定心神的作用。

❌ **忌**：运动强度不能过大，不可长时间走路。

接近预产期应控制运动强度

预产期越来越近了，孕妈妈的身体负担很重，还要时刻准备分娩的到来，这段时间可以经常散散步，做一些对自然分娩有利的辅助体操。

在这个月，孕妈妈运动时一定要注意安全，千万不能过于疲劳。运动时，控制运动强度很重要。脉搏不要超过 140 次 / 分，体温不要超过 38℃，时间在 30~40 分钟为宜。避免久坐久站和长时间走路。

产前不妨练习盘腿坐

保持后背腰部挺直，两脚掌合上，将足跟向内侧拉，同时缓慢降低两膝。这可以拉伸大腿与骨盆的肌肉，同时可以改善分娩时的体位，保持骨盆柔韧性，增强下身的血液循环。

如果比较难完成这个姿势，可以靠着墙来支撑后背，或者是在大腿底下放上垫子，但记住一定要保持后背笔直。

待产时可以做的运动

阵痛开始后，孕妈妈不必躺在床上忍耐，仍可以做些锻炼。以下几种方法可以减轻疼痛，加速产程。

散步：身体直立的情况下，散步能使更多的血液流向胎盘，为胎宝宝提供更多的氧，降低胎宝宝在分娩过程中发生窒息的危险，有助于产程顺利。散步时要有家人陪护，不要离开病房太远，可以多到窗口等空气流通较好的地方停留一会儿。

压腿：将一只脚稍微抬高，放在比较稳固的椅子、床或者台阶上，上身前倾形成压腿的姿势，阵痛来临时摇摆臀部。这样可以使骨盆打开，给胎宝宝更宽敞的下降空间，加快产程。

下蹲：两脚分开，用手扶着床或者椅子作支撑，屈膝下蹲，半蹲、深蹲都可以。这样做可以转移压力，减轻疼痛。提醒一点，下蹲时不要盲目用力，因为宫口还没有开，用力反而会增加痛苦。

跪趴：在床上放一个枕头，床边地上放一个垫子，跪在垫子上，头部随意趴靠在枕头上，宫缩开始后摇晃臀部。这样做可以有效利用重力作用，加速产程。

伸懒腰：跪在地板上或者床上，双手和膝部撑地，腰部反复拱起再放平，宫缩时摇晃臀部。这个动作会让胎宝宝十分舒服，因为此时他的压力最小。

床上前倾身体：如果孕妈妈正在做胎心监护或者被医生要求卧床，不能随便运动时，可以跪在床上，让准爸爸背对自己坐下，孕妈妈将身体前倾，趴靠在准爸爸身上。

❤ 孕期不适保健细节

临近预产期注意防宫内感染

宫内感染是指在产前或产时，胎盘、胎膜、羊水或胎儿由于胎膜早破，来自阴道或宫颈中的细菌进入子宫所引起的感染。它可以持续至产后或从产后开始出现临床症状，可导致母胎严重感染，引起新生儿肺炎、败血症或脑膜炎。孕妇若为阴道分娩，则发生产后感染的危险性较低，若为剖宫产，则可发展为产后子宫内膜炎、腹膜炎、血栓性盆腔静脉炎、败血症等。

对宫内感染的诊断有时很困难。最有代表性的表现是胎膜早破、白细胞增高和发热。胎儿和产妇心率快，子宫压痛，羊水有臭味等。

警惕坐骨神经痛来袭

到了孕晚期，胎头入盆，压迫一侧或双侧坐骨神经，可引起坐骨神经痛。怀孕期间，孕妈妈体内会产生一种松弛激素，可使关节韧带松弛，这是为胎儿娩出做准备的，但也会因此引起腰部关节韧带或筋膜松弛，使腰部稳定性减弱。另外，孕晚期孕妈妈体重不断增加加重了腰椎的负担，如果发生腰肌劳损和扭伤，就很可能导致腰椎间盘突出，从而压迫坐骨神经起始部，引起水肿、充血等症状，导致坐骨神经痛。

这个时候，孕妈妈要注意卧床休息，床以硬板床为最好。坐骨神经痛产后大多能回复，不需要药物或针灸治疗，也不宜手术治疗。

痔疮加重怎么办

如果孕妈妈怀孕不久就患了痔疮，在孕10月可能因为胎儿入盆，增加了对腹腔和直肠的压迫而使痔疮加重。如果没有怀孕，当然可以放心地使用药物和其他治疗方法，但现在孕妈妈不能随便用药，这会给你带来不小的苦恼。

用湿热的毛巾敷一敷可能会减轻疼痛，尽量选择侧卧位，如果痔疮比较严重，要看肛肠科医生。孕妈妈尽管放心，不会因为痔疮而影响分娩的，也不会因此增加分娩时的疼痛，医生会妥善解决这个问题的。

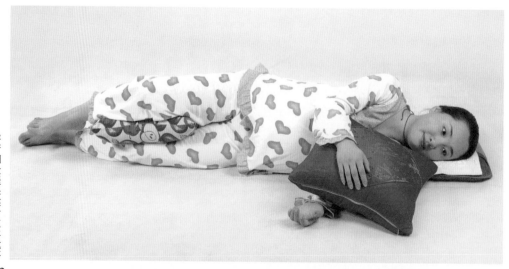

再次尿频不要怕

孕期最后 4 周通常是尿频情形最为明显的时间，尤其是曾经做过开刀手术的孕妈妈。由于胎儿向骨盆下降，压迫膀胱，使得排尿间隔时间缩短，再次出现尿频。

这会让你想起，在刚刚怀孕时，总是上卫生间，总像有尿没尿完。现在又开始了，而且比孕早期还明显，不要紧，把精神放松，不要老是想着它，有尿意就去坐便盆，身体稍微向前倾斜可以帮你尽量排空膀胱里的尿液，但是，如果发现并没有尿，千万不要老是坐在便盆上，这会使你的子宫颈出现水肿。另外，千万不能因为"尿频"而不敢喝水，你的身体需要大量的水分来维持胎儿的生长发育。

如果孕妈妈因为尿频而导致感染，或者子宫收缩伴随着疼痛感，都应马上咨询医生，请医生对症治疗，切不可随意服用药物，以免对自己和腹中的胎儿造成伤害。

宝宝迟迟没动静，请医生帮忙

如果超过预产期 1 周还没有分娩征兆，应积极做检查。检查后，医生会根据胎宝宝大小、羊水多少，结合胎盘功能测定结果和胎宝宝成熟度或者通过 B 超来诊断妊娠是否过期。

如果胎心监护正常，胎盘和羊水正常，可以耐心等待临产征兆出现，不必住院。孕妈妈这时可以做些促进分娩的活动。增加运动量，如延长散步时间、多上下几次楼梯都有较好的效果。另外也可以刺激乳房，促进催产素分泌：每天用软布热敷乳房，并轻轻交替按摩两侧乳房，每侧 15 分钟，每天做 3 次，就能取得较理想的效果。

如果确诊为过期妊娠，应及时入院催产，否则会因为胎盘老化、功能下降而发生危险。常用的催产方式是阴道给药和静脉注射两种方式。一般情况下，给药几小时后就可发生宫缩反应，待宫口开到 2 指时即可送入产房待产。如果催产失败，就需要实施剖宫产。

小贴士

孕晚期常有渗尿或尿失禁的现象，可使用护垫，并勤更换，经常练习紧闭肛门和憋尿时的动作，可以锻炼骨盆腔和阴道肌肉。

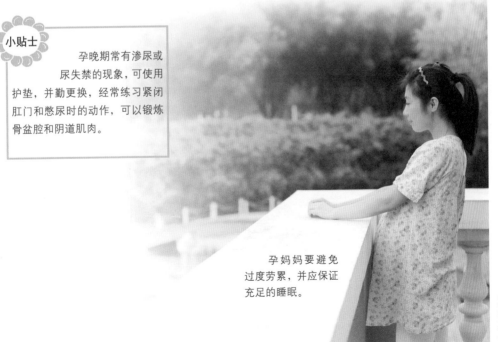

孕妈妈要避免过度劳累，并应保证充足的睡眠。

孕妈妈保健

怀孕时间过长对胎儿不利

女性正常的怀孕期为38~40周，如果怀孕超过42周则属于孕期过长。有人认为"瓜熟蒂落"，对怀孕时间抱无所谓的态度，甚至认为怀孕时间越长胎儿就越健壮，这是不科学的。

胎儿在母体内是靠胎盘供给营养得以生长发育的。怀孕时间过长会导致胎盘发生退行性变化，血管发生梗死，胎盘血流量减少，直接影响胎儿营养的供给，不仅胎儿无法保持正常生长，反而会消耗自身的营养而日渐消瘦，皮肤出现皱褶，分娩后像个小老头。此外，由于子宫内缺氧，可使羊水发生污染，使胎儿出现宫内窒息、吸入性肺炎而死亡；或因脑细胞受损，造成智力低下等不良后果。

另外，怀孕时间过长使得胎儿头颅骨大而坚硬，分娩出现难产或产伤，对母体健康和胎儿都有一定损害。

什么情况下算是难产

难产是指母亲的生产过程进展缓慢，甚至停止。胎儿能经阴道顺利分娩，取决于产力、产道和胎儿三大因素。如果其中一个或一个以上的因素出现异常，即可导致难产。

如果出现以下情况，就属于难产：

1. 从阵痛开始至子宫颈全开的时间段来看，如果在12小时以内属于正常。很多产妇是第一次生产，我们称之为初产妇。初产妇的产程超过20小时就算是难产。经产妇超过14小时也算难产。

2. 从子宫口开全至胎儿出生时间段来看，2小时以内属于顺产，超过2小时属于难产。

3. 从宝宝出生至胎盘娩出的时间段来看，5~30分钟是正常情况，超过30分钟属于难产。

而在这三个阶段中，任何一个阶段不顺利都会导致生产时间过长，都可称为难产。

矮小的孕妇一定难产吗

矮小的孕妈妈就一定难产吗？答案是否定的。因为一个人身材的高矮与骨盆的大小不一定成正比，况且胎儿能否顺利娩出还与骨盆的形态有关。有些身高超过1.70米的女性有着男性骨盆，盆腔是漏斗状，骨质厚，内径小而深，胎儿不易通过。而许多身高不足1.60米的女性，臀部宽，呈典型的女性骨盆，盆腔呈桶状，宽而浅，骨质薄，内径大，胎儿很容易通过。

此外，胎儿的大小与骨盆是否相称也是衡量可否顺产的因素。现代化的超声检查手段可以准确测量出胎儿的大小，因此临产时，医生完全可以预测出你生产过程是顺产还是难产。即使真的遇到难产，尚有剖宫产手术保驾。个子矮小的孕妈妈大可不必忧心忡忡，安心待产就好。

♥ 产检——给胎宝宝做保健

从现在开始，每周做 1 次产检

孕期最后 1 个月，是各种妊娠并发症的高发期，胎宝宝在宫内的状况也比较多变，所以产检会安排得比较密集，每周都要做 1 次。这时最主要的任务是密切监视胎宝宝在宫内的状况，包括胎心监护、胎位检查等。如果发现胎宝宝有宫内窘迫等异常，医生会要求孕妈妈及时终止妊娠。之前检查骨盆有异常的孕妈妈在这一阶段还会进行骨盆的复查。如果骨盆为漏斗骨盆，可能无法自然分娩，需要准备剖宫产。另外，出现了较严重的妊娠并发症的孕妈妈，如果继续妊娠风险较大，医生可能会建议引产，保护母子平安。另外，这段时间一般都会再安排多次 B 超检查。B 超可以让医生更加明了羊水及胎儿功能情况，避免胎儿发生意外。

每周做 1 次胎心监护

正常情况下，从怀孕 37 周开始就要每周到医院做 1 次胎心监护。胎心监护是胎心胎动宫缩图的简称，是利用胎心率电子监护仪将胎心率曲线和宫缩率压力波形记录下来后供临床分析，是正确评估胎宝宝宫内情况的重要检测手段。通过信号描记瞬间的胎心变化所形成的监护图形的曲线，可以了解胎动时、宫缩时胎心的反应，以推测胎宝宝宫内有无缺氧。如果有妊娠合并症或并发症，可提前到怀孕 28~30 周开始做。

在医院的胎心监护室里，医生会让你躺在检查床上，露出肚子。然后在你的肚子上绑两个探头，用以监测胎心和胎动。一个绑在下腹部，即子宫顶端的位置，是压力感受器，主要是为了了解有无宫缩及宫缩的强度；另一个放置在腹部对应胎宝宝胸部或背部的位置，进行胎心的测量。持续进行约 20 分钟的监测，如果胎心音每分钟在 120~160 次，或胎动 20 分钟 3 次以上，就说明胎宝宝基本正常，没有缺氧现象。

孕晚期产检注意事项

在做骨盆测量和胎心监护时有一些注意事项，孕妈妈要注意配合。

1 骨盆测量有一定的疼痛和不适，孕妈妈不要因为害怕而拒绝，而应该积极配合。这时可以做深呼吸，放松腹部肌肉。如果太过紧张，腹部肌肉放松不下来，医生的操作难度会加大，测量时间会延长，所承受的痛苦也会加大。

2 做胎心监护需要在胎宝宝有胎动的时候做，所以孕妈妈需要提前了解胎宝宝的胎动规律，把握胎动出现的时间，选一个胎动最频繁的时段去做，监护会更顺利。另外，要做好胎宝宝不配合的准备。比如胎动迟迟不出现或者出现异常，这就需要提前 1 小时吃一些高热量的食物（如巧克力），准备打持久战；监测时选一个舒适的位置，可以坐、半卧或左侧卧；如果胎宝宝始终不肯活动，可能是睡着了，可以轻轻晃动一下或轻拍腹部，唤醒胎宝宝，将监测进行下去。

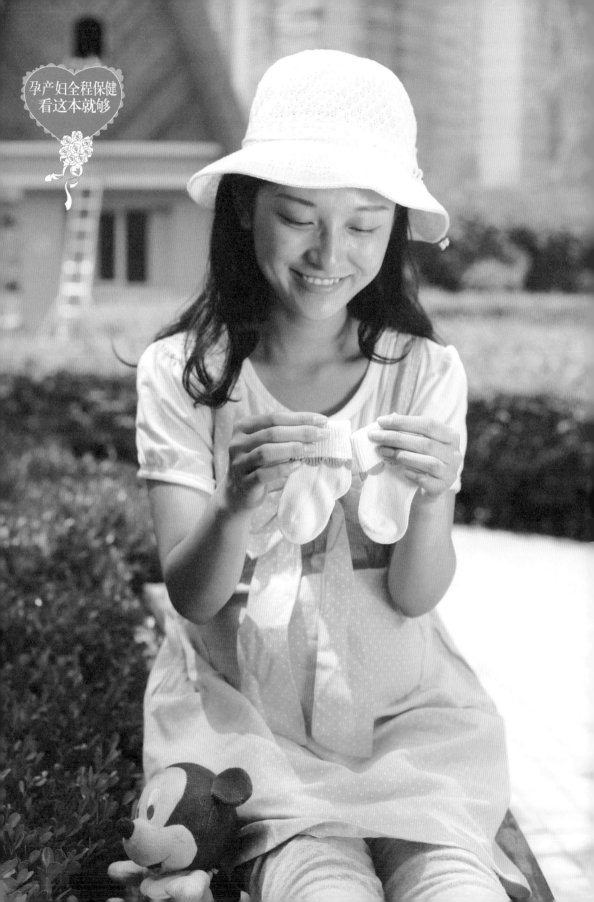

新妈妈保健

朝思暮盼的一天终于到来
亲爱的宝贝
已经做好准备
就要来这个世界和你相见
幸福溢满脸庞的你
准备好了吗

顺利分娩，母子平安

♥ 自然分娩——最理想

自然分娩的四大条件

● 胎宝宝娩出的通道——产道

产道分为骨产道与软产道两部分，这两部分的状态共同决定着胎宝宝娩出的顺利与否。这里主要说的是骨产道，即骨盆。它是一个形状不规则的椭圆形弯曲管道。骨盆的大小和形态必须符合产科对其规定的各项测量标准，胎宝宝才有可能顺利通过。如果你的骨盆异常（发育过小或受过外伤），管道中的某些径线较短，胎宝宝通过时就会受阻而造成难产。

● 将胎宝宝逼出的力量——产力

临产时，只有经过充分的宫缩，才能迫使宫口扩张开全，以利于胎头的下降。当然，这个过程是很疼痛的，尤其对于初产的孕妈妈来说，短暂的疼痛很难完成上述过程。持续的疼痛是很消耗体力的，这就需要你有足够的力气来承受长时间的疼痛。

● 胎宝宝自身的条件

胎位和胎宝宝的大小也是自然分娩中的重要因素。正常的胎位应该是头朝下，面部紧贴于胸部，双手环抱于胸部，两腿向胸部弯曲，这种姿势有利于胎宝宝及时转动以适应产道的形态。如果胎位不正（屁股或腿在下，或横躺在子宫里），就很可能被卡住，影响娩出。

如果你的骨盆正常，一般通过 3500 克以下的胎宝宝是没有问题的，但当胎宝宝过大（超过 4000 克）或头部太大、太硬，不易被挤压时，通过产道就会有难度。

● 孕妈的精神状态

焦虑、紧张的情绪会消耗你的体力，使你对疼痛的敏感性增加。同时，精神状态的好坏直接影响大脑皮层神经中枢命令的传送，使产力过强或过弱，影响宝宝的下降及转动，使产程进展缓慢。胎宝宝在产道内待的时间过长，容易造成缺氧、窒息，甚至死亡。

自然分娩好处多

● 促进母子感情

胎宝宝经阴道自然分娩时，腹部的阵痛会刺激你的垂体分泌一种叫催产素的激素，这种激素不但能促进产程的进展，还能促进你产后乳汁的分泌，甚至在促进母子感情中也起到一定的作用。

● 孕妈妈产后恢复快

自然分娩损伤小、出血少，产后会立刻觉得十分轻松，很快能下地活动，饮食、大小便等日常生活也能很快恢复正常，可以有充沛的精力照顾新生宝宝。而且住院时间短，产后最多 3 天就能出院，并能及早进行锻炼，有利于体形的恢复。

宝宝免疫力强

自然分娩时有规律的子宫收缩会促使胎宝宝肺部迅速产生一种叫做肺泡表面活性物质的磷脂，使宝宝出生后肺泡弹力足，容易扩张，能很快建立自主呼吸。同时，胎宝宝经产道的挤压，呼吸道里的黏液和水分都被挤压出来，可有效预防新生儿吸入性肺炎和新生儿湿肺的发生。

经阴道自然分娩时，胎宝宝有一种类似于"获能"的过程，它能帮助宝宝从母体获得一种免疫球蛋白（IgG），出生后机体抵抗力增强，不易患传染性疾病。

宝宝更聪明

胎宝宝在经过产道时会主动参与一系列适应性的转动，这会增加其皮肤及末梢神经的敏感性，为日后身心协调发育打下良好的基础。另外，通过阴道分娩的胎宝宝，由于头部受到产道的挤压，对今后的大脑及智力发育都有一定的好处。

有关自然分娩的疑问

自然分娩会改变骨盆结构吗

自然分娩的确会改变骨盆结构，但是并不会影响体形。自然分娩时，由于骨盆韧带松弛，使盆围、臀围增宽，显得更加丰满，反而增强了女性的形体美感。

选择自然分娩会不会吃"二遍苦"

有些孕妈妈担心，如果自然分娩不成，还要剖宫产，吃"二遍苦"。其实如果孕妈妈不适合自然分娩，医生会提前建议剖宫产，而不会到了产床上再做改变。多数顺转剖的妈妈都是因为在产程中进展不好或者胎心不好等原因而做剖宫产。

自然分娩会影响宝宝智商吗

自然分娩不会对胎宝宝的头部造成不良影响，因为胎宝宝在经过产道时，颅骨会产生自然重叠以适应产道环境，防止脑组织受压；相反，剖宫产会使胎宝宝因为从宫腔直接取出受到气压骤变的影响而产生损伤。因为在剖宫产时，宝贝胸部未受挤压，呼吸道的黏液、水分均滞于肺，易发生宝宝吸入性肺炎、缺氧等，有可能影响宝宝大脑发育，降低小儿智商。

自然分娩会影响日后性生活吗

自然分娩后，阴道的确会松弛，但产后在保证营养素摄取的前提下，通过锻炼骨盆肌肉就可以改善阴道松弛的现象。随着产妇身体复原，性激素水平回升到原水平，性功能也会随之恢复。所以，完全不用为此担心。

自然分娩，怎样做更顺利

宫缩到什么程度可以进产房

在阵痛的时候，护士会经常过来检查孕妈妈子宫口的开大程度。在宫口开至2~3厘米前，一般每隔4小时检查1次；宫口开大至3厘米后，频率会增加到2小时1次；也可能随情况调整。在这期间，还会定期监护胎心、听胎心音。当宫口开到10厘米的时候，孕妈妈就由护士送入产房，交给助产士或者医生，上产床分娩。助产士或医生接收产妇后会再次检查子宫颈开大程度，并行胎心监护，了解胎宝宝宫内状况。

在进产房时，孕妈妈可能经历新一轮的紧张和焦虑，要时刻提醒自己放松，及时调整呼吸。

● 你将要经历分娩的三个阶段

　　自然分娩分为三个阶段，叫做"三大产程"。第一产程指从间歇 5~6 分钟的规律宫缩开始到子宫颈口开全阶段初产妇，需 11~12 小时，经产妇需 6~8 小时；第二产程指从子宫颈口全开到胎宝宝娩出的阶段，一般需 1 小时左右，不超过 2 小时；第三产程指从胎宝宝娩出到胎盘娩出的阶段，不超过 6~30 分钟。

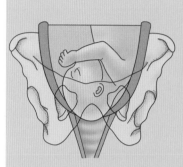 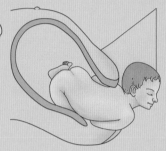 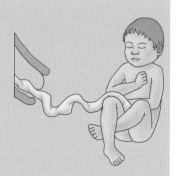

| 在第一产程，规律宫缩引起的疼痛让孕妈妈最难挨。开始时疼痛感较轻，到子宫颈口开到 10 厘米的时候，疼痛感会达到最高点。在这个阶段要注意多休息，抓住宫缩间隙进食，并试试转移注意力。这时可以洗澡、走动、摇摆身体等。 | 在第二产程，宫缩越来越密集，疼痛有向下运动的感觉，当胎宝宝快要娩出的时候，感觉像是要大便。在这个阶段，要注意调整呼吸，认真应用拉梅兹呼吸法，并跟着医生的指示用力。 | 在第三产程，胎盘娩出后，在产房观察 2 小时，观察出血情况，如无异常就可以回病房休息了，这时候要好好跟孩子接触一下，对亲子关系的建立很有益。 |

● 孕妈妈两个产程的饮食

1 第一产程的饮食

　　第一产程不需要孕妈妈用力，这时孕妈妈可以尽可能多吃些东西，以备在第二产程时有力气分娩。吃的食物以特殊化合物性质的食物为主，因为他们在体内的供能速度快，在胃中停留的时间比蛋白质和脂肪短，不会在宫缩紧张时引起产妇的不适、恶心或呕吐。食物应稀软、清淡、易消化，如蛋糕、挂面、粥等。

2 第二产程的饮食

　　第二产程，多数孕妈妈不愿进食，这时可以适当喝点果汁和菜汤，以补充因出汗而丧失的水分。在第二产程，孕妈妈需要不断用力，应进食高能量、易消化的食物，如牛奶、粥、巧克力等。如果实在无法进食，也可以通过输葡萄糖、维生素来补充能量。

● 分娩过程怎么做能配合医生

分娩是一种自然的生理现象，大部分孕妈妈都能顺利完成。分娩过程中的疼痛是可以通过拉梅兹呼吸运动和按摩缓解，或通过分娩镇痛来减轻，以达到可忍受的程度；宝宝的安全医生会密切监测。因此，你不必过分紧张和恐惧，更不要在宫缩加紧、强度增加时因疼痛而乱喊乱叫，因为这样反而会阻碍产程进展，引起难产。具体配合如下：

第一产程：

宫缩不紧，应思想放松，尽量下地活动，或同别人聊天，以分散注意力。照常吃一些易消化、营养多、能量高的食物，如巧克力。要按时排尿、排便，以免过度膨胀的膀胱和充盈的直肠影响胎儿的下降。宫缩时由准爸爸协助按摩，宫缩间隙时，尽量放松全身肌肉休息，以保存体力。有条件时可于子宫口开大 2 厘米时要求医生行镇痛。

第二产程：

根据医生的指导或平时的练习在宫缩时配合用力。正确动作是双腿蹬在产床上，双手握住床把，或取抱膝位，或取蹲位。宫缩时，先深吸气，然后屏住气像排便一样向下用力，尽可能屏得时间长点，紧接着做一次深呼吸后再深吸一口气，再屏气用力，这样每次宫缩时用 2~3 次。宫缩间隙时全身放松，安静休息，准备迎接下一次宫缩。胎儿即将娩出时，应按医生的要求张口哈气，以减轻腹压，防止产道裂伤。

当胎儿娩出后，可略休息 3~5 分钟，再轻微用力，使胎盘、脐带等全部娩出。

● 分娩时如何正确用力

学会在分娩中正确用力，可以促进分娩，缩短产程，并缓和子宫收缩所引起的强烈刺激，让孕妈妈比较轻松地度过分娩的特殊时期。在孕晚期就可以适当练习一下分娩的技巧。

分娩用力方向要正确：分娩中用力形成的腹压必须顺着产道的方向才有用，否则毫无意义。确定用力方向是否正确的方法是：将手掌放在肛门附近，然后用力，如果方向正确，手掌就会被向前推；如果方向错误，手掌就毫无感觉。另外，正确的用力方法，力量十分均衡，如果只感觉手掌的前半部或后半部受推挤，就表示方法错误，需要重新调整。

分娩用力要有效：分娩时用力要随着宫缩走，1 次宫缩持续 1 分钟，在这 1 分钟里最少要用力 3 次，才能比较有效。产程越长，耗力越大，有效用力就显得非常重要。用力的秘诀是吸足气后暂停几秒后再用力。先充分吸气，从鼻子吐气的同时停止呼吸，几秒后再慢慢像排便或打开肛门似的逐渐用力。此时要紧闭嘴唇，直到最后都不要让空气漏出来。从吸气、用力到吐气完毕，大约需要 25 秒。平时练习时，检查是否有以上缺点，如果有说明方法不正确，需要及时改进。

如何减轻分娩痛

● 缓解阵痛的三阶段呼吸方法

分娩时，运用正确的分娩呼吸法有助于集中精力、分散对阵痛的注意力，并可放松精神、缓解阵痛、减短产程。缓解阵痛的基本方法就是采用呼气式呼吸法。深呼吸法可以使宝宝获取更多新鲜空气，以防宫缩时氧气不足。

分娩呼吸法随产程的进行分为以下四个阶段。

第一产程潜伏期 深呼吸为主。宫缩时开始，鼻孔深吸气约3秒、之后用口缓缓呼出，也持续3秒。如此在宫缩期间反复进行，宫缩间歇时休息。	**第二产程减缓期** 子宫颈口张开大到8~9厘米时有一减缓阶段。这时要在宫缩到来时深呼吸一次后浅呼吸4~6次，之后用鼻孔把气深深呼出，同时轻轻向腹部加压。反复进行到宫缩缓解。
第二产程活跃期 这时在深呼吸后轻轻吸两口气，然后轻轻吐气。宫缩期间反复进行。	**第三产程** 宫缩时医生允许用力时深吸两口气，然后尽量长时间憋气用力，之后反复进行。等胎头出来后，不管有无宫缩都采取"哈、哈、哈"式短促呼吸。

● 缓解阵痛的休息方法和姿势

抱住椅子靠背坐着	像骑马一样坐在椅子上，两腿分开，双手抱住靠背，低头。如果医院有能摇晃的椅子，前后摇动，可以缓解疼痛。
盘腿坐打开骨关节	两脚相对，双手放在膝盖上，不仅可以缓解阵痛，还可以打开骨关节，使胎儿顺利产下。
蹲下	双脚打开可以使骨关节打开，重复站立和蹲下的动作，调节呼吸以缓解阵痛。这个动作推荐在阵痛不怎么强的时候进行。对于肚子很大的孕妈妈来说，因为很疲劳，不要轻易做，要在家人的陪伴下慢慢地起立、蹲下。
扭腰	慢慢地扭腰可以促进分娩、缓解阵痛。另外阵痛变强之后，这个方法是度过阵痛的要领。让两脚分开与肩宽，一边深呼吸、闭上眼睛，一边唱歌，同时前后左右大幅度地慢慢扭腰。

● 减轻分娩疼痛的心理疗法

分娩对孕妈妈来讲是一件重大的应激事件，特别是初产妇，往往缺乏心理准备。有的孕妈妈过度焦虑，这样会加重疼痛，而疼痛又会反过来加重焦虑。所以，产妇应正确看待分娩疼痛，学会用心理疗法来减轻分娩疼痛。

1 增强分娩信心
对分娩充满信心，可提高对疼痛的耐受性。

2 积极暗示
可以想象宫缩时宫口在慢慢开放，阴道在扩张，胎儿渐渐下降，同时自我暗示："生产很顺利，很快就可以见到可爱的宝宝了。"

3 有助于放松的方法
做肌肉松弛的练习、深呼吸、按摩和温水浴都是有助于放松的方法。

4 分散注意力
听自己喜欢的音乐、看让人心情愉快的喜剧片等都可以分散自己的注意力。

❤ 剖宫产——需谨慎

● 高危产妇

如果产妇患有糖尿病、妊娠高血压、妊娠子痫、先天性疱疹、蛋白尿和水肿，不适合自然分娩。一是产妇本身不能承受生产过程所带来的压力，二是胎儿的生命随时会受到威胁。对这部分产妇，医生也常常建议剖宫产。

● 多胞胎

产妇如果怀的是双胞胎，且胎儿胎位都是正常的，可以剖宫产，也可以尝试自然分娩。但是，如果怀的是三胞胎或更多胎的，建议优先考虑剖宫产。毕竟，这种情况下自然分娩是很危险的。

● 胎儿窘迫

胎儿窘迫会造成胎儿缺乏氧气而胎死腹中。大部分的胎儿窘迫可通过胎儿监视器看到，一旦发现胎儿心跳不好，或是在超声波下显示胎儿血流有不良变化，在医生紧急处理后仍未改善，就要施行剖宫产迅速将胎儿取出，以防发生生命危险。

● 胎位不正

正确的生产应是胎儿头顶先露出来的，胎位不正的产妇适合剖宫产。如果产妇是在阵痛开始后才发现胎位不正的，需要直接安排紧急手术。不过，如果是属于臀位的胎位不正，并且产妇坚持自然分娩，仍然可以利用各种助产方法尝试。

● 胎儿过大

胎儿过大，指的是产前检查时产科医生评估胎儿体重等于或超过了 4 千克，即巨大儿。这种情况下，由于胎儿体积过大无法经由骨盆腔生产，就要安排剖宫产，以避免发生难产。糖尿病孕妈妈常常会出现胎儿过大的现象。

● 骨盆狭窄或胎头与骨盆腔不对称

哪些产妇会出现骨盆狭窄或骨盆不对称呢？如身材过于矮小的、有骨盆骨折病史的、佝偻病患者、脊髓灰质炎患者和结核病患者，她们由于骨盆出口异常，无法让胎儿顺利通过产道，所以应该采取剖宫产。

剖宫产毕竟是手术，对生理和心理都有较大的影响，所以需要提前做好准备。

● 生理准备

手术前，医生会给孕妈妈输液补充营养，以免在手术中发生血糖过低的情形。另外，孕妈妈还需要做以下准备：手术前 4 小时禁食，包括水和饮料；进行全身性的检查，采血、做心电图、胸透，以确定孕妈妈是否贫血、肝功能是否正常、心脏功能是否正常等。

● 心理准备

决定剖宫产后，医生会制订出手术方案，并要求家人或者本人签字。这时候孕妈妈和家人对手术的焦虑将会达到高峰，甚至感到恐惧。了解是减少恐惧的最好办法，孕妈妈可以多看一些书籍，多跟医生咨询。了解加深了，恐惧感就会减轻些。

新妈妈保健

剖宫产后 24 小时的照护

对于剖宫产后需要特别照护的事项要给予特别注意，不可忽视。

1 术后 6 小时内，新妈妈不能枕枕头，应该保持平卧，预防麻醉引起的头痛，并将头偏向一侧，防止误吸呕吐物。6 小时后，可以用枕头，也可以把床头抬高，让恶露顺利排出。

2 要帮助新妈妈多翻身，最好每隔半小时翻 1 次，促进肠胃蠕动，尽快恢复消化功能，避免腹腔内脏器粘连。

3 术后 24 小时撤掉导尿管后，需要搀扶新妈妈下床走路、上厕所小便。如果小便无法排出，应及时通知医生做检查。

谨记，新妈妈不要因为怕疼而躺在床上一动不动，那样很容易引起各种并发症，反而使痛苦增加。

剖宫产后饮食禁忌

剖宫产术后 6 小时内禁食。剖宫产手术，由于肠管受刺激而使肠道功能受刺激，肠蠕动减慢，肠腔内有积气，易造成术后的腹胀感。6 小时后宜服用一些排气类食物（如萝卜汤等），以增强肠蠕动，促进排气，减少腹胀，并使大小便通畅。少吃或不吃易发酵产气多的食物，如糖类、大豆、豆浆、淀粉等。

当产妇排气后，饮食可由流质改为半流质，食物宜富有营养且易消化。如蛋汤、烂粥、面条等，然后依产妇体质，饮食再逐渐恢复到正常。

术后不久的产妇，应禁止过早喝鸡汤、鲫鱼汤等油腻肉类汤，可在术后 7~10 天再食用。

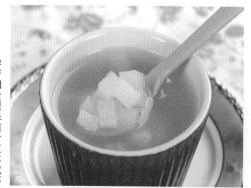

秋后算账——剖宫产之痛

剖宫产有全身麻醉和局部麻醉之分。全身麻醉在分娩中感觉不到任何疼痛，局部麻醉可能会感觉到少许疼痛。无论是哪种麻醉法，真正的疼痛在分娩之后才开始。所以剖宫产之痛是一种秋后算账式的痛。

首先，护士会挤压伤口排恶露，如果麻醉药在此时已经失效，由此带来的疼痛就成了分娩后的第一波痛。不过挤恶露的时间不长，所以这种疼痛可以忍受。另外，剖宫产后需要注射宫缩针以促进子宫收缩，子宫收缩也会引起疼痛。此时可以使用镇痛泵或者麻醉药镇痛，但疼痛阈值低的妈妈还是感觉难以忍受。相比之下，刀口的疼痛倒在其次。妈妈在翻身、走路、上厕所、弯腰、大笑、咳嗽时，也可能会感觉到难以言说的痛。剖宫刀口长好之后，在一年内的阴雨天可能还会经常感觉隐隐的痛和痒。

所以，为了生产时少些疼痛而选择剖宫产是不明智的。

剖宫产 6 小时后才可以进食流质食物。

怎样护理剖宫产刀口

剖宫产后，无论在医院还是回家后，刀口都是需要重点护理的部位。医护人员会做以下护理。

1 护士定期给刀口清洁、消毒、换药。如果大小便污染了刀口要及时告知医生，要求换药。

2 观察伤口渗血情况。若渗血不断，需要告知医生并及时更换纱布并查明原因。

3 如果刀口疼痛，可以要求使用镇痛药物。医生一般会给小剂量的麻醉药，但不建议长时间用。在术后第二天一般不需再用，以免影响肠胃蠕动。刀口若发痒，是伤口在愈合或对敷料过敏，可告知医生，让医生帮忙处理。

4 如果刀口是用线缝合的，在术后 7 天需要到医院拆线。如果是可以吸收的缝合线或者是无线缝合就无需拆线。

剖宫产新妈妈回家后的护理

1 术后 10 天以内，不要让刀口沾水，10 天后可以用干净水擦洗。

2 如果伤口发痒，可以用无菌棉签蘸医用酒精擦洗刀口周围止痒。但要注意不能用热水烫，更不要用手抓挠。如果是胶布引起过敏导致的发痒，换用脱敏胶布即可。

3 现在剖宫产的刀口一般都是横切，注意行动动作要缓慢，少做身体后仰等动作，咳嗽或大笑时要用手按住刀口两侧，以免拉扯到刀口。

4 注意营养丰富，饮食结构均衡，多吃高蛋白、低脂肪、富含维生素的食品，这样可以促进伤口愈合。像鸡蛋、瘦肉都可以适当多吃。

剖宫产术后如果体温持续偏高，刀口局部红肿、发热、疼痛，说明刀口有感染，需要就医，遵医嘱静脉输液或者口服抗生素进行抗感染治疗。

剖宫产孩子的训练

现在，越来越多的孕妈妈选择剖宫产来生孩子。心理学家研究发现，剖宫产的孩子因为出生的时候没有经过产道的挤压，缺乏生命中第一次触觉和本体感的体验，容易出现情绪敏感、注意力不集中、手脚笨拙等问题，而这些问题可以通过后天的训练来解决。

● 大脑平衡功能训练

出生后的前 3 个月，要经常抱着孩子轻轻摇晃，训练孩子的大脑平衡能力；在孩子七八个月时，要多让孩子练习爬行，这对锻炼孩子的手脚协调能力很有帮助；孩子学会走路后，家长要让孩子多做荡秋千、旋转木马等游戏。

● 本体感训练

剖宫产的孩子容易出现对自己的身体感觉反应迟钝、身体的协调性差、做事拖拉磨蹭等，有的孩子还会出现语言表达障碍和尿床等问题。家长可以多让孩子进行各种体育活动，如让孩子翻跟斗，再大一点让孩子拍皮球、跳绳、游泳、打羽毛球等。

● 触觉训练

有些剖宫产的孩子容易发脾气、胆小、紧张、爱哭、偏食、爱招惹人等。

可以让孩子玩水、玩沙、玩泥土、游泳、光着脚走路、玩羊角球等，洗完澡以后用比较粗糙的毛巾给孩子擦身体，多和孩子玩身体接触的游戏等。

💜 产后住院期间新妈妈的护理

产后要在医院住几天

● 自然分娩妈妈要住 3~5 天

虽然自然分娩时的阵痛剧烈，且持续时间较长，但挺过这一天后，子宫收缩和身体恢复都比较快，分娩后只需住院 3~5 天即可，有些医院甚至会让你当天就回家。

一般来说，在你分娩后，医生会继续观察两个小时，以了解子宫收缩情况，以防有产后大出血等异常情况发生。第 2 天，护士会帮你清洗外阴并辅以仪器照射，以加速侧切伤口愈合。大多数情况下，如果新妈妈没

有异常，第三天就可以出院了。如果会阴有伤口，第四天或第五天拆线后再出院比较好。

● 剖宫产妈妈要住 1 周

剖宫产不同于自然分娩，发生并发症和后遗症的危险都要高一些。常见的并发症有发热、子宫出血、尿潴留、肠粘连等，后遗症有慢性输卵管炎等。所以术后加强保健对顺利恢复很重要。

小心产后出血

产后出血是造成产妇死亡的重要原因，尤其在医疗不发达的发展中国家，因产后出血致死的比例更高。如果孕妈妈属于产后出血的高危人群，最好能及早告知医生，在产检和生产过程中做更严密的检查和准备，以降低产后出血的几率。

一般产后出血会在生产后 24 小时内发生，所以不管是自然分娩或剖宫产，产后都要住院 3 天左右，因为在这段危险期内，会有医护人员做密切观察，包括注意出血量、测量血压、心跳，孕妈妈如果感觉心跳加快、脸色苍白、冒冷汗，要及时告知医护人员以便做进一步检查。即使出院回到家，也可能发生迟发性产后出血，所以一旦有出血量不

减反增、心跳较快、血压低等情形，一定要尽快就医。

一般情况下，产后出血量应该逐渐减少，而且血的颜色会渐渐变淡，如果出血情况未改善，持续有渗血情形，要找出原因，有可能是药物引起的，例如产后妈妈常喝的生化汤，部分妈妈服用后子宫的反应不如预期，可能造成子宫在强力收缩后立即放松而导致出血，所以最好先暂停服用这类药物，并请医生做进一步诊断。

对于少量持续的阴道流血，可先去查找原因，再给予治疗；而突然的、短时间的大量出血，应马上去医院救治。

产后何时可以下地

● 自然分娩的产妇

一般来说，在产后休息 6~8 小时，就能从生产的疲劳中恢复过来，可以在床上活动，并坐起来。8~10 小时后，就可以自行上厕所。第 2 天，便可在室内随意活动及行走了。

早下床活动，能促进机体各种功能的恢复，如膀胱功能的恢复，减少泌尿系统的感染；增强胃肠道的功能，提高食欲、减少便秘；有利于盆底肌肉、筋膜紧张度的恢复，促进子宫的复旧及恶露的排出；还可以减少下肢深静脉血栓的发生。

● 剖宫产分娩的产妇

手术后，在平卧 6~8 小时后，可以翻身活动及侧卧。拔除导尿管后，便可坐起在床上活动。手术后 24~48 小时，可以在他人协助下在室内活动。开始时活动时间不宜太长，以免过度疲劳，以后可逐步增加活动时间及活动量。至于具体下床活动的时间，还要根据产妇本人的身体情况来定。对于那些体质较差、产后大出血或难产手术后的产妇，不要勉强过早下床活动，应量力而行。

我们提倡产后早期下床活动，是指轻度的床边活动或做简单的日常家务，并不是让产妇过早地进行体力活动，更不是过早地从事重体力劳动。产妇在分娩后 3 个月内，应避免做重体力劳动或剧烈运动，避免久蹲及搬扛重物，以避免发生阴道壁膨出或子宫脱垂。

会阴侧切伤口如何护理

如果在分娩时会阴部有伤口要注意护理。重点是保证伤口局部的干净和清爽。

首先，在医院的时候，护士会每天 2 次为产妇进行阴部的冲洗，检查伤口愈合状况。

在产后的开始几天里，恶露量较多，应选用消毒过的卫生垫，并经常掉换。大小便后要用清洁的水清洗外阴，以保持伤口的清洁干燥，以防感染。

回家后，还可以用一些妇科消毒液，如皮肤康洗液或高锰酸钾等自行清洗，保证下体清爽，不要使伤口处于潮湿、容易滋生细菌的环境中。

另外，睡觉的体位对伤口也有影响，如果伤口在左侧，应当向右侧睡；如果伤口在右侧应向左侧睡，尽量不要直接压迫伤口。

一般实施会阴侧切的产妇，是不必吃消炎药的。就像剖宫产的伤口一样，表皮的愈合通常是很快的，一般侧切伤口的皮肤 3 天就能长好了。但皮下组织、肌肉愈合后要与周围的组织重新生长在一起，软化到像其他组织一样的程度，就需要几个月的时间了。

在产后 42 天检查的时候，妇产科医生会检查侧切伤口愈合的情况。如果在 42 天之内侧切伤口出现红肿、流脓、裂开的情形，就需要立即前往医院请医生诊治了。

伤口痊愈情况不佳时，要坚持高锰酸钾坐浴每天 1~2 次，持续 2~3 周，这对伤口肌肉的复原极有好处。

产后 2 周内，产妇每天要养成检查伤口的习惯。可以用镜子检视或请家人帮忙，若出现红肿、裂开、流血水、流脓、发热等现象要尽快就医。如果伤口有越来越痛的现象要及时就医检查，也要检查是不是发生了感染。

小贴士

在产后 10 天左右，如果发现阴道掉出带结的肠线头，对此不必惊慌，那是从阴道口脱落的肠线。如果在会阴部有丝线，则应找医生及时拆除，以免引起感染。

新妈妈保健

出汗多有没有关系

分娩后你会出很多的汗，尤其在饭后、活动后、睡觉时出汗会更多，遇到夏天甚至会大汗淋漓，湿透衣服甚至被褥。

新妈妈们不用为此而烦恼，出汗多是很正常的现象，女性怀孕后体内血容量增加，这其中大部分都是水分。分娩以后，身体新陈代谢和内分泌情况降低，体内潴留的水分必须排出体外才能减轻心脏负担，以利于产后机体的康复。新妈妈排泄水分的途径主要有两个，一是排尿，二是通过皮肤大量出汗的形式排出。所以，新妈妈不仅在产后尿量增多，而且出汗特别多。你还会发现，体重会在产后1周内迅速减轻。

产后头三天吃什么

● 自然分娩的妈妈

产后头三天，产妇的体力尚未恢复，食物以清淡、不油腻、易消化、易吸收、营养丰富为佳，形式为流质或半流质。可食用牛奶、豆浆、藕粉、糖水煮鸡蛋、蒸鸡蛋羹、馄饨、小米粥等，不要吃刺激性的食物。

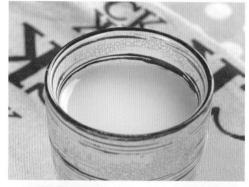

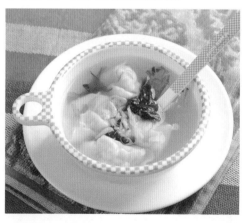

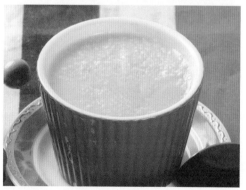

● 剖宫产的妈妈

剖宫产的产妇一般在产后36小时之后才可以进食。每餐不要进食过多，因为此时产妇的胃肠功能还没有完全恢复。三餐之间可以加餐，做到少食多餐，这样既可以保证营养的充分供给，又不致给肠胃增加过多负担。

应该特别注意的是，在分娩之后的3~4天里，产妇不要急于食用炖汤类，因为炖汤类会促进乳汁分泌，而此时产妇的初乳尚不十分畅通，过早喝汤只会使乳房胀痛。以后随着身体和消化能力的逐渐恢复，产妇进入正常饮食。待泌乳通畅后，才可多喝汤。

第一次大小便

产后第一次大小便,新妈妈应该重视,因为这与产后恢复息息相关。

产后 6~8 小时,即使没有尿意也要主动排尿。尿排不出来,积聚在膀胱,胀满的膀胱会影响产后子宫收缩,可能引起产后出血,因此要积极采取措施,处理和预防尿潴留。尽量在床上排,因为此时需要绝对的休息。如果在床上排不出,可以下床去厕所尝试。另外,可以试试用手按压小腹下方或者用温毛巾敷小腹,这样处理后一般都可以顺利解出。但要注意时间不可过长,否则容易引起产后出血。

正常情况下,产后 2~3 天就可以顺利大便。如果产前做了灌肠,产后的第一次大便时间可以相对晚些,大约到产后 1 周才排。在此期间要注意饮食合理,多喝水,多吃富含膳食纤维的食物,并适量摄入油脂,促进肠胃蠕动和润滑。必要时,可在医生指导下服用果导片,或用甘油栓、开塞露塞入肛门内促进排便。

产后为何还会出现阵阵腹痛

产后一星期内,有些产妇会出现一阵阵

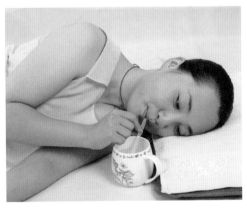
产后多喝水,促进肠胃蠕动。

的腹痛,尤其是在最初的三四天内,腹痛比较明显。这种疼痛在医学上称为产后宫缩痛。产妇下腹疼痛时,用手摸小腹,常可摸到一个很清楚的较硬的球状体,这就是正在收缩的子宫。严重的产后子宫收缩痛,多见于生育次数多和分娩过程较短的产妇。这属于正常的产后疾病,若不伴有其他并发症,无须用药处理。一般产妇在产后 3~5 天,疼痛就会自然消失,个别痛得厉害的可以吃些止痛片和益母丸,也可用热水袋、热盐袋放在下腹部热敷。

● 还有三种情况可能引起腹痛

受冷

多由产妇受冷,或腹部受寒而引起。此时血脉凝滞、气血运行不畅,若给小腹保暖或者轻柔按摩一下身体会比较舒服。

情绪不佳

产妇过悲、过忧、过怒,使肝气不疏,肝郁气滞,血流不畅以致气血瘀阻,从而造成腹痛。

缺少运动

有的产妇因产后站立、蹲下、坐、卧时间过长,持久不变换体位,引起瘀血阻滞,而致使下腹疼痛坠胀,甚至引起尾骶部疼痛。

> **小贴士**
>
> 在产妇近旁用两个盆来回倒水,让产妇听水流的声音,以刺激排尿;也可在便盆内放热水,坐在上面熏,或用温开水冲洗会阴部,以缓解尿道括约肌痉挛。

产后恶露处理方法

无论是顺产还是剖宫产，在产后阴道都会出现一些分泌物，那就是恶露。在产后最初的几天里，恶露应该是鲜红色的，就像是大量的月经，大部分是血液和脱落的子宫内膜组织。如果一切正常，恶露应该会逐天减少，到产后 2~4 天时，颜色开始会变得偏粉红色，性状变得更像水一样。到产后第 10 天左右，应该只有少量白色或浅黄色的分泌物——主要是白细胞和子宫内壁脱落的细胞，这可能会持续几天到几周不等。

● 处理方法

> 恶露处置前要先洗手，再用消毒纸或药棉，由阴道向肛门方向擦拭消毒，同一张纸或药棉不可以使用 2 次，务必每次过后就换新的。药棉可以用医院配制的；如果阴道或会阴处有伤口，应特别注意避免从伤口处擦拭。要勤换卫生巾和内衣内裤，遵照医嘱服用子宫收缩剂和坐浴等，保持会阴的清洁。

产后便秘怎么办

产妇在产后的最初几天饮食单调，往往缺乏膳食纤维，尤其粗纤维的含量减少，这就减少了对消化道的刺激作用，再加上多卧床休息，活动较少，使胃肠蠕动减弱，导致排便困难。

产后便秘是可以预防的。分娩后应适当活动，不能长时间卧床。产后头两天应勤翻身，吃饭时应坐起来。两天后应下床活动。多喝汤、多饮水，每日进餐应适当配一定比例的杂粮，做到粗、细粮搭配，力求主食多样化。在吃肉、蛋食物的同时，还要吃一些含纤维素多的新鲜蔬菜和水果。平时应保持精神愉快、心情舒畅，避免不良的精神刺激，因为不良情绪可使胃酸分泌量下降、肠胃蠕动减慢。

如果已经患有便秘，可取黑芝麻、核桃仁、蜂蜜各 60 克，先将芝麻、核桃仁捣碎，磨成糊，煮熟后冲入蜂蜜，分 2 次 1 日内服完，这个方法能润滑肠道，通利大便。

产后痔疮怎么办

痔疮主要是因为怀孕期间孕妈妈的子宫被撑大，压迫到下腔静脉，导致静脉回流不畅。另外，很多人会便秘，这也是导致产后痔疮的原因。

● 要多喝水，多活动

便秘就是因为水分不足，多喝水可以稀释大便。增加活动以促进肠道蠕动。

● 多吃富含膳食纤维的食物

比如芹菜、香蕉、蜂蜜等。

● 保持肛门的清洁

肛门因为有恶露的刺激，总是有血，要及时更换内裤、及时洗澡，可以适当做一些提肛运动，每次一两分钟。

● 药物治疗

如果已经有便秘，要用开塞露，使大便润滑排出。如果痔疮特别严重，就得通过药物来治疗了，如马应龙痔疮膏、痔疮栓，还有很多药膏，可以缓解症状。平时注意洗肛门或者坐浴，也是有好处的。如果还不见好，就得去专科医院，需要做进一步的治疗，甚至手术治疗。

小贴士

患痔疮的产妇，要特别注意饮食，多吃蔬菜、水果等含膳食纤维多的食物，保证大便通畅，有助于预防痔疮发作或减轻痔疮的症状。

小心产褥热

分娩后的几天，护士每天查房时，第一件事往往是给新妈妈测量体温，以监测有无发热症状，以防产褥热的发生。如果新妈妈在分娩后24小时至产后10天内，因为产道感染以致体温高达38℃甚至更高时，即可说孕妈妈得了产褥热。

产褥热严重影响新妈妈的健康，同时给母乳喂养带来麻烦，所以要注意预防。

● 保证充分的休息

分娩后，新妈妈要保证充足的睡眠，身体不适时，尽量把宝宝交给家人照顾，自己尽快恢复体力。

● 保持清洁卫生

勤换卫生巾，如厕后用温水冲洗会阴部，以减少感染发生。

● 保持伤口干燥

自然分娩的新妈妈可以在产后第二天洗澡，而剖宫产的新妈妈要在伤口结痂后再淋浴，之前可以用湿毛巾擦拭身体，以减少伤口发炎的可能。平时，伤口应保持干燥、清洁。

● 营养要均衡

产后营养很重要，要讲究摄取适度，营养全面，这样才有助于新妈妈的体力恢复和抵抗力增强，降低产褥热发生的概率。如果已经发生产褥热，那么最好停止吃过于油腻的食物，以免加重病情。

● 避免性生活

新妈妈产后6周内不宜有性生活，重新恢复要等到产后42天复诊时，由医生诊断身体已复原后。

产后如何预防肛裂

肛管皮肤的破裂往往起因于干硬粪便的损伤，损伤处得不到愈合，反复感染，才形成肛裂。

产后产妇活动量少，肠蠕动减缓，粪便在肠内停留时间过长，粪便水分被吸干而变得干硬；产后饮食过细，易造成便秘；再加上怀孕期间盆腔受到子宫压迫，盆腔静脉回流受阻，造成肛门周围组织水肿，抵抗力下降，最后使肛门易受损、感染，形成肛裂。

发生肛裂以后，应注意清洗肛门，尤其是在大便后，用1%的高锰酸钾溶液坐浴，以促进伤口愈合。如无效，应去医院做肛门扩张术或肛裂切除术。

产后可从以下几方面预防肛裂的发生：

1 注意卫生，每次大便后用温水轻轻擦洗肛门。

2 尽量避免长时间坐着。

3 尽量不吃辛辣、煎炸食物，注意养成定时大便的良好习惯，多吃蔬菜与水果等含粗纤维多的食物，保证大便通畅，预防便秘。

4 做缩肛、提肛练习，改善局部的血液循环，锻炼肛门括约肌。具体做法是：在吸气时提缩肛门，如忍大便状，然后呼气、放松，如此反复，每次做10~20下，一日做2次。

5 发生便秘时，不要强行排便，应先从肛门塞入开塞露、甘油栓等，促使大便排出，必要时可灌肠，防止肛门裂伤。

新妈妈保健

小心预防盆腔瘀血综合征

盆腔瘀血综合征是指盆腔内长期瘀血、血管壁弹性消失、血流不畅、静脉怒张弯曲的一种病变。此病好发于产妇和体质较差的妇女。

造成盆腔瘀血的原因很多，最主要是由于怀孕期间，受雄、孕激素增多的影响，加上增大的子宫对子宫周围静脉的压迫，血液回流受阻，引起瘀血；或产后调养不当，盆腔血管复旧不良。另外，产后久蹲、久站、久坐、长期便秘等，也是主要原因之一。

针对盆腔瘀血综合征的病因，采取预防措施，可以避免或减少其发生。

1 产后要留意卧床休息，多采取交替侧卧位。避免长时间下蹲、站立、坐。

2 保持大便通畅，若有便秘发生，应早晚服蜂蜜一匙，多吃新鲜蔬菜、水果。

3 经医院确诊为盆腔瘀血后，可推拿下腹部，用手掌在下腹部做正反方向圆形推拿，并同时在尾骶部进行上下往返推拿，每日 2 次，每次 10~15 遍。

4 用活血化瘀、芳香理气药热熨，可选川芎、乳香、广香、小茴香、路路通、红花等各 15 克，炒热盛布袋中，熨下腹部、腰脊和尾骶四周。

5 缩肛运动。将肛门向上收缩，如大便完了时收缩 5 下，每天做 10~20 次。

6 平卧床上，两脚踏床，紧靠臀部，两手臂平放在身体的两侧，然后腰部用力，将臀部抬高、放下，每天做 2 次，每次 20 下左右，以后可逐渐增加。

7 手扶桌边或床边，两足并拢做下蹲、起立运动，每天做 2 次，每次做 5~10 遍。

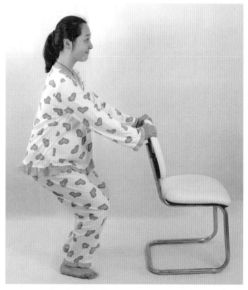

症状较严重者，除做以上运动外，还可采用膝胸卧位，即胸部紧贴床，臀部抬高，大腿必须与小腿呈直角，每天 2 次，每次 15 分钟左右，这种运动可使症状很快缓解。

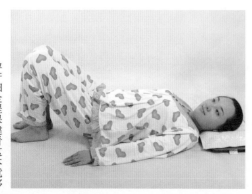

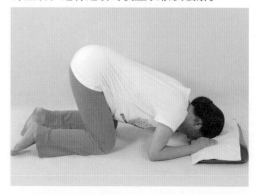

怎么调节产后失眠

很多妈妈在生完宝宝后会出现失眠的现象，原因是多方面的，有环境原因、个体因素、心理因素、情绪因素等。要调节失眠，应从这些原因入手。

1 勇于接受失眠的现实，不强迫自己回到以前的状态，顺其自然，往往对调节失眠会起到很好的效果。

2 产后要注意营养的补充，尽快恢复体力。

3 养成良好的睡眠习惯，如早晨不要贪睡；如果晚上睡眠太困难，最好不要午睡。

4 产后要注意锻炼身体，但锻炼时间不要太靠近睡觉时间，不然更容易失眠。能下地活动后，可以适当做一些家务。

5 如果躺下半个小时之内还没有睡着，可以起来做些别的事，上上网、看看书，累了自然也就睡着了。

6 假如失眠症状严重，经调节无效则应及时求助心理医生，进行适当的药物调理。

多活动防静脉栓塞

不少产妇认为产后应该好好休息，所以经常仰卧在床或者是久坐，殊不知这样做并不科学。因为下肢静脉回流是需要肌肉收缩来辅助的，如果老躺在床上，缺乏活动，肌肉收缩减少，静脉血流速度减缓，再加上产后血液本来就处在高凝状态，很容易引发下肢静脉栓塞。

静脉栓塞多发生在产后 3~12 天。特别是深静脉栓塞，它是围产期的一种严重并发症，应引起警惕。对孕产妇来说，预防深静脉栓塞最好的办法是多活动。

产后女性应尽早离床活动，并进行适量运动，即使是手术后，也应尽量在床上进行翻身、伸展肢体等运动。当然，产前产后还要严密观察，一旦出现发热，必须警惕是否发生静脉炎。如果是，就要用抗生素进行治疗。如果发现下肢肿胀、疼痛、发凉、青紫等情况，应卧床休息，接受活血化瘀、抗凝及抗感染等治疗。如果延误了诊治，就要手术取出血块。

自然分娩的产妇，可在产后 6~8 小时坐起来，在床上靠靠，12 小时后由家人陪伴去卫生间如厕，24 小时后可根据自己的情况在医院的长廊里或家中卧室随意走走，并做一些轻微的活动，如床上翻身、抬腿、绕床行走等，也可站起来为小宝贝换尿布。

起床第一天，早晚先在床边坐上半小时，第二天起在房间里慢慢地走走，每天 2~3 次，每次 30 分钟。随后逐渐增加活动次数和时间，半个月后开始做些轻微家务。

即使是剖宫产手术后也不宜静卧，术后在知觉恢复后及早起来活动。可在 24 小时后练习翻身和伸屈肢体，从床上坐起并下床慢慢地活动，保证深部静脉血液的循环。

小贴士

一旦产妇出现发热，必须警惕是否发生静脉炎，特别是发现下肢出现肿胀、疼痛等现象时更要及时就医。如果早期采用抗凝药物则不需要开刀治疗。对孕产妇来说，及早采取预防是最佳策略。

新妈妈保健

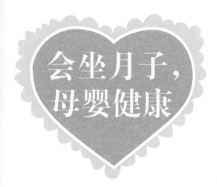

会坐月子，
母婴健康

❤ 新妈妈营养保健

新妈妈月子里的饮食原则

● 饮食种类丰富，注重搭配

粗与细搭配，荤与素搭配，丰富的食物种类既可保证营养丰富，还可以促进肠胃蠕动，预防便秘。因此，月子里的妈妈饮食上不能有太多的禁忌，像不吃蔬菜、不吃水果的做法都是不科学的。

● 少食多餐

月子里的妈妈一天可以吃5~6餐，这样既可以补充分娩消耗，也可以为哺乳、抚育孩子储备些能量和营养。但是无论吃什么东西都要适可而止，不要贪吃。

● 食物口感松软、易消化

无论粥还是饭抑或菜都要比正常情况下更松软些。肉类、蔬菜都要尽量熟烂，苹果等水果可以榨成汁喝。油炸食品或坚硬带壳不容易消化的食品尽量不吃。

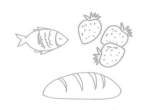

新妈妈月子饮食细节

● 滋补性食品有哪些

骨头汤

产后头几天你会出很多的汗，加之分泌乳汁，身体的需水量增加了。如果在产后及时喝一些骨头汤，就能为身体快速补水。骨头汤中不仅富含人体容易吸收的蛋白质、钙质及维生素，而且因味道鲜美还可以增进食欲，使乳汁分泌得更多。不过，喝汤要注意适量，过量容易引起乳房胀痛。另外，喝汤时最好是汤和肉一起吃，这样才能使你摄取到充足的营养。

鸡蛋

鸡蛋营养丰富，且很容易被消化吸收，对新妈妈的身体康复和母乳分泌都非常有好处。可以变换做法，煮鸡蛋、蒸蛋羹都可以。但要注意鸡蛋也不宜多食，每天1~2个就可以了。

大枣

中医认为，大枣是水果中最好的补药，具有补脾和胃、益气生津、调和血脉、解毒的作用，适合脾胃虚弱、气血不足的产妇食用。但过量使用会引起胃酸过多和腹胀，可以选择喝大枣汤。枣皮中含有丰富的营养素，炖汤时应连皮一起烹调。

红糖

红糖是粗制糖，能提供丰富的营养，具有良好的保健作用。它含有丰富的钙、磷、铁、锌等矿物质。同时还含有胡萝卜素、维生素 B_2 和烟酸。红糖的钙含量是白糖的2倍，铁的含量是白糖的1倍。红糖性温和，可以健脾暖胃、益气养血、活血化瘀，能够帮助产妇补血、散寒和补充热量，这些对产妇都特别有用。新妈妈可以加在桂圆蛋、糯米粥等甜点里食用，也可以冲成红糖水直接饮用。

羊肉

羊肉肉质细嫩，容易消化，高蛋白、低脂肪、低胆固醇，其丰富的营养物质可以补充分娩时所消耗的气血。羊肉中含有丰富的消化酶，能起到保护胃壁，修复胃黏膜，帮助脾胃消化的作用。

● 坐月子吃得越多越好吗

坐月子期间食物并非越多越好，应以补充充足的能量、高蛋白质、适量的脂肪、丰富的矿物质、维生素以及充足的水分为原则。

能量是保证泌乳量的前提，热量不足将导致泌乳量减少40%~50%，食物应以奶制品、蛋类、肉类、豆制品、谷类、蔬菜为主，配合适量的油脂、糖、水果。

食物应清淡、易于消化，烹调时应少用油炸油煎的方法，每餐应干稀搭配、荤素结合，少吃甚至不吃生冷或凉拌的食物，以免损伤脾胃，影响消化功能。

产后虽不用忌口，但要注意不食辛辣之物，如辣椒、大蒜、茴香等，以免引起便秘或痔疮发作。

● 产后为何容易消化不良

在妊娠期间，由于子宫对肠胃的压迫，在分娩后，胃肠尚未适应压力减轻的环境，因此消化并没有想象的那么好，而且此时产妇往往为了催奶、补身体进食一些高热量、高蛋白的食物，加上产妇卧床时间长、运动少，很容易产生打嗝、食欲不振、泛酸水等消化不良的现象。

当产妇出现消化不良的症状时，表明产妇的胃肠消化功能暂时不能达到消化产妇饮食的情况，要及时纠正产妇的饮食。

要注意饮食结构的平衡，荤素搭配合理，少食油腻食物，过分油腻不仅给消化系统增加负担，同时也会影响产妇的食欲。

要做到少食多餐，饭菜要细软，以利于产妇的消化吸收。

每餐的蔬菜水果都不能少，这些食品富含纤维素和果胶，可以帮助肠道蠕动。

不要食用辛辣刺激性食物，以免对肠胃造成损害，阻碍消化吸收功能，每天最好能喝500毫升左右的牛奶，对产妇的消化吸收功能有一定的帮助。

● 吃啥可以让伤口恢复更快

剖宫产分娩后，刀口处会很痛，自然分娩的新妈妈也会感到会阴部很痛，要缓解这类疼痛，最好的方法是采用热水浴、按摩和一些能放松的方法。吃对食物也能有效地缓解疼痛。

含锌的食物

锌可与维生素C结合，参与体内胶原蛋白的合成，增加抵抗力，促进伤口愈合。含锌的食品有玉米、大豆、萝卜、蘑菇、坚果、动物肝脏、木耳、海带、海鲜、蛋、肉类、全谷类等。

含维生素E的食物

维生素E可促进伤口愈合。含维生素E的食物有谷类、绿叶蔬菜、蛋黄、坚果类、肉及乳制品。与含维生素C的食物一同食用，对伤口愈合效果更好。

含葡萄糖的食物

糖是人体主要的能量来源，充足的能量是伤口愈合不可缺少的。在伤口愈合期可多吃含糖丰富的水果，既增加糖分，又能摄取足量的维生素。

含蛋白质的食物

蛋白质能促进伤口愈合，减少感染机会。含蛋白质丰富的食物有瘦肉、牛奶、蛋类等。

含维生素A的食物

维生素A能够促进伤口愈合。含维生素A丰富的食物有胡萝卜、番茄等。

含维生素C的食物

维生素C可以促使伤口愈合。维生素C存在于多种蔬菜、水果中，菠菜、橙子、红枣、猕猴桃、柑橘和柚子中含量尤为丰富。

● 适合新妈妈食用的蔬菜

　　产褥期的营养好坏，与产妇的身体健康及哺养新生儿的关系极为密切。这时，身体丢失一部分血液需要及时补充；生殖器官发生损伤需要修复；新生儿吃奶需要大量分泌乳汁。根据这些生理特点，产妇在产褥期除多吃些肉、蛋、鱼等食品外，还要多吃一些蔬菜，产妇应该多吃的蔬菜有莲藕、黄花菜、黄豆芽、海带、莴笋等。

莲藕

莲藕中含有大量的淀粉、维生素和矿物质，营养丰富，清淡爽口，是祛瘀生新的佳蔬良药，能够健脾益胃、润燥养阴、行血化瘀、清热生乳。产妇多吃莲藕，能及早清除腹内积存的瘀血，增进食欲，帮助消化，促使乳汁分泌，有助于对新生儿的喂养。

黄花菜

其中含有蛋白质及矿物质磷、铁、维生素 A、维生素 C，营养丰富，味道鲜美，尤其适合做汤用。中医书籍记载，它有消肿、利尿、解热、止痛、补血、健脑的作用，产褥期容易发生腹部疼痛、小便不利、面色苍白、睡眠不安，多吃黄花菜可消除以上症状。

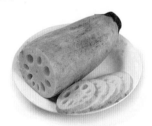

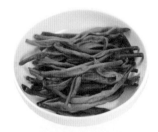

海带

海带中含碘和铁较多,碘是制造甲状腺素的主要原料，铁是制造血细胞的主要原料，产妇多吃这种蔬菜，能增加乳汁中的含量。新生儿吃了这种乳汁，有利于身体的生长发育，防止因此引起的呆小症。铁是制造红细胞的主要原料，有预防贫血的作用。

黄豆芽

黄豆芽中含有大量蛋白质、维生素 C、纤维素等。蛋白质是组织细胞合成的主要原料,能修复生孩子时损伤的组织；维生素 C 能增加血管壁的弹性和韧性，防止产后出血；纤维素能通肠润便， 防止产妇发生便秘。

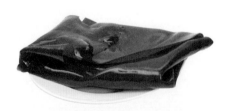

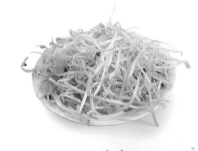

莴笋

是春季主要蔬菜之一，其中含有多种营养成分，尤其含矿物质钙、磷、铁较多，能助长骨骼、坚固牙齿。中医认为，莴笋有清热、利尿、活血、通乳的作用，尤其适合产后少尿及无乳的人食用。

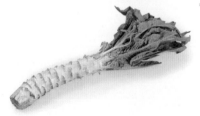

● 适合新妈妈吃的水果

产妇适当吃些水果，不仅能增加营养，帮助消化，补充维生素和矿物质，而且水果还有一些特殊的医疗作用，对产妇的身体健康很有帮助。

桃子

养阴生津，养肺润肠，帮助通便，是坐月子期间很适宜的一款水果。但每天最多不超过 2 个，以免腹胀。

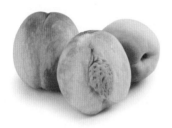

菠萝

富含 B 族维生素，有生津止渴、助消化、止泻、利尿的功效，常食可以消除疲劳、增进食欲，有助于新妈妈产后恢复。

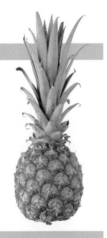

山楂

山楂中含有丰富的维生素和矿物质，对产妇有一定的营养价值。山楂中还含有大量的山楂酸、柠檬酸，能够生津止渴、散瘀活血。产妇生孩子后过度劳累，往往食欲不振、口干舌燥、饭量减少，如果适当吃些山楂，能够增进食欲、帮助消化，有利于身体康复和哺喂婴儿。另外，山楂有散瘀活血作用，能排出子宫内的瘀血，减轻腹痛。

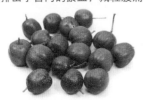

苹果

富含膳食纤维，既可以帮助通便，又能缓解腹泻。现代医学研究表明，怀孕期间吃苹果可调节水盐及电解质平衡，预防因呕吐而出现的酸中毒。同时，吃苹果可促进胎儿正常发育及顺利分娩。食用时，可用温开水烫食。也可以把一个苹果（带皮）切成块，然后放一大碗水，用小火煮。等苹果烂了，连果带汤吃下。这种方法治疗腹泻效果很不错。

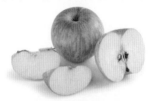

哈密瓜

生津止渴，促进造血，可以中和燥热的体质，帮助通便。性凉，故每天不宜多吃。

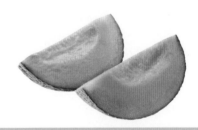

红枣

红枣中含维生素 C 最多，还含有大量的葡萄糖和蛋白质。中医认为，红枣是水果中最好的补药，具有补脾活胃、益气生津、调血脉、解百毒的作用，尤其适合产后脾胃虚弱、气血不足的人食用。其味道香甜，吃法多种多样，既可口嚼生吃，也可熬粥蒸饭熟吃。

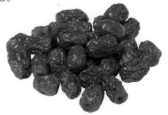

● 别吃过多鸡蛋和油炸食物

有些产妇为了加强营养，在分娩后和坐月子期间常以多吃鸡蛋来滋补身体，有的甚至把鸡蛋当成主食来吃。其实，吃鸡蛋并非越多越好，吃多了反而有害。

医学研究表明，分娩后数小时内，最好不要吃鸡蛋。因为在分娩过程中，新妈妈体力消耗大，出汗多，体液不足，消化能力也随之下降。如果分娩后立即吃鸡蛋，难以消化，反而增加胃肠负担。分娩后数小时内，应吃流质或半流质饮食为宜。在整个产褥期间，根据国家给出的孕、新妈妈营养标准，每天需要蛋白质100克左右，因此，每天吃鸡蛋3~4个就足够了。过量食用鸡蛋也会增肠胃负担，甚至容易引起胃病。

油炸食品也不应多吃。产后新妈妈比较虚弱，应多吃一些营养丰富且容易消化的食物，而那些油炸食品比较难消化，容易阻碍新妈妈胃肠道的消化，抑制食欲；同时油炸食品含有较高的脂肪，容易使人发胖和脱发。所以，为了保证新妈妈产后的健康调理，应尽可能少吃或不吃油炸食品。

● 摄入食盐要适量

在民间流传着一种说法，产妇在坐月子甚至哺乳期间不能吃盐，吃了对产妇和宝宝都不好。这样一来，很多产妇在月子里吃的很多食物中都不放盐，弄得产妇食欲不振，营养缺乏。那么，月子里能吃盐吗？

盐吃多了不好，这大家都知道，但也不能不吃或吃得过少。因为盐中含有人体内必需的物质——钠，成人每天需盐量为4.5~9克，正常量的盐进入人体后会通过消化道全部吸收，不会给健康带来损害。如果人体内缺钠，就会出现低血压、头昏眼花、恶心、呕吐、无食欲、乏力、容易疲劳等。

所以产妇应保证适量的食盐摄入，否则不但影响食欲，还会造成胎儿体内缺钠，对身体发育不利。

月子里的产妇不能过多食盐，也不能忌盐。盐吃多了，会加重肾脏的负担，使血压升高；盐吃得太少，限制钠的摄入，会影响产妇的食欲，进而影响产妇的泌乳和婴儿的身体发育。

● 多吃味精不可取

味精是一种常用的烹饪调味品。做菜时放入少许味精不仅可以调味，而且可以增强大脑机能。这是由于味精所含的谷氨酸钠在消化过程中能分解出谷氨酸，它是一种抑制性神经递质，生成不足容易引起中枢神经系统的过度兴奋，如狂躁或者抽搐。因此，适量吃些味精对于维持神经系统的功能是有益的。但是对婴儿而言，特别是12周内的婴儿，如果哺乳期间的妈妈在摄入高蛋白饮食的同时，又食用过量味精，则对婴儿不利，因为味精内的谷氨酸钠就会通过乳汁进入婴儿体内。

过量的谷氨酸钠对婴儿，尤其是12周内的婴儿发育有严重影响，它能与婴儿血液中的锌发生特异性的结合，生成不能被机体吸收的谷氨酸，影响锌的吸收，从而导致婴儿锌的缺乏，这样，婴儿不仅容易出现味觉差、厌食，还可造成智力减退、生长发育迟缓等不良后果。

为了婴儿不出现缺锌症，新妈妈应尽量少吃味精。

小贴士

锌是婴儿生长发育必需的微量元素，缺少它，婴儿会出现味觉迟钝、食欲不振。久而久之，还会造成智力衰退、发育不良等严重后果。为了避免婴儿摄入过多的味精，哺乳期的妇女应少吃味精。

● 黄酒、茶还是少喝为好

产后少量饮用黄酒可祛风活血、避邪逐秽，促进子宫收缩，有利于恶露的排出，有舒筋活络的功效。但饮用过量容易使产妇上火，还会使恶露排出过多或持续时间过长，导致子宫收缩不良，并且可通过乳汁影响婴儿。因此新妈妈产后不宜多喝黄酒。

产后不宜多喝茶，这是因为茶叶中含有鞣酸，它可以与食物中的铁相结合，影响肠道对铁的吸收，从而引起贫血。茶水浓度越大，鞣酸含量越高，对铁的吸收影响越严重。另外，茶叶中还含有咖啡因，饮用茶水后，使人精神振奋，不易入睡，影响产妇的休息和体力的恢复。同时茶内的咖啡因可通过乳汁进入婴儿体内，容易使婴儿发生肠痉挛和无故啼哭现象。所以产妇不宜喝浓茶。

● 红糖可以多吃吗

红糖是坐月子的传统营养食品，营养丰富，释放能量快，营养吸收利用率高，具有温补作用。红糖可以促进子宫收缩，排出产后宫腔内瘀血，促使子宫早日复原。新妈妈分娩后元气大损、体质虚弱，吃些红糖有益气养血、健脾暖胃、驱散风寒、活血化瘀的功效。

但是，新妈妈切不可因红糖有如此多的益处就一味多吃，认为越多越好。因为过多饮用红糖水，不仅会损坏新妈妈的牙齿，而且红糖性温，如果新妈妈在夏季过多喝红糖水，必定加速出汗，使身体更加虚弱，甚至中暑。此外，喝红糖水时应煮开后饮用，不要用开水一冲即用，因为红糖在贮藏、运输等过程中容易产生细菌，有可能引发疾病。产妇吃红糖的时间最好以7~10天为宜，以后则应多吃营养丰富、多种多样的食物。

● 老母鸡汤是催奶还是回奶的

民间一直有产妇喝老母鸡汤的习惯，认为这既能给产妇补身子又能催奶。但实际上产后过早过多地喝老母鸡汤，很可能造成产妇奶少、无奶或回奶。

产后喝老母鸡汤既有营养又有利于身体恢复的说法其实是个很大的误区。因为分娩后产妇体内血液的雌激素浓度大大降低，这时催乳素就会发挥作用，促进乳汁分泌。而老母鸡越老含的雌性激素就越多，因此产后如果过早过多地喝老母鸡汤，使血液中的雌激素增多，就会使催乳素的作用减弱甚至消失，影响乳汁分泌。

所以老母鸡汤千万不能早喝，要等到分娩5天后再开始喝。鉴于产妇分娩后体质虚弱，胃肠功能尚未完全恢复，而且分娩过程中体内损失大量水分，因此产后第一天应吃流质食物，多喝些高热量的饮品，如红糖水、红枣汤、藕粉、杏仁茶等。第二天则可吃些稀软的半流食，如水鸡蛋、嫩鸡蛋羹等。

● 不宜吃麦乳精

麦乳精营养丰富、味道可口，是一种老小病弱者常用的营养品。有的产妇为了补充营养，就在产后大量饮用麦乳精；一些亲友去看产妇，也带去麦乳精，希望产妇吃了能身体健康。其实，产妇在哺乳期间常喝麦乳精是不科学的。

麦乳精的主要成分是麦芽糖、乳制品和糖精，其中麦芽糖是从麦芽中提取，而麦芽有抑制乳腺分泌乳汁的作用。中医历来把麦芽作为回乳的主要用药。所以，哺乳期的产妇常喝麦乳精会使乳腺分泌乳汁量明显减少，对婴儿的生长发育十分不利。

所以，产妇在哺乳期间不宜常饮麦乳精。

香菇乌鸡汤

原料： 乌鸡1只，鲜香菇100克，料酒、大葱、盐、生姜各适量。

做法： 1. 乌鸡处理干净，去除内脏、鸡爪，葱切段，姜切片，香菇切块。

2. 锅中放入冷水，放进乌鸡、姜片、葱段、料酒，大火煮沸。

3. 转小火炖40分钟，加入香菇继续炖3~5分钟。

4. 加盐调味，搅拌均匀即可出锅。

功效： 鸡肉营养价值高，富含蛋白质和磷脂，有温中益气、补虚填精、健脾胃、活血脉、强筋骨等功效。

红枣兔肉

原料： 兔肉300克，红枣30克，盐、料酒、醋各适量。

做法： 1. 红枣洗净、去核，沥干水分备用。

2. 将兔肉洗净，切块，均匀地抹上油、盐、料酒和醋，与红枣一起放瓦锅内，隔水蒸1小时，至兔肉熟烂即可。

功效： 红枣有养血补脾、益气强力的功效；兔肉能补血气、利大肠、治消渴。红枣炖兔肉可治产妇因血虚引起的疲乏倦怠。

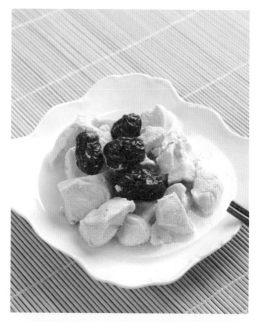

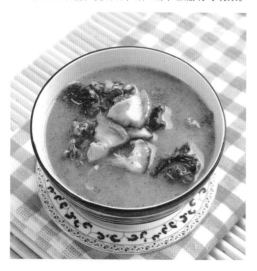

牛骨番茄菜花汤

原料： 牛骨500克，胡萝卜100克，番茄、菜花各50克，洋葱半个，盐适量。

做法： 1. 牛骨大块斩断，洗净，放沸水中焯过。

2. 胡萝卜洗净，去皮切块。

3. 番茄洗净，切块；菜花切块；洋葱剥去外皮，切块。

4. 锅内加油烧热，洋葱爆香，加适量水烧开，放牛骨，小火煮1小时。

5. 捞出牛骨，放入萝卜稍炖，加入菜花烧沸，放入盐调味就可以了。

功效： 牛骨汤充分溶入牛骨中丰富的钙质，产妇经常食用可避免哺乳期骨质疏松。

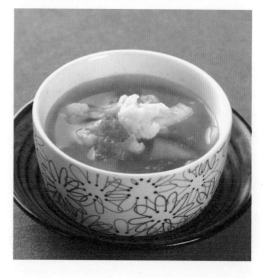

当归生姜羊肉汤

原料：羊肉 500 克，当归、生姜片各 20 克，盐、料酒、酱油各适量。

做法：1. 把当归洗净，切成片。

2. 羊肉剔去筋膜，剁成小块，放入沸水锅内焯去血水。

3. 将瓦煲加入清水适量，用旺火煮沸，加入当归片、羊肉块、料酒，煲加盖，用小火煲 3 小时，点入盐调味，即可食用。

功效：当归有补血调经、活血止痛、润肠通便的作用。可治疗产后恶露不净、血瘀腹痛，对产后身体有较好的调理作用。

大枣桂圆粥

原料：小米 100 克，大枣 10 个，桂圆肉 50 克，红糖 20 克。

做法：1. 将小米淘洗干净；大枣与桂圆均洗净备用。

2. 把小米、大枣、桂圆肉一同放入锅中，加入清水，用大火煮沸，转小火再煮 40 分钟。

3. 当小米快烂时，加入红糖，继续煮至粥稠时即可。

功效：此粥有健胃益脾、安神补血的功效，产妇食用有利早日康复。

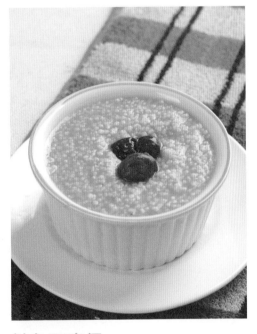

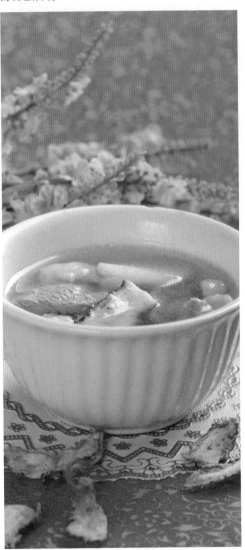

鲑鱼豆腐煲

原料：鲑鱼 300 克，豆腐 1 块，大白菜 100 克，胡萝卜块、葱末、盐、白糖、香油、蚝油各适量。

做法：1. 鲑鱼洗净切块，豆腐冲净切块，白菜洗净撕小片。

2. 蚝油与适量水煮滚，放入鲑鱼块、白菜片、胡萝卜块及盐、香油、白糖，大火煮熟。

3. 改小火，加入豆腐块煮熟至入味，撒入葱末即可。

功效：鲑鱼肉有补虚劳、健脾胃、暖胃的功能，与豆腐同食，营养更全面。

胡萝卜瘦肉粥

原料：胡萝卜50克，瘦肉馅50克，大米100克。

做法：1. 将大米用搅拌机打成米碎。

2. 在锅中放入清水烧开（清水和米的比例可以根据口味调整）。

3. 在开水中加入米碎，用勺子搅拌防止粘锅。

4. 在肉馅中加入等量的水搅匀（这样稀释过的肉馅放入粥中不会结块）；胡萝卜切成细末。

5. 将稀释过的肉馅和胡萝卜末放入粥中一起煮开，转小火将粥熬至黏稠即可。

功效：胡萝卜含有胡萝卜素、B族维生素、维生素C。胡萝卜素对补血极有益。

归芪红枣鸡

原料：当归20克，炙黄芪20克，红枣10枚，仔母鸡1只，米酒、盐各适量。

做法：1. 仔母鸡宰杀后去毛、内脏，洗净，在沸水中烫3分钟。

2. 将洗净的黄芪、当归、红枣塞入鸡腹内，加米酒、清水适量，小火煮至烂熟。

3. 去除药渣，调入盐即可。

功效：此菜既可改变贫血，又可滋润肌肤，是补血养颜之补品，妇女经后饮用更合适。

人参鸡汤

原料：童子鸡1只，鲜人参1根，枣2个，蒜3瓣，生姜1小块，糯米、芝麻各15克，盐少许。

做法：1. 将所有材料洗净，装入童子鸡的肚内，拿绳捆起来放锅内，加水浸没。

2. 旺火煮沸，撇去浮沫，煮至烂熟，撒盐调味即可。

功效：此汤具有补脾益肺、生津止渴、安神定志、补气生血等功效。

奶汤鲫鱼

原料：鲫鱼2条（约500克），熟火腿3片，豆苗15克，笋片15克，白汤500毫升，盐3克，葱2段，姜2片。

做法：1. 鲫鱼去鳞、去腮、去内脏，洗净，用刀在鱼背两侧每隔1厘米划人字形刀纹。

2. 炒锅置旺火上，放入油烧至七成热，下葱、姜炸出香味，放入鱼两面略煎，加白汤及清水150毫升，盖上盖，煮3分钟左右。

3. 见汤汁白浓，转中火煮3分钟，焖至鱼眼凸出，放入笋片、火腿片，加盐，转旺火煮至汤浓呈乳白色，下豆苗略煮，去掉葱、姜，出锅装盆，笋片、火腿片齐放鱼上。

功效：鲫鱼能和中补虚、渗湿利水、温中顺气，具有消肿、利水、通乳的作用。

莴笋粥

原料：莴笋50克，猪瘦肉30克，粳米50克，盐、香油各适量。

做法：1. 莴笋切丝，猪瘦肉切末，粳米淘洗干净。

2. 将莴笋丝、猪肉末及粳米放入锅内，加水约400毫升，中火煮。

3. 煮至米烂发黏时，放入盐及香油，稍煮片刻后即可食用。

功效：莴笋味苦、甘，性凉，入大肠、脾、胃经，有清热利尿、通脉下乳的功效。加大米煮粥，可增加其健脾养胃、通乳的效果。

生姜猪蹄汤

原料：猪脚1只，冰糖1小块，生姜250克，甜醋适量。

做法：猪脚去毛后斩件，用滚水煮5分钟。将生姜刮皮、拍裂，连同猪脚放入瓦煲中，加醋。煮滚后，改用小火煲2小时，下冰糖调味即成。

功效：猪蹄有壮腰补膝和通乳之功，可用于肾虚所致的腰膝酸软和产妇产后缺少乳汁之症。而且多吃猪蹄对于女性具有丰胸作用。

豌豆粥

原料：豌豆50克，猪排骨250克，盐适量。

做法：豌豆洗净；排骨洗净，剁成小块。锅置火上，放入适量清水，加入豌豆、排骨，煮至豌豆烂熟，加盐调味即成。

功效：哺乳期女性多吃点豌豆可增加奶量，特别适宜肝郁气滞而乳汁不通的新妈妈食用。

银鱼苋菜汤

原料：银鱼100克，苋菜200克，蒜、姜、盐、胡椒粉各适量。

做法：1. 银鱼洗净，沥干水分。

2. 苋菜洗净，切成3厘米长的段，姜、蒜去皮，切成碎末。

3. 锅中倒入少许油烧热，把蒜末和姜末爆香后，放入银鱼速炒半分钟。

4. 再加入苋菜，炒至微软。锅内加入清水，大火煮5分钟。出锅前放入盐、胡椒粉调味即可。

功效：苋菜富含易被人体吸收的钙质，对牙齿和骨骼的生长可起到促进作用。

珍珠三鲜汤

原料：鸡胸肉100克，胡萝卜50克，嫩豌豆25克，番茄50克，鸡蛋1个、盐、淀粉各适量。

做法：1. 嫩豌豆洗净备用；胡萝卜、番茄洗净，分别切成小丁备用。

2. 将鸡胸肉洗净后剁成肉泥；鸡蛋打碎后，取蛋清留用。

3. 把蛋清、鸡肉泥加适量淀粉一起搅拌。

4. 豌豆、胡萝卜丁、番茄丁放入清水中，待煮沸后改成小火慢炖至豌豆绵软。

5. 用筷子把鸡肉从碗边一点一点地拨进锅内，拨成珍珠大小的圆形丸子，待拨完后用大火将汤再次煮沸，放入盐调味即可。

功效：本汤以鸡胸肉为主，加入鸡蛋及多种蔬菜成分，荤素俱全。含有丰富的蛋白质、烟酸、维生素A，非常适合产妇食用。

紫菜豆腐肉片汤

原料：紫菜（干）6克，北豆腐150克，猪瘦肉90克，生抽、醋、盐、香油、葱粒各适量。

做法：1. 紫菜浸洗去杂质，捞起。

2. 猪肉切片腌渍，沥水；豆腐切片。

3. 待肉汤或水煲开，倒入紫菜、豆腐、肉片，再开时，加些生抽、醋、盐、香油及葱粒即成。

功效：此汤营养丰富，味美可口，有很好的瘦身功效。

清蒸茄段

原料：茄子200克，蒜泥、酱油、白醋各适量。

做法：1. 茄子对剖切长段，将油及水放入大碗中，将茄子放入碗内拌匀。

2. 将茄子取出摆盘，放入电锅或微波炉蒸软。

3. 取出茄子沥干水分，将蒜泥、酱油、白醋调匀成酱料，蘸食即可。

功效：茄子有清热利水的功效，清蒸食用，避免了炒食的油脂，具有很好的瘦身功能，经常吃还能避免产后上火。

火腿冬瓜汤

原料：冬瓜600克，青豆150克，火腿50克，姜3片，盐、浓缩鸡汁、白胡椒粉各适量。

做法：1. 冬瓜去皮及瓤，洗净切成块状；姜去皮切成片。

2. 火腿去切成丁状；青豆洗净，放入加盐的沸水烫30秒，捞起过凉，沥干水。

3. 锅中油烧热，爆香姜片，放入火腿丁炒香，倒入冬瓜块和2碗清水，加盖大火煮沸，改小火焖煮15分钟。

4. 倒入青豆与锅内食材一同搅匀，再煮5分钟至汤浓。

5. 加入少许盐、浓缩鸡汁和白胡椒粉即可出锅。

功效：汤浓味鲜，常饮有祛湿、消肿解毒和降血压的作用，能帮助新妈妈保持身材窈窕。

海带金针菇拌菜

原料：海带丝150克，金针菇100克，枸杞子10克，香油、姜丝、盐各适量。

做法：1. 将干海带丝用水泡开，再用热水烫一下，捞出后放凉待用。

2. 将金针菇洗净，用热水煮软后捞出待用。

3. 将海带丝、金针菇、枸杞子放入一个大盘中，加入适量香油、姜丝、盐拌匀后，即可食用。

功效：海带丝富含膳食纤维，有很强的饱腹感；金针菇具有降胆固醇的作用。两者都有热量低的特点，是产后瘦身的很好选择。

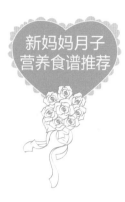

丝瓜豆腐汤

原料: 丝瓜 1 根,豆腐 100 克,泡菜、大酱各适量。

做法: 1. 丝瓜削去硬皮,洗净切块。

2. 豆腐洗净、切块;泡菜切细丝。

3. 烧开一锅水,加入大酱,小火煮化。

4. 将豆腐、泡菜加入继续煮开。

5. 加入丝瓜,煮开。

6. 盖锅盖,小火煮 1~2 分钟,至丝瓜肉变软即可。

功效: 丝瓜富含维生素 C,既可补充营养,又有美白作用。

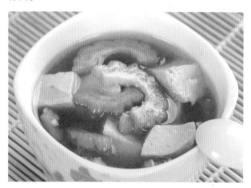

红焖猪蹄

原料: 猪蹄 3 只,大蒜 1 头,盐、酱油、红糖、料酒各适量。

做法: 1. 将大蒜剥去外皮;猪蹄洗净,切成小块,放入加入料酒的沸水中烫 5 分钟左右,以去腥味,捞出沥干水备用。

2. 锅置火上,放油烧热,将蒜放入爆至金黄色,再放入猪蹄,加入盐、酱油、料酒、红糖,用中火翻炒约 3 分钟后盛出备用。

3. 另取砂锅置火上,放入步骤 2 的全部材料,加水至没过猪蹄,盖上锅盖,用大火烧开后,再转小火焖约 2 小时至汤汁收干、猪蹄酥烂即可。

功效: 此菜有补血通乳的作用,是产妇乳汁不足的食疗佳品。

小提示: 过白、发黑及颜色不正的猪蹄不要购买。

猪蹄茭白汤

原料: 猪蹄 250 克,茭白 100 克,生姜 2 片,料酒、大葱、盐各适量。

做法: 猪蹄用开水烫后刮去浮皮,拔去毛,洗净,放净锅内,加清水、料酒、生姜片及大葱,旺火煮沸,撇去浮沫,再改用小火炖至猪蹄酥烂,最后投入茭白片煮 5 分钟,加入盐。

功效: 茭白营养丰富,含有蛋白质、脂肪及多种维生素、矿物质,与猪蹄一同做汤,有催乳的作用。

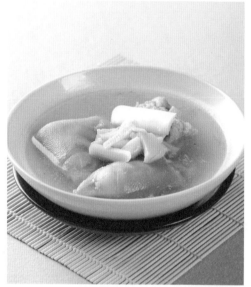

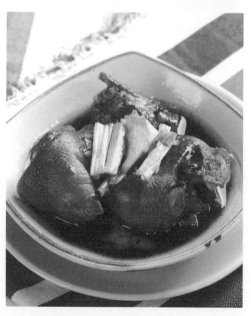

猪排炖黄豆芽汤

原料：猪排 500 克，鲜黄豆芽 200 克，葱结、姜块、盐各适量。

做法：1. 将猪排切成段，放入沸水中焯水，用清水洗净。放入炒锅或煲内，加清水 300 毫升，投入葱结、姜块，用旺火烧沸，改用小火炖。

2. 1 小时后，投入黄豆芽，用旺火煮沸，改用小火熬 15 分钟，放入适量盐，拣出葱、姜即可。

功效：猪排为滋补强壮、营养催乳的佳品，可缓解产后妈妈频繁喂奶的疲劳。

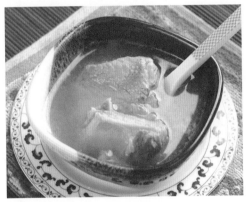

素炒豆苗

原料：豆苗 400 克，高汤、白糖、盐、鸡精各适量。

做法：1. 将豆苗洗净，捞出沥水。

2. 锅置火上，加植物油烧热，放入豆苗迅速翻炒，再放盐、白糖、鸡精，加入高汤炒匀即可。

功效：此菜清淡爽口，很适合没有胃口的新妈妈食用，还可以增加维生素的摄入。

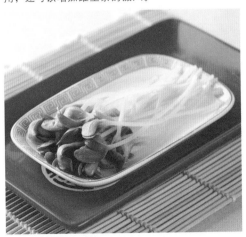

清炖鲫鱼

原料：鲫鱼 200 克，鲜香菇、冬笋各 50 克，葱段、姜片、盐各适量。

做法：1. 鲫鱼去鳞、内脏后洗净；香菇、冬笋切丝。

2. 锅内放油，烧热后放姜、鱼，略煎，加入清水烧开。

3. 放香菇、冬笋、葱段，用大火煮开后改小火，炖至汤白，加盐调味即可。

功效：鲫鱼营养丰富，可健脾利湿，促进血液循环，增进食欲，有通乳、下奶的功效。

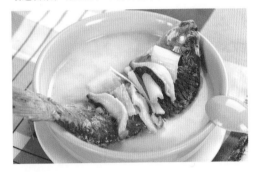

麻油鸡

原料：鸡腿 2 只，老姜 1 大块，米酒 1 杯，香油 2 匙，盐适量。

做法：1. 鸡腿洗净、切块；老姜洗干净后切片。

2. 在锅中倒入适量的香油，将老姜放入爆香。

3. 转大火将鸡块放入锅中翻炒，待六成熟时将米酒倒入锅里一起滚煮即可。

功效：鸡肉中含有丰富的蛋白质，一只鸡腿约含 20~30 克的蛋白质，可满足普通人一餐所需营养，更有助于产后新妈妈迅速补充营养，恢复体力。

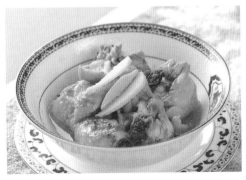

花生猪蹄汤

原料：猪蹄 2 只，花生仁（带红衣）150 克，盐、葱段各适量。

做法：1. 将猪蹄除去蹄甲和毛，洗净，斩成块状，入沸水锅中焯烫，捞出沥干；花生仁洗净。

2. 将猪蹄块和花生仁、葱段一起放入炖锅中，加水适量，大火煮开，转小火炖熟，加盐调即可。

功效：此汤营养丰富，有增乳、催乳、补血养颜的作用。

小提示：也可加入大枣，以增加补血效果。

木耳红枣瘦肉汤

原料：木耳 25 克，红枣 12 枚，瘦肉 250 克，盐 1/2 茶匙。

做法：1. 瘦肉切片；木耳浸软后剪去蒂部；红枣去核，并用水洗净。

2. 将全部材料放入煲内煮滚后，再改用文火煲 1 小时，下盐半茶匙调味。

功效：这个汤有健脾、补血、调经的功效。

猪尾汤

原料：猪尾 1 根，番茄 2 个，洋葱 1/2 个，胡萝卜 1 根。盐 2 小匙，八角 8 克（用棉布包装好）。

做法：1. 猪尾切段洗净，焯烫去腥，捞起备用；胡萝卜、洋葱分别削皮去膜，洗净，切块或切片；番茄洗净，外表浅划数刀，焯烫后剥皮、切块状。

2. 将准备好的材料混合，加入茴香包，加 6~7 碗水煮沸后，改小火慢炖约 30 分钟，加盐调味即可熄火。

功效：猪尾富含胶原蛋白、钙，并有补肾、通乳的作用。

猪骨豆腐炖莲藕

原料：猪腿骨 1000 克，莲藕 400 克，豆腐 200 克，红枣 300 克，生姜、盐各适量。

做法：1. 猪腿骨洗净，斩成块，放入沸水锅中焯一下，捞出，沥净血水；莲藕去皮，洗净，切成块；生姜洗净，切成片；豆腐切成块，红枣洗净。

2. 锅置火上，放入适量清水、骨块、豆腐、莲藕、生姜、红枣，烧沸，改小火慢煮至熟烂，加入盐调味后稍煮，即可食用。

功效：此菜营养丰富，具有益气补血、润肠清热、凉血安神和作用，产妇哺乳食可通乳、补钙。

排骨炖大白菜

原料：排骨 2 根，大白菜 1 颗，姜、盐、鸡精各适量。

做法：1. 将排骨切长段，大白菜切成两三厘米的段。

2. 加几片姜一起入锅加水，烧开后文火慢炖 1 个小时，下盐、鸡精调味即可。

功效：白菜含有丰富的粗纤维，有润肠、促进消化的作用，好有养颜护肤的功效。

西芹炒百合

原料：西芹 450 克，鲜百合 250 克，干红辣椒 3 个，盐、白糖、葱花、姜末、料酒各适量。

做法：1. 西芹洗净，放入沸水中烫透，捞出沥净水分，切成长约 2 厘米的段；百合洗净后剥成片状。

2. 将干红辣椒去蒂、去子，洗净后切成细丝。

3. 炒锅置火上，放适量植物油烧热，放入葱花、姜末、干红辣椒丝炝锅，下入百合、西芹继续煸炒至熟透，再烹入料酒，加入白糖、盐和清水少许，翻炒几下即可出锅。

功效：芹菜有清胃、涤热的作用，百合可润肺止咳、清心安神。此菜西芹脆、百合酥，青青白白，美味清凉爽口。

藕汁饮

原料：鲜藕 1 根，白糖 20 克。

做法：1. 将藕清洗干净，用榨汁机榨取藕汁，冷藏后备用。

2. 将白糖加入新鲜的藕汁即可饮用。

功效：藕汁具有清热凉血，活血止血的作用。

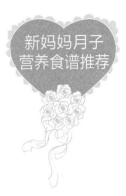

牛奶木瓜西米露

原料：木瓜 1 个，西米 50 克，牛奶 500 克，冰糖 20 克。

做法：1. 木瓜洗干净，去子去皮，切成小块。

2. 锅中加水，煮沸后放入西米煮 10 分钟。

3. 将西米捞出，用凉水过一下，沥干备用。

4. 将木瓜、牛奶、冰糖一起重新放在锅里煮 5 分钟即可。

功效：木瓜含有特别的木瓜蛋白酶，可帮助蛋白质分解消化，同时能治疗便秘。

乌鱼通草汤

原料：乌鱼 1 条，通草 3 克，葱、盐、料酒等各适量。

做法：1. 将乌鱼去鳞及内脏，洗净。

2. 锅置火上，放入乌鱼、通草和葱、盐、料酒，加适量水，炖熟即可。

功效：通草有清热利湿，通经下乳的功效。将通草与鲤鱼、乌鱼等同煮汤食用，对产后缺乳有极好的改善作用。

糯米鸡汤

原料：鸡腿 2 只，糯米半杯，米酒 1 杯，当归 10 克，黄芪 10 克，枸杞子 10 克，红枣 15 枚，黑枣 15 颗。

做法：1. 鸡腿肉切块，用滚水焯烫备用。

2. 将所有中药材用水稍微洗一下。

3. 糯米洗净，加一锅水熬成糯米粥。

4. 将熬好的糯米粥过滤，取其米汤。

5. 将鸡腿块放入米汤中，再加入药材及米酒，以小火炖煮 1 小时即可。

功效：鸡腿肉质厚实，含有大量的蛋白质，有助于组织新生及细胞成长，可补充新妈妈生产后所需的营养，加速体力恢复。

嫩炒牛肉片

原料：牛里脊肉 200 克，香油、酱油、料酒、淀粉、葱丝、姜丝、花椒水、盐各适量。

做法：1. 将牛肉切 1 厘米宽、2 厘米长的薄片，放在碗里，加适量淀粉和少量水，抓拌均匀。

2. 炒锅置火上，加油烧热，肉片下锅，用筷子滑熟，待肉片炒至相互分开时，放入葱丝、姜丝、料酒、酱油、盐、花椒水，翻炒几下，迅速勾芡，淋上香油即可。

功效：此菜鲜嫩味美，且牛肉具有滋养脾胃的作用，新妈妈食用可以增加食欲、提高机体免疫力。

番茄烩鸡丁

原料：鸡腿 2 只，番茄 4 个，洋葱 1 个，蒜头 2 粒，番茄酱、白糖、盐、酱油、香油各少许。

做法：1. 鸡腿肉去骨、切丁后，加适量盐腌渍 30 分钟。

2. 洋葱切丝，蒜头切成蒜末。

3. 将番茄用热水泡 15 分钟后，去皮切大丁。

4. 入油起锅，将鸡丁煎至八成熟，加入蒜末略炒后，依序加入洋葱丝与番茄丁同炒，并加入番茄酱、水、白糖及盐拌匀，用大火煮沸后盖上锅盖，再用小火煮至汁液转浓即可。

功效：番茄含有大量的番茄红素，是一种良好的抗氧化剂，有助于伤口修复，搭配营养丰富的鸡肉，更增加了新妈妈的食欲。

益母木耳汤

原料：益母草 50 克，木耳 30 克，白糖 30 克。

做法：1. 将益母草用纱布包好，扎紧口；木耳水发后去蒂洗净，撕成碎片。

2. 锅置火上，放入适量清水，加入药包、木耳、煎煮 30 分钟，取出益母草包，放入白糖，略煮即可。

功效：益母草有生新血去瘀血的作用，木耳有凉血止血的作用。此汤能养阴清热、凉血止血。可用于防治产后血热、恶露不止。

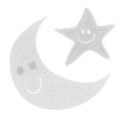

❤ 生活保健从点滴做起

● 要不要多喝汤

传统观念：汤最有营养，每天都要喝不限量！

现代观念：喝汤要有度，妈妈宝宝都健康。

点评：煲汤味道鲜美，容易消化，还能促进乳汁分泌，的确是月子食谱里最优的一种。但喝汤也是有学问的，千万不能因为以上好处就无限制地喝，不然除了会引起宝宝消化系统不适、拉肚子以外，还会让妈妈乳房胀痛，甚至诱发乳腺炎。产后饮食应以高热量、高蛋白、多矿物质、多维生素，易消化、易吸收为准。产褥期喝汤是必要的，如鸡汤、排骨汤、鱼汤、蘑菇汤等，可促进母乳分泌。但这并不意味着汤比肉有营养，喝汤时也应吃些肉，这样才可尽快恢复体力。

● 菜里能不能放盐

传统观念：月子菜不能放盐，不然伤胃又回奶！

现代观念：一般来说，月子饮食中盐的食用量减至正常量的三分之二即可。

点评：传统观念认为月子里吃盐不利于下奶，而且还会伤肠胃，其实这种做法并不可取。新妈妈们由于产后出汗较多，乳腺分泌旺盛，体内的盐分很容易流失，如果不能适量补充，不但不利于身体的恢复，对乳汁的分泌也会有影响。

● 能不能洗头、洗澡

传统观念：月子里不能洗澡，否则日后会经常全身疼痛。

现代观念：月子里及时洗澡对产妇健康十分有益。

点评：传统观念认为坐月子期间不能洗头、洗澡，是因为以往生活条件较差，不能为产妇提供良好的浴室及取暖设施，产妇身体虚弱，受凉容易感冒，且不易痊愈。现在生活条件已大大改善，能为产妇洗头、洗澡提供良好的条件，而且产后及时洗头、洗澡，可帮助产妇解除分娩疲劳，保持舒畅的心情；还可促进会阴伤口的血液循环，加快愈合；使皮肤清洁干净，避免皮肤和会阴伤口发生感染；改善产妇睡眠、增进食欲，使气色好转。

● 门窗要紧闭吗

传统观念：产妇是怕风的，即使夏天坐月子，也要门窗紧闭，不留缝隙。

现代观念：应适当开窗通风，如果天气闷热，容易中暑。

点评：适当开窗通风，但应避免穿堂风，毕竟刚生完孩子，抵抗力低，容易感冒。如果开空调，因为风比较"硬"，不能直接对着产妇吹，可以打开产妇隔壁房间的空调，让冷气"飘"过来，一样能享受清凉。

小贴士

产妇分娩后汗腺分泌十分活跃，大量汗液留于皮肤表面，坐月子不梳头、洗头、洗澡，不仅影响哺乳时的卫生，也影响产妇的情绪。

新妈妈生活起居保健细节

● 起居环境如何布置

月子房比其他卧房要求高些，尽量选择家里最好的房间作为月子房，保证安静、舒适和阳光充足，布置也要讲究些。

1. 妈妈的床和婴儿床都要离窗户2米以上，以免受风。床上用品最好采用棉质材料，吸湿性、透气性好。如果需要开空调，床不能正对着空调风口。

2. 准备两只专用的小箱子，分别放置干净的和用过的尿布。另外，可以准备一个小桌子放在床头，放置妈妈经常要用到的东西。

3. 月子房色调要明亮，但是不能太花哨，颜色不能太强烈，因为此时孩子的视觉功能还不完善，太强烈的视觉刺激容易影响视力。房间里的用品（如窗帘）颜色以淡色为好，像浅粉色、浅蓝色等就不错。

4. 妈妈的卧室里不宜摆放植物，因为孩子可能会对这些植物过敏。而且绿色植物在夜里会吸收氧气，放出二氧化碳，降低房间空气质量。

5. 月子房里最好安置一个温湿度计，适时观察并控制室内温湿度。以冬季温度18~22℃，夏季温度24~26℃，相对湿度60%~65%为宜。

● 新妈妈产后真的怕风吗

许多人都认为产妇怕风，其实这是一种误解。室内空气流通可以防止细菌泛滥，是预防感冒、感染等重要的措施。

产后风的元凶是藏在产妇生殖器官里的致病菌，多源于消毒不严格的产前检查或产具器械不洁，或产妇不注意产褥卫生等。遮风措施不仅不能防病，还会致病。因室内空气不新鲜，会使产妇母子易患呼吸道感染。夏日里门窗紧闭，裹头扎腿还会引起产妇中暑，是非常错误的。

● 看书或织毛衣并不等于休息

有的产妇想利用坐月子的时间看看书或织毛衣，想学点知识来打发寂寞的日子，这不好。因为坐月子期间，主要是休息和适当活动。十月怀胎及分娩的劳累，加之产后哺乳，确实使产妇很累。所以，月子期间应以休息、活动和增加营养为主。

此外，这个时间看书或织毛衣，时间过长容易使眼睛疲劳，从而造成看书眼痛的毛病。特别是在看书和织毛衣过程中，长时间不变姿势，对眼睛更不利，所以，产妇在坐月子期间最好不长时间看书、不织毛衣。

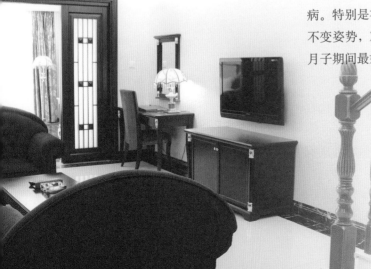

温馨的家居环境能为新妈妈带来一份愉悦的好心情。

多看电视伤眼又伤神

月子期间若用眼过度，眼睛容易干涩、肿胀或疼痛，情况严重时可能导致视力下降、近视，或者出现迎风流泪等不良现象。所以月子期间一定要合理用眼。

首先，看书、看报、看电视的时间不要太长，以感觉不到疲劳为宜，一旦感觉疲劳应立刻停止。每次连续用眼最好不超过 2 小时，期间要多提醒自己放松眼部肌肉，眺望远处或者做一下眼部按摩。

其次，月子里妈妈不要轻易哭泣。产后妈妈血流本来不足，眼部能分配到的血液也比平时少，如果此时哭泣流泪，眼睛很容易疲劳。

做眼保健操是比较有效的保护眼睛的方法，新妈妈可以每天做 2 次。

长时间仰卧可不行

产后子宫韧带柔软、拉长，承托力较弱，而子宫重量相对较大，如果长时间仰卧，容易造成子宫后倾，不利于恶露排出，并造成产后腰痛、白带增多等不良状况。因此，喜欢仰卧的妈妈要注意，休息时要时不时地换姿势，侧卧、仰卧交替，不要长时间保持仰卧姿势。

另外，分娩 2 周后，可以尝试俯卧。每天 1~2 次，每次 15 分钟左右，让子宫向前倾，能有效避免其后倾。

席梦思并不适合你

分娩后家里的人都很照顾新妈妈，看的家里为了让新妈妈睡得更舒服些，特意准备了特别软的床，如席梦思。一般人睡席梦思床，有柔软、舒适之感。不过，对于刚生产后的新妈妈来说，睡这种过软的床并不是好的选择，有可能对新妈妈造成不利影响。有些新妈妈本来顺产，分娩时也未造成骨性产道损伤，产后在医院一切都正常。然而出院后，在家里睡了几天就出了问题。最后分析，原因竟与所睡的席梦思床有关，是新妈妈因翻身坐起时造成了骨盆损伤。

席梦思床会睡出骨盆损伤来，这听起来不可思议。事实上，产后确有可能发生上述情况，这与产妇特殊的生理状况有关。医学研究表明，女性从怀孕到分娩后 3~5 个月，会分泌一种叫松弛素的激素，这种激素有松弛生殖器官各种韧带与关节的作用，有利于产道的张开并顺利分娩。由于松弛素的作用，产后骨盆的完整性、稳固性都较差，整个骨盆趋于"松软"。当你睡在太软的席梦思床上时，身体的下压力会立即受到弹簧的反弹力，左右活动都有一定阻力，翻身坐起也不会太利索。如欲急速起床或翻身，产妇就必须格外用力，否则就容易发生耻骨联合分离，导致骨盆损伤。

所以，刚生产后的女性，最好能改睡一段时间的木板床，等身体复原后再睡席梦思床。

总之，产后新妈妈一定要重视坐月子，这样才能让身体更好地恢复。

小贴士

一般来说，产妇在产后感到腰腿痛是属于生理性的变化，是可以恢复的。如果属于怀孕和分娩引起的疼痛，一般在产后 1 周后疼痛就会减轻。在坐月子期间注意劳逸结合，将会恢复得很好。如果疼痛不但不见减轻，相反逐渐加重，要请医生医治为好。

● 新妈妈千万别碰烟酒

烟酒都是刺激性很强的东西，吸烟可使乳汁减少，烟中的尼古丁等多种有毒物质也会侵入乳汁中，婴儿吃了这样的乳汁，生长发育都会受到影响。新妈妈饮酒时，酒精会进入乳汁，可引起婴儿沉睡、深呼吸、触觉迟钝、多汗等症状，有损婴儿健康。所以，为了孩子的健康，新妈妈不要吸烟和喝酒。

● 产后应该及时下地活动

受传统观念影响，很多产妇认为坐月子期间要静养，过早下床活动会伤身体，其实，产后进行适当的活动，身体才能较快恢复。只要产妇身体条件许可，产后24小时就应下地活动。如身体较弱，下床前可先在床上坐一会儿，有一个适应的过程。如果不觉得头晕、眼花，可由护士或家属协助下床活动，以后可逐渐增加活动量，在走廊、卧室中慢慢行走，怀孕循序渐进地做几节产后保健操，活动活动身体，这样有利于加速血液循环、组织代谢和体力恢复。

及早下床活动可以使产妇的体力和精神得到较快恢复，并且随着活动量的加大，可以增进产妇食欲，有助于乳汁分泌，促进肠道蠕动，使大小便通畅，可防止便秘、尿潴留和肠粘连的发生，这对剖宫产的产妇是很重要的。及早下地活动还可以促进血液循环，有利于子宫复原和恶露的排出。

● 如何接待来访者

最好不要接受亲朋好友的来访，通电话是最理想的接受祝贺的方式。因为新妈妈需要充足的休息，过多接待客人会使新妈妈很劳累。与客人讲分娩经历、接受祝福、听别人夸奖宝宝等都会使新妈妈很兴奋，容易造成睡眠障碍。人来人往也容易带来病菌，特别在流行性疾病爆发的时候，这会对新妈妈

和新生宝宝的健康构成很大的威胁。如果是推辞不掉的造访，也要限定人数，一次最好只接待1~2位，客人来访的时候应该错开新妈妈白天小睡的时段。要求客人进门就脱去外套，抱宝宝之前一定要洗手，不要随便亲宝宝。

月子里不要在家里大宴宾客，这会扰乱新妈妈和新生宝宝的正常作息。如果家人需要请客吃饭，可以选择在饭店设宴，不需要新妈妈出席。

● 新妈妈不宜过早减肥

减肥一般通过两种手段，控制食欲和加强锻炼，这都不适合刚刚分娩的新妈妈，新妈妈如果操之过急，产后瘦身开始得太早，会伤害自己的身体。

过早大量运动，容易使还未恢复的子宫、内脏下垂，或撕裂分娩时的伤口，引起出血。过早节食，影响新妈妈对营养的摄入，使身体恢复速度变慢。营养严重不足时，更容易导致贫血或母乳不足等后果。

所以，新妈妈在月子里不要减肥，只要控制体重不再增长即可，这点完全可以通过控制饮食实现，比如少吃高糖食物、少食多餐、不吃过饱等。

产后瘦身是一个比较系统的工程，需要合适的时机和新妈妈循序渐进的努力，新妈妈要耐心等待适合瘦身的时机来临。

分娩6~8周后：经过坐月子期间的调养，新妈妈的身体恢复得差不多了，可以开始简单的运动（体操、瑜伽、各类小动作等）。

分娩3个月后：新妈妈身体脏器、韧带等完全恢复，此时可以进行正常的减肥训练了，不过，无论采取哪种方式瘦身，都要有一个合适的度，必须以保证自己不受伤害为前提。

新妈妈个人护理

● 产后面部细护理

产后，由于机体状态和生活规律的改变，新妈妈面部会出现一些黄褐斑或色素沉着。在日常生活中，新妈妈应注意以下几个方面，做到养护结合，逐步消除。

保持愉快的心情

新妈妈要保持向上的心态，把烦恼和不愉快的事情忘掉。只有保持愉快的心情，皮肤才会好。

保证充足的睡眠

睡眠是女人最好的美容剂，新妈妈每天要保证 8 小时以上的睡眠。

多喝开水

及时补充面部皮肤的水分，可以加快体内毒素的排泄。

选择合适的护肤品

选用天然成分及中药类的祛斑化妆品，可以用粉底霜对色斑进行遮盖，选用的粉底应比肤色略深，这样才能起到遮盖作用。避免日晒，不同季节选择防晒系数不同的防晒品。和宝宝一起进行日光浴时，要用防紫外线的太阳伞遮挡面部，因为紫外线照射可引起面部色素沉着。

注意日常饮食

多吃含维生素 C、维生素 E 及蛋白质的食物，如番茄、柠檬、鲜枣、芝麻、核桃、花生米、瘦肉、蛋类等。维生素 C 可抑制代谢废物转化成有色物质，从而减少黑色素的产生，美白皮肤。维生素 E 能促进血液循环，加快面部皮肤新陈代谢，防止老化。蛋白质可促进皮肤生理功能，保持皮肤的弹性。少食油腻、辛辣、刺激性食品，忌烟酒，不喝过浓的咖啡。

自制简便易用的面膜

将香蕉捣成泥状，直接敷于面部，20 分钟后洗掉。或将黄瓜磨成泥状，加入一小匙奶粉和面粉，调匀敷面，15~20 分钟后洗掉。

● 常梳头促血液循环

在现实生活中，有的产妇受到当地旧风俗的影响，在坐月子期间不敢梳头，因为听老人说梳头会引起头痛、脱发等，甚至留下头痛的病根。其实，梳头与月子病没有直接的关系。

坐月子期间产妇照常梳头，是一种良好的卫生习惯。梳头不仅是清洁头发和美容的需要，还是一剂不花钱的健脑良药。它的特殊保健作用有两个方面：一方面，经常梳头可去掉头发中的灰尘、污垢，保持头发的卫生清洁；另一方面，梳头主要通过木梳刺激头发，可促进局部皮肤的血液循环，以满足头发生长所需的营养物质，有效地防止脱发、早生白发、发丝断裂、分叉等情况的发生，有利于头发保健。

● 月子里如何刷牙漱口

月子里牙有些松动，属于正常现象，过一段时间会自行恢复，刷牙并不会加重这种状况。只要操作时不过度刺激牙齿、口腔即可。每天刷牙 2 次，刷牙水用温水，牙刷用软毛刷，动作轻柔就不会伤到牙龈了。如果长期不刷牙，大量食物残渣留在口腔里，极易引起发炎、蛀牙等，于健康不利。

● 新妈妈洗浴要注意什么

产妇在分娩时和产后都会分泌大量汗液，如果长期不洗头、洗澡，不但容易滋生细菌，还会堵塞毛孔、汗腺，阻碍新陈代谢，影响健康，所以月子里不洗澡、不洗头的做法并不科学。这种风俗形成的原因主要是怕妈妈受凉，现在保暖条件好，不必过于忌讳这一点，稍加注意即可。

1 洗头、洗澡的速度要快，最好 5~10 分钟之内完成。

2 水温要适当，洗澡用 42℃ 左右的水，洗头用 37~40℃ 的水。

3 洗澡后及时擦干身体，用干燥的毛巾被包裹身体保暖，然后迅速穿上干净衣服以及袜子。

4 洗头后可以用暖风把头发吹干。

● 新妈妈月子里穿什么最合适

注意衣服的质地

新妈妈衣着以选择棉、麻、丝等制品为宜，因这些纯天然材料柔软舒适，透气性好，吸湿、保暖。内衣内裤适宜穿着吸水性强的棉织品，外衣长裤要注意宽松柔软，易于散热。同时要注意有些新生儿会对毛、羽绒等制品过敏，如果出现新生儿局部皮肤的红肿或疹子，要考虑是否因自己穿的衣服的质地的原因。

衣服要宽大

有些年轻的新妈妈害怕产后发胖，体形改变，想用瘦衣服来掩盖发胖的身体，便穿紧身衣、牛仔裤来束胸、束腹。这样的装束非常不利于血液流畅，特别是乳房受压易患乳腺炎。所以，新妈妈衣服应宽大，以能活动自如为好。哺乳的妇女，做两件胸前可以开启"口袋"的棉布哺乳衫，不仅便于哺乳，而且文明、雅观，更重要的是秋冬季节可使新妈妈免受风寒，如果再配上一件胸前开两个口袋的毛衣，就更实用了。

衣着厚薄要适中

衣着要根据四季气温变化相应增减，夏天不宜穿长裤、长袖衣服，也不要包头，即使在冬天，只要屋子不漏风，也不需要包头或戴帽子。如果外出则适当蒙头，但也不需要包得过严。冬季的被褥要适当加厚些，要勤晒，以便温暖、舒适。

鞋子要软

坐月子期间以选择柔软的布鞋为佳，不要穿硬底鞋，更不宜穿高跟皮鞋，以防日后发生足底、足跟痛或下腹酸痛。此外，产妇生产后不宜赤脚，赤脚容易受凉，对健康不利。

佩戴合适胸罩

有些妈妈在月子期常会忽略对乳房的护理，为了方便而不戴文胸。其实这样是很不科学的做法。首先，为了宝宝的健康，妈妈们要保持乳房清洁卫生；其次，哺乳期内乳房较平时充盈，穿上文胸有利于支托乳房，否则会使双侧乳房下垂，胸部皮肤失去原有的弹性。产妇在哺乳期应佩戴合适的窗式结构的棉质吸水胸罩，以起到承托乳房、方便哺乳的作用。

哺乳妈妈保健细节

● 新妈妈哺乳指导

初乳为何珍贵

在分娩前，很多孕妈妈就已经有少量乳汁泌出；分娩后，乳汁量开始增加，颜色微黄，有些黏稠，这就是我们说的初乳。一般生后7天内的乳汁都算初乳。初乳含有大量免疫球蛋白、生长因子、乳铁蛋白等有益成分，有很高的营养价值，可以让宝宝长得快、少生病，是新生儿非常需要的。有些妈妈因为初乳颜色看上去不太干净而把初乳挤出来扔掉，这是不对的。初乳之所以看上去不太干净，是因为其中含有较大量的胡萝卜素，完全可以放心给宝宝吃。

早接触早吮吸

宝宝吮吸、吞咽的能力是与生俱来的，也可以说一出生就会吃奶，所以给宝宝吃奶的时间可以尽量早。宝宝早接触早吮吸妈妈的乳头能进一步锻炼宝宝的吮吸能力，而且有利于建立牢固的母子关系，对宝宝安全感建立和好性格培养也都有益处。

一般来讲，在出生20~30分钟后，经过医生检查没有问题就可以给宝宝哺乳了。此时妈妈较累，比较舒适的姿势是妈妈平躺，宝宝匍匐在妈妈的胸部吮吸。如果宝宝不吮吸，用乳头轻轻摩擦他的嘴即可让他张开嘴。如果吮吸不出乳汁，可能是乳腺管堵塞了，需要用毛巾热敷或请催乳师催乳。

提倡母婴同室和按需哺乳

曾经有一段时间人们普遍认为宝宝应该按时喂养，即使新生儿也不例外。实际上，孩子之间存在个体差异，胃容量和消化能力都不同，所以不能一刀切地按时喂养，按需喂养才更符合初生宝宝的身体特点和生长发育规律。

按需喂养就是饿了就喂，不饿就不喂。宝宝啼哭时给奶就停止了，说明饿了，就是需要喂了；而给奶不吃，就说明不饿，可以暂时不喂。不过喂奶间隔不能超过4小时，以免出现低血糖。

正确的喂奶姿势

喂奶姿势是否正确只看两点，一看妈妈是否坐舒服了，二看宝宝是否躺舒服了。

喂奶时，妈妈可以在腰后、肘下、怀中都垫上高度适合的垫子或枕头，也可以把大腿垫高帮助手臂支撑宝宝的重量，总之以身体任何一个部位都感觉不到紧张和酸痛为好。喂奶时容易犯的一个错误是身体向前倾斜，妈妈要注意避免，否则肩膀、后背容易受累而酸痛。

对宝宝来说，头躺在妈妈的臂弯里，臀部和背部都有依托，跟妈妈胸贴胸、腹贴腹，嘴巴正对乳头，就会感觉舒服了。注意一点，宝宝在吃奶的时候应该是头稍向后仰，鼻孔可以自由呼吸。如果乳房堵住了孩子的鼻孔就说明喂奶姿势不正确。

另外，妈妈可以把手圈成"C"形，从乳房下方托住乳房，方便吮吸，也可以预防下垂。

孕产妇全程保健看这本就够

夜间如何喂奶

大部分新生儿在夜间还需要母亲喂奶，这是因为婴儿期还没有形成一定的生活规律，且胃容量太小，一次吃奶太少，容易饿醒。由于妈妈白天要照顾宝宝还要料理家务，所以通常身心都很疲惫，夜间会睡得很沉，宝宝饿了，很多妈妈在半梦半醒之间给宝宝喂奶，这样很容易发生意外，所以妈妈们一定要格外注意。

不要让孩子含着奶头睡觉

有些妈妈为了避免孩子哭闹影响自己的休息，就让孩子叼着奶头睡觉，或者一听见孩子哭就立即把奶头塞到孩子的嘴里，这样既会影响孩子的睡眠，又容易让孩子养成不良的吃奶习惯。在妈妈睡熟后，乳房有可能压住孩子的鼻孔，有窒息的危险。

保持坐姿喂奶

为了培养孩子良好的吃奶习惯，避免发生意外，在夜间给孩子喂奶时，也应像白天那样坐起来抱着孩子喂奶。如果实在不愿意起来，也要在清醒状态下给宝宝喂奶。

延长喂奶间隔时间

如果宝宝在夜间熟睡不醒，就要尽量少地惊动他，把喂奶的间隔时间延长一些。一般说来，新生儿期的宝宝，1夜喂2次奶就可以了。 稍大一些的宝宝，可以喂1次，再大一些的宝宝，要养成夜间不喂奶的习惯。

喂奶后注意事项

如果宝宝含着乳头睡着了或是母亲由于某些原因不得不中断给宝宝喂奶时，可以用一个干净手指轻轻按压宝宝嘴角，使乳头从宝宝嘴中脱出，切不可用力把乳头硬拉出来，以免伤害乳头。

喂奶后，不要马上逗引宝宝笑，要让宝宝平静一会儿。哺乳后，要是宝宝想睡觉，应让宝宝右侧躺下，这样可以有效地增加胃部排空速度，避免吐奶。

注意护理乳头，可以挤出少许乳汁涂在乳头和乳晕上，短暂暴露乳头使之干燥。因为乳汁具有抑菌作用，且含有丰富的蛋白质，能起到修复表皮的功能。

排空乳房。如果宝宝吃饱后，乳房内还有乳汁，最好将剩余的乳汁排空，以利于乳腺导管保持通畅，有利于泌乳和排乳。

喂完奶后要做的事

宝宝吃奶的时候，会同时吸入胃里一些空气，而新生儿的胃部呈水平状，胃部连接食管的括约肌较松弛，当排出胃里的空气时，就会带出奶液，形成吐奶。吐奶严重时，会呛入气管造成窒息。吃完奶后，先拍嗝，再躺下，发生吐奶的概率就会大大下降。所以在孩子吃完奶后，先不要急着让他躺下，可以先把他转为竖直抱着，头部趴在自己的肩膀上，然后用一只手轻轻拍击其背部，待其打出几个嗝后再让他躺下。如果这样的方法无法让孩子打嗝，就尝试揉揉他的腹部，或者让他趴在自己的大腿上，给腹部施压，再轻轻拍击后背，一般就可以打嗝了。

即使是拍了嗝才放下躺着，孩子也有可能会吐奶，所以还是要认真观察20~30分钟。如果发生了吐奶，就立刻将孩子转成侧卧，让乳汁顺着嘴角自然流出即可。

新妈妈保健

● 生病的新妈妈怎么哺乳

患急性乳腺炎还能哺乳吗

母乳喂养对宝宝的好处不胜枚举，新妈妈要想坚持用母乳喂养宝宝，可能会遇到很多意想不到的困难，急性乳腺炎就是其中之一。

造成急性乳腺炎的原因有很多，最主要的原因是喂奶姿势不正确，宝宝吃奶时没有完全把乳晕含住，导致乳头部位皮肤皲裂，这时，细菌就容易通过皲裂处入侵乳腺内部导致乳腺发炎。

产妇过早或过量喝脂肪含量偏高的下奶汤也是造成急性乳腺炎的原因之一。因为脂肪会堵塞乳腺管，乳汁正常分泌后，乳腺管却不能把乳汁运输出来，继而造成乳腺发炎。

对于患上急性乳腺炎的产妇，也不要着急，可以先在家采取毛巾热敷、外涂药膏等

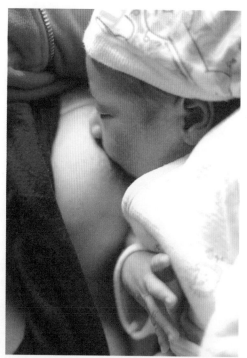

喂奶姿势不正确是造成急性乳腺炎的主要原因。

方法进行自我护理。

若是乳头感染、破皮，可以用奶水加以擦拭，或使用医师开的乳头药膏。为防止宝宝吃到药膏，应选择哺喂后再上药，或是哺喂前先用清水清洁乳头。

如果因为急性乳腺炎而需要短期服用头孢类抗生素，新妈妈可以继续哺乳。头孢类药物对新生儿是安全的。一般新妈妈体温超过 39℃时，则需要暂停哺乳。

新妈妈感冒了能否喂奶

感冒了，能不能给宝宝喂奶，这是许多新妈妈存在的疑问，也是妈妈们关注的问题。

喂奶时，妈妈要和宝宝亲密接触，有些妈妈怕把感冒传给宝宝便不敢继续哺乳了。事实上，刚出生不久的宝宝自身带有一定的免疫力，如果只是轻微感冒，妈妈就不用过分担心传染，可以在喂奶时戴上口罩。如果感冒后伴有高热，新妈妈不能很好地进食，身体很不舒服，应到医院看病，医生常常会给予输液处理，必要时给予对乳汁影响不大的抗生素，同时仍可服用板蓝根、感冒冲剂等药物。这种情况须暂停母乳喂养 1~2 天。停止喂养期间，记得要经常用吸奶器把乳房吸空，这样才不会影响日后奶水的正常分泌。

小贴士

研究表明，哺乳妈妈服用的药物大多可以通过血液循环进入乳汁中，经过哺乳，又会进入宝宝的身体里。所以，哺乳妈妈用药要十分慎重。

需要用药时，应向医生说明自己正在喂奶。当然，更不能自作主张，自我诊断，擅自用药。

服用药物时，为了减少宝宝吸收的药量，妈妈可以在哺乳后马上服药，并尽可能推迟下次的哺乳时间，使母乳中的药物浓度减至最低。

肝炎妈妈能给宝宝喂奶吗

有些新妈妈在怀孕期或哺乳期不幸患了肝炎，非常担心自己患病后不能给宝宝喂母乳。能不能给孩子喂奶，要看你属于哪种情况。

乙型肝炎	在乙型肝炎急性期的新妈妈应停止母乳喂养，但对慢性乙肝及病毒携带者，是否可以母乳喂养，专家意见不一致。 研究发现，母乳喂养并不会增加婴儿乙肝感染率，推测其原因可能是：尽管乙肝病毒携带者乳汁中可能有乙肝病毒，但其水平很低，远远低于血液中的浓度，病毒量越低越易被机体清除。因此，乙肝表面抗原阳性携带者可以母乳喂养。喂奶前妈妈要用香皂洗手，然后用清水冲洗干净。如果乳头破裂出血，应暂停哺乳。
丙型肝炎	在丙型肝炎急性期的新妈妈应停止母乳喂养，但对丙肝抗体阳性而无肝炎表现的能否母乳喂养专家也有争议。多数学者认为，虽然在母乳或初乳中能检测到丙肝病毒，然而并不认为母乳喂养是丙肝母婴传播的危险因素。研究发现，无症状的妈妈母乳喂养是安全的，但是有症状尤其是血液中病毒含量高的妈妈，不应当母乳喂养。
丁型肝炎	与乙肝基本相同。
戊型肝炎	妈妈在急性期有黄疸时应停止母乳喂养，待康复后可以母乳喂养。

另外，研究表明，甲型肝炎病毒不通过胎盘，但该病在急性期有较强的传染性，所以新妈妈应停止母乳喂养。

暂停哺乳期间母乳如何保存

如果生病或服用药物需暂停哺乳，那么，在暂停哺乳时，应每3小时挤一次乳汁，因为奶只有越吸越多，促进乳房排空，才能增加妈妈的产奶量。

如果生病不能与宝宝亲密接触，但母乳可以食用时，妈妈可用吸奶器吸出乳汁，存放在储奶杯或者储奶袋里，挤完后要马上放到冰箱里冷冻起来。如果挤出的奶量比较多，不要放在一起，而应该估计宝宝每次能够吃下去多少毫升，一份一份地保存起来。一般在室温的条件下（小于26℃）可以储藏6~8小时；放在冰箱冷藏室（1~4℃的条件下）可以储藏24小时；如果放在冷冻室（-18℃的条件下），可以储藏的时间是6个月。但要注意奶与其他食物要隔离，否则，会串味，宝宝会不愿意吃的。

另外，记得把储藏的日期标注在奶杯或奶袋上面。如果储藏的奶一次没有吃完，剩下的应该丢弃，不要重复储藏，否则，奶的质量会下降，对于宝宝的健康是不利的

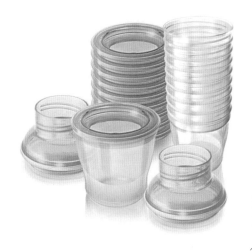

● 哺乳妈妈问题多多

乳汁不足的原因

乳房的功能是分泌乳汁来满足宝宝的需要，宝宝吃得越多，你分泌的母乳就会越多。如果你的奶水暂时不足，可能是以下原因造成的：

> 你有乳头疼痛的情况，对喂奶有抵触。
>
> 你的宝宝爱睡觉，需要弄醒才会继续吃奶，或者反复吃很长时间。
>
> 你的宝宝可能经常用安抚奶嘴，这会减少他吃母乳的时间。
>
> 你过早地给宝宝添加了配方奶，增加了他的饱腹感，因此减少了吸吮次数，导致奶水不足。
>
> 你严格按照每4小时1次的程序给宝宝喂奶，这会减少你的母乳量。2个月以下的宝宝都应该按需喂养，即他需要就喂他，喂奶的时间间隔由宝宝决定。
>
> 你最近睡眠不好，精神焦虑或担忧，有不开心的事发生，它们都会使你出现奶水不足。

为何一侧乳房奶胀另一侧乳房奶少

新妈妈常常出现一侧乳房奶水充足，而另一侧较少的情况。这多是因为妈妈往往喜欢让宝宝先吃奶胀的一侧，乳房因为经常受到吸吮的刺激，分泌的乳汁越来越多，而奶水不足的一侧由于得不到刺激，分泌的乳汁就会越来越少。时间一长，就会出现妈妈的乳房的一边大一边小，一边胀一边不胀，断奶以后再也难以恢复。

宝宝长期只吃一侧乳房的乳汁，时间长了，会造成偏头、斜颈、斜视，甚至宝宝的小脸蛋也会一边大一边小，后脑勺一边凸一边凹。这对宝宝的健康十分不利。

那么出现这种情况怎么办呢？方法是：每次哺乳时，先让婴儿吸吮奶少的一侧，这时因为宝宝饥饿感强，吸吮力大，对乳房刺激强，奶少的那一侧乳房泌乳会逐渐增多。大约5分钟，宝宝可以吃掉乳房中大部分乳汁，然后再吃奶胀的一侧。这样两侧乳房的泌乳功能就会一样强。

乳房小分泌的乳汁就少吗

怀孕之后乳房会变大，这是因为胎盘中会分泌大量的卵巢激素和促进乳腺发育的激素。不过这两种激素仍然无法分泌母乳。生产过后乳腺才开始分泌乳汁，这是因为促进乳腺发育和促进母乳分泌的激素不同的缘故。促进母乳分泌的激素，是从脑垂体所分泌出的一种催乳激素。这种激素一受到婴儿吸吮乳头的刺激，就会分泌大量的乳汁。所以乳房小的新妈妈不用过于担心分泌的乳汁会少。

漏奶怎么办

有些新妈妈在哺乳期从不漏奶，但有些新妈妈则每次喂奶都会从一侧乳房中漏出一点儿奶。没有什么100%有效的方法可以避免漏奶，但是在乳房胀得太满之前给宝宝喂母乳或挤奶的确会有帮助。如果在开始母乳喂养时奶量实在太多，一定要坚持按需喂养，并且要尝试不同的喂奶姿势。另外，你可以在开始喂奶前，就在胸罩里塞好一块纱布或乳垫。

在母乳喂养的头几周，母子间还没有建立哺乳规律，因此很可能漏奶最多。等到了母乳喂养的6~10周，妈妈和宝宝共同建立起一个相互适应的供需系统之后，这一问题将会有很大改善。

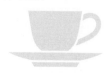

乳头破了怎么办

新妈妈可以局部抹红霉素软膏，平时做好乳房局部清洁、护理，每次喂奶后可用羊脂油涂抹，保持乳头的柔润，同时要纠正婴儿的吸吮姿势，避免由于不正确的吸吮造成反复的乳头皲裂。

另外，要穿戴棉制的宽松内衣和乳罩，继续坚持哺乳，如果因乳头皲裂的疼痛影响哺乳时，可使用吸奶器和特制的乳头防护罩。

乳头内陷怎么喂奶

正常情况下，乳头应高于乳晕平面 0.5~2.0 厘米。乳头内陷有以下几种情况：乳头较扁或较短；脐状乳头，即乳头内陷，但尚能被拉出；内陷乳头，即乳头内陷，但不能被拉出。

在哺乳之初可能会有些困难，但仍应坚持哺乳。方法是：每次将乳头轻轻拉出，送入宝宝口中，待其能含住乳头并能吸吮了，即告成功。但因乳头通常是内陷的，故应特别注意乳头处的清洁，平时应经常将乳头拉出清洗；哺乳期间，于每次哺乳前后均应清洗乳头，避免因乳头周围残留乳汁及污垢而引起继发感染。如果乳头凹陷很严重，则不可强行往外拉、拽乳头。确实不能哺乳者，应尽早回乳，以免发生急性乳腺炎。

哪些情况应暂停哺乳

有研究显示，用母乳喂养的婴儿发育更为健康。但是坚持母乳喂养，妈妈的身体必须是健康的，如果出现以下情况，妈妈就应该暂时停止母乳喂养。

服药期间

妈妈患病（如感冒、发热等）不得不服用药物时，应停止哺乳，待病愈停药后再喂。但应注意每天按喂哺时间把奶挤出，保证每天泌乳在 3 次以上。挤出的母乳也不要再喂给宝宝吃，以免其中的药物成分给宝宝带来不良影响。

患有消耗性疾病

如患心脏病、肾病、糖尿病的妈妈，可根据医生的诊断决定是否可授乳。一般情况下，患有上述疾病但能够分娩的妈妈，就能够哺乳，但要注意营养和休息，根据身体情况适当缩短母乳喂养的时间。

患有严重乳头皲裂

妈妈患有严重乳头皲裂等疾病时，应暂停哺乳，及时治疗，以免加重病情。但可以把母乳挤出喂哺宝宝。

进行放射性碘治疗

由于碘能进入乳汁，影响宝宝甲状腺的功能，应该暂时停止哺乳，待疗程结束后，检验乳汁中放射性物质的水平达到正常后可以继续喂奶。

运动后

人在运动中体内会产生乳酸，乳酸滞留于血液中会使乳汁变味，宝宝不爱吃。据测试，一般中等强度以上的运动即可产生此现象。故肩负哺乳重任的妈妈，只宜从事一些温和的运动，运动结束后先休息一会儿再喂奶。

哪些食物会阻碍乳汁分泌

妈妈在喂母乳期间，为了自身及宝宝的健康，应避免摄取某些会影响乳汁分泌的食物，以免这些食物"抢走"了新妈妈的乳汁，如韭菜、麦芽水、人参等食物。

刺激性的食物：产后饮食宜清淡，不要吃那些刺激性的食物，包括辛辣的调味料、辣椒、咖啡等。咖啡会使人体的中枢神经兴奋。1 杯 150 毫升的咖啡，即含有 100 毫克的咖啡因，正常人 1 天最好不要超过 3 杯。虽无证据表明它对婴儿有害，但对哺乳的妈妈来说，应有所节制地饮用或停饮。太过刺激的调味料如辣椒等物，哺乳妈妈应加以节制。

油炸食物、脂肪高的食物：这类食物不易消化，且热量偏高，应酌量摄取。

● 哺乳妈妈乳房护理

有助于母乳分泌的按摩方法

产后进行乳房按摩可增加乳房的血液循环，促进乳汁分泌量，但乳量充足的孕妇不必做按摩。

首先用热毛巾对整个乳房进行热敷。

将一只手横放在另一侧乳房上，另一只手压在该手上，双手重叠用力向胸中央推压按摩。

将双手手指并拢放在乳房斜下方，从乳房根部振动整个乳房，然后用双手将乳房向斜上方推压按摩。

从下面托起乳房，用双手向上推压乳房。

以上按摩双手必须握住整个乳房，动作幅度要大。如感到乳腺团块从胸大肌上消失则按摩有效，但严禁乱揉捏，以免乳腺受伤造成乳房疼痛。当乳房胀硬时应暂停按摩，如乳汁分泌过多而乳管没有通畅时，可用吸奶器将淤积的乳汁吸出。

保持乳房弹性的方法

1 佩戴合适的胸罩，将乳房托起。在有奶胀的感觉时就马上给宝宝喂奶，这样既可以促进乳汁分泌，也可以防止皮肤过度伸张而使弹性降低。

2 哺乳时不要让宝宝过度牵拉乳头。每次哺乳后，用手轻轻托起乳房，按摩 10 分钟。并保持乳房的清洁，每天至少用温水清洗乳房 2 次，这样可以增强韧带的弹性，是防止乳房下垂的好方法。

3 导致乳房松垂的另一个重要原因就是肥胖，因此应适当控制脂肪的摄入量，增加水果、蔬菜的进食。同时，产后适当做些运动，做做产后胸部健美操，可以使胸部肌肉发达有力，也有助于乳房弹性的恢复。

莫用香皂洗乳房

经常用香皂清洗乳房，可以洗去乳房皮肤表面的角化层细胞，促使细胞分裂增生。如果经常不断去除这些角化层细胞，就会损坏皮肤表面的保护层，使表皮肿胀。

这种肿胀就是由于乳房局部过分干燥、黏结及细胞脱落引起。若每晚或平时使用香皂过勤，会碱化乳房局部皮肤，而乳房局部皮肤要重新覆盖上保护层并要恢复其酸性环境，则需要花费很长时间。

所以，如果哺乳期妇女经常用香皂擦洗乳房，不仅对乳房保健毫无益处，相反还会因乳房局部防御能力下降，乳头干裂，招致病菌的感染。

乳头破碎如何应对

乳头破碎多数是乳头及乳颈部破碎，亦可延及乳晕部。乳头因被乳汁浸软后可致脓点样白色溃疡及潮红的糜烂面，使得妈妈在哺乳时疼痛难忍。有时裂口较深，可引起出血，或裂口中分泌物干燥结痂，引起干燥性疼痛。由于乳头破碎或因疼痛，妈妈不愿给宝宝哺乳，或挤乳时未将乳汁挤净，易引起局部炎症，甚至形成急性乳腺炎。新妈妈可以用下面的方法应对。

1 首先应该停止宝宝直接吮吸，以免伤口经久不愈，加重病情，造成婴儿腹泻或假性黑便。

2 症状轻的产妇，可在哺乳后涂药，哺乳前拭去，用吸奶器吸出乳汁喂养。

3 但若见乳汁中夹有黄色的脓液，则不宜给宝宝喂食。

新妈妈乳房胀痛怎么办

很多女性生完孩子之后都会有乳房胀痛的情况发生，虽然乳房胀痛不影响正常生活和工作，但会引起全身不适。可以用以下方法缓解乳房胀痛的症状。

经常按摩乳房

轻轻按摩乳房，可使过量的体液再回到淋巴系统。按摩时，先将按摩膏等涂在乳房上，沿着乳房表面旋转手指，约一个硬币大小的圆。然后用手将乳房压入再弹起，这对防止乳房不适症有极大的好处。

穿稳固的胸罩

胸罩除了防止乳房下垂外，更重要的作用是防止已受压迫的乳房神经进一步受到压迫，消除不适。

避免利尿药

利尿药的确有助于代谢体内的液体，也能减轻乳房的肿胀。但这种立即的缓解是需要付出代价的。过度使用利尿药会导致钾的流失、破坏电解质的平衡，以及影响葡萄糖的形成。

试用热敷

热敷是一种传统的中医疗法，可用热敷袋、热水瓶或洗热水澡等方式缓解乳房痛。如果采用冷热敷交替法，消除乳房不适症效果会更好。

摄取维生素

饮食中应摄取富含维生素 C、钙、镁及 B 族维生素的食物。维生素有助于调节前列腺素 E 的制造，同时，少吃人造奶油，因其中的氢化脂肪会干扰体内必需脂肪酸（来自食物）转化为亚麻油酸 (GIA) 的能力，而 GIA 可促成前列腺素 E 的形成，进而抑制催乳激素的产生。

切忌滥用药

有的人胡乱吃些消炎药或是抗生素类药来止住乳房胀痛，这是错误和危险的，因为乳房胀痛不能使用局部性的类固醇消炎剂。

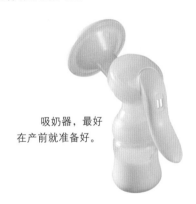

吸奶器，最好
在产前就准备好。

扁平凹陷乳头的矫正

如果你有乳头凹陷或乳头扁平，矫正的最佳时机是在宝宝出生后的头 1~2 天。一般在你分娩后，护理人员会协助你做及时的矫正。另外，下面的方法也很有效，你不妨在家里试一试。

按摩乳头。如果困扰你的是乳头内陷，那么可以采用十字交叉法按摩乳头。以乳头为中心，双手食指放在乳晕两旁，先略向下压，再向两旁推开，然后再推回；再把双手食指放在乳晕的上方和下方，做同样的动作。如果你是乳头小或扁平，可以用一只手的拇指与食指向下压紧乳晕两侧，另一手从乳头根部轻轻提起乳头，并慢慢向外牵拉。

你还可以买一个吸奶器，这在大多数母婴用品商店里都能找到。在母乳喂养过程中，这个吸奶器多半你会用得着。按照吸奶器的使用说明，用吸盘吸住你的乳晕，按压手柄，利用负压作用吸引内陷的乳头。持续做 10 分钟左右，然后取下吸奶器，再用手指轻轻牵拉、捻转乳头。

新妈妈问题一箩筐

● 产后可不可以束腹

爱美之心，人皆有之。很多新妈妈们特别关注自己的体形变化，还认为产后束紧腹部，有助于体形的恢复。于是，在产前就提早准备好束腹带、健美裤。孩子一生下来，将自己从胯到腹紧紧裹住，以至于弯腰都十分困难。产后到底能不能束腹呢？

若想通过腹带塑身，无论是自然分娩还是剖宫产，都最好在分娩6周以后使用，因为产后子宫蜕膜脱落，混着血液一并经阴道排出，此为恶露，一般于产后6周排净，是正常生理现象，若过早开始使用束缚过紧的腹带，会影响恶露的排出。

另外，选择腹带时以纯棉布、无弹性、分段束缚者为佳，因纯棉布透气性好，而无弹性、分段束缚者更贴合个人体型，有助于维持腹带压力稳定、均衡。穿着腹带时，要注意调试松紧，不要影响正常呼吸与进食，以舒适、能承受为佳，若一味求紧而致动弹不得时，反而会引起血液循环障碍和腰肌的萎缩，不利于腰肌恢复。

● 新妈妈月经周期恢复时间

月经周期恢复的时间，取决于新妈妈的身体状况和具体情况，每个人都不一样。所以，下面的时间表只是一个大概的参考。如果你有些担心，可以告诉医生，让他帮你做出诊断，确保你的情况是正常的。

母乳喂养的妈妈：母乳喂养有一个好处，就是会推迟你产后月经恢复的时间。如果你白天和夜里完全靠自己的乳汁喂养宝宝，那么你可能最长有半年到1年的时间都不用去商店买卫生巾，也不用担心月经带来的腹痛了。如果你的宝宝晚上不会醒来吃奶，那么

你的月经恢复的时间可能会提前一些，通常会在产后3~8个月之间。如果你的宝宝在吃母乳的同时还喝婴儿配方奶粉，那么你的月经恢复的时间也会早一些。

人工喂养的妈妈：如果你完全靠婴儿配方奶粉来喂养宝宝，那么你最快在分娩后1个月就可能恢复月经了，当然也有可能会延迟到产后2~3个月。

● 产后开始性生活时间

在产后，新爸妈什么时候开始性生活比较合适呢？这要依据产妇分娩的方式（顺产还是剖宫产）、身体健康状况等而定，应当在产后42天到医院检查时听取医生的建议。

医生一般会建议新爸妈产后6周之内不要同房，因为此时阴道黏膜尚未恢复，同房的不适感会较多，会影响妈妈对性生活的态度以及自信心。更主要的原因是，产后6周属于产褥期，子宫及内生殖道还没有恢复正常，同房容易引起感染，如阴道炎、子宫内膜炎、盆腔炎等；此时阴道壁黏膜较为脆弱，过早进行性生活容易造成疼痛、不规则出血以及生殖道损伤，如会阴裂伤、阴道裂伤及宫颈撕裂等。因此在产褥期内应严格禁止夫妻行房。原则上，应在产后6周，经医生检查，生殖系统基本恢复正常、没有特殊情况后，才可以恢复夫妻生活。

孕产妇全程保健看这本就够

● 产后还能找回从前的性快感吗

夫妻之间的性生活是夫妻交流感情的重要手段，是精神生活中无法替代的形式，也是追求身心快乐的好方法。研究表明，至今还没有发现生育一定会对性生活带来不利的影响。虽然怀孕期间女性的性欲要求大大减少，有些孕妈妈甚至从怀孕开始到分娩后的较长的一段时间根本没有性欲要求，但主要是心理因素影响的结果。

另外，年龄和健康等因素会造成激素水平的改变，在一定程度上会影响性生活。但近年来研究表明，产后更能影响性快感与性欲的是社会因素与心理因素，如夫妻关系、家庭状况、经济条件、婆媳关系等，其中最关键的是夫妻间调适性生活的能力。

由此看来，家庭和睦、夫妻恩爱，找回从前的性快感并不难。

● 丈夫没有性趣怎么办

宝宝出生几个月后，刚当了爸爸的丈夫通常没有性交的欲望，这一点是正常的。

特别是和新生儿睡在一个卧室内，宝宝有点动静，夫妻生活就会受到干扰。还有就是妻子往往需要将大部分时间和精力都放到孩子身上，丈夫因此会觉得被忽视了。夫妻双方都应为这一令人苦恼的事实做好准备，不要把一切都憋在心里，直接讨论这种情况是最好的解决办法。妻子在照顾孩子的同时，应该多关心丈夫，尽力配合丈夫共同享受性生活的乐趣。

● 产后阴道松弛怎么办

分娩后，阴道与以前相比是会松弛一些，但不需要担心。因为阴道恢复速度较快，大约在分娩 1 周后，宽度就会大大缩小，接近分娩前，虽会变得略微宽一些，但不会特别松弛。

孕期练习的提肛和憋尿训练仍可以继续，这种锻炼可以有效增强阴道肌肉的张力，进而让阴道变窄。

如果阴道的确变得很松弛了，无法通过锻炼恢复，或者阴道壁有膨出现象，可以到医院施行阴道紧缩术。这种手术痛苦较小，恢复也较快，可以消除妈妈的遗憾。做阴道紧缩术一定要选择正规的大医院，另外要注意术前 3 天不能有性生活，术后要严格遵医嘱保持卫生并防感染。

● 产后不来月经就不会怀孕吗

不喂奶的产妇，可在产后 6~8 周恢复月经及排卵，有的人可能更早。哺乳妇月经恢复可能迟些。有人认为，没有来月经就不能怀孕，其实不然，因为有的人卵巢功能恢复很早，甚至产褥期就开始排卵，如避孕措施跟不上，一旦发生排卵，就容易受孕。

哺乳期的子宫较软，怀孕做人工流产时危险性较大，而且做人工流产会给生殖器再加上一次创伤，不但损害产妇健康，也不利于婴儿的喂养。所以哺乳期也应照常采取避孕措施，而且夫妇双方应配合、体谅，等恶露完全干净，产后检查证实阴道和子宫恢复正常，产后超过 2 个月，采取避孕措施后才能开始性生活。尤其是剖宫产后，子宫切口瘢痕永远存在，要特别重视避孕，采取有效措施，以免意外怀孕，人工流产时手术难度增加且有穿孔的危险。

小贴士

在可以开始性生活后，新妈妈一定要告诉丈夫：要控制自己的冲动，不要为了满足一时的欲望，而强求做爱，要有节制。因为新爸爸禁欲时间比较长，动作容易猛烈，这样可能引起会阴组织损伤、出血，还可能使新妈妈产生恐惧。

● 会阴侧切会影响性生活吗

在分娩过程中，有些产妇需要做会阴侧切手术。有些女性就担心：会阴侧切手术会不会影响产后的性生活呢？

其实，这样的担心完全没有必要。会阴侧切术是在阴道外口做了一个几厘米长的切口。这么小的切口，又及时地进行了缝合，很快就会愈合的。另外，做会阴缝合时，切口外面的皮肤是用丝线缝合的，切口一般五六天就长好并拆线；阴道里面的切口是用羊肠线缝合的；羊肠线很快就会被机体吸收。所以阴道内不会残留线结，也不会使产妇在产后过性生活时有异物感。

做会阴侧切术后，也不会使阴道变得松弛。因为阴道内的弹力纤维就像橡皮筋一样，用手使劲拉时，它就会伸长，一松手，它便会恢复原状。同样道理，产妇在分娩时，胎头会使阴道内的弹力纤维充分扩张。分娩后，阴道内的弹力纤维就会收缩，并恢复到产前的状态。

所以，新妈妈不必为自己做了会阴侧切术会影响性生活而担忧。

小贴士 有个别产妇在拆线后发生会阴切口裂开，此时如已经出院，应立即去医院检查处理。如果伤口组织新鲜，裂开时间短，可以在妥善消毒后立即进行第二次缝合，5 天后拆线，大多可以再次长好；如切口组织不新鲜，且有分泌物，则不能缝合，可用高锰酸钾溶液坐浴，并服抗生素预防感染，待其局部形成瘢痕后愈合。

● 产后如何避孕

生完孩子后，妈妈们可能都把精力放在孩子身上了，但不要忘了产后还有很多任务等着新妈妈去完成，产后避孕就是其中一个。产后一旦开始恢复正常的夫妻生活，就要采取避孕了，产后如何避孕呢？让我们来了解一下常见的产后避孕方法。

避孕套	是最常见的避孕方法之一，成功率可达 80%~90%。非常方便，可预防性病、妇科病等，产后妈妈较多选择这种方式，但有些男性会不太愿意接受，少数女性可能对乳胶过敏。
子宫内节育器	是最常见的产后避孕方法，一般顺产过了 42 天产褥期就可以放置，剖宫产的产妇则需要等待 3~6 个月。放置宫内节育器的手术简单方便，不会丧失生育能力，并且有缓解月经痛以及减少月经血量的效果。宫内节育器放置后要定期去计生办检查放置情况，如果想再次怀孕时，可以取出，不会影响生育能力。
输卵管结扎术	输卵管结扎手术是通过手术将女性体内输卵管切除掉一部分，并结扎，导致卵子无法再和精子相遇。该手术在生育宝贝后的第二天就可进行。如果是剖宫产，可在分娩同时进行手术。需要注意的是，输卵管结扎手术是一种永久绝育手术，如果妈妈还想保留生育能力，就不适宜选择这种手术了。
男性输精管切除术	输精管切除术是把睾丸到阴茎的一段输精管切除的微创手术，手术方便，在一般的门诊就可以进行。但这种手术同样是永久性的绝育手术，需要谨慎考虑，另外避孕的效果要在手术 6 个星期后才会有效，如果这期间有性生活，需要采取其他方法避孕。

孕产妇全程保健看这本就够

❤ 新妈妈运动保健

产后第一天开始做产褥体操

产褥期早做康复体操，可以补充下床活动的不足，促进腹壁及盆底肌肉张力的恢复，还可防治产后尿失禁、膀胱及直肠膨出、子宫脱垂等，对体形的恢复也有好处。另外，有利于今后适应一定强度的活动和工作。自然分娩的孕妈妈产后第一天即可开始，每天做 5~10 次，以后逐渐增加运动次数及运动量。剖宫产的孕妈妈可推迟到产后第三天再开始。

做产褥体操要从最基本的"深呼吸"开始，相当于预备动作。在做操前后，做胸式或腹式深呼吸。

● 胸式呼吸

面朝上平躺，双手放在胸前，慢慢吸气，呼气，每次 10 遍，每日 2~3 次。

● 腹式呼吸

面朝上平躺，双手放在腹部，吸气至下腹部凸起；然后呼气，做深呼吸。每次 10 遍，每日 2~3 次。

● 踝部操

1 左右双脚，相互交错前后运动。

2 脚趾屈伸运动。

3 脚踝左右交替转动。

以上每次各做 10 遍，每日 2~3 次。

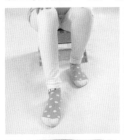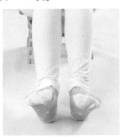
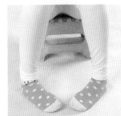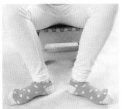

● 抬头操：使头脑清醒

吸气慢慢抬头，抬头静止一会儿，呼气慢慢放下。不要使膝盖弯曲，每次 10 遍，每日 3 次。

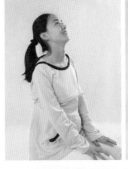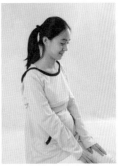

● 骨盆倾斜操：使腰部变得苗条

1 面向上平躺，脊背贴紧床面，双手放在腰上。

2 右侧腰向上抬起，扭动左侧，停 2 秒钟再恢复原来状态，然后抬起左侧腰，左右交替进行，每次 5 遍，每日 3 次，注意不能屈膝。

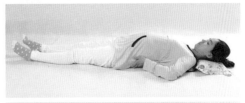

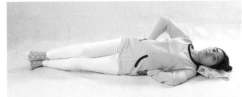

产后每天 5 分钟的柔软体操

在坐月子期间，尤其是产后 2 周，新妈妈运动前要先热身。在运动前，先做 5 分钟柔软体操，可加速血液运动，并让心跳加快至运动所需的速度。

1 仰卧，把双手放在脑后，保持双腿垂直向上屈曲。提起下颌，深呼吸。抬头时呼气，尽量让肩膀离开地面。注意不要用力抽起，否则容易使颈部酸痛。重复做这个动作 12 次，休息半分钟，再重复做 15 次。

2 仰卧，双腿垂直向上屈起，双手伸直并提高于头上。

3 保持双臂提高伸直，慢慢放下双臂把身体撑起。肩膀离地，保持这姿势 5 秒，然后放松。重复动作 15 次左右。

4 仰卧，双手放于脑后，双腿向着天花板抬起，交叉双腿。

5 屈起身体，肩膀离地，保持脚趾伸直向着天花板，然后放松全身。重复动作 15 次。

6 仰卧，屈起右腿并把左腿放于右膝盖上，双手放在脑后。屈起身体，以右手掌接触膝盖，重复此动作 15 次。然后左右交换，重复动作 15 次。

产后的柔软体操可助伸展四肢，加强关节韧性，因而减低扭伤、拉伤肌肉的机会。

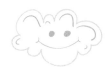

哪些新妈妈不宜做体操

属于以下情况的新妈妈不宜做体操锻炼：

- 产妇体虚、发热者。
- 血压持续升高者。
- 有较严重心、肝、肺、肾疾病者。
- 贫血及有其他产后并发症者。
- 做剖宫产手术者。
- 会阴严重撕裂者。
- 产褥感染者。

产后锻炼注意事项

产后为了快速瘦身，许多产妇采取剧烈的运动方案，这不仅容易造成疲劳，还会损害健康，严重的甚至可能影响子宫的康复并引起出血。进行会阴侧切手术的新妈妈若做剧烈运动，有可能会使手术创面或外阴切口再次遭受损伤，所以，产后一定要避免剧烈运动，在进行运动前，热身运动与运动完后的缓和运动都不可少。

选择轻、中等强度的有氧运动，并做到持之以恒，这样才有利于减重，并能有效防止减重后体重出现反弹，包括慢跑、竞走、游泳、骑自行车等，时间最好持续 15 分钟以上。

产后运动应注意循序渐进，切忌急于求成。如能在坐月子结束后坚持 5 个月左右的身体锻炼，可将身体练得结实、有弹性，并能消除腹部、臀部、大腿等处多余的脂肪，恢复怀孕前的健美身姿，还能增强身体机能和抵抗力。但是，一定不要今天做得少，想着明天多做些补回来，或每天都进行大量运动，这样会让身体太疲劳，影响正常的身体代谢。

恢复孕前身材的减肥方法

● 控制饮食

怀孕期间，为给宝宝提供营养，孕妈妈会胃口大开，进食量倍增。但产后已经没有那么大的需求了，怀孕期间积攒的脂肪也足够转化为乳汁，所以产妇要自己控制饮食，不控制就会巩固脂肪，盲目进补更会增加脂肪，反超怀孕的体重也就不足为奇了。专家建议，少量多次、少食多餐，慢慢就可以恢复到产前的食量。

● 母乳喂养

母乳喂养可以完成每天 500 卡（约 2091 焦耳）或者更多一点的热量的燃烧。然而，单纯的母乳喂养并不能在绝对意义上达到减肥效果。新妈妈可以增加健康食品的摄入，吃更多的蔬菜水果，补充膳食纤维，作为蛋白质等营养价值丰富的食品的补充。

● 适度的有氧运动

在宝宝出生 6~8 周之后，自然分娩的妈妈就可以尝试积极的瘦身运动了，剖宫产的妈妈可以延后或者根据医嘱决定开始的时间。

刚开始可以采用定期定量慢走的方式，轻轻地走。一旦你觉得自己的身体已经可以适应，可以穿形体训练鞋来增加运动量。形体训练鞋鞋底是前高后低的，走平地相当于轻微爬坡。

不利于健康的减肥方法

产后减肥不当，引起母子健康问题的实例屡见不鲜。建议新妈妈产后减肥不要急躁，否则容易陷入一些错误的观念中，得不偿失。

减肥无非通过两种手段——控制食量和加强锻炼。新妈妈本身较虚弱，控制食量容易导致营养不良，造成贫血等严重后果；而过早剧烈运动则容易使还没有归位的脏器出现下垂现象。所以，在月子里不要减肥，只要控制体重不再增长即可。少吃高糖食物、少食多餐、不吃过饱。

剖宫产妈妈该如何运动

剖宫产在选择产后运动项目时，应充分考虑手术后身体状况，虽然产后运动项目与自然分娩产妇相差不远，但产后运动进行的程度与时间都与自然分娩者不同。

产后 3 周内应避免粗重的工作，且需要充分的休息，因为极度的疲倦将影响伤口愈合，并增加产妇发生延迟性产后出血与产后感染的可能。适当活动及做产后健身操可以帮助产妇提早恢复肌力，有利排尿、排便，增强腹肌和盆底肌肉的功能，避免腹壁皮肤过度松弛，加速恶露排除，预防子宫后倾、尿失禁、膀胱及直肠膨出、子宫脱垂，避免或减少静脉栓塞的发生等。

产后保健操可包括能增强腹肌张力的抬腿、仰卧起坐动作和能锻炼骨盆底肌及筋膜的缩肛动作，上述动作每天做 3 次，每次 15 分钟，运动量逐渐增大。另外，剖宫产子宫切口感染、坏死、裂开多见于术后 20 天左右，在此期间，应格外注意避免剧烈运动，密切观察异常出血的发生，必要时及时就诊。

小贴士

新妈妈要牢记，做健身操要持之以恒才能奏效。每次做时要用力，动作做到位。做的时候可以感觉到肌肉在用力伸展和收缩。分娩后的最初一段时间，因身体器官还未恢复，新妈妈做操不要过于劳累。另外，分娩后健身的信念一旦树立，就要坚守，切不可自我放纵，半途而废。

剖宫产妈妈的复原操

剖宫产的妈妈与自然分娩的孕妈妈不同，为了避免在复原运动中伤口疼痛或不小心扯裂，产后的复原操最初是以呼吸为主，等到伤口愈合之后，再进行较大动作的肢体伸展。

● 产后深呼吸运动

1 仰躺床上，两手贴着大腿，将体内的气缓缓吐出。

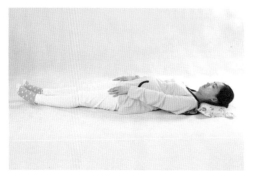

2 两手往体侧略张开平放，用力吸气。

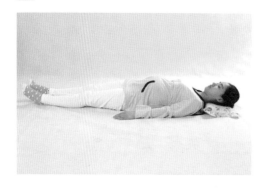

3 然后一边吸气，一边将手臂贴着床抬高，与肩膀呈一直线。

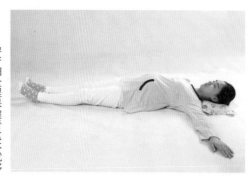

4 两手继续上抬，至头顶合掌，暂时闭气。

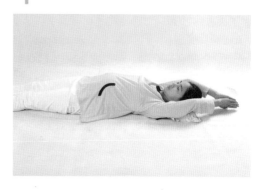

5 接着，一边吐气，一边把手放在脸上方，做膜拜的姿势。

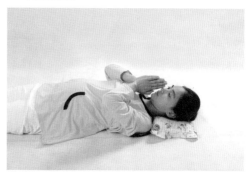

6 最后两手慢慢往下滑，手掌互扣尽可能下压，同时吐气，吐完气之后，只手放开回复原姿势，反复做 5 次。

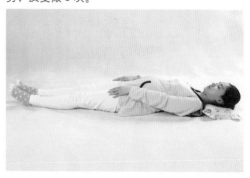

● 下半身伸展运动

1 仰躺，两只手掌相扣，放在胸上。

2 右脚不动，左膝弓起。

3 将左腿尽可能伸直上抬，之后换右脚，重做5次。

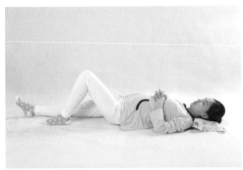

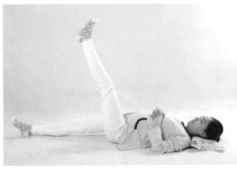

● 腹腰运动

1 平躺床上，旁边辅助的人以左手扶住产妇的颈下方。

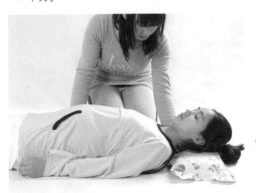

2 辅助者将产妇的头抬起来，此时产妇暂时闭气，再缓缓吐气。

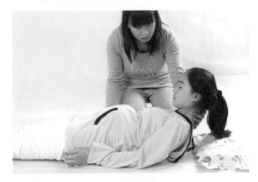

3 辅助者用力扶起产妇的上半身，产妇在过程中保持吐气。

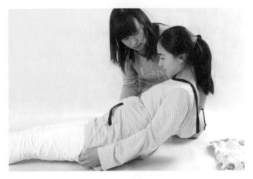

4 最后，产妇上半身完全坐直，吐气休息，接着再一边吸气，一边慢慢由坐姿回到原来的姿势，重复做5次。

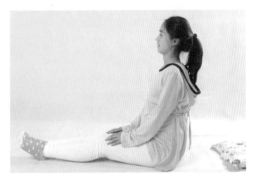

小贴士

以上运动均需要根据个人实际情况进行逐步训练，不应过于勉强。

❤ 新妈妈心理保健

什么是产后抑郁症

产后抑郁是指产妇在分娩后出现的抑郁障碍，约有 2/3 的产妇会出现抑郁症状，表现为情绪低落、焦虑不安、烦躁、容易发火。一般都较轻，不会对产妇的生活和新生儿的哺育有什么影响，属于正常的情绪反应。抑郁情况比较严重的，就属于产后抑郁症了，是由生理、心理、家庭、社会等多方面因素作用而产生的情感性精神病，多在产后两周发病，产后 1~2 个月内症状明显。

如果产妇有以下迹象，要引起家人的特别注意。

- 焦虑或害怕受攻击；一段时期非常强烈的恐惧、呼吸急促、心跳加快。
- 丧失自我尊重或信心——感觉自己没有价值或觉得自己什么事都做不好。
- 丧失达到目标的动力、精力和兴趣。
- 失去幽默感。
- 健忘，精力分散或心不在焉——不能集中精神思考。
- 经常突然大哭。
- 疲劳和过度焦虑，缺乏睡眠。
- 缺乏食欲或暴食。
- 丧失性欲或纵欲。
- 感觉孤独或寂寞、没有其他人的支持。
- 感觉没有爱情，或者不够爱自己的宝宝。
- 神经质，情绪紧张或不安。
- 态度冷淡或绝望。
- 害怕自己和宝宝受到伤害。
- 强迫症——某些想法你不能阻止它们在你脑海里重复出现。
- 古怪或可怕的想法——一些想法或图像吓到你了可是你无法控制。
- 经常想到自杀，觉得自己想死。

小贴士

抑郁症是一种常见病，它像高血压、胃溃疡一样，反映了身体的某种功能异常。表现出一种情绪障碍，所以经常被忽视，被误解为思想问题，甚至因此而导致生活功能、社会功能的下降，如懒散、无力做家务、无心管孩子而受到家人的责备。抑郁症并不可怕，只要接受及时、正确的治疗，就会很快康复。很多抗抑郁药物治疗效果很好，能从根本上治疗抑郁症。抗抑郁药物发挥作用一般需要 3~4 周的时间。完全治愈有时需要 3 个月甚至更长时间。

产后抑郁症自测

爱丁堡产后抑郁量表是国内外运用较多的产后抑郁筛查量表之一，妈妈们可以用来自测一下。此表共有 10 个项目，分别涉及心境、乐趣、自责、焦虑、恐惧、失眠、应付能力、悲伤、哭泣和自伤等，根据症状严重程度从无到有，分别赋值 0~3 分，即 0 分（从未）、1 分（偶尔）、2 分（经常）、3 分（总是）。推荐 9 分为筛查产后抑郁的临界值，12 分作为筛查重性产后抑郁的临界值。

- 悲伤：你是否感到伤心或悲哀？

- 泄气：你是否感到前景渺茫？

- 缺乏自尊：你是否觉得自己没有价值或自以为是一个失败者？

- 自卑：你是否觉得力不从心或自叹比不上别人？

- 内疚：你是否对任何事都自责？

- 犹豫：你是否在做决定时犹豫不决？

- 焦躁不安：这段时间你是否处于愤怒和不满状态？

- 对生活丧失兴趣：你对事业、家庭、爱好和朋友是否丧失了兴趣？

- 丧失动机：你是否感到一蹶不振、做事毫无动力？

- 自我印象可怜：你是否以为自己已衰老或失去魅力？

- 食欲变化：你是否感到食欲不振或情不自禁地暴饮暴食？

- 睡眠变化：你是否患有失眠症或整天感到体力不支、昏昏欲睡？

- 丧失性欲：你是否丧失了对性的兴趣？

- 臆想症：你是否经常担心自己的健康？

- 自杀冲动：你是否认为生活没有价值，或生不如死？

抑郁症自测结果评判标准：

0~4 分，没有抑郁症

5~10 分，偶尔有抑郁情绪

11~20 分，有轻度抑郁症

21~30 分，有中度抑郁症

31~45 分，有严重抑郁症

小贴士

产后抑郁症会对婴儿造成不良影响。产后抑郁症的母亲不愿抱婴儿或不能给婴儿有效的喂食及观察婴儿温暖与否；不注意婴儿的反应，婴儿的啼哭或难喂不能唤起母亲注意；由于母亲的不正常抚摸，婴儿有时变得难以管理；母亲与婴儿相处不融洽，母亲往往手臂伸直抱孩子，不目击婴儿，忽视婴儿的交往信号，把婴儿的微笑或咯咯笑视为换气而不认为是社会交往的表示；厌恶孩子或害怕接触孩子。这都会对孩子的成长不利。

新妈妈为何容易患产后抑郁症

● 激素增减

怀孕期间，孕妈妈的体内雌激素和孕激素的水平会逐渐增高并达到峰值，分娩后，激素水平会急剧下降。这种产后激素水平迅速降低和抑郁症状出现有关。怀孕期间雌激素和孕激素水平逐渐增高到峰值，增长了10倍。分娩后的3~5天内其水平逐渐降至基础水平。研究显示，孕激素下降幅度越大，产后抑郁的可能性越大。

● 心理压力

产后妇女情感处于脆弱阶段，特别是产后一周情绪变化更为明显，心理处于严重不稳定状态，由于产妇对即将承担母亲角色的不适应，造成心理压力而出现抑郁焦虑情绪。而产妇的过度焦虑和抑郁可导致一系列生理、病理反应，如肾上腺素分泌减少以及其他内分泌激素的改变，可致子宫收缩减弱、疼痛敏感、产程延长、出血增多，进一步加重产妇的焦虑、不安情绪，成为产后抑郁症的促发因素。

● 家庭环境

产妇经历的负性生活事件，诸如失业、夫妻分离、亲人病丧、家庭不和睦等，是促发产后抑郁症的重要诱因。同时，低龄、单亲、社会地位低、多子女的母亲、父母早年离异、低学历、低收入、新移民等因素均可增加产妇产后抑郁的易感性。

产后抑郁症还与产妇的年龄、民族、职业、孕产期保健服务的质量、产后的母乳喂养、产妇成长过程中所经历的不幸事件等因素有关。

积极应对产后抑郁症

如果患了产后抑郁症，不要放任抑郁的发展，也不能无视它的存在，要积极应对，争取早日从产后抑郁中走出来。

1. 认同母亲角色。成为母亲后，也许会在心理上无法过渡，所以要常常用做母亲的角色去关心、爱护小宝宝，可以与自己的母亲交流经验，放松心情。

2. 丈夫要体谅新妈妈。刚生完宝宝后，丈夫要多在家陪着自己的妻子，并帮助照顾孩子，要积极地承担起做家务的责任。并且丈夫要体谅新妈妈的情绪变化，在照顾孩子的同时还要照顾到妻子的情绪，避免争吵。

3. 多去户外走动。如果天气好而且身体允许，不要把自己困在家里，可以带着孩子去户外走走，呼吸新鲜空气。不要长时间地自己一个人照顾孩子，可以多与自己的亲朋好友交流，及时释放出不良情绪。例如可以和别人聊天，可以打扮一下自己，可以看看书、听听音乐等。

4. 在娘家坐月子。坐月子时，最好是选择在娘家，因为那边有自己最熟悉的人和环境，不需要顾及其他的东西。当自己对照顾孩子手足无措时自己的父母也会帮忙照顾孩子。

5. 产后不要被过多的打扰。要保证充足睡眠和休息，因为新妈妈的精神状况不稳定，所以要避免各种外界的刺激，特别是一些敏感问题。

6. 当自己的沮丧情绪实在无法自我调节时，要向专业人士寻求帮助，别隐藏自己的心理压抑，也不要逃避治疗。

孕产妇全程保健看这本就够

❤ 产后小病小痛如何保健

很多妈妈认为孩子顺利生下来，就一切顺利，没什么事了。其实不然，新妈妈产后的护理很重要，尤其是对在怀孕期间患有妊娠并发症的妈妈更要重视，因为妊娠并发症在产后有可能转为产后并发症。所以，新妈妈一定要进行产后检查，同时警惕一些产后并发症的发生。

常见的产后并发症有：贫血、乳汁少、乳腺炎、子宫炎、筋骨疼痛、腰酸、头痛、腹泻、便秘等。

做好以下四方面的检查，能有效预防产后并发症。

● 高血压的检查

孕妇最常见的并发症是妊娠高血压疾病。医生通常会为产后妇女检查其血压是否已恢复正常，整个水肿状况是否已改善。一般情况下，产后妇女的血压应在产后 1 个月内完全恢复，若尚未恢复的话，即表明可能有其他潜在问题，例如，可能有原发性高血压，而这些都应持续治疗和追踪。

● 糖尿病的检查

许多妇女在怀孕时会得妊娠糖尿病，所以，医生在为产后妇女检查时，也会特别追踪其妊娠糖尿病是否已消失。若已消失，则会建议妇女持续控制体重；若尚未消失，则可能变为糖尿病。这时产妇需针对糖尿病做饮食控制或药物控制，甚至还得注射胰岛素，因为此类疾病属慢性病，若控制不当，还有可能引发其他并发症，甚至导致器官衰竭、破坏及细菌感染等，而这也是医生在为产后妇女做怀孕并发症追踪时会特别留意的情况。

● 血液的检查

由于妇女生产时可能会发生大出血的状况，因此必要时，医生会为产妇进行修补手术并为其输血。虽然所有提供输血用的血液都经过严格的筛检，但仍有未知的病原体可能无法被筛检出来。因此，凡在生产中输过血的妇女，最好在生产后 3 个月到医院做一次血液检查，项目包括：乙型肺炎、丙型肝炎和艾滋病的检查，以确定自己是否遭受感染，日后也较安心。

● 产后感染的追踪

最后，就是关于产后感染的问题。妇女生产时，由于胎盘的直接剥离而在子宫内壁留下伤口；有时也会因阴道的裂伤（甚至裂到直肠部位）而造成直肠瘘管。所以，产后可能会在子宫内壁或阴道等多处留下伤口。当医生在为产后妇女检查其伤口是否已恢复完全或遭受感染时，也可为伤口做进一步的修补。

小贴士

对于有产后并发症的产妇，如果患有肝病、心脏病、肾炎等，应该到内科检查。对于怀孕期间有妊娠高血压疾病的产妇，则需要检查血和尿是否异常，检查血压是否仍在继续升高。如有异常，应积极治疗，以防转为慢性高血压。

新妈妈保健

产后发热事出有因

在产后的 24 小时内，产妇的体温可能会略微升高。产后的三四天因为乳房充溢，乳汁流通不畅，体温也会升高，但一般不会超过 38℃，并很快就恢复正常。除此以外的发热，都应视为异常。

产后发热，最常见的原因有感冒、产褥感染、乳腺炎和泌尿系感染等。由于产后产妇身体比较虚弱，感冒后很容易并发支气管炎或肺炎等疾病。如果产妇在产后三五天内忽然怕冷、发抖，接着高烧、头痛、小肚子痛、恶露有臭味，就很可能是产褥感染。

产后发热的另一个常见原因是产妇乳汁过多，婴儿吃不了或乳汁过浓流出不畅，在乳腺管内淤滞成块；或因婴儿吸吮时损伤了乳头，以致病菌侵入，在乳腺部位生长繁殖，引起急性乳腺炎。得了急性乳腺炎的妇女发热可高到 39℃ 以上。

注意护理产后会阴伤口

在分娩时，医生可能会做会阴侧切，侧切后，医生会对伤口进行缝合，一般情况下 4 天左右拆线，如果使用的是肠线，不用拆，需要慢慢吸收，1 个月左右恢复正常，所以产后需要注意对伤口进行护理。

1 保持正确的卧位：如为左侧切应采取右侧卧位或仰卧位，以免恶露污染伤口。

2 保持外阴清洁、干燥；及时更换卫生巾；24 小时内配合护士做会阴冲洗 2 次；大小便后应使用流动水冲洗会阴；便后擦拭时应从前向后擦，以免污染伤口。

3 适当做缩肛运动，促进盆底组织、会阴组织及产道恢复。

4 保持大便通畅，以免伤口裂开，排便时，最好采用坐式。有的新妈妈不敢解大小便，怕会阴侧切伤口裂开，正常情况下是不会发生这种问题的，不必因此而压制大小便。

5 拆线后，如恶露还没有干净，仍然应该坚持每天用温开水冲洗外阴 2 次；此外，拆线后伤口内部尚不牢固，最好不要过多地运动，也不宜做幅度较大的动作。

6 性生活一般在产后 2 个月左右恢复，为避免恢复后的肌肉组织被牵扯，可使用润滑剂。

如果伤口出现以下情况，建议新妈妈及时去医院就诊。

- 缝合后 1~2 小时伤口部位出现严重疼痛，而且越来越重，甚至出现肛门坠胀感。
- 产后 2~3 天，伤口局部出现红、肿、热、痛等症状，有时伴有硬结，挤压时有脓性分泌物。
- 伤口拆线后裂开。

注意预防伤口发炎

如果是由于伤口护理不当等导致的伤口炎症，可选择局部采用 1:5000 高锰酸钾温水坐浴浸泡伤口，每天 2 次，每次 10~15 分钟，但不可长期使用。同时在医生指导下口服一些抗生素类药物。

如果由于伤口线头导致的产后伤口发炎，需要及时清理伤口线头，清理后使用生理盐水冲洗伤口，同时涂上碘伏对伤口进行消炎工作，每天对伤口坚持换药。

如果伤口炎症过于严重，出现了伤口化脓甚至伤口溃疡的症状，同时伤口长期不能愈合，应及时就医。医生首先会对伤口进行清创，然后搭配使用于氏收口方之类促进伤口快速愈合的良药进行治疗。

出汗多小心感冒

产妇产后 10 天内，一般出汗较多，这是因为怀孕期间体内聚积很多水分，产妇皮肤排泄功能旺盛，要由皮肤将妊娠期间积聚在体内的大部分水分排泄出体外，属于正常的生理现象。但此时应加强护理，特别注意不要感受风寒，引起感冒。如果这时受了风寒，容易导致感冒咳嗽，不仅对产妇恢复健康不利，还会致病，长期不愈会给后半生留下病根。

为了防止受风寒，产妇穿衣服要适当，不要一会儿穿，一会儿脱，造成身体对外界抵抗力的降低。夜间或白天盖被子要适当，以防盖被过多，夜间踢去被子受寒。

产后小便失禁怎么调理

怀孕期间，孕妈妈因为膀胱受到腹中胎儿的压迫，常常会出现尿失禁的症状。但有些妈妈在产后，甚至分娩比较久以后，还经常出现尿失禁症状，这样的话，可就要多加小心了！

● 第一招：肌肉训练

先解一点点小便，然后憋住。如果能在解小便时刹得住车，就代表收缩了肌肉，如此反复地练习解尿、憋尿，即可学习控制骨盆底肌肉的收缩。以后妈妈还可以在日常作息（不解小便时）中勤加练习，可使骨盆底肌肉加强，增加阴道力量，在产妇护理期间能够预防、减少尿失禁的发生。

● 肌肉训练注意事项

训练时尿意不宜太急。要在轻松、自然且没有压力的环境下练习。全身放松，且两腿稍微张开，是最佳的练习姿势。双腿、腹部与臀部的肌肉都不可收缩，否则可能无法正确地收缩提肛肌。每次解尿、憋尿动作之后，最好休息 10 秒钟再重复练习。

● 第二招：产妇饮食调理

正确的饮食习惯对改善尿失禁的情况也大有帮助，妈妈们要注意多喝水、多吃水果，以防便秘。此外，药膳对治疗尿失禁有一定效果，即使是哺乳期的妈妈们也可以食用。

产后头几天为何起床会头晕

在产后头几天，产妇突然起床下地时常有头晕现象，这主要是因为头部暂时性缺血造成的。因为产妇身体一般比较虚弱，加之卧床休息的时间比较长，不适应突然的直立状态，就会出现晕厥。如果产后出血比较多，则更容易出现头晕症状。

因此，产妇在下地前，可以先在床上坐一会儿，感觉没有不适时再下地活动，而且家人要注意搀扶和保护。

一旦产妇发生晕厥，家属也不要惊慌，应马上让产妇平躺，一会儿就可恢复，不需要特别处理。

产后风湿怎么预防

产后如果护理不当，很容易患上风湿，新妈妈不可大意。应注意从以下几个方面做好预防。

注意保暖。生完宝宝后，流汗会比较多，这个时候一定要注意不能直吹冷风，最好的办法是自然降温。晚上要注意保暖，防止夜间气温降低受凉。

充分休息。产后卧床休息 24 小时。保证产后充足的睡眠，第 2 天再下床活动，并且月子期间禁止从事体力劳动。

不要过度活动关节。产后 2~3 天，应以休息和自然活动为好，绝对不能过度活动关节，注意不能着凉，不能过度疲劳。

重视预防产褥感染

产褥热是指有些新妈妈在生下小宝宝后出现发热的症状,通常发生在产后24小时到产后10天。产褥热感染严重的话会影响新妈妈身体健康,甚至危及生命。因此,产后要特别重视预防产褥热,可以采取以下预防措施。

● 充分休息

新妈妈一定要保证充足的休息,刚刚经历生产,体力较产前显得不足,身体抵抗能力有所下降,容易发生感染。

● 多喝水

补充水分对于已经发生产褥热或是排尿不畅的新妈妈而言非常重要,所以建议新妈妈最好每天补充摄入2000毫升左右的水,以确保充足的水分需求。

● 清洁卫生

正常情况下,产后恶露会持续时间较长,新妈妈要勤换卫生护垫和内裤,尤其会阴有伤口的新妈妈,如厕后最好能用温水冲洗会阴部,以减少感染发生。

● 保持伤口干燥

为了保证伤口干燥清洁,剖宫产的新妈妈一开始可以用热毛巾擦拭身体,等到产后7~10天再洗澡,以减少伤口发炎的可能。

● 适度营养

产妇产后在恢复体力、哺乳的同时,也要增强抵抗力,因此要加强营养补充,但也不要补过头,尤其是患有产褥热的妈妈,饮食应该清淡一些,避免油腻。

生化汤怎么喝才有效

生化汤是一种中药药方,有去旧生新的功效,可以帮助恶露排出。但产后是否一定要喝,要先咨询中医师并接受诊断,医生会在了解你的体质后,给出合理的建议。另外,生化汤饮用要恰当,不能过量,否则有可能增大出血量,不利于子宫修复。

分娩后不宜立即服用生化汤。因为产后医生一般会开一些帮助子宫复原的药物,若同时饮用生化汤,会影响疗效或增加出血量。一般自然分娩的妈妈可以在产后3天开始服用生化汤,连服7~10帖;剖宫产妈妈则最好推到产后8天以后再服用,连服5~7帖。每天1帖,每帖平均分成3份,在早、中、晚三餐前温热服用。不要擅自加量或延长服用时间。

熬制生化汤比较麻烦,完全不必自己动手,可以到中药房购买成品,拿回来每次服用前温热即可。

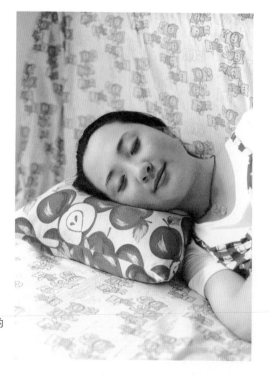

刚刚经历过生产,充分的休息是你最该做的事。

新妈妈慎用的西药

新妈妈在哺乳期用药要慎重。因为大多数药物会通过血液循环进入乳汁，可能会使泌乳量减少，也可能会使宝宝中毒，从而损害宝宝健康，如损害新生儿的肝功能，抑制骨髓功能、抑制呼吸、引起皮疹等。

下列药物对新生儿影响较大，应慎用。

氯霉素：可使宝宝腹泻、呕吐、呼吸功能不良、循环衰竭和皮肤发灰，影响新生宝宝的造血功能。

四环素：可使宝宝的乳牙发黄。

链霉素、卡那霉素：可引起新生宝宝听力障碍。

磺胺药：可引起新生儿黄疸。

巴比妥：长时间使用可引起新生宝宝高铁红蛋白症。

氯丙嗪：能引起新生儿黄疸。

甲硝唑：哺乳妈妈使用，可能会使宝宝出现厌食、出血、呕吐等病症。

哺乳期间用药一定要先咨询医生，不可擅自用药。

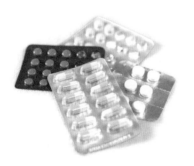

这些中药不宜滥用

中药调理功能比较强，既能治标，又能治本，备受人们推崇。产妇产后服用某些中药可以达到补正祛瘀的作用。如产后保健汤，包括以下草药：当归、桃仁、红花、益母草、炙甘草、连翘、败酱草、枳壳、厚朴、生地、玄参、麦冬等，可以活血化瘀、滋阴养血、清热解毒、理气通下、增强体质、促进子宫收缩及预防产褥感染。但是，如果产妇一切正常，最好不要用中药，需吃药时，应在医生指导下进行。

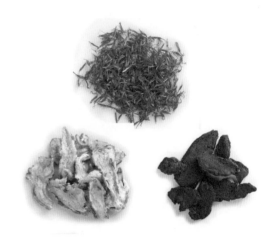

产后用药的一个关键问题是要注意不影响乳汁的分泌，以免影响哺乳，对婴儿不利。产后一定要忌用中药大黄，大黄不仅会引起盆腔充血、阴道出血增加，还会进入乳汁中，使乳汁变黄。炒麦芽、逍遥散、薄荷有回奶作用，所以乳母忌用。

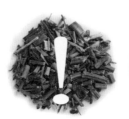

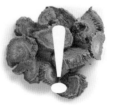

手脚、项背、腰腿、关节疼痛巧预防

● 手脚疼痛

在生完小宝宝后，有些妈妈会出现手脚痛的现象，这主要是因为妇女在产后和哺乳期间，身体内部内分泌激素的变化，使肌肉、肌腱的弹性和力量有不同程度的下降，导致关节松弛。如不注意休息，从事家务劳动时用冷水，或受寒冷刺激，就会出现手痛的症状。而脚痛是因为产后不注意下地活动，脚跟脂肪垫出现退化引起的。

预防：

1 做家务和照顾宝宝要适度，不要过于劳累，要注意休息。

2 适当下地活动，室内温度不可过低，洗浴时要注意水温和洗浴时间不要过长。

● 项背疼痛

有的新妈妈在给宝宝喂奶后，常会感到项背酸痛，随着喂奶时间的延长，症状还会更加明显。这是因为新妈妈在给宝宝喂奶时，喜欢低着头看着宝宝吃奶，时间一长，就容易使项背部的肌肉紧张而疲劳，产生酸痛感。另外，长时间以一个姿势睡觉，会造成脊椎侧弯，也容易引起项背酸痛。

预防：

1 避免长时间低头哺乳，可以有意识地做头向后仰、颈向左右转动的动作。

2 平时注意锻炼和活动颈背，夜间不要习惯于单侧睡觉，以减少颈背紧张和疲劳。

● 腰腿疼痛

很多产妇在产后会觉得腰腿疼痛，以腰、臀和腰骶部疼痛为主，部分产妇伴有一侧腿痛。这是由于在分娩过程中，骨盆的各种韧带会受到损伤，如果产后休息不当，过早劳动和负重，还会增加骶髂关节的损伤机会。由此造成的耻骨联合分离或骶髂关节错位，会引发腰腿疼痛。

预防：

注意休息和增加营养，不要过早长时间站立和端坐，更不要负重，同时要注意躲避风寒和坚持做产后操。

● 关节疼痛

产后女性体内的孕激素急剧下降，而激素又调控着关节骨头的代谢，因此，不少女性产后都会出现关节痛的症状，特别是体弱的都市女性反应会更大。这是因为都市女性平日工作性质多为脑力劳动，再加上产后活动进一步减少，阳气不易恢复，容易受到空调、冷水、寒湿天气的影响而产生手足关节疼痛现象。

预防：

在营养充足、休息充分的基础上，应及早活动，做力所能及的身体运动。

生姜捣泥敷贴：取生姜适量，捣成泥状，直接敷贴于关节处或相关穴位处，用保鲜膜盖上，使姜泥不致马上变干影响敷贴效果。但需注意姜泥会灼热皮肤，皮肉细嫩或易过敏者慎用，以免损伤外皮。

小贴士

新妈妈的卧室最好选择向阳的房间，屋子里的阳光要充足，新妈妈可以在房间里多晒太阳，适时开窗通风，冬天每天一般不应少于1个小时。房间要注意卫生，空气新鲜，通风良好，即使在冬季也要注意开窗通风，保持空气新鲜，但一定要注意避免让新妈妈直接被风吹到。

妊娠合并心脏病的新妈妈产后注意事项

产妇如在产前就患有心脏病，心脏功能属于Ⅰ级的，即可以从事正常生活劳动，一般产后1周就会完全恢复正常。心脏功能属于Ⅱ级的，即心脏病在轻度劳动之后会有症状出现，病情可能由轻变重，严重时甚至会出现心力衰竭。

但是分娩期则是对心脏负担的考验，因为在临产时，每一次子宫收缩都会增加心脏的负担。当产妇在用力屏气使胎儿娩出时，血压上升、肺的循环压力加大、氧的消耗量增加而得不到充分补充，这时产妇会出现青紫现象。当胎儿娩出，胎盘排出，子宫骤然缩小，原来与胎盘建立起来的血循环也一下子停止，这时子宫内的血液突然都进入母体的血循环，加上因横膈下移，心肺的位置也相应地回到孕前的位置，这一系列的变化，一颗健康的心脏尚可胜任，但对心脏病患者就会成为使病情加重的直接原因。如患有心脏二尖瓣狭窄的产妇，产后还可能引起急性肺水肿，患有风湿性心脏病、先天性心脏病的产妇，产后往往会加重病情，甚至发展到心力衰竭。

因此，患有心脏病的孕妇，必须在预产期前1个月住院待产，在医师的监护下进行必要的用药治疗和合理指导。产后还需观察到心脏恢复正常方可出院。

妊娠高血压的新妈妈产后注意事项

妊娠高血压是由妊娠引起的疾病，孕妈妈生产后，症状一般会很快消失。但并不说绝对如此，也有个别病例仍有症状，特别是重度的妊娠高血压，可能会出现尿蛋白持续时间很长，严重的可能发展为慢性肾病。

所以，患妊娠高血压疾病的新妈妈要注意休息和饮食，如发现仍有症状，应做系统治疗，避免留下永久性的伤害。另外，患妊娠高血压疾病的新妈妈，如果再次怀孕的话，患此病的可能性比较大，而且病情会加重。所以尽量不要再怀孕，如再次怀孕，一定要注意观察，出现症状要及早治疗。

● **注意事项**

1 饮食应以清淡为主，忌食含高胆固醇的食物，但是一定要保证营养并辅以水果、蔬菜等植物蛋白。

2 要控制脂肪的摄入，在睡前可适当加餐以保证营养的充足，但是不要吃得过饱，以免影响正常睡眠。此外，一定要避免暴饮暴食，还要注意食品粗细的搭配，保证营养均衡。

3 一定要坚持低盐的饮食原则，每天食盐摄入量小于5克，低盐饮食对高血压的预防和治疗有着十分重要的作用。

4 为自己创造一个安静、舒适的睡眠环境，要防止过度劳累，晚上不要睡得太晚，保证充足的睡眠。

5 高血压新妈妈一定要保持大便的通畅，养成良好的排便习惯，防止排便用力导致血压升高。

小贴士

糖尿病是一种慢性病，主要表现为血糖高于正常。新妈妈如发现自己属于这种情况，可以先通过饮食和运动，如果仍控制不住，就要加服降糖药物进行治疗了。平时饮食中注意多加控制，不要吃得太多，不要吃含糖过高和淀粉含量过高的食物，要定期监测血糖，遵医嘱用药。

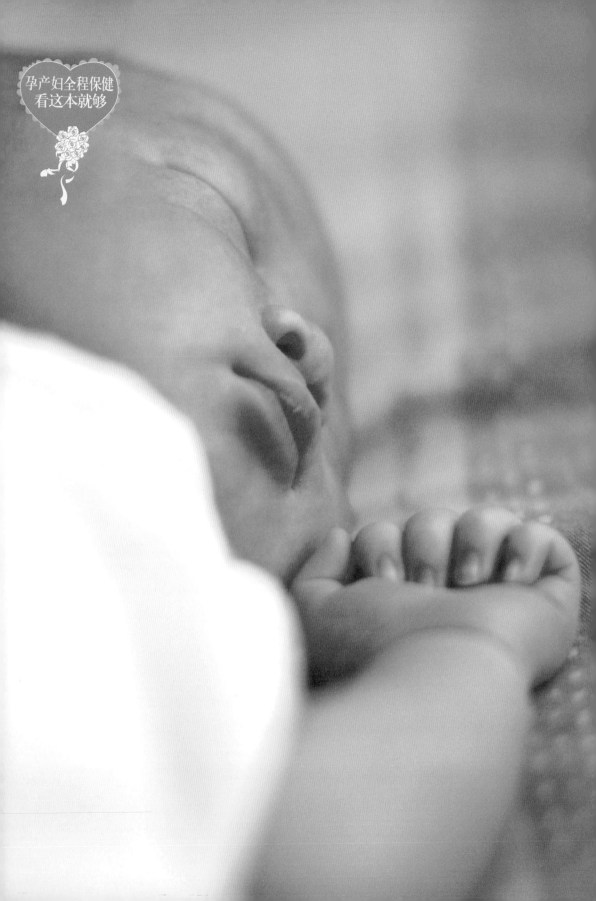

新生宝宝保健

泰戈尔说:"孩子是上天的礼物,但是最好的东西从来不是独来,他带着所有的东西同来。"所以,新手爸妈一定要用最大的耐心面对新生儿的各种"无理取闹"。

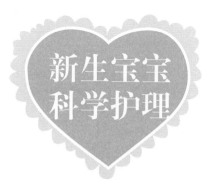

新生宝宝
科学护理

💗 育儿新知旧识大碰撞

婴儿要不要经常洗澡

传统观念：婴儿不脏，没必要经常洗澡。而且新生儿身体很软，动作不熟练会弄伤婴儿，甚至感冒。

现代观念：新生儿皮肤柔嫩，防御能力差，新陈代谢旺盛，如果不经常洗澡，汗液及其他排泄物蓄积会刺激皮肤，容易发生皮肤感染，所以要经常给婴儿洗澡。

点评：新生儿出生后第二天即可洗澡，有条件的最好每天或隔天洗一次澡。冬天可减少次数，以每周1~2次为宜。

婴儿睡不睡枕头

传统观念：小宝宝睡硬一些的枕头可以使头骨长得结实，脑袋的外形长得好看。

现代观念：婴儿脊柱没有发育好，枕头会影响脊柱生理性弯曲的形成，因此，没有必要使用枕头。

点评：孩子6个月后能独立坐着，可开始使用枕头。如果到6个月后睡眠时鼻子没有"呼呼"的声音，也可以选择不用枕头。

要不要和宝宝分开睡

传统观念：小孩子应当和父母同床睡，夜间方便照料。

现代观念：现代生活压力太大，年轻父母睡得太沉，容易忽略婴儿的存在而造成婴儿窒息，所以，应该让婴儿独立睡在婴儿床内。

点评：两种方式各有利弊。传统方式有利于和婴儿交流感情，白天父母不能与婴儿亲近，夜间可以补偿过来。但这种方式会影响年轻父母的睡眠质量，使他们没有充沛的精力投入第二天的工作。现代方式有助于培养孩子的独立性，但不利于及时解决孩子的需求。其实，把婴儿床紧靠在父母的大床旁边是一个不错的办法。

冬天穿多少衣服

传统观念：宝宝体温调节差，要多穿些。

现代观念：穿多了容易感冒，和大人穿一样多就可以。

点评：其实，大多数宝宝都属于"热性"体质，一活动就出汗。如果宝宝体质健康，不需要捂太多，大人做家务时穿多少宝宝就穿多少。

小贴士

宝宝的居室应选择朝阳、通风、整洁、安静的房间。充足的阳光有利于预防新生儿佝偻病的发生，但注意不要让阳光直射新生儿的面部。经常开窗通风，保持室内空气的新鲜。

宝宝居室的装修、装饰要简洁、明快。可挂一幅大挂图和一个鲜艳的大彩球，以刺激宝宝的视觉。

💙 不同季节出生的宝宝护理要点

春季宝宝的护理要点

春天天气不稳定，忽冷忽热，小宝宝容易感染疾病，所以要注意防风御寒，不要急着给小宝宝减衣服。另外，要注意居室通风，每天至少通风 30 分钟，保持空气清新。

在温度适宜的时候，可以多带宝宝外出晒太阳、呼吸新鲜空气，但不要去人群较为集中或灰尘较大的地方，以免感染疾病。

春天的风沙、阳光、花粉、细菌等对婴儿皮肤是不利因素，宝宝的皮肤娇嫩，爸爸妈妈们要尽量避免宝宝皮肤受到刺激。给宝宝的小脸以及全身涂上一层婴儿专用的润肤霜。

夏季宝宝的护理要点

夏天天气炎热，不能给宝宝穿过多的衣服，不然的话散热不良，会引起体温升高或胸背部出现白色透明的疱疹，俗称"白痱子"。给宝宝穿薄薄的单衣裤就行了，不必穿袜子。也不要让婴儿全裸，以防婴儿稚嫩的皮肤受损伤。

让宝宝睡在房间最凉爽的地方，但注意不要让宝宝直接吹风或吹电扇。不太热时，要盖一条枕巾，太热的话，穿薄衣裤或肚兜睡就行了；还要挂上小蚊帐，以免蚊虫的侵袭。

另外，天气热，加上孩子新陈代谢快，所以出汗特别多，需要勤洗澡，至少每天 1 次，有条件还可以增加 1 次。如果孩子比较胖，特别要注意洗干净皮肤褶皱处。

秋季宝宝的护理要点

秋天天气比较舒适，却是孩子腹泻多发的季节，所以一定要注意饮食和个人卫生。辅食材料、餐具、厨具都要认真清洗，需要消毒的定时消毒。另外，要勤给孩子洗手，尤其是饭前、便后一定要记得洗。

在晚秋时节，天气逐渐变冷，要适时给孩子加衣服，不要急着锻炼孩子的抗寒能力（至少要到 1 岁以后）。

秋季出生的新生儿，很快进入冬季，把宝宝抱出室外接受阳光浴的时间减少。因此秋季就要及时补充维生素 D，出生后半个月即开始补充。

冬季宝宝的护理要点

冬天要注意让孩子远离暖气，以免烫伤。有暖气的时候，空气较干燥，最好在室内用加湿器加湿。另外，不要把门窗紧闭，最好留一点小缝隙，促进空气流通；或者每天开窗 10 分钟通通风。室内温度保持在 20~25℃ 最好。

宝宝的衣服厚薄要适宜，避免穿得过多，加衣服不要一次加很多，盖被子不要太紧太严，要宽松、适当。

冬天天冷，很多人都怕给孩子洗澡，其实适当洗澡对宝宝的健康是有利的，洗澡时应升高室内温度，动作要快，时间要短，洗完后迅速为宝宝擦干、穿衣。

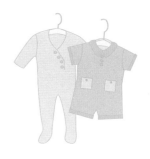

新生宝宝保健

🤍 宝宝全身上下巧护理

能给宝宝剃头吗

在有些地方，有满月时给新生婴儿剃光所有头发的风俗，认为这样做可以让新生婴儿的头发长得更黑更浓更密。其实，这种做法是非常不科学的。

新生婴儿的毛发主要受先天遗传因素及后天营养因素的影响，与满月剃不剃头没有关系。新生婴儿头部的皮肤非常娇嫩，而且抵抗力较差，剃头时很容易伤到宝宝的头皮和毛孔，病菌就会乘虚而入，轻则造成头皮感染，重则可能引起败血症、脑膜炎等严重疾病，从而危及新生婴儿的生命。

如果觉得新生婴儿头发过长或不整齐，可以用剪刀修剪整齐，或用专门的电动理发机。

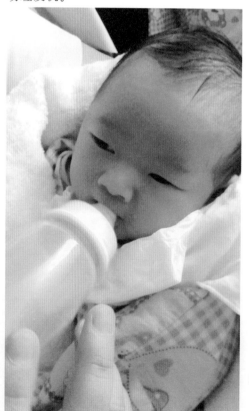

鼻屎如何清理

一般来说，儿童的鼻腔分泌物较多，同时，其鼻腔通道又很狭窄。如果鼻子里的鼻涕不及时处理，再吸入空气中的尘埃和固体微粒，就很容易变干，形成鼻屎。

孩子的鼻腔黏膜很脆弱，清理鼻腔时切忌粗鲁，可以用一张纸巾对折两三下，伸到鼻腔里，顺一个方向边捻边将鼻屎带出来。如果鼻屎干燥，需要先在鼻腔里滴一滴生理盐水或香油，让鼻屎软化，然后再用纸巾或棉签带出来。

宝宝为啥眼屎多

孩子的眼睛很容易感染，因此眼屎比较多，所以每次洗澡或洗脸都要先洗眼睛。一般情况下，出生2~3天后，眼屎就会开始分泌，可以用干净的毛巾包住手指，蘸温水将眼屎向远离眼睛的方向带。如果眼屎特别多，多到连眼睛都睁不开，可能已经感染，应及时看医生。

别忽视宝宝的耳朵

不要让孩子的耳朵进水。在洗澡的时候，要用手将耳廓轻轻压住。另外，不要随便给孩子清理耳朵。如果孩子总是摇头或蹭耳朵，可能是耳朵痒，可以用手轻轻揉揉耳朵，或用嘴吹吹，缓解不适。另外，宝宝耳朵内的分泌物并不会影响听力，妈妈不必刻意清理。如果耳朵里分泌物较多，尽量找医生用专用工具取出来，不要自己随便掏。

喝完奶后，最好让宝宝喝口水，以冲净口中残留的奶液。

能给宝宝剪指甲吗

　　手指甲和脚趾甲是容易藏污纳垢的地方，而且手指甲太长，容易抓伤脸或眼睛等部位，所以要经常修剪，每周都剪1~2次。

　　剪手指甲和脚趾甲的时候要注意安全。宝宝醒着的时候动作多，小手、小脚一刻不停地挥舞，不方便修剪，可以在他睡着后再做。修剪时最好用专用的指甲刀，另外要给肘部找一个支撑点，以保持稳定，以免失控伤到宝宝。然后，一手抓着要修剪的手，将要剪的手指分出来，另一手拿着指甲刀修剪。指甲要尽量修剪成圆弧形。剪完之后，用指腹摸一下是否光滑。如果不光滑，要继续磨一下，直到光滑为止。

　　如果不慎伤了宝宝的手指或脚趾，需及时用消毒纱布或棉球按压伤口止血。止血以后，再用消毒棉球蘸碘酊给伤口周围消消毒，用创可贴包扎好就可以了。

　　宝宝的指甲长得很快，所以最少每周修剪1次，以防宝宝抓伤自己。即使是婴儿专用的指甲钳或指甲刀，妈妈还是应该小心使用，以免误伤宝宝。使用后要及时收好，不要让宝宝拿着玩。

　　指甲钳或指甲刀可以选购在外面加有塑料套子的，其安全挡板可限制宝宝手指过度伸进指甲钳里，避免弄伤小手指。

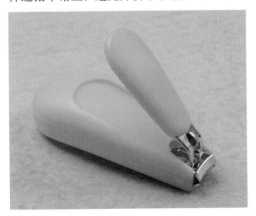

正常的脐带护理

　　新生儿的脐带断面和脐窝容易受感染，严重时可能导致败血症，需要重点关注和护理。所以，平时要注意观察，脐带不能有红肿、化脓的现象。

　　如果没有异常，只需定时清洁即可。清洁时用消毒棉蘸75%的医用酒精轻轻擦拭断面和脐窝周围以及脐带即可。清洁脐带不会引起疼痛，所以不要蜻蜓点水，还是要彻底、仔细地清洁。尤其是断面，最好把断面翻开，使里面也得到清洁。等到脐带脱落后，脐窝处经常有少量的液体渗出，这时用酒精擦拭脐窝，然后盖上消毒纱布保护即可，过几天就会痊愈了。如果脐窝有发红现象，可以先用2%的碘酊消毒，然后用75%的医用酒精擦拭。

　　脐带脱落前，如果要洗澡或者游泳，可以用防水贴贴住脐带、脐窝以作保护，离开水后及时清洁干燥。另外，孩子的衣服要经常换洗，尿布不要盖住脐带，以免脏污感染。

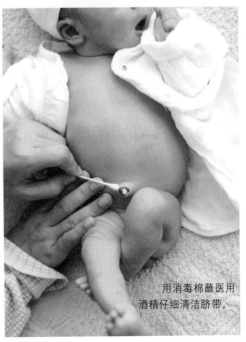

用消毒棉蘸医用酒精仔细清洁脐带。

新生宝宝保健

335

宝宝皮肤上的胎脂

宝宝一出生，身上总是"脏脏"的，这让许多爸妈有点担心：宝宝将来会不会丑丑的。其实，刚生下来的宝宝皮肤上会有一层白色油腻的东西，有的部位多一些，有的部位少一些，医学上称为胎脂。

胎脂让人看上去不太舒服，有些父母可能要问：是不是可以擦掉呢？还是不要轻易擦掉的好，因为宝宝出生后环境的温度较低，身体的热量要向四周散发，使体温降低。这一层胎脂有减少身体热量的散发、维持体温的作用。出生一两天后，胎脂会自己吸收，所以父母不必刻意去擦掉它。对于耳后、颈部、腋下、肘部、大腿根部等皱褶处堆积的胎脂可用消毒石蜡油擦洗，在家里可用消毒的脱脂棉蘸些熟植物油轻轻擦洗。这样可以减少胎脂分解物对皮肤的刺激。

宝宝为什么爱出汗

新生宝宝的头、手心、脚心非常容易出汗，睡觉的时候也常常是满头大汗。有些家长因此而忧心忡忡，首先想到的就是孩子是不是缺钙了？孩子是不是体质虚呀？

其实，出汗是人体的一种正常的生理现象，汗液可以带走体内多余的热量和一些诸如尿酸、脂肪酸等代谢产物。新生宝宝由于中枢神经系统发育尚未完善，体温调节功能差，容易受外界环境的影响。当周围环境温度较高时，宝宝会通过皮肤出汗来散发热量。这时候出现汗多现象完全是正常的。只要孩子无其他症状，如烦躁、哭闹、易醒等，就不必担心。

平时要注意保持居室适宜的温度、湿度和空气的流通，同时让宝宝喝足够的奶水。

新生儿臀红的护理方法

新生儿臀红是新生儿护理中最常见的问题。新生儿尿便次数多，臀部长时间受尿液浸泡，便后不用清水冲洗臀部，尿布透气性能差，这些都会造成并加重臀红。臀红会造成局部皮肤破损，细菌侵入皮下，引起肛周脓肿，排便困难。

预防臀红的方法是：宝宝大便后及时用清水冲洗臀部；使用透气性能好的尿布，不能铺塑料布；掌握宝宝排便规律，及时更换尿布；一旦发现臀红，每次为宝宝冲洗臀部后，用鞣酸软膏涂抹，这样就不易被尿液浸泡；不要使用婴儿粉。

轻度臀红仅皮肤有些发红，只要注意清洁臀部，保持臀部干燥，3~4天后皮肤发红的现象就会消失。但臀红在严重时会很疼痛、瘙痒，导致宝贝经常哭闹、不愿意进食、睡眠不安稳，由此影响生长发育速度。严重的尿布疹会造成臀部皮肤糜烂、丘疹、脱皮，甚至进一步发展为较大的表皮溃疡、溃烂。

若皮肤有潮红、轻中度糜烂，可用植物油如芝麻油、豆油或菜籽油等抹在潮红、糜烂的部位上，或选用湿润烧伤膏涂抹也有很好疗效。湿润烧伤膏具有消炎止痛、隔水、保护创面、促进皮肤修复再生的作用。也可涂含有0.5%新霉素的炉甘石搽剂或强生护臀霜。

给宝宝洗澡有讲究

对健康的新生儿，只要条件许可，从生后的第二天起就可以每天洗一次澡，这样不但能清洁皮肤，还可以加速血液循环，促进生长发育。

● 新生儿的洗澡盆最好专用

洗前先将盆刷干净，妈妈的个人卫生也要先做好，再将大毛巾、衣服、包布、尿布等准备好。室温最好在 24℃，水温约为 37℃，或用成人肘弯试水，感到不冷不热即可。

● 动作要轻柔敏捷

以脐部为界，分两部分洗。先使小儿仰卧，妈妈用左手托住小儿枕部，拇指及中指将小儿双耳向前按，贴于耳前脸上，以防洗脸水灌入耳内。小儿臀腰部夹在成人腋下，背部躺在成人左前臂上，固定后，右手用小毛巾浸温开水，先洗双眼分泌物（自内眼角向外眼角擦洗）、耳后、颈、胸、背、双腋窝、双上肢及双手。新生儿的手掌抓得很紧，应掰开洗净。擦洗腹部时，不要弄湿脐带。

此后，将小儿倒过来，使小儿的头顶贴在妈妈的左胸前，用左手抓住小儿的左大腿，右手用浸水的小毛巾先洗会阴腹股沟及臀部（女婴一定要从前向后洗），最后洗下肢及双脚。一般不需用肥皂。

● 洗完，立即将小儿用大毛巾裹上，轻轻擦干

特别注意皮肤皱褶处要干燥，然后薄薄扑上一层婴儿爽身粉。脸上不要抹香脂或雪花膏，以免刺激皮肤。如鼻腔有干痂，可用湿棉棒轻轻捻出，最后用棉球蘸花生油少许抹在头发上。

女宝宝的特殊护理

女宝宝是家里的小公主，要让她健康快乐地成长，需要爸爸妈妈们悉心的照顾，护理也与男宝宝有所不同。

● 小便后的卫生很重要

小女孩有可能会出现小阴唇粘连，因此，要注意外阴卫生，尤其不要触动小阴唇。虽说女孩长大后阴唇会自然打开，但之前粘连的阴唇会形成一个小包，小便后容易储尿。所以，每次小便后要用婴儿专用纸巾轻轻按压阴唇，挤干净里面的尿滴。

● 养成清洗外阴的习惯

发现宝宝的阴唇间有白色沉淀物，要及时帮助她清洗干净。用婴儿香皂或婴儿沐浴露清洗就可以了。不过，要选择 pH 值为中性的、无色无味的婴儿香皂，这样不会给宝宝的皮肤造成刺激。用完香皂后要用清水清洗干净。不要使用棉球来清洗生殖器，因为棉球会掉小毛毛。海绵手套非常适合用来给宝宝清洗，但要记得每次使用完都要洗净、晾干。

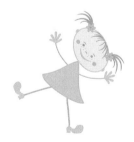

新生宝宝保健

💜 宝宝睡眠细心照顾

婴儿床的选购与摆放

宝宝出生以后，最好有一个安全、舒适、方便的婴儿床。一个设计合理的婴儿床不仅是宝宝健康成长的保证，同时也在一定程度上为父母们提供了种种便利，减轻了他们的负担。

大家都知道，婴儿的睡眠是相当长的，良好的睡眠对他的发育起着很重要的作用。因此给宝宝营造的睡眠环境既要安全又要舒适，那婴儿床的选择和摆放就很重要了。

● 选购

大小要合适。太小的话，用 1 年左右就要淘汰，似乎有点浪费。太大的话，又不能给婴儿提供安全感。现在有的床是可以调节长短的，这样的床比较实用，但要注意是否结实，以免发生事故。

栅栏最好选圆柱形的。两个栅栏之间的距离不要超过6厘米，以防宝宝把头从中间伸出来。有些妈妈喜欢花纹比较复杂、雕饰比较多的婴儿床，事实上，这样的床对孩子是不够安全的。因为床栏或床身上凸起的雕饰容易勾住孩子的衣物，孩子竭力挣脱时，就有可能碰撞受伤。

最好能配有纱帐。这样夏天可以挡住蚊蝇对孩子的侵扰，阳光太强的时候，还可以调节光照。

● 摆放

不要将婴儿床放在靠着窗子的地方，也不要靠近固定的织物或者靠近可以帮助宝宝爬出来的家具旁。一些织物和线会诱使宝宝掉下去，或者把宝宝缠住，因此在你决定将宝宝的床放在什么地方前，一定要仔细检查一下床周围环境的各个方面。

新生宝宝不需要枕头

新生儿的生理弯曲度没有形成，不管是仰卧还是侧卧，头部和肩背部都能保持在一个水平面上，因此不需要枕头。在没有枕头的情况下，孩子的呼吸更顺畅。只有当孩子穿了较厚的衣服，头部和肩膀或背部不能保持在一个水平面上了，才需要枕一些东西。枕的东西不能太厚，对折的毛巾足够了。真正意义上的枕头，需要到孩子 6 个月时才能枕。

垫毛巾的时候要注意，毛巾应该垫在颈部和头部连接的地方，而不是头部。孩子现在的颈部弱而无力，而头的后部较突出，如果垫在头后部，会在颈部形成一个弯度，使孩子呼吸不畅。

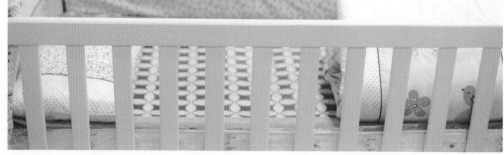

宝宝能睡凉席吗

夏天，天气炎热，大多数家庭会选择凉席，凉爽度过每个晚上。我们知道小宝宝跟成人不一样，比较容易着凉。但如果能正确选用凉席，让宝宝睡凉席也是可以的。不过，一定要做好准备工作和防护措施，趋利避害，这样才能让宝宝在酷热难耐的夏季安寝无忧，健康成长！

亚麻席：具备优良的透气性、吸湿性和排湿性，常温下可使人体的实感温度下降4℃左右，有"天然植物空调"之美誉，凉度适中，价格中等。亚麻凉席还具有卫生性好、抗菌力强的优点，能抑制微生物的生长，非常适合宝宝。

竹纤维席：质地柔韧，手感较软，不用担心宝宝被划伤，且吸水性能较好，还具有独特的抗菌除臭性能。凉爽适中，拆洗方便，适合宝宝使用。

至于草席、竹席、牛皮席、麻将席，都不适合宝宝使用，建议妈妈们不要给宝宝购买。

宝宝睡反觉应该及时纠正

正常情况下，宝宝在出生后一段时间就会逐渐养成白天醒的时间长、夜里睡眠时间长的作息规律。但有的宝宝却恰恰睡反觉了，就是白天睡眠时间长，夜里睡眠时间短，与正常的作息规律正好相反。这是宝宝还没有适应昼夜更替导致的结果，如果不加以纠正，一是会影响宝宝的生长发育，二是会影响妈妈的休息。

要纠正宝宝睡反觉的习惯，首先要尽量减少他在白天的睡眠时间。在宝宝犯困的时候，不要让他立刻睡，改为逗他玩。如果已经睡了较长时间，就设法叫醒他，不要让他继续睡。换尿布、抚触等都可以叫醒宝宝，

最有效的办法是用拇指绷紧中指，然后弹击宝宝脚心。弹击的时候，力度可以适当大些，力小是叫不醒的。建议不要用摇晃的方式，因为此时宝宝的大脑结构还不完善，容易因为摇晃而发生脑震荡。在晚上该睡觉的时候，不要和宝宝玩。此时尽量创造一个适合睡觉的氛围，调暗灯光，关掉一切会发出噪声的器具，放一段轻松平缓的摇篮曲等，让宝宝安静入睡。2~3天后就可以纠正过来。

宝宝睡多久才算正常

宝宝的睡眠时间因人而异，新生儿每天可能要睡16个小时或者更长。和大人一样，新生儿的睡眠也是在深睡和浅睡之间来回循环，成人90分钟一个周期，新生的宝宝每次睡眠的周期很短，只有40~50分钟，而且白天和夜间的睡眠没有区别。因此，有的宝宝白天呼呼大睡，晚上则精力充沛，日夜颠倒，弄得家长疲惫不堪。家长要有耐心，这些状况随着宝宝长大就会改变，宝宝会逐渐适应宫外的生活节律。

无论宝宝睡眠习惯如何，每天睡眠时间是相对固定的。不会今天睡10个小时，明天睡15个小时。新爸妈们可以合理分配宝宝的睡眠时间。虽然很困难，只要有耐心，慢慢会改过来的。

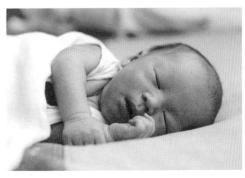

平时注意变换宝宝睡姿，可以让宝宝头部长得美观。

宝宝该穿什么

轻松看出宝宝是冷还是热

平时，妈妈们都很关心宝宝是冷还是热的问题，但因为没有判断依据，很容易犯错。其实，有个简单的判断方法可以帮助妈妈们，就是用手摸宝宝的颈背部。如果这里温暖、干燥，说明宝宝冷热度适合，衣服、被褥刚刚好；如果这里汗多，说明有些热；如果感觉发凉，则说明有些冷。

有的父母被告知应该摸宝宝的手脚来判断，实际上，宝宝的手脚属于肢体末端，此处温度不能代表真实情况，最好以颈背部的温度为准。

不要给宝宝捂太厚

老观点认为小孩怕冷，许多新妈妈也担心宝宝受凉感冒而给宝宝加衣保暖，其实小孩新陈代谢旺盛，比大人怕热。捂得太厚反而容易感冒。2个月内的宝宝适当多穿一点是可以的，但也要有度。一般健康婴儿应该是2个月内跟大人穿一样，再大些就要比大人少穿一件。如果穿太多出汗了，那么受风就很容易感冒了。

一般来说，睡觉时宝宝只要穿着内衣裤，再盖上小被子就可以了。外出时小抱被也是少不了的，所以衣服并不需要太多。如果不用抱被，比大人多一件衣服即可。

给宝宝穿衣服的方法

给宝宝穿衣服不是件容易的事情，宝宝全身软软的，四肢呈强硬的屈曲状，更不会配合穿衣的动作，往往弄得妈妈们手忙脚乱，其实只要穿衣方法得当，给宝宝穿衣服就容易多了。

穿上衣：先将衣服平放在床上，让宝宝平躺在衣服上，将他的一只胳膊轻轻抬起来，先向上再向外侧伸入袖子中。将身子下面的衣服向对侧稍稍拉平，准备穿另一只袖子，这时抬起另一只胳膊，使肘关节稍稍弯曲，将小手伸向袖子中，并将小手拉出来，再将衣服带子系好就可以了。注意，在拉小手时动作要轻柔、慢慢拉，以免损伤宝宝的手臂。

穿裤子：大人的手从裤脚管中伸入，拉住小脚，将裤子向上提，就能把裤子穿上了。穿连衣裤时，先将连衣裤解开扣子，平放在床上，让宝宝躺在上面，先穿裤腿，再用穿上衣的方法将手穿入袖子中，然后扣上所有的纽扣就行了，连衣裤较方便，穿着也较舒服，保暖性能也很好。

婴儿背袋可派上大用场

有时候，妈妈需要做家务或外出的同时要照顾好宝宝，这时有一个婴儿背袋就可以一举两得。婴儿背袋除了让妈妈使用方便外，还要让宝宝感觉舒适。

对于2个月以内的宝宝，由于颈部肌肉尚未发育成熟，暂时不要使用坐姿背袋，可以横抱。为了宝宝舒适，要等哺乳30分钟后再使用。

6个月以上的宝宝对身边的事物充满兴趣，所以应该让他面朝外坐在背袋里，这样会让宝宝的视野很开阔。如果宝宝体重较大，要注意背袋的承重能力。

小贴士

过去老人通常将宝宝的四肢捆直绑紧，认为这样有利于保暖和看护，还能防止罗圈腿。其实这种方法是不科学的，因为它大大妨碍了宝宝的活动，尤其是手足的活动，不利于宝宝的生长发育。

♥ 照护宝宝的排便

宝宝 24 小时内排胎便

新生儿积存在肠道内的胎便含有较多毒素，越早排出越好。一般来说，新生儿会在出生24小时内排出胎便。给新生儿腹部做简单的按摩或者让新生儿早些游泳，都可以促进胎便尽早排出。新手爸妈要注意观察，如果出生后超过24小时胎便仍没有排出，要警惕孩子是不是巨结肠，需要及时通知医生检查治疗。

另外，胎便颜色暗绿，质黏稠，染在尿布上很难清洗，最好用纸尿裤，用后即扔，很方便，可以省掉一些麻烦。

用尿布还是尿不湿

尿布吸湿性、透气性都比纸尿裤好，不容易使宝宝起尿布疹。但在外出时，携带尿布和更换尿布都不太方便，用纸尿裤就比较合适。总之，在确保宝宝健康、舒适的基础上，方便操作即可。

选购纸尿裤时，其透气性是最重要的。可以用一杯热水和一个冷杯子试验一下：将热水倒在尿不湿的正面，冷杯子杯口贴在尿不湿的背面，如果透气性好，冷杯子的内壁就会出现雾气或者凝结出水珠，反之则无。

尿布最好选用柔软、吸水性强、耐洗的棉织品，旧布更好。尿布不宜太厚和过长，以免长时间夹在腿间造成下肢变形。如果尿布太长，尿湿时容易污染脐部。

尿布必须及时清洗，最好用开水烫。在阳光下晒干备用。有条件的可选用一次性尿布、尿垫等。夜间或带宝贝外出的时候使用纸尿裤，白天在家有人照顾时，可以使用尿布。

给宝宝换纸尿裤的方法

1 将宝宝身上的纸尿裤打开，检查大便后包在一起。用湿巾清理臀部的大便。

2 将新纸尿裤打开，抬起宝宝的双腿，移动纸尿裤，使其上部与宝宝的腰部平齐。

3 将纸尿裤的前部经由宝宝的双腿间折起，抚平宝宝肚子上的纸尿裤边缘，把它整齐地折好。揭开黏性搭扣，将其紧紧地按在前面粘牢。

如果宝宝老是缠绕双腿，可以在他手边准备一个玩具，以分散他的注意力。

用纸尿裤的前端擦掉尽可能多的大便，以方便擦洗。

在换纸尿裤时，宝宝常会小便，所以打开脏的纸尿裤时，可先用一块尿裤盖住宝宝的阴部。

为男宝宝清洁时，要从大腿根部的褶皱擦向阴茎。为女宝宝清洁时，应从阴道向后擦至肛门，以防止细菌感染。

如何给宝宝擦屁股、换尿布

给宝宝换尿布的同时需要为宝宝擦去他小屁股上的污垢。你可以使用棉球或者柔软的毛巾蘸着清水给宝宝擦，也可以使用新生儿专用的卫生纸蘸着洗液给宝宝擦。给孩子换湿尿布的时候，不必给孩子洗澡。

在给女孩收拾"遗留物"的时候，一定要按着从前往后的顺序为她擦洗。

给宝宝换尿布时，可以先将尿布折成15~20厘米宽的长条状，一端放在宝宝臀下低于腰部的地方，另一端折过来盖住宝宝小腹上低于脐带的部位。换尿布之前，可以将尿布搓揉一下，使之更柔软。如果是冬季，最好能用火烤一下，以免孩子腹部受凉。

♥ 宝宝运动时间

婴儿操是促进小儿身心发育的好方法。加强婴儿的循环及呼吸机能，使他们的骨骼和肌肉得到锻炼，还能增强食欲和机体的抵抗力，促进动作发展，使婴儿灵活性增加，心情愉快。研究证明，小婴儿做操对他们的体力和智力的发展均有促进作用。

● 注意事项

1 最好在两餐之间或充分休息后进行训练，避开疲劳、饥饱状态。

2 训练时，动作轻缓，有节奏感，慢慢让宝宝适应。

3 运动中，动作尽量达到一定的幅度，但不宜过于强迫宝宝，应顺势诱导，否则过度拉伸反而会使宝宝的身体受伤。

4 可以打乱体操顺序，也可以节选其中的几节重点训练。

5 宝宝情绪反应激烈时，应暂停运动。

6 如果宝宝生病了，就不要强求他做操了，等病愈后再恢复做。

7 宝宝做得很出色，做完操后，你要抱抱、亲亲宝宝，说些赞美的话，以鼓励宝宝。

第1~4节的预备姿势

宝宝双臂放在身体两侧，操作者将大拇指放在宝宝掌心，其余四指抓握宝宝腕部。

第一节：胸前交叉

第1拍，将宝宝两臂举起向胸前呈交叉状；第2拍，再将宝宝两臂向体侧外展90°。重复共两个8拍。

第二节：伸屈肘关节

第1拍，将宝宝一侧手臂以肘关节为轴心，举起并屈曲肘关节，使手尽量接近宝宝耳旁；第2拍，肘关节伸直还原；第3、4拍换另一侧手臂，动作相同。重复共两个8拍。

第三节：肩关节旋转

第1、2拍，以宝宝肩关节为轴心，将宝宝一侧手臂弯曲贴近前胸，分别以顺时针或逆时针旋转运动；第3、4拍还原；第5~8拍换另一侧手臂，动作相同。重复共两个8拍。

第四节：伸展上肢

第1拍，将宝宝两臂举起向胸前交叉；第2拍，两臂向体侧外展90°，使上肢与其躯干呈十字形；第3拍，以肩关节为轴心，上举宝宝双臂过头顶；第4拍，动作还原。重复共两个8拍。

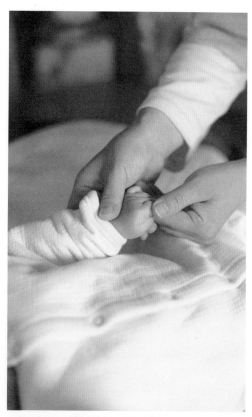

动作一定要轻柔，不要让宝宝感到不适。

第五节：伸屈踝关节

预备姿势：宝宝仰卧，操作者一手握住宝宝踝部，一手握住宝宝足前掌。第1拍，将宝宝足尖向足背屈曲踝关节；第2拍，足尖向足底伸展踝关节；重复做至8拍。后8拍，换另一侧足踝部做伸屈动作。

第六节：伸屈膝关节

预备姿势：宝宝双腿伸直，操作者两手分别握住宝宝小腿下部近踝处。第1拍，屈曲宝宝一侧膝关节，使其大腿面尽量贴近腹部；第2拍，伸直腿部；第3、4拍屈伸另一侧膝关节。左右轮流，重复共两个8拍。

第七节：双下肢伸直上举

预备姿势：宝宝仰卧，双腿伸直平放。操作者拇指在下，四指在上，双手分别握住宝宝小腿近踝处。第1拍，将两下肢伸直上举呈45度；第2拍，再上举呈90°；第3、4拍还原。重复共两个8拍。

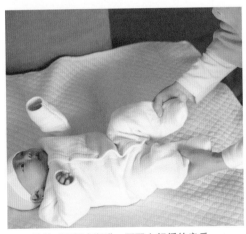

做操时要循序渐进，可配上舒缓的音乐。

第八节：转体，翻身运动

预备姿势：宝宝仰卧，操作者一手扶宝宝的后背上方肩胛部，另一手扶宝宝的臀部。第1拍，将宝宝从仰卧位转为侧卧位；第2拍，动作还原；第3、4拍，换另一侧，动作相同。重复共两个8拍。

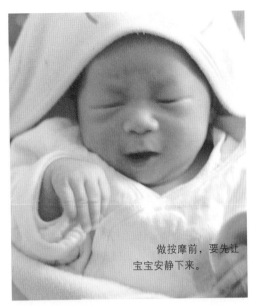

做按摩前，要先让宝宝安静下来。

爸爸给宝宝按摩按摩

按摩可以促进身体发育，减少焦虑，安抚情绪，对宝宝的身体健康和精神健康都有好处，爸爸可以按时给宝宝做按摩。

给宝宝做按摩，室温不能太低，至少要保持在28℃以上，如果宝宝是全裸，室温还要更高些。做按摩前，可以播放一些轻柔的音乐，让宝宝安静下来再开始。

先把宝宝放在方便操作的高度，双手涂上润滑油，然后按照先头部后躯干、先上肢后下肢、先前胸后后背的次序，依次做按摩。注意按摩力度不要太大，只要让手掌、手指轻轻滑过宝宝皮肤即可。

头部和躯干部位可以从中间向两侧滑动，四肢则要边挤压边向远端滑动。每个动作重复2~3次，做完后宝宝皮肤微微发红即可。

按摩的时间也有讲究，最好在睡前或者洗澡后，两次奶之间。宝宝过饱、过饿或者比较烦躁时不适宜做按摩。一次抚触的时间也不要太长，先从5分钟开始，然后逐渐延长到15~20分钟。

宝宝小病小痛如何保健

怎样给宝宝测量体温

体温不正常是许多疾病的先兆，例如流感和扁桃体发炎等。所以，在宝宝哭闹不停，或者总是无精打采或额头温度较高时，就要给他测一测体温，看看是否正常。

在测体温之前，先看看体温计的水银线是否在 35℃ 以下，如果超过这个刻度，就要轻轻甩几下，使水银线降至 35℃ 以下。

如果在腋窝处测温，要先将腋窝皮肤的汗擦干，再将体温计水银头部放置于腋窝中间，使上臂紧贴于胸壁，将体温计夹紧，测试时间超过 5 分钟即可。看体温表时，要横持体温表慢慢转动，取与眼等高的水平线位置看水银柱所达到的温度刻度。

如果在肛门处测温，要先将体温计的水银头端涂一点甘油或其他油类，使之润滑，然后缓缓插入肛门 4~5 厘米，留置 3 分钟后取出。测时要用手扶住体温表，防止破碎而刺伤小儿肛门。

宝宝头围过大或过小

宝宝出生后，前半年头围会增加 8~10 厘米，后半年增加 2~4 厘米，1 岁时比出生时增加约 12 厘米，达到 48 厘米左右。

宝宝头围过大可能是脑积水、佝偻病等的征兆，头围太小则可能患小头畸形。所以新爸妈要多关注，最好每两个月测量 1 次。用一条软尺，经过眉间、后脑勺最高点平行绕头一周所得的数据即头围值。测量时软尺应紧贴皮肤，软尺经过处的头发要分开，避免误差。

另外，宝宝的头围还与遗传有关系，所以不一定严格符合标准值。只要智力、能力发展无异常，就不用太担心。

宝宝囟门反映出的健康问题

宝宝的囟门一般在出生后 12~18 个月闭合，如果闭合太早，有可能是脑发育较差。不过要注意区分假性闭合和囟门太小，这两种情况很容易被父母误认为宝宝囟门已经闭合，引起不安，只要用 X 射线检查就能消除不安。另外，即使囟门真的闭合了，还要结合孩子的头围变化和智力、能力的发展情况来考虑。有些宝宝尽管囟门在 6~7 个月时已经闭合，但头骨缝还未融合，脑发育还是很正常的。

如果过了 1 岁半囟门仍未闭合，父母需要带宝宝到医院做检查，确认是否有缺钙或者颅内压过高等情况。不过也不需要过于忧虑，有的宝宝要等到 2 岁才能闭合。

手足抖动是怎么回事

宝宝在出生后 6 周左右到医院体检时，很多家长在问同一个问题，自己的宝宝手脚有时候抖动，是不是由于缺钙引起的手足抽搐，还是抽风了。

在新生儿时期，新生儿的大脑中枢神经尚未发育完善，功能也还不够健全，可是运动神经相对来说发育得比较完善，所以会常常出现手臂、手指、小腿等肢体的不自主抖动，这是一种生理现象。随着大脑功能的进一步完善，手足抖动的现象会消失，所以家长们不必担心。

小贴士

抽风和缺钙引起的手足抽搐，都伴有其他的病理现象，如高热、烦躁不安、吃奶不好，等等。

宝宝老打喷嚏、鼻塞是感冒吗

打喷嚏、鼻塞常被看作感冒的信号，不过这只适用于成人和大孩子，4个月内的小宝宝例外。因为小宝宝的鼻腔非常狭窄，鼻旁窦还没有开始发育，而且鼻黏膜上的血管丰富敏感，加上自身免疫力比较差，所以会经常出现打喷嚏、鼻塞等症状，新爸妈大可不必惊慌。可以用拧干的热毛巾敷在宝宝的鼻子到口的部位，等鼻黏膜湿润后，宝宝就会感到舒服，或让他喝温开水或热牛奶，过一会儿鼻子就会通畅。

当然，如果是伤风感冒或者患上了过敏性鼻炎，宝宝也会打喷嚏、鼻塞，这时就需要看医生了。

宝宝发热不要慌

引起孩子发热的原因非常多，因疾病或者注射疫苗引起的发热很难避免，但一些护理不当导致的发热，一定要小心预防。由于孩子的体温调节中枢不完善，如果给孩子穿得太多、被子盖得太厚、喝水过少、居室空气流通不好、食积等都可以引起发热。父母要注意避免这些外在因素，一旦宝宝发热要马上消除这些不良因素。

如果发热是由疾病引起的，那需要做的是时刻关注宝宝的体温变化。可选择物理方法降温，如温水擦浴，不要用酒精或者冷水擦身体，以免体温过低。首先要检查衣服是否穿得过多或过少，其次一定多给孩子喝水；有时使用开塞露促使孩子排便也能有效降低体温；还可以选择一般药店都有的退热贴。体温超过38.5℃，要及时服用退热药。为减少退热药可能的副作用，可对乙酰氨基酚和布洛芬交替服用。

如果是因打疫苗引起的发热，一般不会太严重，而且过1~2天就没事了。如果持续不退，且温度过高，则有可能是注射疫苗感染了，要看医生。

退热时，孩子会丢失较多水分，需要持续补液，以免造成脱水。

宝宝为何不停揉眼睛

宝宝喜欢经常揉眼的原因有多种，常见的原因有两类：一类是与眼病所引起的眼睛不适有关；一类是不良习惯。宝宝玩耍、哭闹、眼睛不舒服时，往往喜欢揉眼，慢慢的，就会养成经常揉眼的不良习惯。

当宝宝因哭闹而揉眼时，应及时用柔软的纸巾帮他把眼泪擦干净。如宝宝面孔、眼部有汗水或尘污时，应及时帮他洗净擦干，保持宝宝眼睛和面孔的清洁干净，这样便可减少宝宝揉眼的机会，避免养成揉眼的不良习惯。

各种眼病及不适都会引起揉眼，其中尤以过敏性结膜炎需引起高度重视。如果宝宝经常揉眼或有结膜炎时，除了要及时就医外，还应该在你的生活环境中寻找一下有无明显的致敏源，如新装修的居室、绿化地带的花草、食品中的鱼鲜类等。

小贴士

妈妈不要使用棉花棒或其他硬物给宝宝掏耳朵。因为宝宝非常活跃，难以坐定，加上外耳道幼嫩的皮肤和狭小的耳道，很容易受伤。患外耳道感染的宝宝，85%以上都有掏耳朵习惯或直接因掏耳垢致伤感染。

正确的方法是请医生处理，医生会用橄榄油让耳垢变软，然后进一步做清除处理。

另外，要谨慎使用空气清新剂，空气清新剂有损健康，长期使用会令宝宝耳痛、腹泻。

宝宝身上的斑斑点点

妈妈们都希望自己的宝宝是健康的，当发现宝宝身上长有小斑点时，肯定会难过、难以接受。其实，出现在新生儿皮肤上的大部分斑点，大多会随着宝宝的成长而渐渐消失，妈妈们大可不必太过担心。但如果觉得宝宝身上出现斑点不正常，一定要尽早询问专业的皮肤科医生，以便及时做出诊断及治疗。

● 新生儿粉刺

由于母体中激素的影响，刚出生的宝宝的前额和面部有时会长出白色的、稍稍凸起的小粉刺，一般不痛也不痒。只要在给婴儿洗澡时，用香皂轻轻地洗一洗，有的可以慢慢消失，不过要完全退掉，一般需要1个月左右。如果发现小粉刺发展至化脓，则需尽快请医生治疗。

● 尿布疹和念珠菌皮炎

天天垫着尿布，宝宝的小屁股红了，如果发红的皮肤没有变厚，周围的边际也不明显，是尿布疹；如果发红的部位变厚，四周有红色的小斑点，就是念珠菌皮炎。患了尿布疹的小屁股要好好清洗，换上干爽、柔软的尿布，并使用治疗湿疹的药膏。念珠菌皮炎最好由医生治疗。

● 头上的黄色皮痂

宝宝的皮脂分泌十分旺盛，有的在头部长出皮痂，有的在眉毛和鼻子周围也会长出头皮状的皮痂，这是脂溢性湿疹，是清洗不当造成的。新生儿的囟门没有完全闭合，妈妈在为他洗头时往往避而不洗，其实可以将香皂在手心打出泡沫，用手心轻轻地揉洗，再用纱布和温水轻轻洗净。如果宝宝长皮痂的地方发痒或发红，应去医院做进一步治疗。

● 脖子上发痒的小红点

脖子周围、发根部、前额上甚至腹部长了鲜红色的小斑点，夏天你能认出这是痱子，其实冬天宝宝也会长痱子，开了空调或衣服穿得太多，痱子就长出来了。因为婴儿的体温较成人高，所以宝宝在室内应该比妈妈少穿一件衣服，但外出时一定要注意保暖。

● 湿疹

湿疹的病因较复杂，一般是婴儿胃肠道发育不成熟而对食物过敏引起，主要发生于额头、眉毛、眉间、耳后，有时也会出现在面颊和身上。随着年龄增长，会自愈。对于轻度湿疹，用低敏的护肤霜经常保持皮肤湿润可以控制湿疹；对于中重度的湿疹，保湿的同时需要配合使用弱效外用激素；对于有破口合并细菌或真菌感染的湿疹需使用抗感染的药膏，如百多邦或派瑞松。

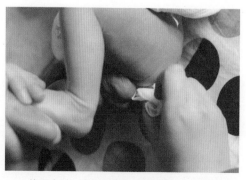
换尿布时，要好好清洁宝宝阴部，以防感染。

小贴士

在清洁皮肤后，可以给宝宝扑些玉米淀粉或土豆淀粉，或松花粉。但要注意不宜扑得过多，否则容易遇湿结块，更刺激皮肤。

识别正常与异常的大便

婴儿大便的次数和质地常常反映其消化功能的状况，家长如果能重视对宝宝大便的质地、色样和次数的观察，正确地识别正常和异常的大便，有助于早期发现宝宝消化道的异常，为诊断疾病提供有价值的线索。

● 正常的大便

墨绿色胎便	刚生下来的宝宝，出生后 6~12 小时会拉出墨绿色胎便。胎便通常没有臭味、状态黏稠、颜色近墨绿色，主要由胎内吞入的羊水和胎儿脱落的分泌物等组成。
黄绿色大便	待排净胎便，向正常大便过渡时的大便呈黄绿色。多数新生儿在吃奶 2~3 天后大便呈现这一阶段，然后逐渐进入黄色的正常阶段。
金黄色的软糊便	母乳喂养的新生儿大便次数较多，每天 2~5 次，一般是金黄色的软糊便。随着孩子月龄的增长，大便次数会逐渐减少。只要婴儿精神及吃奶情况良好，体重增加正常，没有解便困难、腹痛、胀气的情形，就都是正常的，家长没有必要担忧。
土黄色的硬膏便	用配方奶喂养的宝宝大便较少，通常会干燥、粗糙一些，稍硬如硬膏，但只要不难解，不似羊便，就没关系。如果消化没有问题，通常会是土黄或金黄色，略带一些酸臭味，每天 1~2 次。

● 异常的大便

灰白便	宝宝出生以后拉的就是灰白色或陶土色大便，一直没有黄色，但小便呈黄色。这很有可能是先天性胆道梗阻所致，应尽快到医院治疗，延误时间可能会导致永久性的肝脏损伤。
豆腐渣便	大便稀，呈黄绿色且带有黏液，有时呈豆腐渣样。宝宝可能得了霉菌性肠炎，需到医院就诊。
绿色稀便	粪便量少，次数多，呈绿色黏液状。这种情况往往是因为喂养不足引起的，只要给足营养，大便就可以转为正常。
油性大便	粪便呈淡黄色，液状，量多，像油一样发亮，在尿布上或便盆中如油珠一样可以滑动。常见于人工喂养的婴儿，是食物中脂肪过多造成的，需要适当增加糖分或暂时改服低脂奶等。
蛋花汤样大便	每天大便 5~10 次，含有较多未消化的奶块。多见于吃奶粉的宝宝。如为母乳喂养则应继续，不必改变喂养方式，也不必减少奶量及次数。如为混合或人工喂养，需适当调整饮食结构。可在奶粉里多加一些水将奶配稀些。
水便分离	粪便中水分增多，呈汤样，水与粪便分离，而且排便的次数和量有所增多。多见于肠炎、秋季腹泻等疾病，应该立即带孩子到医院就诊，并应注意宝宝用具的消毒。

宝宝睡觉时"呼噜"是怎么回事

宝宝睡觉时打呼噜，从表面上看，似乎对身体没有什么危害，可是如果宝宝持续打呼噜而不治疗，有可能引起感冒、营养不良、耳部疾病，严重的还会造成智力下降，导致孩子注意力不集中。所以，要找出宝宝打呼噜的原因，对症下药。常见的原因有以下几种。

● 奶块淤积

有些很小的婴儿有时会打呼噜，这并不是病，而是由于吞咽的关系，使喉部有奶块淤积，一方面使婴儿吃奶不顺，另一个结果就是使呼吸不顺，造成婴儿睡眠时打呼噜。属于这种情况的，妈妈给宝宝喂奶后，不要立即将宝宝放下睡觉，而应将他抱起，轻轻拍其背部，就可以防止因奶块淤积而打呼噜。

● 扁桃体肿大

扁桃体长在咽部两侧，有防御和抵抗外界病菌侵入的功能。有的宝宝扁桃体过于肥大，以致两侧扁桃体几乎相碰，堵满咽腔，造成呼吸不畅，一到睡觉时就会张口呼吸，发出呼噜声。此外，扁桃体是免疫系统器官，当机体反应性失调，抵抗力降低时，也会使扁桃体发炎、肿大。所以，平时要增强宝宝体质，提高免疫力，预防扁桃体炎的发生。如果扁桃体发炎，可在医生指导下服用消炎药。如果比较严重，可以考虑手术割除扁桃体。

● 腺样体肥大

腺样体是位于鼻咽腔顶部和后部的一块较大的淋巴组织，在3~6岁时增生最旺盛。正常的腺样体对宝宝没有任何影响，但如果腺样体过于肥大，堵塞后鼻孔，使空气出入鼻腔受阻，宝宝入睡后，从气管中呼出的气体被迫从口中呼出，气体不时冲击舌根部等组织，就会发出呼噜声。除先天性的增殖体肥大以外，当气温发生变化、抵抗力下降或患上呼吸道感染、扁桃体炎、鼻咽、鼻窦炎等，均可导致增殖体肥大，过敏性鼻炎也能造成增殖体肥大。这种情况可在专业医生指导下服用药物，或者考虑进行手术割除。

● 支气管炎症

支气管受到炎症刺激时痰液增加，而婴幼儿缺乏咳嗽排痰能力，痰液难以排出，形成气道的相对狭窄，气流通过时就产生振动，发出呼噜声。这种情况下的声音即使在白天也能听见。这就需要及时治疗支气管炎症，并注意防范其复发。

● 肥胖

肥胖儿童的呼吸道周围被脂肪填塞，使呼吸无法顺畅，当软腭与咽喉壁之间的震动频率增大时，就会出现鼾声。在不影响身体健康的前提下，帮助宝宝科学地减肥吧。

当然，并非宝宝一打呼噜就要如此紧张，有时候可能就是睡姿不好，这时试试让宝宝将头侧着睡，也许呼噜的问题就解决了。另外，有时候宝宝偶尔呼噜，可能是由于白天太疲劳，或者是生病感冒，不用大惊小怪。

读懂宝宝的哭闹

还不会说话的宝宝往往通过哭闹来表达自己的需求，宝宝的需求是各种各样的，所以哭闹的含义很丰富，需仔细分辨。

● **饥饿时**

边啼哭边将头转向妈妈的胸部寻找乳头。这时如果把手指放在他的嘴角，立刻会做出吮吸的动作。

● **太饱时**

在刚吃完奶时啼哭，哭声尖锐，乱蹬小腿，可能是吃得太饱了，用哭来帮助消化。这种情况下，哭一会儿就会停止。

● **口渴时**

哭时看上去很烦躁，嘴唇干燥，会时不时用舌头舔嘴唇，说明口渴了，需要喂水。

● **需要安抚时**

开始时哭声洪亮，涕泪俱下，若没人理会，过一会儿哭声就会减弱，变得没精打采。

● **困倦时**

声音较低，断断续续，双目时睁时闭，就是想睡觉了。

● **感觉不适时**

初始哭声较大，以后逐渐变小，并且躁动不安，原因可能是尿湿、衣服紧、太热、太冷等。

● **运动时**

哭声响亮，抑扬顿挫，没有眼泪，富有节奏感，哭的时间较短，而且一逗就笑。这种哭只是为了锻炼身体。

如果无论如何都安抚不了孩子啼哭，可能是生病了，需要及时就医。

新生宝宝免疫接种

疫苗可以有效帮助对抗病毒，要有计划地给孩子接种。疫苗有国家计划内疫苗也有计划外疫苗，计划内的最好都注射，计划外的要结合自身情况选择，有的收费较高。

国家计划内疫苗包括卡介苗、乙肝疫苗、脊髓灰质炎疫苗、百白破疫苗、麻疹疫苗、麻风腮疫苗、乙脑疫苗、A群流脑疫苗、A+C群流脑疫苗、甲肝减毒活疫苗等。

出生后24小时内要接种卡介苗和乙肝疫苗第1针，满月时接种乙肝疫苗第2针，3个月时注射百白破疫苗第1针，4~5个月注射百白破疫苗第2、3针，6个月时注射乙肝疫苗最后1针，8个月注射麻疹疫苗。

孩子生病期间、用药前后或者对某些东西过敏，可能对疫苗注射有影响，所以父母要跟医生说明孩子的情况，并进行详细咨询。

计划外疫苗应在不影响计划内疫苗情况下进行选择性注射。此外，还要注意接种过活疫苗（麻疹疫苗、乙脑疫苗、脊髓灰质炎糖丸等）要间隔4周才能接种死疫苗（百白破疫苗、乙肝疫苗、流脑疫苗及所有计划外疫苗）。

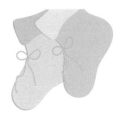

新生儿常见病对症治疗

● 头颅血肿

新生儿头颅血肿属于产伤，是胎儿通过产道时颅骨膜下血管受到牵拉、挤压而发生破裂，血液积聚引起的。在分娩中使用器械助产的新生儿更容易出现头颅血肿。

一般情况下，头颅血肿会在新生儿出生几小时至几天内出现，然后慢慢增大，在出生后1周达到最大，然后逐渐减小，在2周到3个月时消失。如果产后2个月血肿仍然很大，这时需要找医生帮助清除。

头颅血肿一般出现在头顶，也有小部分出现在头顶两侧，出现在额骨和枕骨的血肿很少。孩子头顶部的血肿用肉眼就可以看到，边缘非常清楚。刚出现时，用手摸感觉饱满，后来中间有波动感，而周围变硬。

一般情况下，医生都会注射维生素K帮助新生儿凝血，这对有头颅血肿的新生儿很有意义，可以避免血肿加重。因为头颅血肿大多数可以自行吸收而消失，所以不应抽吸血肿，以免感染。在最初几天可以做局部冷敷，防止血肿继续增大。另外新生儿睡觉时，应注意不要压到血肿处。

● 黄疸

新生儿暂时性黄疸比较常见，一般在出生后1周出现，2周后就会减轻至消失。患暂时性黄疸时，孩子的皮肤呈现金黄色，但没有危害，不需要特别治疗。

新生儿出现黄疸后要注意观察，如果颜色较重，呈现暗铜色，而且消退较慢，2周后不见减轻，或者减轻后复发，并伴有嘴唇、面部发紫，大便发白，脐带发炎，皮肤长脓疱等，就要警惕病理性黄疸，要做进一步的检查治疗。另外，病理性黄疸出现较早，一般在孩子出生24小时就会出现。

还有一种母乳性黄疸。在孩子患暂时性黄疸时，吃母乳会使黄疸再次加重或减慢黄疸的消退过程。患有母乳性黄疸的新生儿没有任何不适，只要短时间停喂母乳，黄疸就会减轻，可以重新喂母乳。如果再次加重需要再停2天，但不需要彻底断掉母乳。如果停喂母乳后黄疸仍没有减轻，要及时检查治疗，可能不是母乳性黄疸。

● 乳痂

新生儿的头皮皮脂分泌很旺盛，不经常洗头的话，油脂就会聚集起来，在头皮上形成一层厚且油腻的痂，这就是乳痂。乳痂是一种皮肤病，严重时会蔓延到脸上、耳后及脖子。

预防乳痂的最好方法就是经常给宝宝洗头。不要因为害怕伤害囟门而不敢洗头，只要洗头时动作轻柔，不用力按压即可。

如果宝宝长了乳痂，一定不要直接用手撕扯，以免损害宝宝头皮，引起感染。消除乳痂可以用植物油。将植物油加热消毒，然后晾凉，均匀地涂在乳痂上，保持3~4小时，使之软化。之后，薄的乳痂会自行脱落，然后用温水和婴儿专用洗发液洗净头皮即可。有些乳痂较厚，多用几次植物油就能彻底清除掉。

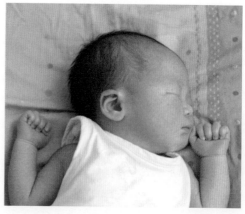

刚吃过奶的宝宝最好侧卧，以免奶水从口中流出时呛奶。

● 腹胀

　　发现宝宝腹胀，要先仔细观察，看看宝宝除了腹胀外是否伴有呕吐。若伴有经常性呕吐，呕吐物中甚至有胆汁或粪样物，大便秘结，3~5天才解1次，大便量很少，并且宝宝日渐消瘦的，可能是先天性巨结肠，要尽快到医院进一步检查治疗。

　　如果腹胀是时胀时消，吃奶后腹胀明显，没有呕吐或偶尔伴有呕吐，在放屁后腹胀减轻，按压腹部没有摸到粪样物，乳食正常，身体发育正常，可能是喂养方法不当引起的，可用中药来调理。

　　推荐药方：莱菔子8克，枳实6克，甘草、厚朴、陈皮各3克，加水150毫升，煎服60毫升，分3次服，每日1剂，连服3天。

● 便秘

　　新生儿的消化系统发育还不完善，容易便秘。但是，新生儿几天不排便不一定就是便秘。有可能是他吃奶较少，而吸收得相对较多，形成的食物残渣较少，使大便次数少，所以不能仅用大便的次数判断新生儿是否便秘，还要看大便的性状。母乳喂养的新生儿大便呈金黄色，糊状；奶粉喂养的新生儿大便呈浅黄色，能成形，只要没有干结、难以排出的感觉，就是正常的，无须担心。

　　如果大便干结或者排便困难，需要调整饮食或者检查身体。尤其是新生儿出生24小时内没有排胎便，并常有严重的呕吐和腹胀现象，就要怀疑可能是消化道畸形（比如肠道闭锁、肠狭窄、肠旋转不良、先天性巨结肠等），需要医生检查治疗。

　　喂奶粉的新生儿比喂母乳的新生儿更容易便秘，平时要多喂水。喂母乳的妈妈也要注意饮食，不要吃辛辣刺激的食物，否则也有可能引发新生儿便秘。

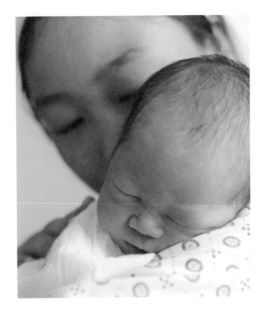

● 腹泻

　　新生儿腹泻比较常见，但如果大便次数只是多1~2次，不能断定就是腹泻，有可能是生理性的稀便。只要不是含有大量水分或黏液的大便，而宝宝精神好、睡眠好，体重增长也正常，就不需要做特别处理。如果每天大便次数过多，而且水分含量大，这确实是腹泻，要分析引起的原因，然后对症调治。

1　　喂养不当会引起腹泻。比如奶粉过浓、奶粉中加糖、过早喂米糊等，都容易导致腹泻。由此引起的腹泻症状是大便中含泡沫，带有酸腐味，并有较多奶瓣。

　　有的宝宝在腹泻之外还有呕吐症状。这时候就需要调整喂养方式，严格按照科学的方式喂养或者换奶粉。

2　　对乳蛋白过敏也会导致腹泻。这样的腹泻常伴有湿疹、气喘、荨麻疹等疾病，需要考虑改为用不含乳蛋白的代乳品喂养。新生儿腹泻容易引起脱水，因此腹泻时要经常喂水。另外，要注意不能发现腹泻就用抗生素，只有确定是由细菌感染引起的腹泻才可以用。

● 呕吐和吐奶

刚出生不久的新生儿在未开奶之前就呕吐，呕吐物像泡沫或咖啡，但没有其他症状，胎便排出也正常，可能是因为吸入羊水过多导致，待羊水吐完后，呕吐就停止了。如果呕吐严重，可用导管抽出胃内容物，然后用生理盐水洗胃，之后症状就减轻了，这不需要担心。

有些呕吐是新生儿患有某些严重疾病的表现，如果情况严重，一定要重视并检查治疗。如感染败血症、肺炎、脑膜炎等，都可出现呕吐；另外，如果伴有嗜睡、突然尖叫、抽搐、前囟饱满等症状，要提防颅内出血；如果呕吐的同时没有胎便排出，有可能是消化道畸形或者胎便黏稠。胎便黏稠只要灌肠就可以解决。消化道畸形的情况需要医生确定方案治疗。

不过，不要把溢奶误认作呕吐。新生儿呕吐和溢奶是不同的。溢奶是因为空气排出而带出奶液形成的，奶水从嘴中自然流出，量较少，宝宝没有痛苦表情。

新生儿吐奶是指新生儿喂奶后从口边溢出奶液的现象，常常表现为非喷射状。

因为新生儿的胃常呈水平状，胃的上端是贲门，肌肉还没有发育成熟，比较松弛，而幽门是在胃的下端，肌肉相对比较紧张，因此常常容易发生痉挛。同时，新生儿的胃容量小，只有30~50毫升，加上大脑皮层发育不完善，呕吐反射的控制能力不强，所以当新生儿吮奶时，一旦过急、过快或吃得多就很容易发生吐奶现象。

为避免新生儿出现吐奶现象，妈妈要注意避免喂奶时过多、过快，哺乳时可以用手指呈剪刀状夹住奶头让奶水下得缓慢一些。人工喂养的宝宝要注意奶嘴孔的大小，同时避免吮奶时吸入空气，在喂奶后要让新生儿保持直立位，等打嗝后再放回床上。

一旦出现吐奶，应让新生儿保持右侧卧位，以防吐奶后吸入气管导致吸入性肺炎甚至窒息的发生。

● 肺炎

新生儿肺炎也是宝宝常见病，一种是吸入性肺炎，一种是感染性肺炎。吸入性肺炎大多是因为宝宝出生时吸入羊水、胎便导致的。这种肺炎较严重，出生后医生就会发现并给予治疗。感染性肺炎分为宫内感染和出生后的感染，需要父母做的主要是预防出生后感染，所以宝宝出生后要做好护理。

给宝宝创造一个良好的生活环境对预防感染性肺炎很有好处。房间要经常通风，让患感冒的家人戴上口罩，并尽量远离宝宝。另外，一旦宝宝其他部位发生感染（如皮肤、脐带等）要及时治疗，以免祸及肺部。

新生儿患肺炎的症状比较明显，如鼻塞、咳嗽、发热、精神委靡、呛奶、不哭、口吐细白泡沫、呼吸浅，以及口周、四肢青紫，其他部位皮肤苍白或发灰等，很容易发现。另外还有一个方法可以判断，就是数呼吸次数。如果连续数两分钟，每分钟的呼吸次数都超过60次，并且在吸气的时候胸壁下端明显凹陷，就可以断定为重度肺炎，一定要及时就医。

● 口疮

口疮是新生儿的常见病，由真菌引起。如果宝宝的奶具或者妈妈的乳房没有清洁、消毒彻底，宝宝就很容易感染。如果宝宝在吃了一两口奶后开始哭，父母要注意看一下宝宝的口腔。如果在口腔黏膜或舌头上发现白色的、像豆腐渣一样的物质，用棉签等无法擦掉，就可以断定是口疮了。

口疮治疗起来比较容易，一般用抗真菌药物治疗 2~3 天就会见效，巩固治疗 3~4 天后即可痊愈。治疗的同时，用消毒棉签蘸苏打水清洗口腔，可以加快治疗速度。恢复过程中，宝宝的舌头和口腔会略微发红，是正常现象，不要停止治疗。

宝宝因为疼痛不敢吃奶的时候，可以把奶水挤出来，用小勺喂食。口疮治疗容易，但容易复发。为避免复发，宝宝的餐具一定要及时清洗、定时消毒。另外，不要给宝宝喝上顿剩下的奶水。

● 脐炎

正常情况下，宝宝的脐带在出生后 3~7 天会自动脱落。但脐带结扎后留有脐带管断口，如果被感染，细菌会从这个断口处进入宝宝体内的血循环，很快发展为败血症甚至脓毒血症。医生接生的时候都会采取无菌操作，所以这个部位感染的可能性不大，关键在于后期的护理和预防。预防脐炎的重要一点就是保持脐带和脐窝的干燥和清洁。

清洁脐带，可以每天用 75% 的医用酒精擦拭脐带断面以及脐窝。擦拭断面时，不要仅仅擦拭外面，而应该将断面里面也翻开好好消毒。这样是不会引起疼痛的。擦拭脐窝时，需要提着结扎线将脐带提起，用酒精棒将脐带和脐窝充分分离，再擦拭。最后不要忘了用酒精将结扎线也擦拭一下。在脐带脱落之前不要沾水，如果沾水了要及时用酒精彻底消毒。如果发现脐带红肿、有分泌物，可能出现早期脐炎，可以先用 2% 碘酊消毒，然后用 75% 酒精擦拭脱碘，用消毒纱布轻轻覆盖。这样处理几天后就会痊愈。

如果伤口久久不愈合，而且一直潮湿、不断渗液，接着脐窝有脓性分泌物，发臭，周围皮肤红肿，并且腹壁水肿、发亮，就是已经患了脐炎，要及时去医院治疗，以免引起败血症、腹膜炎等严重疾病。

● 脐疝

脐疝是因为新生儿肚脐还没有很好地闭合，肠管或网膜的一部分从肚脐鼓出来而形成的一种现象，在腹内压力增大时出现。宝宝患有脐疝时，可以在脐部看到有鼓起的圆形小肿块，小至樱桃样，大至核桃样，在宝宝哭闹的时候尤为明显。用手轻轻按压肿块，可以压回到腹腔。

宝宝患脐疝时一般没有明显不适，也不会因为脐疝而哭闹。但是脐疝存在隐患，就是发生疝气嵌顿，使肠管卡在脐带处。这时肿块变硬，有触痛，很难再按回腹腔。如果经常发生嵌顿，有可能进一步导致肠梗阻，因此应尽早治疗。可以用医用胶布或者弹性胶带绑住矫正。医用胶布操作比较复杂，操作不当还会引起合并症，最好请医生帮忙。弹性胶带使用则非常简便，每天白天佩戴，晚上松开，根据实际情况经常调节松紧度即可。1~2 周更换 1 次，连续贴 3~6 个月就会消失。

💜 母乳喂养保健细节

宝宝知道饱饿吗

有的妈妈在喂宝宝吃奶时，总觉得宝宝吃得少，怕宝宝挨饿而按照自己的想法喂宝宝。其实，一般来说，宝宝自己是知道饱饿的，这是新生儿与生俱来的能力。妈妈们要知道，宝宝都是独一无二的，每个宝宝都有自己的奶量，不可能都一样。

妈妈们可能要问："怎么才能知道宝宝吃饱还是没吃饱呢？"

饿的表现

1. 当把乳头送到宝宝嘴边时，他会急不可待地衔住乳头，满意地吸吮着。
2. 吃奶时非常认真，很难被周围的动静吸引。
3. 吃奶时比较费劲儿，没吃多长时间就睡着了，但睡不到 1~2 小时又会醒来哭闹。
4. 大便不正常，出现便秘和腹泻。大便会出现秘结、稀薄、发绿或次数增多而每次排出量少。

饱的表现

1. 吃奶漫不经心，吸吮的意愿减弱。
2. 有一点动静就停止吸吮，甚至放下乳头，转头寻找声源。
3. 用他的小舌头把乳头抵出来，再放进去，再抵出来，如果这时你再试图把乳头送给他，他会把头转过去，不理睬您，甚至会以哭来抗议妈妈的强迫。

宝宝每天需要喝多少奶

很多新妈妈因为没有经验，又担心宝宝吃不饱，往往是宝宝一哭就喂，这容易让宝宝吃多了。因为宝宝每天喝多少奶是有自己的量的。虽然每个宝宝存在一定的个体差异，但还是有一定的奶量范围。

100 毫升母乳含热量 68 千卡，配方奶与母乳所含热量差不多。足月儿生后第 1 周，每日每千克体重约需 60~80 千卡热量；生后第 2 周，每日每千克体重约需 80~100 千卡热量；生后第 3 周及以上，每日每千克体重约需 100~120 千卡热量。妈妈可以根据宝宝所需热量计算每日所需奶量。

宝宝吃奶的量次不是一成不变的，今天多吃些，明天也可能少吃些，只要没有其他异常，新妈妈就不必着急。

适当减少夜间哺乳

晚上是生长激素分泌旺盛的时候，要尽量保证充足的睡眠，不要频繁喂奶，以免打扰宝宝。让宝宝逐渐养成白天玩耍、夜里休息的作息规律，这样父母的负担也会减轻很多。

一般来说，新生儿每夜需要喂奶 2 ~ 3 次。宝宝稍大一些，就可以在原有基础上减少 1 次，平常喂 3 次的就减少至 2 次，平常喂 2 次

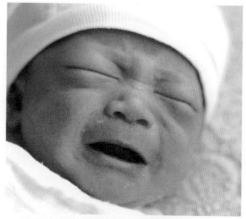

宝宝哭并不一定是饿了，可能是哪里不舒服。

的就减少至 1 次。只要喂奶间隔不超过 6 小时就没有问题。具体操作的时候，可以将睡前最后 1 次喂奶的时间向后推 1 个小时，原本 8 点的推到 9 点；而将早晨最早 1 次喂奶的时间提前，原本 7 点的提前到 6 点。这样在夜间只需要喂 1~2 次奶就可以了。

前奶和后奶营养重点不同

哺乳时，乳汁分泌有先后之分，开始分泌出来的乳汁叫前奶，后面分泌出来的叫后奶，它们的营养构成是不同的。前奶稀薄、清淡，含有丰富的蛋白质和水分；后奶奶质浓稠、颜色较白，富含脂肪和乳糖。宝宝前奶和后奶都吃到，才能保证营养均衡。相比而言，后奶更是宝宝热能的保证，只有吃足了后奶，宝宝才不会容易饿，睡眠时间也会更长。

所以在哺乳时，不要频繁更换乳房，那样可能让宝宝吃了较大量的前奶，后奶还没有吃足就吃饱了。最好是让宝宝把一侧乳房吸空后再吸另一侧。一般一侧吃 10 分钟换另一侧就可以了。如果奶水较足，而宝宝胃口较小，妈妈则可以选择性地喂奶。体重超标的宝宝可以多喂些前奶，少些后奶；体重不足的宝宝则可以多吃后奶，少吃前奶。在宝宝体重正常的情况下，尽量让他前奶、后奶都吃到。

宝宝不会吸乳头怎么办

有些新生儿生下来可能有缺陷，如早产或者唇腭裂等，不会吸奶头，可以用小勺子和小杯子喂食。小勺子要选质地柔软，最好是透明塑料的，因为宝宝的口腔皮肤、黏膜都很脆弱，较软的材质才能减少伤害。勺头要小一些，其宽度以宝宝口腔宽度的一半为好。

将乳汁挤出在小杯子里（最好另外再备一个大杯子，装满热水，再将装乳汁的小杯

子放入保温，以防喂食时间过长乳汁变凉），然后用哺乳的姿势将宝宝抱在怀里，用小勺子舀着喂食即可。如果宝宝不会吞咽，可以将小勺子放在宝宝嘴角，让乳汁顺着嘴角自然流入喉咙。

母乳喂养要添加鱼肝油

母乳虽然是婴儿最好的食品，但母乳中的维生素 D 含量是极少的。维生素 D 主要的生理作用是调节钙、磷代谢，促进肠道对钙、磷的吸收，及促进钙、磷在骨中的沉积，有利于骨的生长。

一般在足月婴儿满月后就要添加维生素 D，否则会发生维生素 D 缺乏症。维生素 D 在鱼肝油中含量丰富，鱼肝油是一种维生素 D 和维生素 A 的混合物，补充维生素 D 的同时也补充了维生素 A。所以添加维生素 D 就是给婴儿吃一些鱼肝油。常用的是浓缩鱼肝油滴剂，每天为婴儿滴 3~5 滴即可。鱼肝油要直接滴入婴儿口腔内，不要将鱼肝油滴在汤匙中再喂给婴儿，这样会造成浪费。

母乳较少时不要急着加奶粉

新生儿期，有的新妈妈可能母乳较少，但这时不要急着加奶粉，因为有的妈妈就是下奶晚，甚至有的会在 2 个月后才真正下奶。让孩子多吮吸，并适当饮用些催乳汤汁，乳汁就会慢慢变得丰沛起来。如果母乳较少就急着加奶粉，母乳丰沛起来的可能性就几乎没有了。

另外，有些妈妈的乳汁虽然较少，但是孩子的食量也小，仍然吃不完。建议在这样的情况下，喂完奶后最好把剩余的乳汁挤出扔掉，以免给大脑一个错误的信号（就是孩子吃不完），造成泌乳量减少。否则，在孩子满月后，食量增大了，母乳可能就不够供应了。

♥ 人工喂养保健细节

人工喂养要讲方法

对婴儿来说，母乳是最理想的食品，但坚持母乳喂养的前提是妈妈的身体是健康的，母乳是充足的。由于各种原因，有些妈妈不能母乳喂养宝宝，而需要完全用婴儿配方奶粉、牛奶、羊奶或者其他代乳品来喂宝宝，这种喂养方式就是人工喂养。

人工喂养首先是对乳品和代乳品的选择，首选的是婴儿配方奶粉，它非常接近母乳的营养成分，且不同月龄的婴儿奶粉会有不同的配方，一般较为适合宝宝的喂养。

选用奶粉喂养，妈妈们要讲究方法，以下几点要注意：

1 每天喂几次

新生儿初期每隔 2.5~3 小时需要喂 1 次；几天后，间隔就可以长一些，只要不超过 4 小时就没问题，每天喂 6~7 次就可以了。

2 每次喂多少

出生 1~2 天的新生儿每次只能吃 20~30 毫升，几天后可以达到 60 毫升。有的孩子胃口大，可以吃 80 毫升。慢慢观察总结，如果这次冲 60 毫升，剩下了，下次就少冲 10~20 毫升；如果不够，下次就多冲 10~20 毫升。

3 正确喂奶方式

喂奶粉也应该把孩子抱起来，让他的身体与水平面呈 30°角，以便奶水可以顺利进入食管。奶嘴塞入孩子嘴里后应让奶瓶和孩子的脸呈 90°角，以便奶水充满奶嘴，避免孩子吸大量空气到肚子里。

人工喂养，要给宝宝多喝水

人体的生长发育及日常新陈代谢都离不开水。婴儿正处于生长发育高峰期，新陈代谢比成人旺盛，需水量也就相对要多。

3 个月以内的婴儿肾脏浓缩尿的能力差，如摄入食盐过多时，就会随尿排出，因此需水量就要增多。母乳中含盐量较低，但牛奶中含蛋白质和盐较多，故用牛奶喂养的宝宝需要多喂一些水来补充代谢的需要。人工喂养的宝宝，平时应该注意观察宝宝的身体状况，如果宝宝排尿量和次数少、烦躁不安、睡眠不好、晚上爱哭闹等就应该考虑给宝宝额外喝水了。一般婴幼儿每日每千克体重需要120~150 毫升水，如 5 千克重的宝宝，每日需水量是 600~750 毫升，这里包括喂奶量在内。

另外，如果每次给宝宝喂完奶后，再给宝宝喝两口水，能起到清除口腔内剩余的奶水渣的作用，以便保持口腔清洁卫生。

小贴士

对于婴儿喝配方奶后出现大便干结的情况，可以这样处理：

1. 在两次喂奶之间，让婴儿喝些米汤或温开水。
2. 护理婴儿的时候，大人的手一定要清洗干净。
3. 给婴儿准备专用的毛巾和脸盆，每次用完后要煮沸消毒。

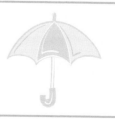

冲奶粉的要领和方法

一般情况下，奶粉的包装上都明确写明了奶粉的冲调方法和注意事项，新手父母只要按照说明去做就可以了。只是提醒父母注意：

● 不要随便改变奶粉的浓度

奶粉的浓度应该是固定的，过稀或过浓都不好。奶粉过稀，宝宝会营养不良；奶粉过浓，不太容易消化，会导致宝宝腹泻和影响宝宝的消化功能。因此，要严格按照奶粉桶上的比例冲奶粉。

● 先加水，再加奶粉

如果先加奶粉，再加水，会导致奶粉的浓度不定。比如，如果要求3勺奶粉和180毫升水配比，如果您先加180毫升水，再加3勺奶粉，虽然总量超过了180毫升，但是这样才是合适的配比。如果您先加了3勺奶粉，然后加水到180毫升，这时候奶粉就浓了。

掌握奶温

奶温过高容易烫伤宝宝，过低的话，会刺激胃肠道蠕动，容易造成腹泻，影响营养素的吸收。如何掌握合适的奶温呢？这里为你推荐两种方法。

1 可将牛奶先滴几滴在手腕上试试，如果手腕部皮肤感到奶滴不冷不热或略微偏温，说明牛奶温度与体温相近，奶温是合适的。

2 把盛有牛奶的奶瓶摇匀，片刻后贴在面颊上，如果不感到烫或冷，说明与体温相近，可以用来哺喂。

给橡皮奶嘴开孔有讲究

人工喂养的宝宝，使用的餐具也是有讲究的。拿奶嘴来说，奶嘴孔的大小要适当。

一般情况下，宝宝通常在10~15分钟就能吸吮完他所需的乳汁量。如果奶嘴孔太小，宝宝就要花很大的力气才能吃到，不仅每次吃奶要哭，常常还没"完成任务"就累得睡着了，长时间如此会引起营养不良；奶嘴孔太大的话，吸奶时奶汁流出速度过快，宝宝来不及吞咽容易被呛着，严重的甚至会导致吸入性肺炎、窒息。

因此奶嘴孔的开口大小是有讲究的，如果奶嘴孔太小，可采取以下方法开孔。

取大头针一枚，用钳子或剪刀把它夹住，将针的前1/3放在火上烧红后，即刻刺入奶头顶端成一小孔，然后用同样方法再戳3~4个孔，也可用剪刀在奶嘴上剪个十字形的孔，孔的大小应根据婴儿吸吮的能力而定。孔开好后，将装满水的奶瓶倒置，以连续一滴一滴滴出水为宜。

以上方法要注意，不管是扎孔还是剪口，都先要从小孔、小口开始。如果孔或口开得过大，只能换新的。

莫忘给宝宝奶具消毒

新生儿的免疫系统还不完善，抗病菌能力比较差，很容易被感染。而喂奶的奶具经常会残留奶液，而奶液是营养非常丰富的物质，容易滋生细菌，所以需要及时、彻底地清洁，防止病从口入。

在宝宝吃完奶后，除了倒掉残留的奶液，用清水冲洗奶瓶并刷洗干净外，最好能每天对奶具做一次消毒，可以放在普通的锅里用开水煮，或用蒸锅蒸，一般8~10分钟即可。消毒器具要专用，也可以用专用的消毒锅。

小贴士

不能用开水冲奶粉。水温过高，一方面会破坏奶粉中的乳清蛋白，产生凝块，影响宝宝消化吸收；另一方面，奶粉中的免疫活性物质会被全部破坏。最适宜的温度是40~50℃。

新生宝宝保健

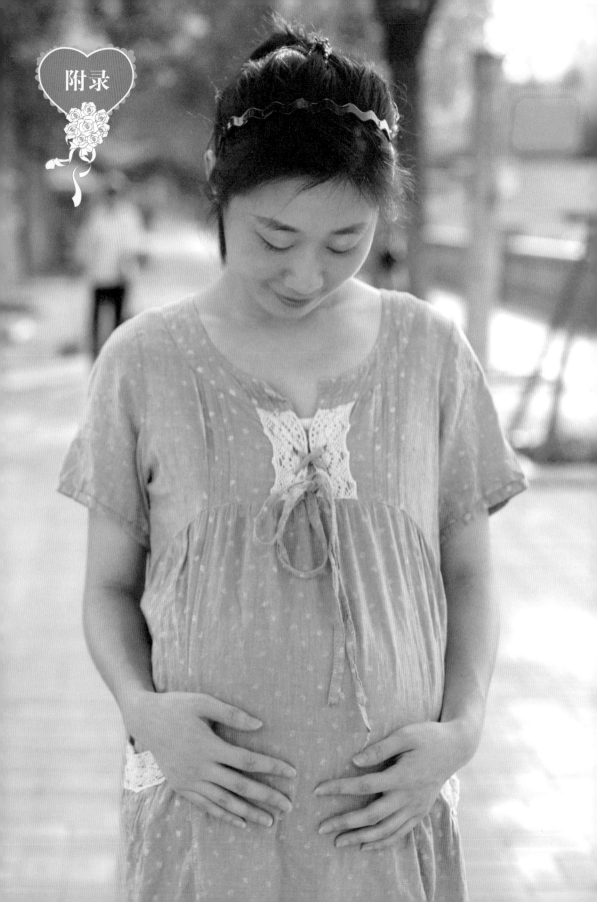

附录

孕期完美胎教方案一览表

💜 孕 1 月胎教重点

做好胎教计划

这么早就说胎教，其实指的是广义上的胎教，因为胎宝宝这个时候还在从无到有的创造中，他还没有任何感知觉。但是，我们对胎教的作用要有所了解，并做好胎教计划。要知道，现在的胎宝宝个个都是学习的天才，只要你认真努力地实施胎教，用一颗充满慈爱的心期待与胎宝宝共度的每一天，宝宝一定会更聪明、更快乐、更活泼。

优境胎教

在怀孕第 1 个月，胎教最重要的是给胎宝宝提供一个优良的环境，而胎儿所生活的环境包括母亲的身体以及父母生活的环境。所以，准爸妈们在计划怀孕前就要开始学习环境安全知识，以利于优化环境，安心养胎。

在整个孕期中，平静的情绪是良好母体环境的基础。孕妈妈遇事应尽量保持不急不躁、不郁闷、不愤怒，做到情绪安定、心境平和。因为持续的坏情绪会使胎宝宝的大脑和神经发育受到影响，从而伤害到胎宝宝的健康和智力。

而对准爸爸来说，应该对怀孕这件事表现出由衷的喜悦和期待，让孕妈妈感受到被爱的幸福。这个时候，孕妈妈可能会有心理上和经济上的压力，可能会有不安和恐惧，这时准爸爸要和她一起面对现实的问题，帮助孕妈妈排解压力，让她保持内心的平静。

💜 孕 2 月胎教重点

本月，妊娠反应带来的身体不适很容易让孕妈妈心情烦乱，因此，孕妈妈多做自己喜欢做的事、读自己爱读的书，分散一下对身体不适的注意力。

情绪胎教

孕早期是胎宝宝神经及大脑发育的关键时期，需要一个良性的母体环境，因此本月的胎教重点就是孕妈妈要保持情绪稳定，心情愉悦，不要大悲大喜。

很多孕妈妈在意外受孕后，会忍不住有各种各样的担心，例如喝了酒啊、吃了什么药物啊、担心肚里的宝宝是不是有可能由此致畸。其实，如果只是少量饮酒，就没太大关系；常用药物在受精卵着床前也不会引起什么麻烦，具体服了什么药，一定要及时咨询医生，不要自己胡乱担心。

运动胎教

散步是孕早期最适宜的运动，经常在空气清新、尘土和噪声比较少的公园或林荫道上散步，对胎宝宝的生长发育十分有利。

在选择散步时间时，要注意避开一些高峰时间，在市区，上午 7:00~11:00 在外活动的人较多，而下午 4:00~7:00 空气污染相对严重，最好避开这两个时间段。散步时不要让自己太累，也不要走得太急，可以慢慢走，有家人陪伴更好。

孕3月胎教重点

这个月，胎儿体积尚小，不仅食物的质要求高，而且量也要逐渐增多。充足而合理的营养是保证胎儿健康成长的重要因素，也是积极开展胎教的基本条件。

情绪胎教

在这个月里，保持平和而愉快的心情仍然是胎教的关键，其实，这在整个孕全程都很重要，因为平和的心态使子宫内供氧充足。因此，当孕妈妈心烦意乱时，可以用收拾房间、做各种手工、读书、听音乐和丈夫或朋友聊天等方式让自己心情平静，遇事不要急着发脾气，先把手放在腹部，这会提醒你：为了这个小家伙，我也要快乐、宁静。

意念胎教

从胎教的角度看，孕妈妈的想象非同小可，如果你经常想象胎宝宝的样子，这种设想的形象在某种程度上会与将要出生的胎宝宝较为相似。因此，你不妨经常想象那些美好、积极的因素，如胎宝宝有一张天使般的脸庞、聪明的大脑、健康的体魄等。你要相信，你和胎宝宝是心有灵犀的，你的美好意念能让胎宝宝长得更完美。

将你想象的宝宝的样子画出来，或找一张和你想象中宝宝样子非常相似的照片贴在你的卧室。

抚摸胎教

怀孕3个月时，胎宝宝已经初具人形，已经能感觉到外界的触觉刺激。孕妈妈可以通过抚摸胎宝宝的方式与其交流感情。一般以早晨和晚上开始做为宜，每次时间不要太长，5~10分钟即可。孕妈妈可以平躺在床上，让全身尽量放松，在腹部松弛的情况下用一个手指轻轻按一下胎儿再抬起，此时胎儿会立即有轻微胎动以示反应；有时则要过一阵子，甚至做了几天后才有反应。

在做抚摸胎教时，要注意：在开始轻轻按一下时，如果胎儿不高兴，他会用力挣脱或蹬腿，这时就应当马上停下来。过几天后，胎儿对孕妈妈的手法适应了，再从头试做，此时当孕妈妈的手一按，胎儿就主动迎上去做出反应。

语言胎教

准爸妈通过声音对腹中的胎宝宝进行呼唤训练，是一种积极有益的胎教。在对话过程中，胎宝宝能够通过听觉感受到来自父母亲切的呼唤，增进彼此生理上的沟通和感情上的联系，这对胎宝宝的身心发育是很有益的。同时，胎宝宝是有记忆的，小家伙具有辨别各种声音并能做出相应反应的能力，因此，准父母们不该放弃这大好的机会。

孩子一出生就会马上识别出爸爸妈妈的声音，这不但是令年轻父母是热泪盈眶的时刻，而且对你的孩子来说，从温暖、熟悉的子宫来到这个完全陌生、吵闹的世界时，就能听到他所熟悉的声音呼唤他，对他来说更是莫大的安慰和快乐，同时消除了由于环境的突然改变而带给他心理上的紧张与不安。

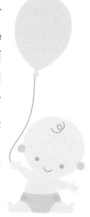

小贴士 这个月的运动仍以轻柔、慢节奏为主，散步还是最主要的运动。穿上舒适的鞋子和衣服，选择晴好的天气和安静的路段，开开心心地散步吧。

孕产妇全程保健看这本就够

♥ 孕 4 月胎教重点

胎宝宝在这个月中，神经系统、感觉系统开始变得发达，细小肌肉对外界刺激会形成特定的反应，头部可左右摆动，开始有吸吮手指的动作。此阶段的胎宝宝对抚触的敏感度和 1 岁的孩子一样，同时，他对音乐或声音也会有所反应。

音乐胎教

胎宝宝在 4 个月大时已有了听觉，到 6 个月时听力已跟大人差不多了，孕妈妈的心跳声、肠鸣音包裹着他，外界的声音也通过羊水汩汩传来，若隐若现，这让他对世界充满了好奇。

在选择胎教音乐时，尽量多选一些短但旋律优美的曲子，而且要反复地听，这样可以让胎宝宝熟悉起来。要知道，胎宝宝不怕重复，他更喜欢熟悉的东西，一次又一次，不厌其烦。也许有一天你会发现这个秘密——当他偶然听到他熟悉的音乐，会轻轻地蠕动起来，这就表示他非常享受这段美妙的音乐。坚持做的话，可以促进宝宝大脑和智力的发育。

营养胎教

科学家研究发现，胎宝宝在子宫内就能"品尝"食物的味道了，而且通过品尝，他会熟悉你曾经吃过的食物味道，这将对他出生后的饮食习惯产生影响，他会更倾向于那些自己熟悉的食物。

所以要想让胎宝宝以后饮食均衡，孕妈妈要先做出表率，为胎宝宝树立一个不偏食的好榜样。

语言胎教

这个时期胎宝宝对声音已经相当敏感，能分辨和听到各种不同的声音，并能进行"学习"，形成记忆，可影响其出生后的发音和行为。

你可以带着愉悦的心情朗读一些优美的散文、诗歌，选择好听的故事讲给宝宝听。在朗诵的同时，如果配上背景音乐，或者给胎宝宝听旋律轻盈明快、酣畅安详、可使心绪稳定的乐曲，对胎宝宝进行听觉训练，会起到不错的效果。

你也可以边做家务边和宝宝说话。在做家务之前，你可以先告诉宝宝："妈妈要开始做家务了。"在洗碗的时候，可以告诉宝宝，你们今天吃的是什么饭菜，吃饭对身体有什么好处，怎么才能把碗洗干净。打扫房间时，可以告诉宝宝家里都有什么家具，你在家里有什么感受等。

运动胎教

进入孕 4 月，自然流产的危险性就很少了。这个时候，你可以适当多做些运动，以前擅长游泳的孕妈妈可以重新游泳。另外，孕期体操、孕期瑜伽、散步都是不错的运动。另外，也可以做一些比较容易操作的家务活，比如洗碗、扫地等。

小贴士

准爸爸参与胎教，可以为孕妈妈创造良好的环境，帮助孕妈妈调节情绪、补充营养等，对以后的亲子关系建立也有好处。

🩷 孕5月胎教重点

胎儿生长发育到5个月时，胎动更加活跃，心跳也更加有力，感知功能明显提高，对外界传入刺激信号的接受能力大大提高。

抚摸胎教

由于胎动变得更加明显，用触摸方法进行胎教的次数可以增多。孕妈妈可以倚靠在床上或坐在沙发上，全身放松，用手轻轻捧着腹部，从上而下，从左到右，反复轻轻抚摸，每天1~2次，每次5分钟左右即可。

抚摸胎教可以锻炼胎宝宝皮肤的触觉，并通过触觉神经感受体外的刺激，从而促进胎宝宝大脑细胞的发育，加快胎宝宝的智力发育。在抚摸的过程中，如果能配合语言和音乐的刺激，可以获得更佳的效果。

好玩的踢肚游戏

1 先轻轻抚摸腹部，与胎儿沟通一下信息；当感觉到胎儿踢你肚子的时候，轻轻拍打被踢的部位，然后等待胎儿再一次踢打。

2 一般等1~2分钟后胎儿会再踢，这时再轻拍几下，接着停下来。如果你拍的位置变了，胎儿会向你改变的位置再踢。

需要注意的是改拍位置离原胎动的位置不要太远，游戏时间也不宜过长，一般每天做两次，每次10分钟左右即可。

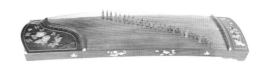

音乐胎教

音乐的神奇之处就是能造成各种生理、心理效应。不同的乐曲对于陶冶胎宝宝的情操起着不同的作用。如巴赫的复调音乐能使胎宝宝恬静、稳定；圆舞曲让胎宝宝欢快、开朗；奏鸣曲能激发胎宝宝热情、奔放等。

要坚持给胎儿放乐曲，每天放1~2次，多放些轻灵活泼、柔和平缓的乐曲，每次放15~20分钟，用优美动听的音乐刺激胎儿的听觉感受器，使其得到训练。同时，还要用胎教磁带采用微型胎儿扩音器，置放在胎头的相应部位，将优美的歌曲源源不断地输送给胎儿。

进行音乐胎教，应选择在胎儿睡醒时，即有胎动的时期进行，也可以固定在临睡前。播放的设施及播放方法可根据条件自选乐曲。

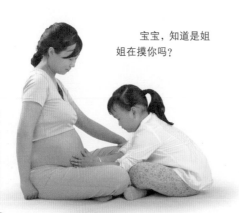

宝宝，知道是姐姐在摸你吗？

推荐乐曲

《歌声与微笑》

请把我的歌带回你的家

请把你的微笑留下

请把我的歌带回你的家

请把你的微笑留下

明天明天这歌声飞遍海角天涯飞遍海角天涯

明天明天这微笑将是遍野春花将是遍野春花

💜 孕 6 月胎教重点

此时，胎宝宝的各种器官发育都接近成熟，尤其是听力。所以音乐、语言胎教仍是日常功课。另外，孕妈妈每天坚持运动，可以让母子俩都保持愉快的心情。

语言胎教

怀孕的第 6~10 个月，是语言胎教的关键时期，孕妈妈们千万别错过。还有，对话胎教的效果取决于孕妈妈和准爸爸对胎宝宝的态度。要把胎宝宝当成大孩子一样，养成和他对话的习惯，尤其是在他活动时，随时与他交流。

例如早晨起床后，你可以轻抚腹部对胎宝宝说："宝宝，咱们起床了，和妈妈一起去散步好不好？""宝宝，昨天睡觉你梦见什么了，总踢妈妈。"如果你有兴趣可以一边吃早餐，一边向胎宝宝介绍好吃的食物；做晚餐时，你一边洗菜、淘米，一边向胎宝宝介绍蔬菜的形状、颜色、味道；出去散步时，讲一讲路边的漂亮植物，和其他人打招呼等。

准爸爸回家时应该向"两个人"打招呼："亲爱的，我回来了；宝宝，爸爸回来了。"同时给母子俩一个拥抱，别小看这人人都能学会的自然举动，对妻子和宝宝都会产生极其重要的影响。

音乐胎教

在利用音乐进行胎教时，最好不要只听几首固定的曲子，应该多样化。但在选曲时应注意胎动的类型，因为人的个体差异往往在胎儿期就有所显露，胎儿有的淘气，有的调皮，也有一些是老实、文静的。这些既和胎儿的内外环境有关，也和先天神经类型有关。一般来讲，给那些活泼好动的胎儿听一些节奏缓慢、旋律柔和的乐曲，如摇篮曲等，而给那些文静、不爱活动的胎儿听一些轻松活泼、跳跃性强的儿童乐曲、歌曲，如小天

鹅舞曲等。如果能将音乐的节奏和表达的内容与小宝宝玩耍结合起来，那将对胎儿的生长、发育起到更明显的效果。

求知胎教

这一时期是宝宝大脑发育的高速时期，孕妈妈一定要以身作则，保持旺盛的求知欲，使胎宝宝不断接受刺激，促使大脑神经和细胞的发育。孕妈妈与胎宝宝中间有着神奇的信息传递，胎宝宝能随时感知母亲的思想。

孕妈妈一定要勤于动脑，读一本好书，看一篇好的文章，使精神上获得一次净化，还能让人心情开朗，精神振奋。同时，也能对深居腹中的胎儿起到潜移默化的渗透作用。有条件的话，孕妈妈可以看一些美术作品，去美术馆也是不错的主意。在孕妈妈理解和鉴赏的过程中，美的体验同时也传达给了腹中的宝宝。

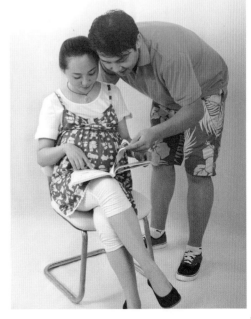

💜 孕 7 月胎教重点

胎宝宝的脑部日渐发达，可以控制身体的各项功能。他的神经系统、感觉系统有了明显的进步，眼睛对光线的明暗非常敏感，甚至能躲避强光了。除此之外，嗅觉与触觉也很发达。

对话胎教

孕妈妈讲话的声音对胎宝宝有很好的情绪安抚作用，因此，孕妈妈要多和胎宝宝说话，通过许多有趣的胎教游戏，增加与胎宝宝的互动。

在日常生活中，孕妈妈可以随时用温柔的声音，向胎宝宝"介绍"亲朋好友，告诉他大家都很喜欢他。胎宝宝若经常听到孕妈妈的声音，出生后，对妈妈所说的话会有安全感。孕妈妈对胎宝宝的爱可以通过声音在孕期表达出来。

对话胎教从来都需要准爸爸参与，准爸爸浑厚的低音更容易传达到子宫内部，对胎宝宝而言也是一种良好的语言刺激。

运动胎教

你现在可以开始练习腹式呼吸，这不仅对缓解生产时的阵痛有所帮助，还会加速母体的血液流动，给胎宝宝提供充足的氧气和营养。

练习方法：背部挺直，贴紧椅背，竖直膝盖，让小腿与地面垂直；全身放松，双手轻放在腹部；然后用鼻子吸气，直到腹部鼓起为止；吐气时稍微将嘴嘟起，慢慢地将体内的空气缓缓吐出。

吐气时要比吸气时更为缓慢且用力，而且需要经常练习，每天 3 次，以早、中、晚各 1 次为宜。

情绪胎教

孕中、晚期，由于妊娠期的各种不适应症都在逐渐加强，再加上即将初为人母的喜悦感、紧张感，还有腹部压力感、小心翼翼紧绷的精神，这时候你一定要调节好自己的情绪，愉快的心情会使你身心舒畅，对肚子里的宝宝也有莫大的好处。

选一首舒缓的轻音乐，幻想一下宝宝可爱的样子，憧憬一下鸟语花香、阳光明媚的风景，都是不错的方法。

读下面这段文字，耳畔听着《明天会更好》的歌曲，慢慢地幻想或轻声哼唱，再闭上眼睛，在音乐的氛围中享受这种放松的状态，你会发现心情平静了，烦恼的事也被抛诸脑后，压力慢慢释放掉了，身心轻松了很多，你如果有一点心动的话，不妨赶快来试一试。

● 静心阅读下面文字

太阳就要下山了，今天即将过去，一切的不愉快、一切的烦恼随着太阳的西沉都留在了今天，明天将是一个崭新的开始，夜静悄悄的，躺在床上回想一件件伤感、烦恼的事情，居然变得坦然了。

听窗外沙沙的春雨在淅淅沥沥地下着，一片片叶子在雨中飘落，一个个新芽在枯枝上冒了出来，一阵阵虫鸣声在低声吟唱、欢呼着。

到了明天就会看到一片翠绿呈现在我们的眼前，百灵鸟会在枝头放声鸣唱，玉兰花、樱花在微风中展露英姿，一群群彩蝶在花草丛中翩翩起舞，一棵棵春笋在春雨的湿润中，纷纷顶穿坚硬的泥土，伸出一个个尖尖的小脑壳，禾苗们喝足了水分，争先恐后地拔节长高唯恐落后。

🖤 孕 8 月胎教重点

这时期的胎宝宝是个真正的小人儿了，孕妈妈的修养、兴趣、爱好、职业，以及与准爸爸的融洽关系，都能影响胎宝宝的性格。胎宝宝在子宫内如果感到温暖、和谐、慈爱的气氛，其幼小的心灵将感到生活的美好和欢乐，可逐渐形成热爱生活、活泼外向等优良性格的基础。

语言胎教

在孕晚期胎宝宝听觉器官基本发育完成，其大脑神经网络在孕 8 月时也基本完成，胎宝宝的听觉已经非常发达，因此孕晚期刺激胎宝宝脑部发育的最佳方式是声音刺激，语言胎教又是其中最重要的一种。此时成功的语言胎教可以为孩子将来的语言表达能力和理解能力奠定基础。

所以，准爸妈现在应该把胎教的大部分精力集中在语言上。日常对话当然少不了，之前读过的童话、故事、笑话都可以反复地念给胎宝宝听。同一个故事可以变化多种语气、语音，也可以孕妈妈和准爸爸轮流读，或者分角色朗读。观察一下胎宝宝的反应，是否很安静，有否在讲到某些特殊句子时踢肚子，对自己和准爸爸的声音是否有不同的反应……如果胎宝宝没有给出明显反应，也不要气馁，无论如何胎宝宝都可以从中受益。

美育胎教

到这个月，胎宝宝初步的意识萌动已经建立，所以，对胎宝宝心智发展的训练可以较抽象、较立体的美育胎教法为主。美育胎教要求孕妈妈通过看、听、体会生活中一切的美，将自己对美的感受通过神经传导输送给胎宝宝。

看，主要是指阅读一些优秀的作品和欣赏优美的图画。孕妈妈要选择那些立意高、风格雅、个性鲜明的作品阅读，尤其可以多选择一些中外名著。孕妈妈在阅读这些文学作品时一定要边看、边思、边体会，强化自己对美的感受，这样胎宝宝才能受益。有条件的话，孕妈妈还可以看一些著名的美术作品，比如中国的山水画、西方的油画，在欣赏美术作品时，调动自己的理解力和鉴赏力，把生活中美的体验传递给胎宝宝。

听，主要是指听音乐，这时孕妈妈在欣赏音乐时，可选择一些主题鲜明、意境饱满的作品，它们能促使人们美好情怀的涌动，也有利于胎宝宝的心智成长。

体会，指贯穿看、听活动中的一切感受和领悟，包括孕妈妈在大自然中对自然美的体会。孕妈妈在这个阶段也要适度走动，可到环境优美、空气质量较好的大自然中去欣赏大自然的美，这个欣赏的过程也就是孕妈妈对自然美的体会过程，孕妈妈通过欣赏美丽的景色产生美好的情怀，这样也是一种不错的胎教。

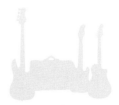

小贴士

孕妈妈也可以尝试一下芳香精油，稀释后涂抹于身上，搭配轻柔音乐，以达到全身舒缓的目的。值得孕妈妈注意的是，精油的选择应以茶树、洋甘菊等清淡香气的为主，尽量不要使用薄荷、茴香等呛鼻刺激的精油，以免胎宝宝有抵触情绪。

💗 孕9月胎教重点

怀孕第9个月，胎宝宝已基本发育成熟，孕妈妈要做的就是放松心情，继续每天的胎教，增进与胎宝宝的互动。胎教的时间可以适当延长，内容也可以适当增加。

音乐胎教

到孕晚期，音乐胎教依然是我们胎教的重点。

无论是休息还是做家务时，孕妈妈都可以打开音乐，每天多欣赏音乐名曲，如《春江花月夜》《平沙落雁》《雨打芭蕉》等，使自己处于优雅的音乐环境中。在听的过程中，可随着音乐的起伏时而浮想联翩，时而沉浸在一江春水的妙境，时而徜徉在芭蕉绿雨的幽谷，如醉如痴，遐想悠悠。

孕妈妈还可以每天哼唱几首曲子，最好选择抒情歌曲，也可唱些"小宝宝，快睡觉"之类的摇篮曲，唱的时候要保持心情舒畅、富于感情，如同宝宝就在面前，可以充分把心底的愉悦传递给胎宝宝。经常聆听父母的歌声，会使胎宝宝精神安定，母与子心音谐振，为出生后形成豁达开朗的性格打下良好的心理基础。

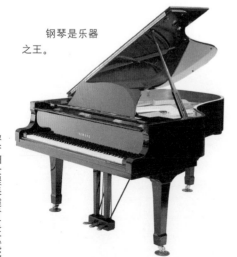

钢琴是乐器之王。

抚摸胎教

从这个月起，孕妈妈可以清楚地触摸到胎宝宝的头、背和四肢。孕妈妈和准爸爸可以轻轻地抚摸他的头部，有规律地来回抚摸他的背部，也可以轻轻抚摸他的四肢。轻柔有序的抚摸对胎宝宝的神经系统和大脑发育非常有利。在抚摸时，要注意观察胎宝宝的反应，以便及时做出回应。

语言胎教

在过去的几个月，孕妈妈已经给胎宝宝讲过很多故事了吧。进入孕晚期，胎宝宝对故事的信息已经有记忆了，再听到同样的故事时会做出反应。所以，在这个月，孕妈妈不妨在语言胎教的时间，将原来讲过的故事重新讲给胎宝宝听。这样，不仅会让胎宝宝有安全和温暖的感觉，还会让胎宝宝的神经系统更敏锐。

美学胎教

经常欣赏艺术作品可以提高人的感受力。孕妈妈可以带着肚子里的小宝宝一同欣赏美丽的事物、艺术作品，在孕妈妈感受到美的同时，也无形中传递给宝宝！

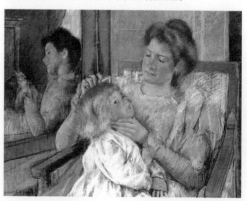

💗 孕 10 月胎教重点

此时的胎宝宝肌肉发达，头骨已经很硬了，他在母亲腹中不断下降，在为来到这个世上做准备。孕妈妈可以继续实施各种胎教，复习前面的胎教内容会让胎教效果更好。另外，随着分娩的临近，孕妈妈需要做好身体和心理方面的准备，同时为早教做一些必要的练习。

意想胎教

日渐临近的分娩使孕妈妈感到忐忑不安甚至有些紧张，这时孕妈妈可以通过意想胎教来调整自己的心态，平复自己的心情。你可以这样做，以舒服的姿势使自己放松，闭上眼睛，想象让自己心情愉快的情景。这不仅能够提高你的自信心，还能最大限度地激发宝宝的潜能，对克服孕期抑郁症也有明显的效果。胎儿通过感官得到这些健康的、积极的、乐观的信息，这就是最好的胎教。

其实，从受孕开始孕妈妈就可以积极设想宝宝的形象了，把美好的愿望具体化、形象化。仔细观察你和准爸爸的相貌特点，进行综合，想象宝宝会有什么样的相貌、什么样的性格、什么样的气质，在头脑中形成一个具体的美好形象，以"我的宝宝就是这样子"的坚定信念传递给胎宝宝，还可以把自己的想象通过语言、动作等方式传递给腹中的宝宝，保持愉悦的心情，潜移默化地影响着他。

意想预产法

在心里祈求平安和顺产时，坐下来，放松呼吸。坐下后腰部挺直伸展，两腿盘起双手自然放在膝盖上然后深呼吸。将深深吸入的空气聚集在肚脐下面，然后慢慢呼出去，如此反复。

听着舒缓的音乐或者沉浸在美好的回忆里进行冥想，效果会加倍。

音乐胎教

到现在，给胎宝宝听他喜欢的音乐，不仅对胎宝宝有益，更能有效缓解孕妈妈的担心与焦虑。每天早、中、晚各进行 15 分钟左右音乐胎教会有不错的效果。

抚摸胎教

准爸爸和孕妈妈在宝宝活跃时用手轻轻抚摸胎宝宝或轻轻拍打胎宝宝，还可以边触摸边说话，加深胎宝宝和爸爸妈妈的感情，通过孕妈妈的肚皮传达给胎宝宝，形成触觉上的刺激，促进胎宝宝感觉神经和大脑的发育。

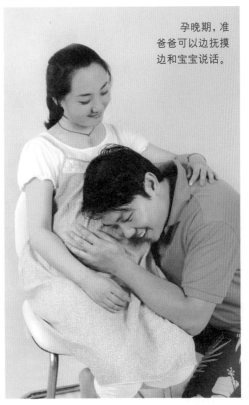

孕晚期，准爸爸可以边抚摸边和宝宝说话。